脳神経疾患ビジュアルブック

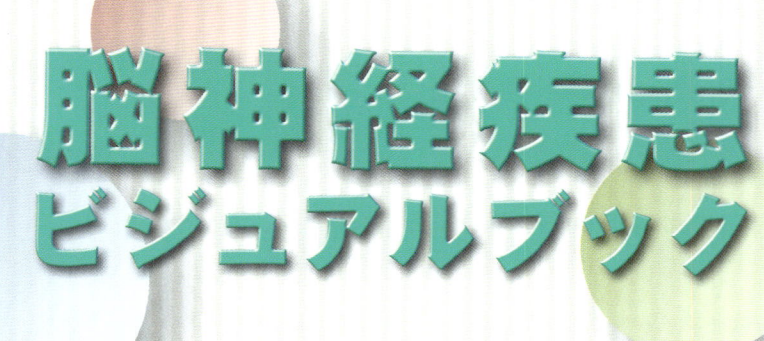

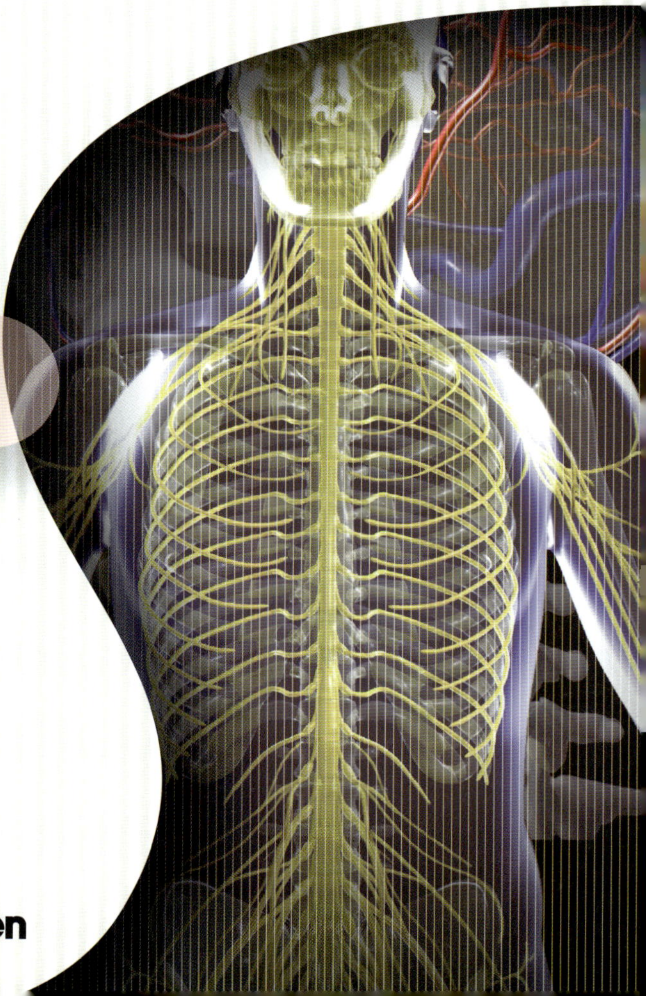

Gakken

■**監修**
　落合慈之（NTT東日本関東病院　院長）

■**編集**
　森田明夫（NTT東日本関東病院脳神経外科　部長）
　吉澤利弘（NTT東日本関東病院神経内科　部長）

■**著者（執筆順）**

楚良繁雄（NTT東日本関東病院脳神経外科　主任医長）
木村俊運（NTT東日本関東病院脳神経外科）
泉　雅文（NTT東日本関東病院脳神経外科）
齋藤正明（NTT東日本関東病院神経内科）
森田明夫　前掲
吉澤利弘　前掲
深谷春介（NTT東日本関東病院脳神経外科）
宮川統爾（東京大学医学部附属病院神経内科）
山岡由美子（NTT東日本関東病院脳卒中センター）
松本ルミネ（東京大学医学部附属病院神経内科）
松川敬志（東京大学医学部附属病院神経内科）
西村健吾（東京都立神経病院脳神経外科）
中川大地（NTT東日本関東病院脳神経外科）
市川靖充（NTT東日本関東病院脳卒中センター　医長）
伊藤博崇（NTT東日本関東病院脳神経外科）
相山　仁（筑波大学医学部附属病院脳神経外科）
石井一彦（東京都立神経病院脳神経外科）

谷口　真（東京都立神経病院脳神経外科）
中内　淳（東京都立神経病院脳神経外科）
磯尾綾子（東京都立神経病院脳神経外科）
森　達郎（日本大学医学部脳神経外科　講師）
平山晃康（日本大学松戸歯学部附属病院脳神経外科　教授）
小泉友幸（東京都立駒込病院脳神経外科）
桑名信匡（国家公務員共済組合連合会東京共済病院　院長）
荒崎圭介（相川内科病院　院長）
古庄健太郎（龍ヶ崎済生会病院神経内科）
吉沢和朗（国立病院機構水戸医療センター神経内科　医長）
大越教夫（筑波技術大学保健科学部保健学科　教授）
河野　豊（茨城県立医療大学神経内科　講師）
佐藤直哉（北里大学医学部皮膚科学　診療講師）
内藤　寛（三重大学医学部神経内科　病院教授）
石川欽也（東京医科歯科大学大学院医歯学総合研究科脳神経病態学分野　講師）
石井亜紀子（筑波大学大学院人間総合科学研究科疾病制御医学専攻　講師）

■編集担当：鈴木敏行／田口由利／黒田周作
■編集協力：鈴木　健（メディカル・ライフ）
■カバー・表紙デザイン：上條　正
■表紙・本文3DCG：メタ・コーポレーション・ジャパン
■本文デザイン・DTP：センターメディア
■本文イラスト：青木　隆デザイン事務所（青木　隆，木村嘉孝，青木福子）／日本グラフィックス／高藤陽子

introduction

　チーム医療の時代である．医療にかかわるあらゆる職種が対等に連携して，おのおのの特技を発揮し，患者中心の医療が実現することが求められている．そういう時代であればこそ，医療にかかわる者は，職種を問わず，医療上の共通の事柄や知識について，共通の言葉でその意味を正しく共有することが大切になる．専門化の進行とともに必要とされる知識量も膨大化する中で，せめて，どの職種にも必要な事項については，より平易に，より正確に，そしてできることなら具体的なイメージとして学べる工夫はないものであろうか．

　先の消化器疾患ビジュアルブック刊行に際して「序」に述べたこの思いは，このシリーズ第2弾にあたる脳神経疾患ビジュアルブックにおいても変わっていない．

　なんとなく，神経内科や脳神経外科には，一見難解で，取っつきの悪い科であるといった風評がある．理由を探せばきりがないが，脳・神経系の解剖は複雑であると考えられていること，脳や脊髄には他の臓器には存在しない機能局在があること，このため，障害の部位やその起こり方によっては，出現する症状も多岐にわたること．加えて，「痙性麻痺」や「運動性失語」や「異知覚」や「失行」などのように，症状や徴候を表す言葉も，堅苦しくわかりづらいものが少なくないことなどが，その背景にあるのかも知れない．せっかく，CTやMRIが登場し，画像診断が普及しても，これらの"背景"が解決されないのであれば，その恩恵を享受することも，また，難しいということになる．

　本書の目的はこの"背景"を解決することである．そのため，徹底してイラスト，写真，図版を多用した．似たようなイラスト，写真，図版が再三にわたり登場するが，それぞれに，概念や意味の違いを表現するための微妙な工夫が凝らされている．ビジュアルブックの名に恥じないと自負できる．

　加えて本書の特徴は，図版やイラストを利用した類書にありがちな，内容の簡素化を断じて廃したことである．イラスト，写真，図版を多用しているにもかかわらず，古典的な神経学的診断法から最新のDNA解析の手法まで，おおよそ今日の脳神経疾患の臨床で遭遇しうる事項は，すべて細目に渡って網羅しているつもりである．

　医療にかかわるすべての人々，中でも脳神経疾患にかかわる人々にとって，本書が座右の辞書代わりとなることを祈念してやまない．

2009年10月

落合　慈之

脳神経疾患ビジュアルブック
How to use 本書の読み方

Step 1 総論で基礎をおさえる

各臓器の解剖生理と機能を学習する．

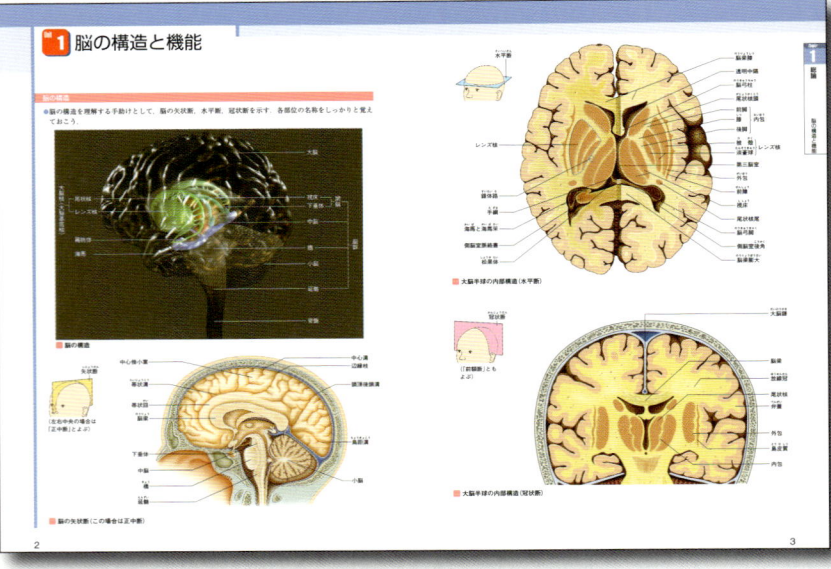

ICD-10（国際疾病・傷害および死因統計分類）に基づいたコードを示しています．

臨床から基礎を確認  *Review*

Step 2 治療までの流れをおさえる

疾患の原因から治療までの要点を把握する．

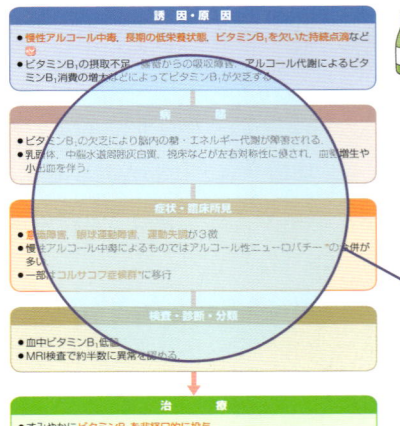

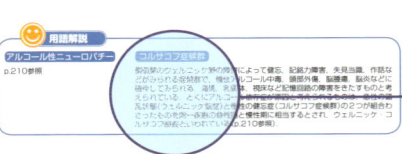

疾患概念

各論については，各疾患の概念を簡潔に解説しています．

SUMMARY Map

各論では各疾患の誘因・原因，病態，症状・臨床所見，検査・診断・分類，治療までの流れをフローチャート形式のマップで示しています．重要で覚えるべき内容や用語については，赤字で示しています．

用語解説

難解または重要な用語について，本文中に ＊印をつけ，ここで解説しています．

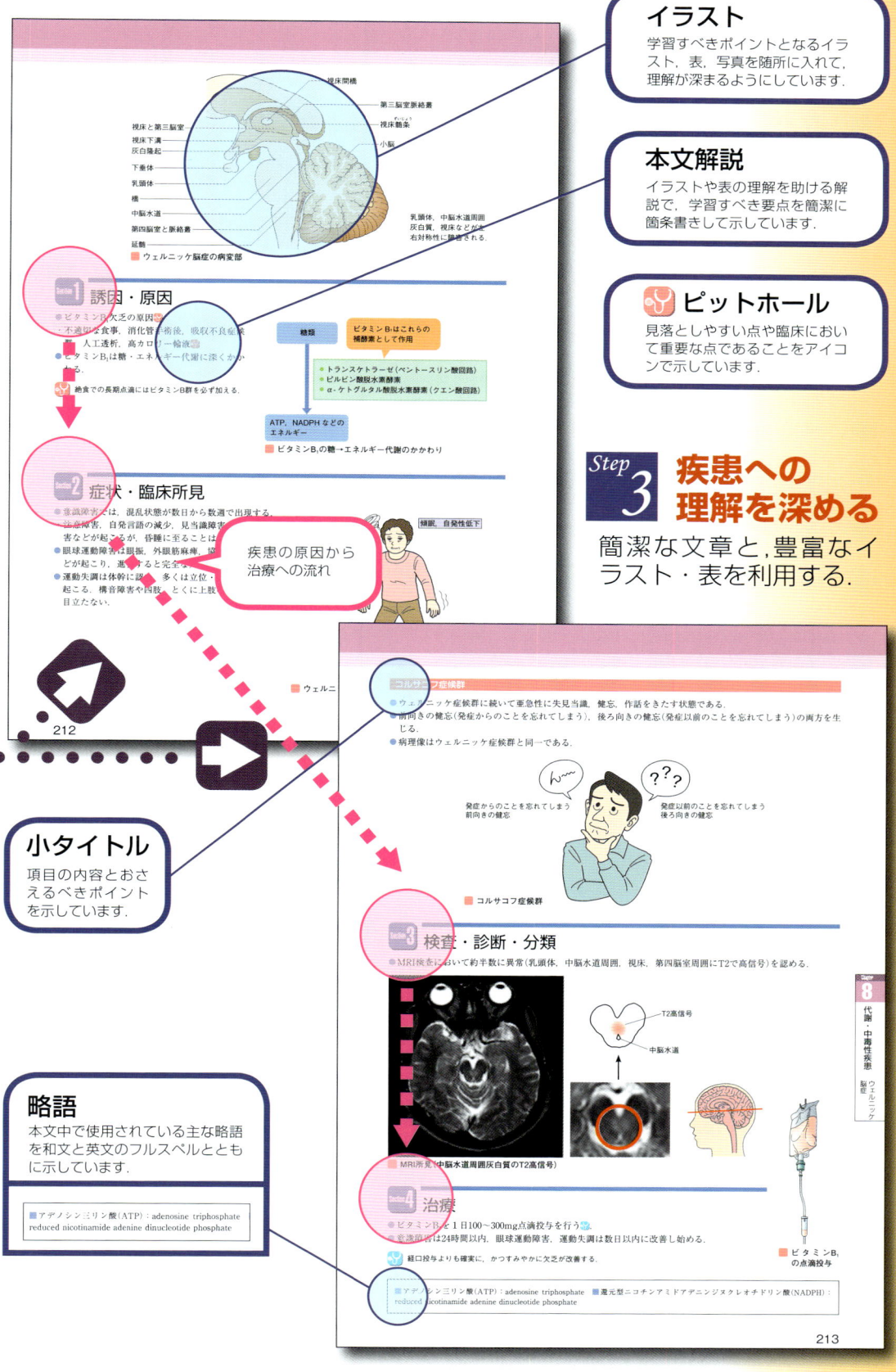

脳神経疾患ビジュアルブック Contents コンテンツ

Part 1 脳神経の理解

Chapter 1 総論

Unit 1 脳の構造と機能 ────────────────（楚良繁雄） 2
- ●脳の構造…2　●頭皮と頭蓋骨①頭皮と頭蓋骨…4　●頭皮と頭蓋骨②頭蓋底と脳神経の関係…5
- ●髄膜と脳の隔壁，関連静脈系①髄膜と静脈の関係…6　●髄膜と脳の隔壁，関連静脈系②大脳鎌と硬膜静脈洞の関係…6
- ●脳の表面構造①テント上レベル…7　●脳の表面構造②テント下レベル…8　●脳血管系①脳動脈・静脈の成り立ち…8
- ●脳血管系②脳動脈・静脈走行の外観，前後像…10　●脳血管系③後頭蓋窩の動脈…11　●脳脊髄液系①脳室系の立体構造…12
- ●脳脊髄液系②脳脊髄液の循環…12　●脊髄①脊髄，脊髄神経と主な部位…13　●脊髄②脊髄の動脈系…14　●脊髄③脊髄の静脈系…14

Unit 2 中枢神経の機能 ────────────────（木村俊運） 15
- ●運動野と感覚野の神経機能局在…15　●錐体路と錐体外路…16　●脳幹と脳神経系…18　●自律神経系…19　●視床下部下垂体系…20

Chapter 2 総論・検査

Unit 1 脳神経検査 ──────────（泉 雅文，木村俊運，齋藤正明，森田明夫） 21
- ●脳脊髄液（髄液）検査…21　●画像検査①CT…22　●画像検査②MRI…23　●画像検査③MRA…24　●画像検査④PET，SPECT…25
- ●神経生理学的検査①脳波…26　●神経生理学的検査②筋電図…27　●神経生理学的検査③誘発電位…29
- ●神経系の身体学的検査①検査のポイント…30　●神経系の身体学的検査②脳神経（Ⅰ～Ⅻ）の評価…31
- ●神経系の身体学的検査③運動機能の評価（バレー徴候，ミンガッツィーニ徴候，筋トーヌス）…33
- ●神経系の身体学的検査④知覚機能の評価（表在知覚）…33　●神経系の身体学的検査⑤反射の評価（深部反射，腹壁反射，病的反射）…34
- ●神経系の身体学的検査⑥小脳機能の評価（指鼻指試験）…34

Chapter 3 総論・症候

Unit 1 頭痛 ──────────────────────（吉澤利弘） 35
- ●頭痛の発生機序と特徴…35　●頭蓋内諸組織の無痛覚および有痛覚領域…36　●頭痛の分類（国際分類）…36
- ●頭痛の病態生理学からみた鑑別…37　●頭痛に関与する神経とその頭蓋内分布…37　●頭痛に関与する皮膚神経支配領域…37
- ●頭痛患者へのアプローチ法…37　●髄膜刺激症状が考えられる疾患…38
- ●頭蓋内圧亢進で考えられる疾患…39　Supplement：めまい…40

Unit 2 意識障害 ─────────────────（深谷春介） 41
- ●意識のメカニズム…41　●意識障害をきたす主な原因…41　●意識障害の重症度分類…42　●意識レベルの評価法…42
- ●持続的意識障害をもたらす疾患分類…43　●意識障害時の呼吸状態と病巣部位…44

Unit 3 認知症と知的障害（精神遅滞）───────────（宮川統爾） 45
- ●知的障害（精神遅滞）…45　●認知症…45　●認知症のスクリーニング…46　●認知症とうつ状態との鑑別…47
- ●認知症と健忘症との鑑別…47

Unit 4 言語障害（失語症，構音障害），失行，失認 ─────（山岡由美子） 48
- ●言語障害…48　●失語症…48　●構音障害…49　●失行…50
- ●失認…50　Supplement：認知症患者にみられる主な病的反射…51

Unit 5 歩行・起立障害 ───────────────（松本ルミネ） 52
- ●歩行・起立障害の検査法…52　●歩行・起立の型と障害部位…53　●小脳性運動失調と脊髄後索性運動失調の鑑別…54
- Supplement：高次脳機能障害のリハビリテーション…55

Unit 6 痙攣 ──────────────────（松本ルミネ） 56
- ●痙攣とてんかんの鑑別…56　●発症年齢別にみた痙攣の主な原因…57　●痙攣患者の診察，痙攣発作時の状態…57
- ●てんかん重積の治療…57

Unit 7 不随意運動 ──────────────（松本ルミネ） 58

Unit 8 腱反射・筋萎縮 ────────────（松本ルミネ） 60
- ●腱反射…60　●筋萎縮の分類…60　●筋萎縮の鑑別の要点…61

Unit 9 嚥下障害 ──────────────（松川敬志） 62

iv

- ●嚥下のしくみ…62　●球麻痺と仮性球麻痺の相違について…63　●カーテン徴候…63　●舌下神経麻痺…63

Unit 10 眼球運動障害 ――――――――――――――――――――――――（松川敬志） 64
- ●運動障害の原因…64　●外眼筋の働き…64　●眼球運動に関係する脳神経核と神経走行…65　●眼球運動異常の種類…65

Unit 11 排尿・排便障害 ―――――――――――――――――――――――（松川敬志） 67
- ●排尿障害の分類…67　●膀胱，尿道の神経支配…67　●神経因性膀胱の型…68　●脊髄円錐障害と馬尾障害の鑑別…69
- ●直腸・肛門の神経支配…69　●便失禁の障害部位の推定法…69

Unit 12 しびれ（運動麻痺，感覚鈍麻，異常感覚）―――――――――――（松本ルミネ） 70
- ●しびれとは…70　●錐体路の走行と運動麻痺の型…70　●感覚異常の分布からみる病変部位…72
- ●デルマトーム（dermatomes：皮膚知覚帯）…73

Unit 13 視野障害 ――――――――――――――――――――――――――（松川敬志） 74
- ●視野障害の原因…74　●視野伝導路と伝導路の障害部位による視野異常の特徴…74

Unit 14 頭蓋内圧亢進 ――――――――――――――――――――――――（深谷春介） 76
- ●頭蓋内圧亢進とは…76　●誘因・原因…76　●頭蓋内圧亢進でみられる症状…76　●検査・診断…76　●治療…77

Unit 15 脳ヘルニア ―――――――――――――――――――――――――（深谷春介） 78
- ●脳ヘルニアとは…78　●原因…79　●症状…79　●脳ヘルニアの分類…79　●検査・診断…79　●治療…79

Unit 16 脳死 ――――――――――――――――――――――――――――（深谷春介） 81
- ●脳死とは…81　●大脳死，脳幹死，全脳死…81　●人の死について…81　●脳死の判定基準（抜粋）…82

Part 2 脳神経疾患の理解

Chapter Intro　脳神経疾患の発症の仕方と時間経過（Decursus Morbi）――――（森田明夫，吉澤利弘） 84

Chapter 1　脳血管障害

Unit 1 脳血管障害・総論 ――――――――――――――――――――――（西村健吾） 90
- ●脳血管障害（CVD）の病型の分類…90　●脳血管障害死亡率の年次推移…90　●脳血管障害の危険因子…91
- ●脳血管障害の診察の手順とポイント…91　●脳出血と脳梗塞の鑑別…91

Unit 2 クモ膜下出血 ―――――――――――――――――――――――――（西村健吾） 92
- SUMMARY MAP…92　／誘因・原因…93　／症状・臨床所見…93
- ●発症時症状，その他の徴候…93　●警告症状…93　／検査・診断・分類…94　●診断から治療までのフローチャート…94
- ●CT検査…95　●3D-CTA…95　●髄液検査…95　●MRA…95　／治療…96　●内科的療法…96　●外科的療法…96
- ●予後（再発傾向）…97

Unit 3 脳出血 ――――――――――――――――――――――――――――（中川大地） 98
- SUMMARY MAP…98　／誘因・原因…99　／症状・臨床所見…99
- ●急性期症状…99　●症状による脳出血部位の鑑別…100　／検査・診断・分類…101　／治療…101　●救急処置…101
- ●内科的療法と外科的療法（手術適応）…102　●予後不良の脳出血…102

Unit 4 脳梗塞・総論 ――――――――――（森田明夫：p.103, 105），（山岡由美子：p.104, 105） 103
- ●脳梗塞とは…103　●発症機転による病型分類…103　●臨床病型分類…103　●原因…103　●脳梗塞発症の危険因子…104
- ●症状…104　●脳幹障害で発生するその他の症候群…105

Unit 5 アテローム血栓性脳梗塞 ―――――――――――――――――――（山岡由美子） 106
- SUMMARY MAP…106　／誘因・原因…107　／症状・臨床所見…108　／検査・診断・分類…108　／治療…108
- ●内科的療法…108　●外科的療法…108

Unit 6 ラクナ梗塞 ―――――――――――――――――――――――――――（市川靖充） 110
- SUMMARY MAP…110　／誘因・原因…111　／症状・臨床所見…111　／検査・診断・分類…112
- ●頭部CT・MRI検査…112　／治療…112　●点滴静注…112　●抗血小板薬の内服…112

Unit 7 心原性脳塞栓症 ―――――――――――――――――――――――（山岡由美子） 113
- SUMMARY MAP…113　／誘因・原因…114　／症状・臨床所見…114　／検査・診断・分類…115
- ／発症予防および治療…115　●非弁膜症性心房細動のワルファリンカリウム導入に関するガイドラインとCHADS$_2$スコア…116

Unit 8 一過性脳虚血発作 ―――――――――――――――――――――――（市川靖充） 117
- SUMMARY MAP…117　／誘因・原因…118　／症状・臨床所見…118　／検査・診断・分類…119　／治療…120

Unit 9 高血圧性脳症 ─────────────────────────（市川靖充）121
SUMMARY MAP…121 ／誘因・原因…122 ／症状・臨床所見…122 ／検査・診断・分類…122 ／治療…123

Unit 10 もやもや病（ウイリス動脈輪閉塞症） ──────────────（伊藤博崇）124
SUMMARY MAP…124 ／誘因・原因…125 ／症状・臨床所見…125 ／検査・診断・分類…126 ／治療…127
- 内科的療法…127　● 外科的療法…127

Chapter 2　脳腫瘍

Unit 1 脳腫瘍・総論 ──────────────────────────（相山　仁）128
SUMMARY MAP…128 ／誘因・原因…129 ／症状・臨床所見…130 ／検査・診断・分類…130
- CTおよびMRI検査…131　● 分類…135　／**治療**…135　● 対処方法…135　● 手術療法…135　● 放射線療法…136
- 化学療法…137　● 脳腫瘍の種類による予後…137

Unit 2 脳腫瘍・各論 ──────────────────────────（森田明夫）138
- 神経膠腫…138　● 髄膜腫…139　● 下垂体腺腫と頭蓋咽頭腫…140　● 聴神経腫瘍・神経鞘腫…141　● 転移性脳腫瘍…142

Chapter 3　脊髄疾患

Unit 1 脊髄梗塞 ────────────────────────（石井一彦，谷口　真）144
SUMMARY MAP…144 ／誘因・原因…144 ／症状・臨床所見…144 ／検査・診断・分類…146
- MRI検査…146　／治療…146

Unit 2 脊髄動静脈奇形 ────────────────────────（中内　淳）147
SUMMARY MAP…147 ／誘因・原因…148 ／症状・臨床所見…148 ／検査・診断・分類…149
- MRI検査…149　● 脊髄血管撮影…149　／治療…150

Unit 3 横断性脊髄炎 ─────────────────────────（吉澤利弘）151
SUMMARY MAP…151 ／誘因・原因…152 ／症状・臨床所見…152
- 特発性横断性脊髄炎…152　／**検査・診断・分類**…153　● 造影MRI検査と髄液検査…153
- 脊髄炎の鑑別…154　● 治療…154　● 予後…154

Unit 4 脊髄腫瘍 ───────────────────────────（磯尾綾子）155
SUMMARY MAP…155 ／誘因・原因…156
- 脊髄腫瘍の一般的な分類…156　● 脊髄腫瘍の存在部位による分類…156　● 腫瘍の脊椎占拠高位…156　／**症状・臨床所見**…156
- 解剖学的由来の違いによる臨床症状の相違…156　**検査・診断・分類**…157 ／治療…157　● 外科的療法…157
- 化学療法…157　● 放射線療法…157　● 対症療法…157

Chapter 4　頭部外傷

Unit 1 頭部外傷 ────────────────────────（森　達郎，平山晃康）158
SUMMARY MAP…158 ／誘因・原因…159 ／症状・臨床所見…159
- 開放性脳損傷と閉鎖性脳損傷の起こり方…159　● 臨床的分類…159　／**検査・診断・分類**…159
- 解剖学的分類（開放性，閉鎖性に関する分類）…160　● CT検査…161　● 重症度の判定と評価…162
- 重症頭部外傷患者の診断手順…162　／**治療**…162　● 頭部外傷の合併症，後遺症…162　● 高次脳機能障害…162

Unit 2 慢性硬膜下血腫・水腫 ────────────────────（小泉友幸）163
SUMMARY MAP…163 ／誘因・原因…164 ／症状・臨床所見…164 ／検査・診断・分類…164
- 頭部CT検査…164　● 頭部MRI検査…165　● 血液検査…165　／**治療**…165　● 保存的療法…165　● 外科的療法…165
- 補助療法…165

Chapter 5　水頭症

Unit 1 水頭症 ─────────────────────────────（桑名信匡）166
SUMMARY MAP…166 ／誘因・原因…167
- 病態からみる分類：先天性か後天性か…167　● 治療面からみる分類：交通性か非交通性か…167
- ／**症状・臨床所見**…168 ／検査・診断・分類…168 ／治療…169

Chapter 6　感染性疾患

Unit 1 総論 ──────────────────────────────（齋藤正明）170
- 髄液とIgG index…170　● 髄膜炎と脳炎の分類…170　● 臨床像…171　● 髄液所見からの主要髄膜炎の鑑別要点…172
- 髄液からの病原検査法…172

Unit 2 ウイルス性髄膜炎 ───────────────────────（齋藤正明）174
SUMMARY MAP…174 ／誘因・原因…175 ／症状・臨床所見…175 ／検査・診断・分類…176
- 無菌性髄膜炎とは…176　● 治療…176

Unit 3 単純ヘルペス脳炎 ───────────────────────（齋藤正明）177

SUMMARY MAP…177／誘因・原因…178／症状・臨床所見…178／検査・診断・分類…178／治療…180

Unit 4 脳膿瘍 ———————————————————————————（齋藤正明）181
SUMMARY MAP…181／誘因・原因…182／症状・臨床所見…182／検査・診断・分類…182／治療…182

Unit 5 細菌性髄膜炎 ———————————————————————（齋藤正明）183
SUMMARY MAP…183／誘因・原因…184／症状・臨床所見…184／検査・診断・分類…184／治療…185

Unit 6 真菌性髄膜炎 ———————————————————————（齋藤正明）186
SUMMARY MAP…186／誘因・原因…187／症状・臨床所見…187／検査・診断・分類…187／治療…187

Unit 7 HIV-1関連認知症 —————————————————————（荒崎圭介）188
SUMMARY MAP…188／誘因・原因…189／症状・臨床所見…190／検査・診断・分類…190／治療…191

Unit 8 プリオン病 ————————————————————————（齋藤正明）192
SUMMARY MAP…192／誘因・原因…193／症状・臨床所見…193／検査・診断・分類…194
●脳波所見…195　●鑑別診断と診断基準…195　／治療…195

Chapter 7　認知症

Unit 1 アルツハイマー病 —————————————————————（宮川統爾）196
SUMMARY MAP…196／誘因・原因…197／症状・臨床所見…197／検査・診断・分類…198
●神経心理検査…198　●アミロイドPET(PIB-PET)…198　●脳脊髄液(髄液)バイオマーカー…198　●MRI検査…198
●SPECT/FDG-PET…198　／治療…199　●薬物療法…199　●非薬物療法…199

Unit 2 前頭側頭葉変性症 —————————————————————（宮川統爾）200
SUMMARY MAP…200／誘因・原因…201／症状・臨床所見…201／検査・診断・分類…202／治療…202

Unit 3 脳血管性認知症 ——————————————————————（吉澤利弘）203
SUMMARY MAP…203／誘因・原因…204／症状・臨床所見…204／検査・診断・分類…205
●脳血管性認知症の診断基準…205　●アルツハイマー病との差異…206　／治療…206

Chapter 8　代謝・中毒性疾患

Unit 1 アルコール性神経障害 ———————————————————（古庄健太郎）207
SUMMARY MAP…207／誘因・原因…208／症状・臨床所見…208
●アルコール血中濃度…208　●離脱(禁断)症状…209　検査・診断・分類…209
●アルコールの神経系に及ぼす影響…210　／治療…210

Unit 2 ウェルニッケ脳症 —————————————————————（古庄健太郎）211
SUMMARY MAP…211／誘因・原因…212／症状・臨床所見…212
●コルサコフ症候群…213　検査・診断・分類…213／治療…213

Unit 3 一酸化炭素中毒 ——————————————————————（吉沢和朗）214
SUMMARY MAP…214／誘因・原因…215／症状・臨床所見…215／検査・診断・分類…215／治療…216

Unit 4 その他の急性中毒 —————————————————————（吉沢和朗）217
SUMMARY MAP…217／誘因・原因…217／症状・臨床所見…218／検査・診断・分類…219
／治療(救急処置)…219　●病院前救急医療…219　●病院到着後初期対応…219　●選択しうる治療手段…220

Chapter 9　末梢神経疾患

Unit 1 ニューロパチー ——————————————————————（大越教夫）221
SUMMARY MAP…221／誘因・原因…222／症状・臨床所見…222
●単ニューロパチー…222　●多発ニューロパチー…222　●多発性単ニューロパチー…223　／検査・診断・分類…223
●血液検査…223　●末梢神経伝導検査…223　●腓腹神経生検…224　●治療…224

Unit 2 ギラン・バレー症候群 ———————————————————（大越教夫）225
SUMMARY MAP…225／誘因・原因…226／症状・臨床所見…226／検査・診断・分類…227
●診断基準…227　●分類…227　●末梢神経伝導検査…228　／治療…228　●人工呼吸器管理…228　●リハビリテーション…228

Unit 3 ベル麻痺(顔面神経麻痺) ——————————————————（河野　豊）229
SUMMARY MAP…229／誘因・原因…230
●中枢性顔面神経麻痺と末梢性顔面神経麻痺の相違…230　●顔面神経の解剖…230
／症状・臨床所見…231／検査・診断・分類…232／治療…232

Unit 4 帯状疱疹後神経痛 —————————————————————（佐藤直哉）233
SUMMARY MAP…233／誘因・原因…234
●帯状疱疹回帰発症の機序…234　●疱疹前痛・急性帯状疱疹痛の機序…234　●帯状疱疹後神経痛の機序…235

／症状・臨床所見…235　／検査・診断・分類…235　／治療…235　●急性帯状疱疹痛の治療…235
●帯状疱疹後神経痛の予防…236　●帯状疱疹後神経痛の治療…236

Unit 5　三叉神経痛　　　　　　　　　　　　　　　　　　　　　　　（河野　豊）237
SUMMARY MAP…237　／誘因・原因…237
●病態生理…238　／症状・臨床所見…238　／検査・診断・分類…238　／治療…239　●薬物療法…239　●外科的療法…239
●ガンマナイフ治療…239

Unit 6　圧迫性神経障害（手根管症候群，肘部管症候群）　　　　　　　（河野　豊）240
SUMMARY MAP…240　／誘因・原因…241
●手根管と肘部管の解剖…241　／症状・臨床所見…242　／検査・診断・分類…242　／治療…243
Supplement：その他の圧迫性神経障害…245

Chapter 10　脱髄・変性疾患

Unit 1　多発性硬化症　　　　　　　　　　　　　　　　　　　　　　（大越教夫）246
SUMMARY MAP…246　／誘因・原因…247　／症状・臨床所見…247
●臨床症状…247　●特徴的症状…247　●多発性硬化症の臨床経過…248　／検査・診断・分類…249　●検査・診断…249
●古典型MSと視神経脊髄型MS…250　／治療…250

Unit 2　パーキンソン病　　　　　　　　　　　　　　　　　　　　　（内藤　寛）251
SUMMARY MAP…251　／誘因・原因…252　／症状・臨床所見…252　／検査・診断・分類…253
●パーキンソン病の診断基準…253　●パーキンソン症候群の主な原因…255　／治療…255

Unit 3　脊髄小脳変性症　　　　　　　　　　　　　　　　　　　　　（石川欽也）256
SUMMARY MAP…256　／誘因・原因…257　／症状・臨床所見…257　／検査・診断・分類…258
●MRI所見…258　●分類…259　●臨床症候に基づく分類…259　／治療…259

Unit 4　多系統萎縮症　　　　　　　　　　　　　　　　　　　　　　（石川欽也）260
SUMMARY MAP…260　／誘因・原因…261　／症状・臨床所見…261　／検査・診断・分類…262
●頭部MRI所見…262　●各種検査…262　●心筋シンチグラフィー…263　●分類…263　／治療…263

Chapter 11　痙攣性疾患

Unit 1　てんかん　　　　　　　　　　　　　　　　　　　　　　　　（荒崎圭介）264
SUMMARY MAP…264　／誘因・原因…264
遺伝性…264　●非遺伝性…264　／症状・臨床所見…265　／検査・診断・分類…265　●検査…265　●鑑別診断…266
●国際分類…266　／治療…267　●内科的療法…267　●外科的療法…268

Chapter 12　機能性・自律神経性疾患

Unit 1　片頭痛　　　　　　　　　　　　　　　　　　　　　　　　　（吉澤利弘）269
SUMMARY MAP…269　／誘因・原因…270　／症状・臨床所見…270　／検査・診断・分類…271
片頭痛の分類…271　●頭痛の鑑別…271　／治療…272　●急性期治療…272　●予防療法…273

Chapter 13　神経・筋疾患

Unit 1　筋ジストロフィー　　　　　　　　　　　　　　　　　　　　（石井亜紀子）274
SUMMARY MAP…274　／誘因・原因…275　／症状・臨床所見…275　／検査・診断・分類…277
骨格筋CT/MRI…277　●筋電図…277　●筋生検…277　●遺伝子診断…278　●Stage分類…278　／治療…279

Unit 2　重症筋無力症　　　　　　　　　　　　　　　　　　　　　　（石井亜紀子）280
SUMMARY MAP…280　／誘因・原因…281　／症状・臨床所見…281　／検査・診断・分類…282
反復刺激試験…282　●血液・生化学検査…282　●エドロホニウム塩化物（アンチレクス®）テスト…282
●胸部単純X線，CT，MRI…282　●病理組織所見…283　●病型分類…284　／治療…284　●外科的療法とその他の治療法…284
●日常生活上の注意…284

Unit 3　多発筋炎　　　　　　　　　　　　　　　　　　　　　　　　（石井亜紀子）285
SUMMARY MAP…285　／誘因・原因…286　／症状・臨床所見…286
筋外症状…286　／検査・診断・分類…287　●徒手筋力テスト…287　●生化学検査…287　●血清学的検査…287
●重症度と血清CK値…287　●筋電図検査…287　●胸部X線，CT…288　●肺CT，MRI…288　●病型分類・診断…288
●筋生検…289　／治療…289　●薬物療法…289　●合併症の治療…289

Unit 4　筋萎縮性側索硬化症　　　　　　　　　　　　　　　　　　　（吉澤利弘）290
SUMMARY MAP…290　／誘因・原因…291　／症状・臨床所見…291　／検査・診断・分類…292
血液生化学検査…292　●神経放射線学的検査…292　●筋電図検査…293　●診断（他疾患との鑑別を含む）…293
●鑑別…293　／治療…294　●予後…294

Part 1
脳神経の理解

Chapter 1　総論

- Unit 1　脳の構造と機能
- Unit 2　中枢神経の機能

Chapter 2　総論・検査

- Unit 1　脳神経検査

Chapter 3　総論・症候

- Unit 1　頭痛
- Unit 2　意識障害
- Unit 3　認知症と知的障害（精神遅滞）
- Unit 4　言語障害（失語症，構音障害），失行，失認
- Unit 5　歩行・起立障害
- Unit 6　痙攣
- Unit 7　不随意運動
- Unit 8　腱反射・筋萎縮
- Unit 9　嚥下障害
- Unit 10　眼球運動障害
- Unit 11　排尿・排便障害
- Unit 12　しびれ（運動麻痺，感覚鈍麻，異常感覚）
- Unit 13　視野障害
- Unit 14　頭蓋内圧亢進
- Unit 15　脳ヘルニア
- Unit 16　脳死

Unit 1 脳の構造と機能

脳の構造

● 脳の構造を理解する手助けとして，脳の矢状断，水平断，冠状断を示す．各部位の名称をしっかりと覚えておこう．

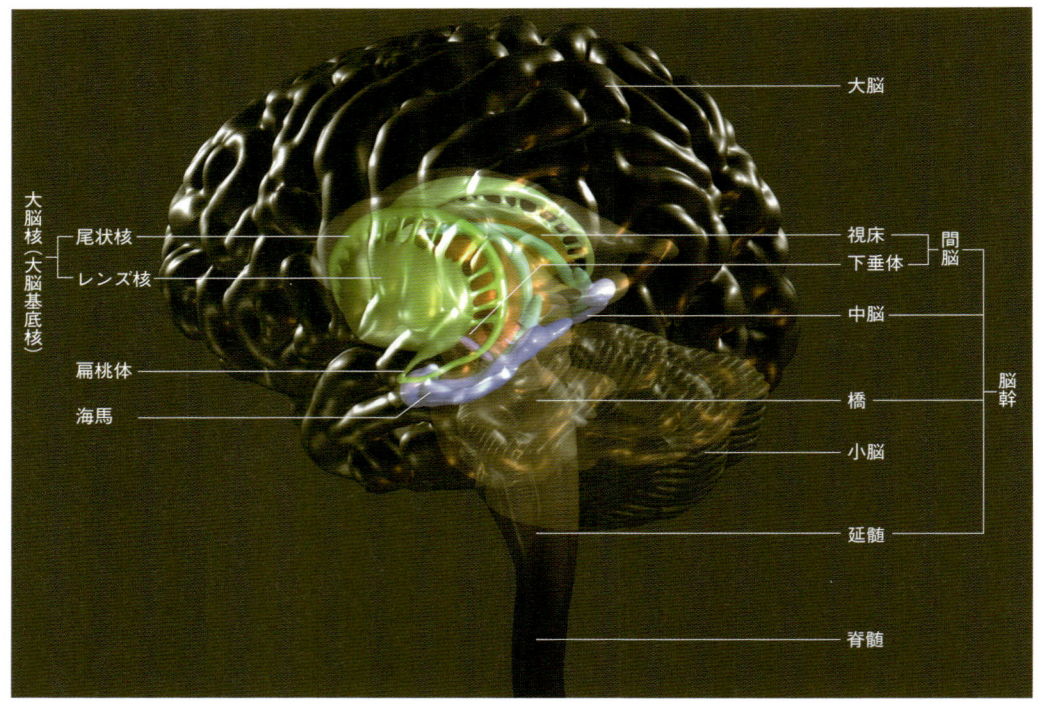

■ 脳の構造

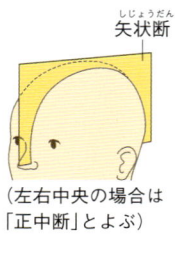

（左右中央の場合は「正中断」とよぶ）

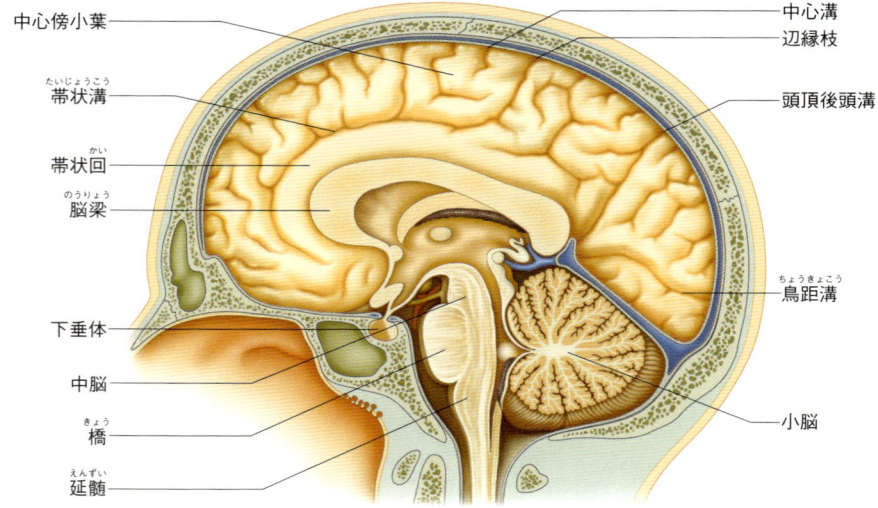

■ 脳の矢状断（この場合は正中断）

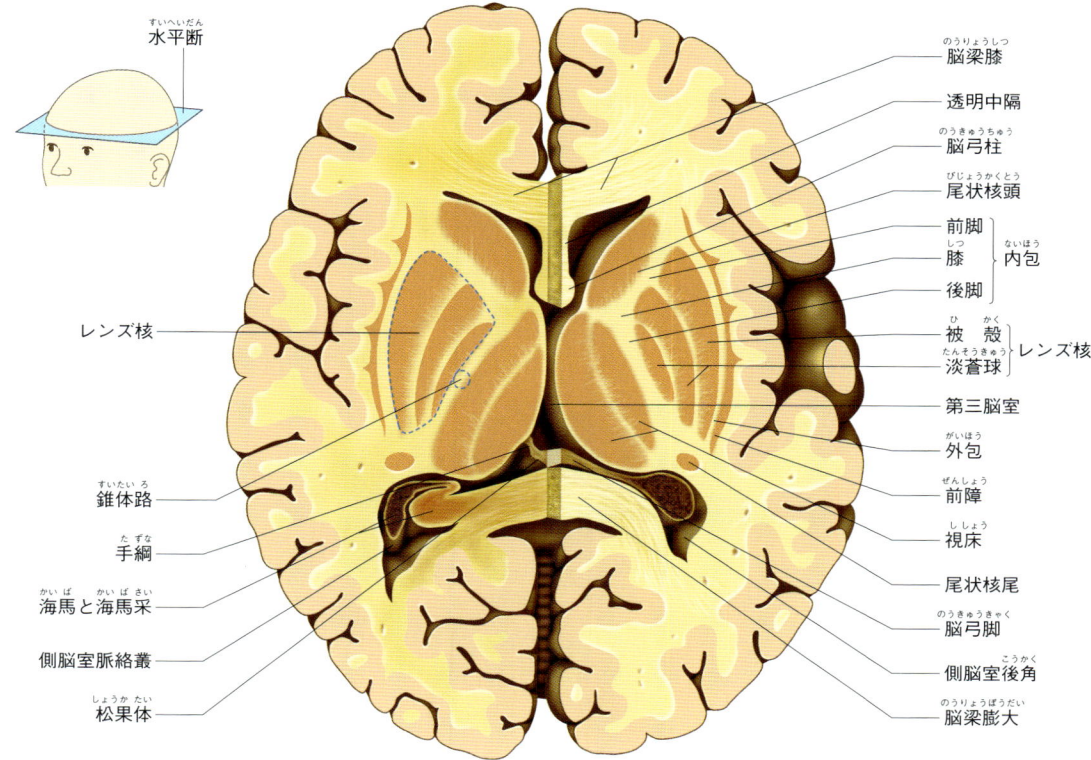

■ 大脳半球の内部構造（水平断）

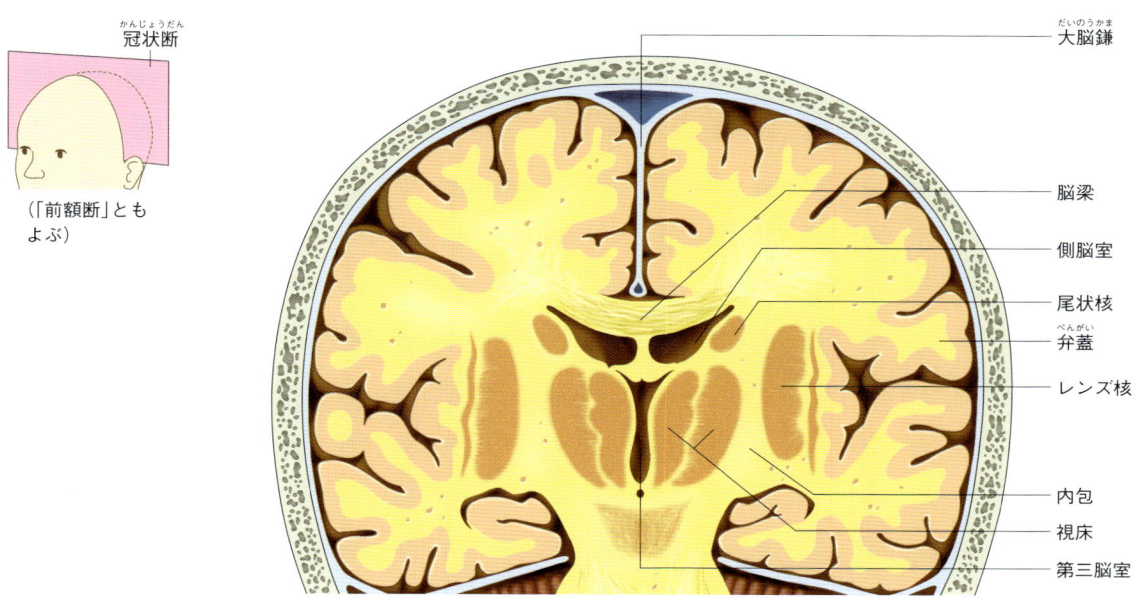

■ 大脳半球の内部構造（冠状断）

頭皮と頭蓋骨①頭皮と頭蓋骨

- 頭皮から脳までの層状構造を示す．表皮の内側に皮下結合組織（真皮，脂肪組織），ガレア（Galea）の帽状腱膜，疎性結合組織，骨膜からなる．
- 皮下結合組織とガレアの帽状腱膜のあいだに浅側頭動静脈がある．頭皮は複数の層（layer）に分かれているため，手術のときにさまざまな指標となる．
- 頭蓋骨の内側は2層からなる硬膜，クモ膜，軟膜，脳に続く．
- 多くの主要な動静脈はクモ膜下腔を走行する．クモ膜下腔は，脳脊髄液（髄液）で満たされており，脳実質内の脳室系とつながっている．
- 軟膜は脳表に密着している．

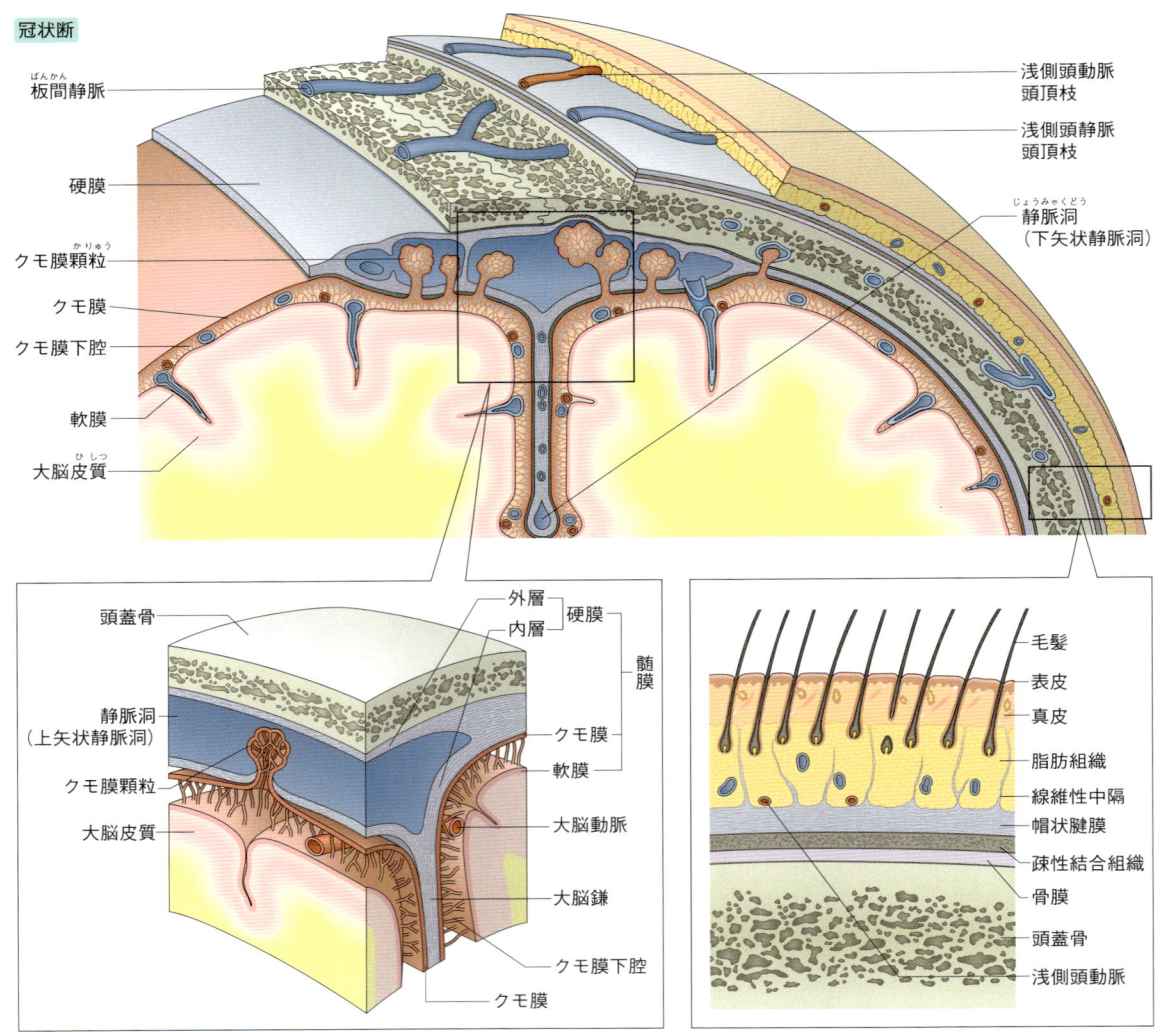

頭皮の断面と頭蓋腔

頭皮と頭蓋骨② 頭蓋底と脳神経の関係

- 頭蓋腔は，主に前頭骨，側頭骨，蝶形骨，後頭骨からなり，前頭蓋窩，中頭蓋窩，後頭蓋窩に大別される．それぞれ前頭葉，側頭葉，脳幹・小脳と接している．
- 正中やや後方の大きな孔は大後頭孔（foramen magnum）で，延髄と頸髄の境界（cervicomedullary junction），すなわち脳と脊髄の境界となる．
- 頭蓋底には脳神経が走行する神経孔がある．12脳神経の名前と神経孔を記憶することで，神経症候から病変部位が同定できるようになる．

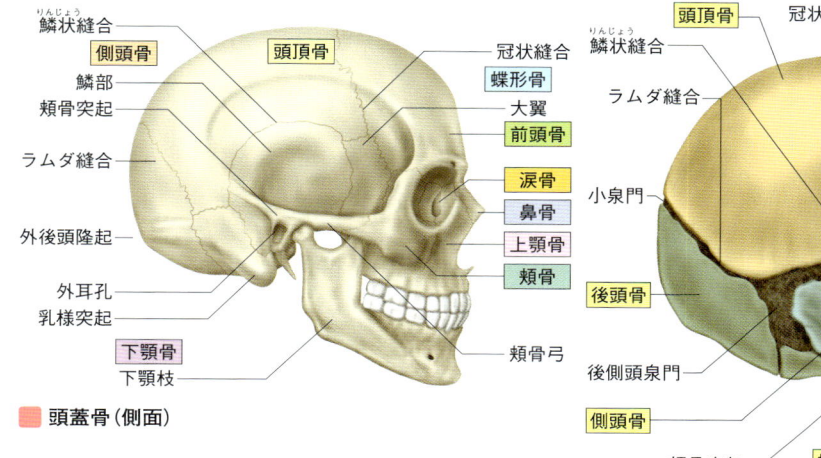

■ 頭蓋骨（側面）

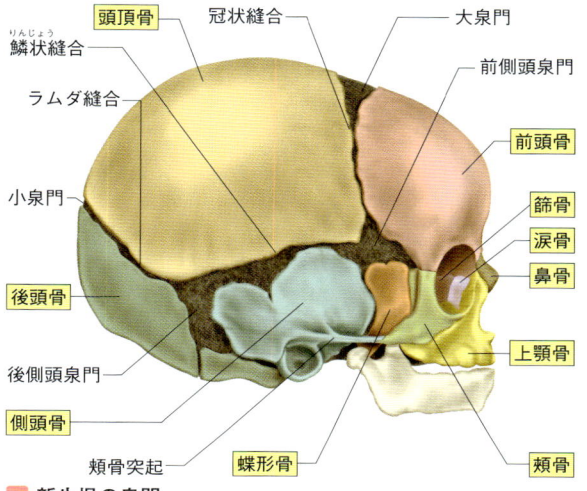

■ 新生児の泉門
前頭骨と頭頂骨のあいだを大泉門といい，生後2年ぐらいで骨化して癒合する．後部の小泉門は生後6か月程度で閉じる．側頭骨の前後の前側頭泉門と後側頭泉門は生後1年～1年半で閉じる．

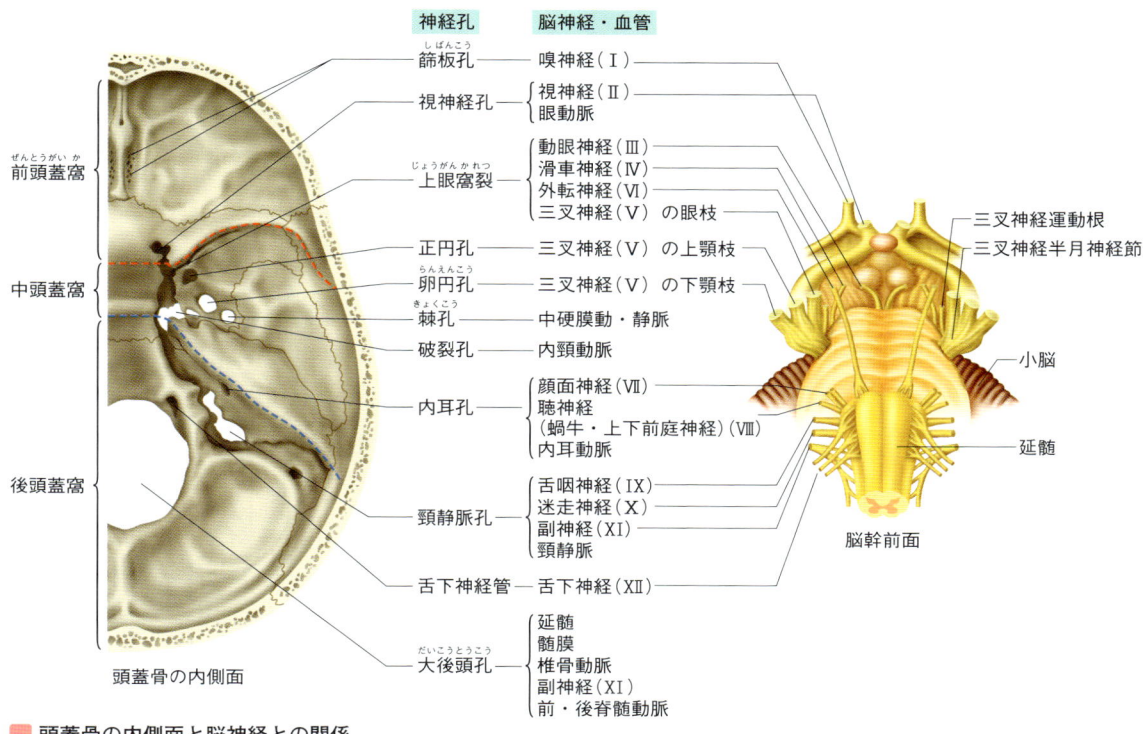

■ 頭蓋骨の内側面と脳神経との関係

髄膜と脳の隔壁，関連静脈系①髄膜と静脈の関係

- 髄膜は，硬膜，クモ膜，軟膜から構成される中枢神経の重要な支持組織である．
- 頭蓋骨内側面の硬膜は，2層の結合組織性膜で形成されている．2層の結合組織性膜のあいだに硬膜静脈洞（上矢状静脈洞，下矢状静脈洞，直静脈洞，横静脈洞，S状静脈洞，後頭静脈洞，静脈洞交会，海綿静脈洞，蝶形頭頂静脈洞，上錐体静脈洞，下錐体静脈洞，脳底静脈洞）が形成され，他の部位では2層の膜は癒合する．
- 脳静脈および静脈洞には弁構造は認められない．

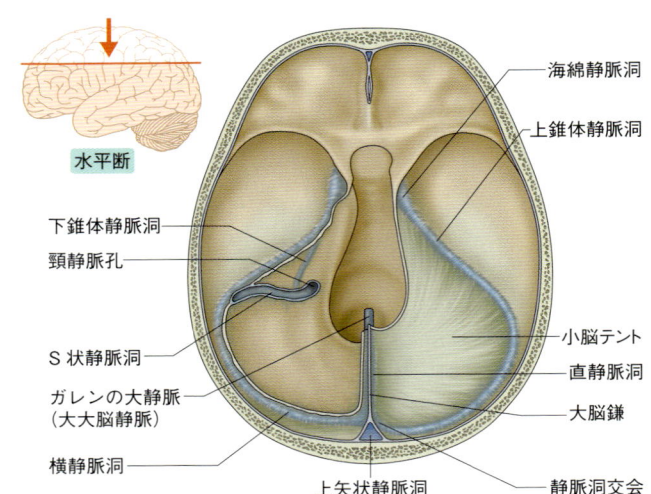

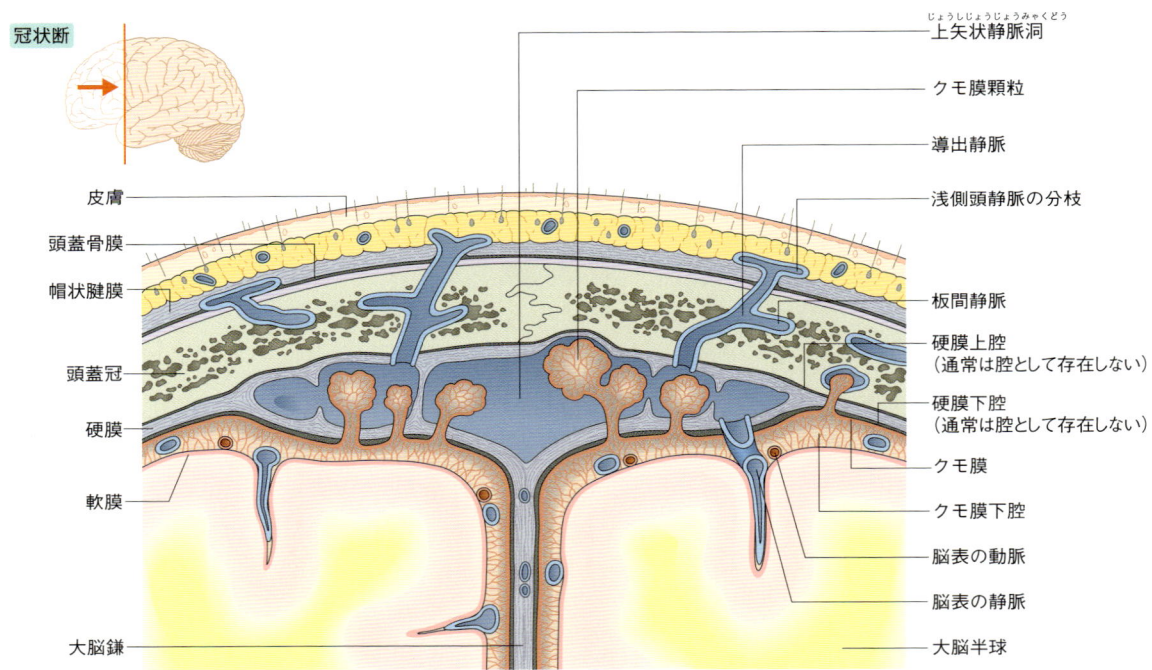

髄膜と硬膜静脈洞

髄膜と脳の隔壁，関連静脈系②大脳鎌と硬膜静脈洞の関係

- 大脳鎌と小脳テントを形成する硬膜の相互関係を示す．
- 小脳テントは，その上下で頭蓋内構造物を縦方向に2分する．テント上レベルには大脳，テント下レベル（後頭蓋窩レベル）には，脳幹と小脳が存在する．
- 大脳表面を循環した血液は上矢状静脈洞に，正中深部組織からの血液はその他の静脈洞に流入する．これらは静脈洞交会で合流してから横静脈洞，S状静脈洞を経由して内頸静脈に至る．

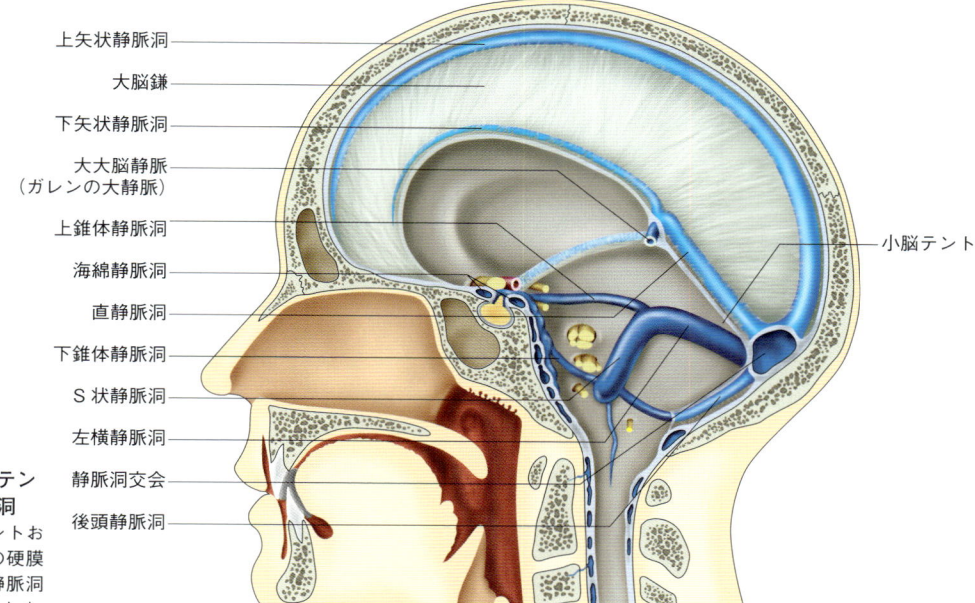

■ 大脳鎌，小脳テントと硬膜静脈洞
左側の小脳テントおよび後頭蓋窩の硬膜を除去して，静脈洞を理解しやすくした．

脳の表面構造①テント上レベル

- 大脳の表面は，表面積を大きくするためにヒダが生じており，隆起部は脳回(gyrus)，溝は脳溝(sulcus)とよぶ．
- 特定の脳溝は深くなって脳裂を形成して大脳を前頭葉，側頭葉，頭頂葉，後頭葉に分ける．
- シルビウス(Sylvius)溝(外側溝)により前頭葉と側頭葉が，中心溝により前頭葉と頭頂葉が，頭頂後頭裂により頭頂葉と後頭葉が，後頭前切痕により側頭葉と後頭葉が分かれるので，それぞれ重要な境界となっている．

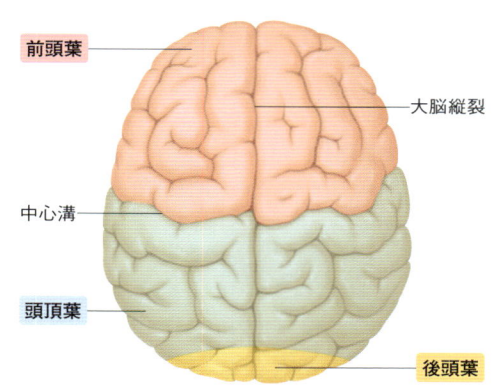

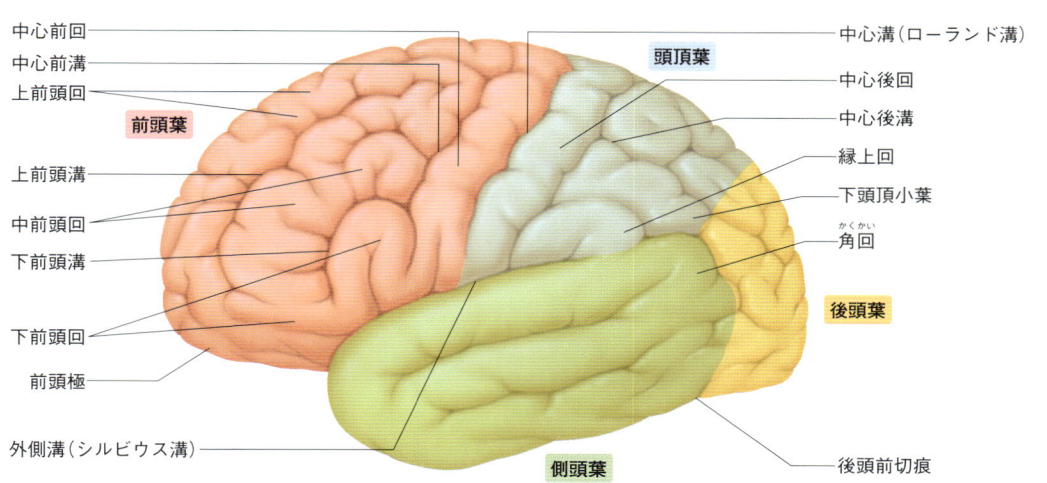

■ 脳の外側面と上面

脳の表面構造②テント下レベル

- 脳幹，小脳および第Ⅲから Ⅻ 脳神経の起始部を含む．
- 脳幹は，中脳，橋，延髄に分かれる．小脳は，左右の小脳半球と正中の虫部で形成される．小脳のヒダは，葉(folia)とよばれ，脳溝と区別する．
- テント上に存在する嗅神経と視神経を除いた10対の脳神経が脳幹より起始する．

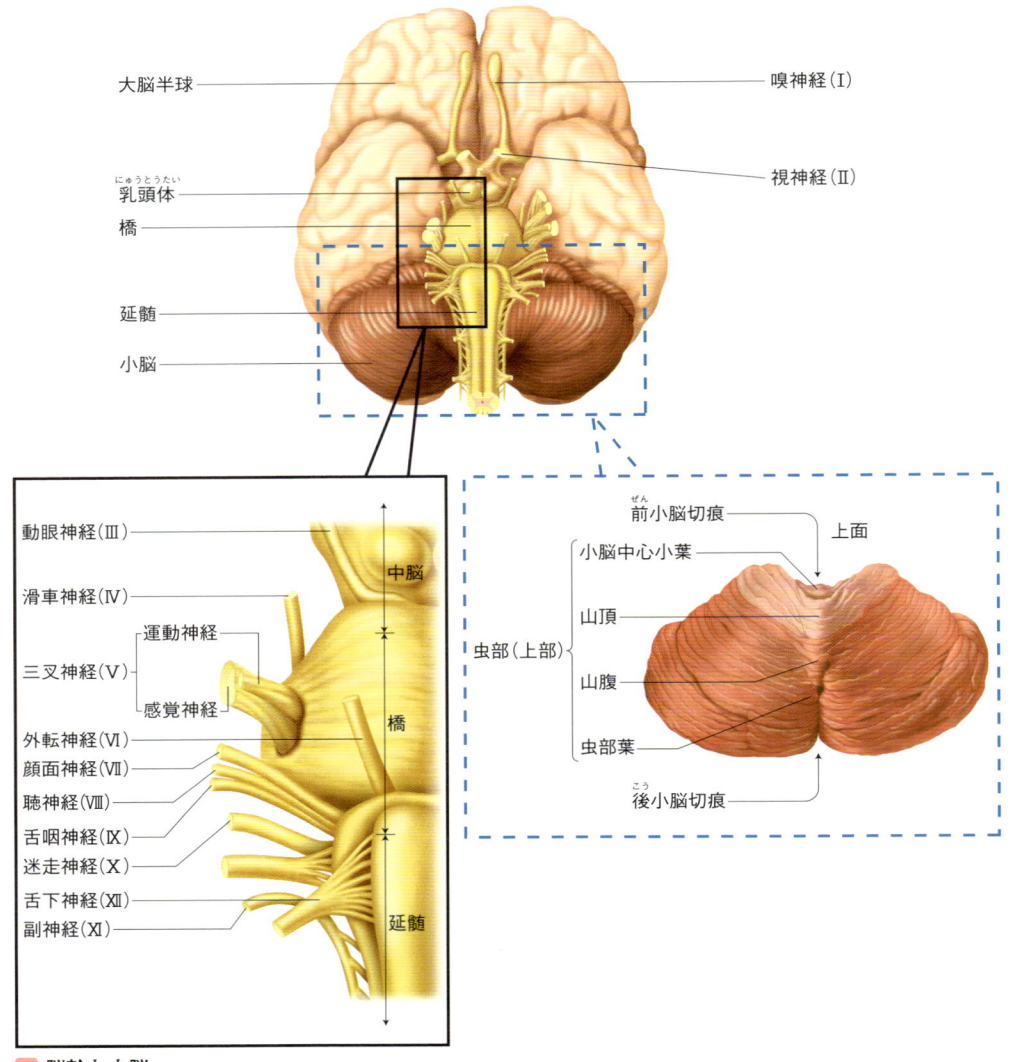

脳幹と小脳

脳血管系①脳動脈・静脈の成り立ち

- テント上およびテント下の構造物は，大動脈から起始する左右の総頸動脈および椎骨動脈から栄養される．
- 右総頸動脈と右椎骨動脈は無名動脈（腕頭動脈ともいう）から，左総頸動脈は直接大動脈弓から，左椎骨動脈は鎖骨下動脈からそれぞれ分岐する．

- 脳動脈の特殊な構造として輪状の動脈吻合が認められる(ウイリス動脈輪).これは,内頸動脈系(前方循環)と椎骨脳底動脈系(後方循環)とを連結する後交通動脈と左右の内頸動脈系を連結する前交通動脈からなる.これにより一部の動脈に閉塞が起こっても各交通動脈がバイパスの役割をはたす.
- また,神経細胞は糖の消費が多く,電解質や薬剤の影響を受けやすい.血液内の環境が直接神経細胞に作用せず,神経細胞周囲の組織液が神経活動に有利な環境となるように,神経系の毛細血管には血液脳関門(blood-brain-barrier, BBB)が存在する.血管周囲をグリア細胞が取り囲み,電解質の自由な移動,とくに水溶性の高い物質や分子量100以上の高分子化合物などの神経細胞周囲環境への作用を阻害し,選択的に糖などを取り込むように構築されている.

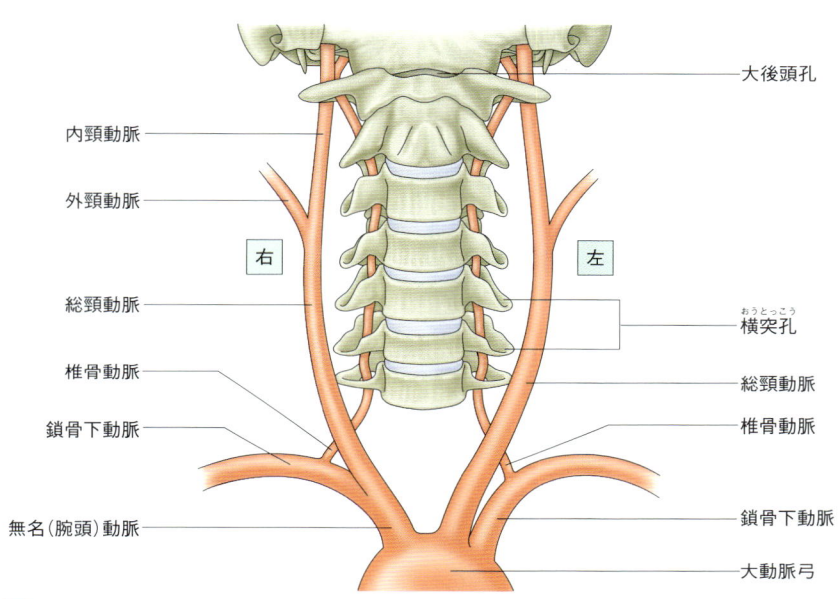

■ 脳を栄養する動脈

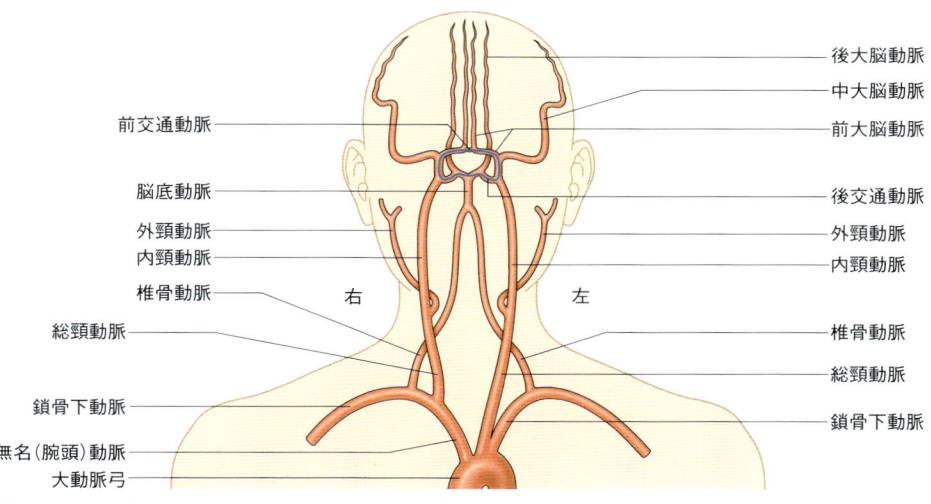

■ ウイリス動脈輪(顔面中央の枠がウイリス動脈輪)

脳血管系②脳動脈・静脈走行の外観，前後像

- 中大脳動脈，前大脳動脈，後大脳動脈の走行とその分布域を示す．
- これらの動脈の境界領域（分水嶺）は，全身血圧の低下などの際に血行力学的脳虚血に陥ることがある．

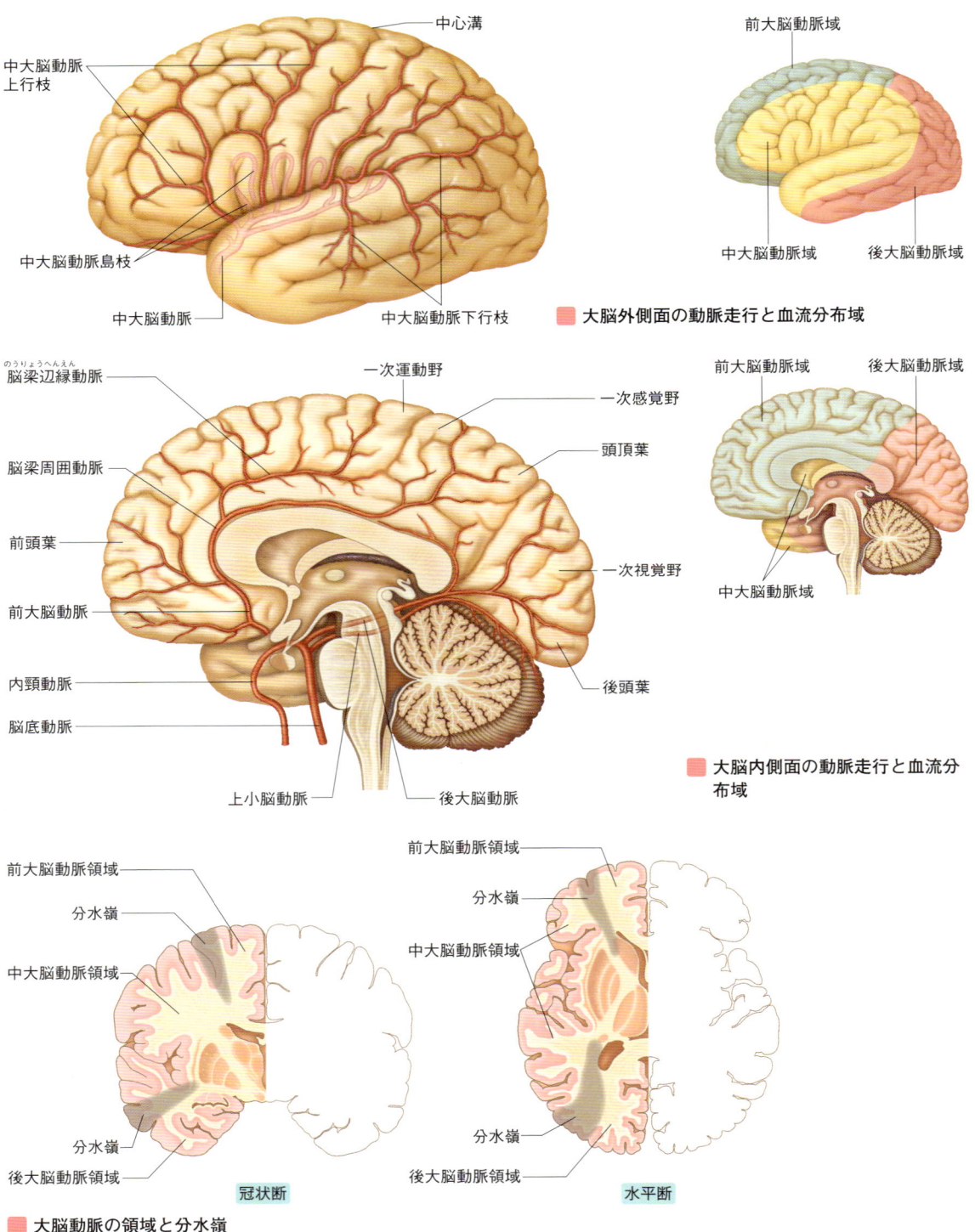

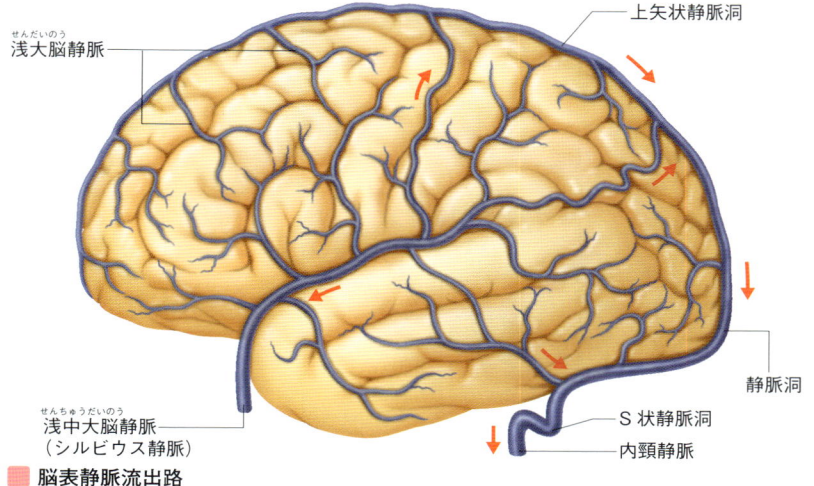

■ 脳表静脈流出路

脳血管系③ 後頭蓋窩の動脈

- 脳幹および小脳は，椎骨動脈と脳底動脈の分枝から栄養されている．
- 脳幹の正中は穿通枝，中間部は短回旋枝，外側は，長回旋枝により支配される．
- 後下小脳動脈は，延髄外側と小脳の後下面を，前下小脳動脈は橋外側部と小脳の前下面を，上小脳動脈は中脳の外側部と小脳の上面をそれぞれ栄養する．

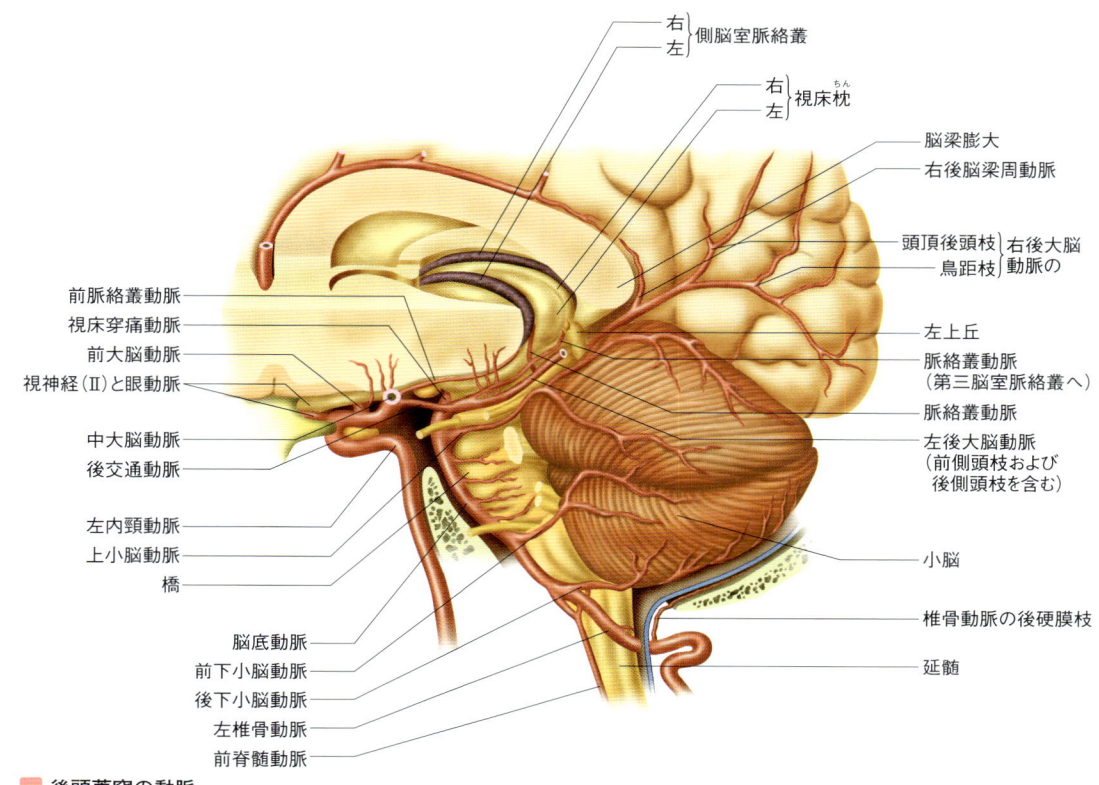

■ 後頭蓋窩の動脈

脳脊髄液系① 脳室系の立体構造

- 脳脊髄液は脳に浮力を与え，脳を保護する支持組織の役割をする．また，脳の代謝産物を除去して，血液成分の変化によって生じる環境の変化を防止する働きをもつ．
- 脳室系の内腔は，上衣細胞(ependyma)で覆われている．脈絡叢(choroid plexus)は，側脳室，第三脳室，第四脳室に認められ，脳脊髄液を産生する．

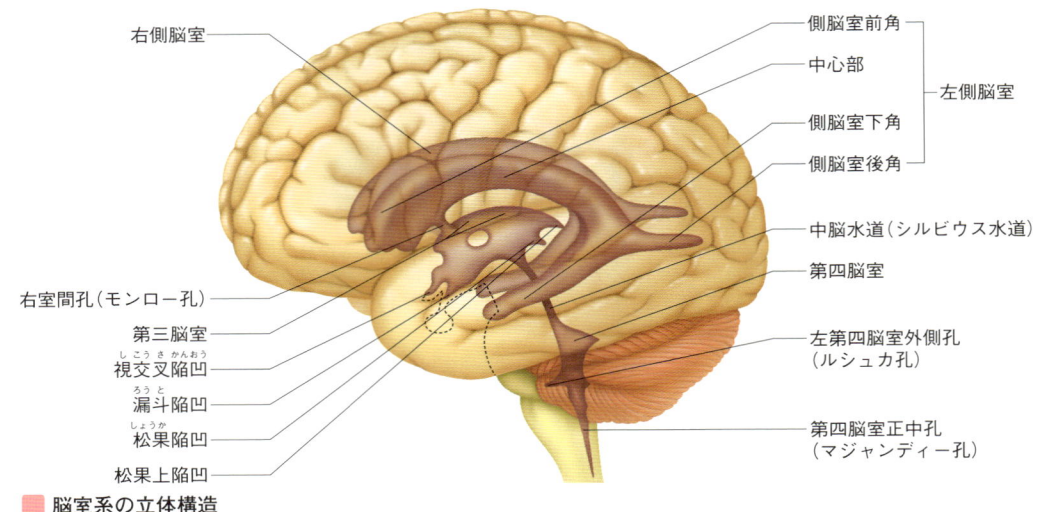

■ 脳室系の立体構造

脳脊髄液系② 脳脊髄液の循環

- 左右側脳室はモンロー(Monro)孔より第三脳室に通じる．中脳水道は，第三脳室から橋・延髄の背側に位置する第四脳室に達する．第四脳室のルシュカ(Luschuka)孔とマジャンディー(Magendie)孔によってクモ膜下腔と交通する．
- 脳脊髄液は0.35mL/分，500mL/日産生される．成人の脳脊髄液量は90～150mLなので，脳脊髄液の産生と吸収には平衡関係が保持されている必要がある．

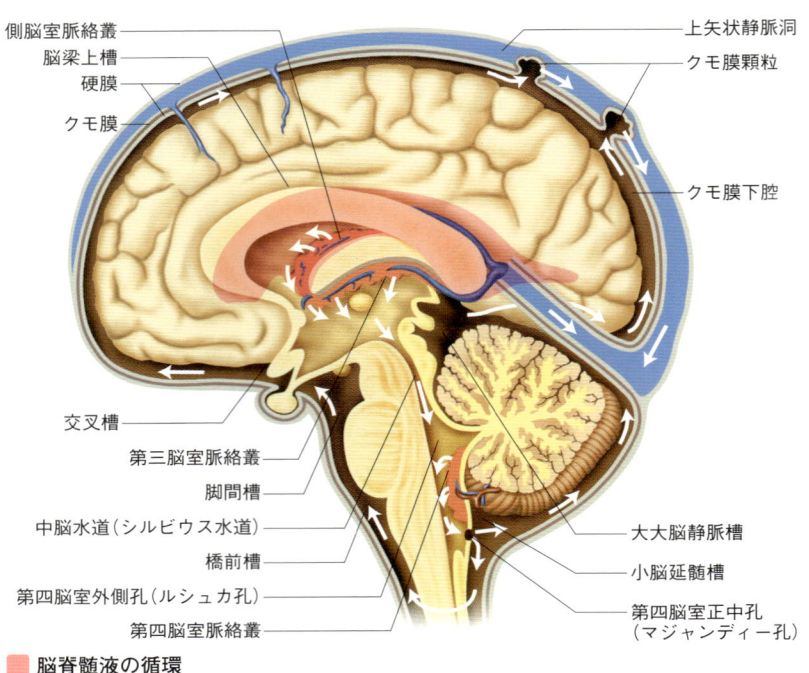

■ 脳脊髄液の循環

脊髄①脊髄，脊髄神経と主な部位

- 脊髄は男性では45cm，女性では42cmの長さで，幅は1cmである．成人では第1～第2腰椎間で終わる．
- 脊髄は，脊柱管全体にわたって存在しないため，脊髄のほぼ全長にわたって脊髄レベルと近接する脊椎レベルは一致しない．
- 第1神経根は運動神経根のみを，第1尾骨および第5仙骨神経は感覚神経根のみからなる．
- 脊髄には，頸髄膨大部，腰仙髄膨大部が認められる．これらはそれぞれ上肢，下肢から神経が分布している部位である．

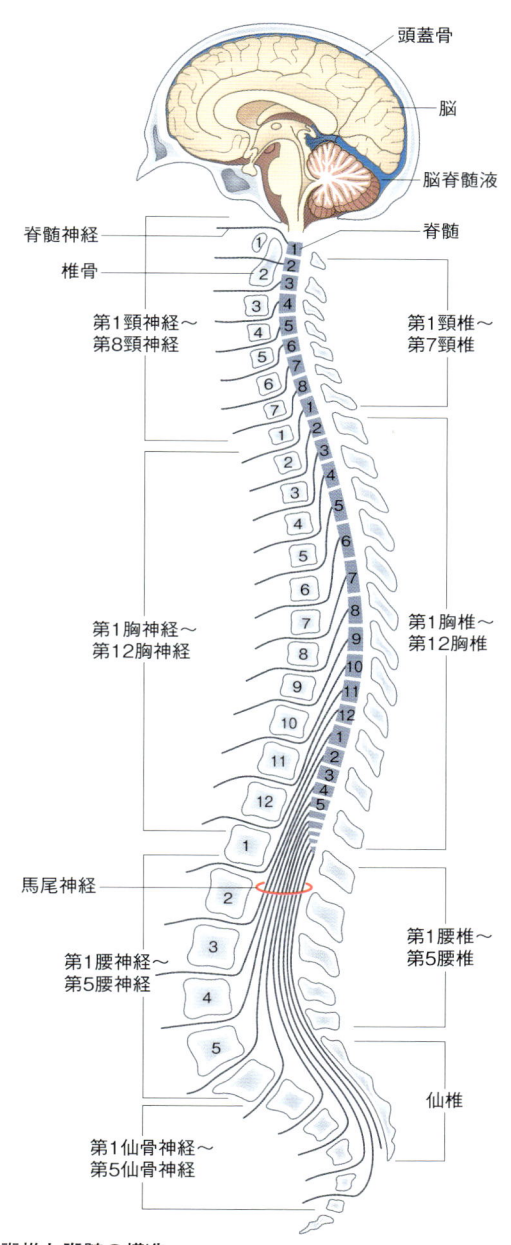

■ 脊椎と脊髄の構造
椎骨が積み重なって形成された脊柱管の中を走る脊髄．脊髄から脊髄神経が出現している．

脊髄②脊髄の動脈系

- 脊髄の動脈系は，脊髄腹側と背側を縦に走行する3本の動脈と，これらを横方向に連結する不規則な動脈網からなる．前脊髄動脈は1本で，前正中溝内を走行する．この動脈は，左右の椎骨動脈から分岐して合流し，頸髄前面を下行する．
- 肋間動脈，腰動脈，仙骨動脈からの6〜8本の動脈枝が前根動脈となり，脊髄全長にわたり前脊髄動脈と吻合する．これらの根動脈のうち最大の動脈をアダムキービクツ（Adamkiewicz）動脈とよぶが，75％は左側のTh9〜Th12から入る．これを損傷すると脊髄虚血による下肢対麻痺を生じるため，術前に同定して温存をすることが重要である．

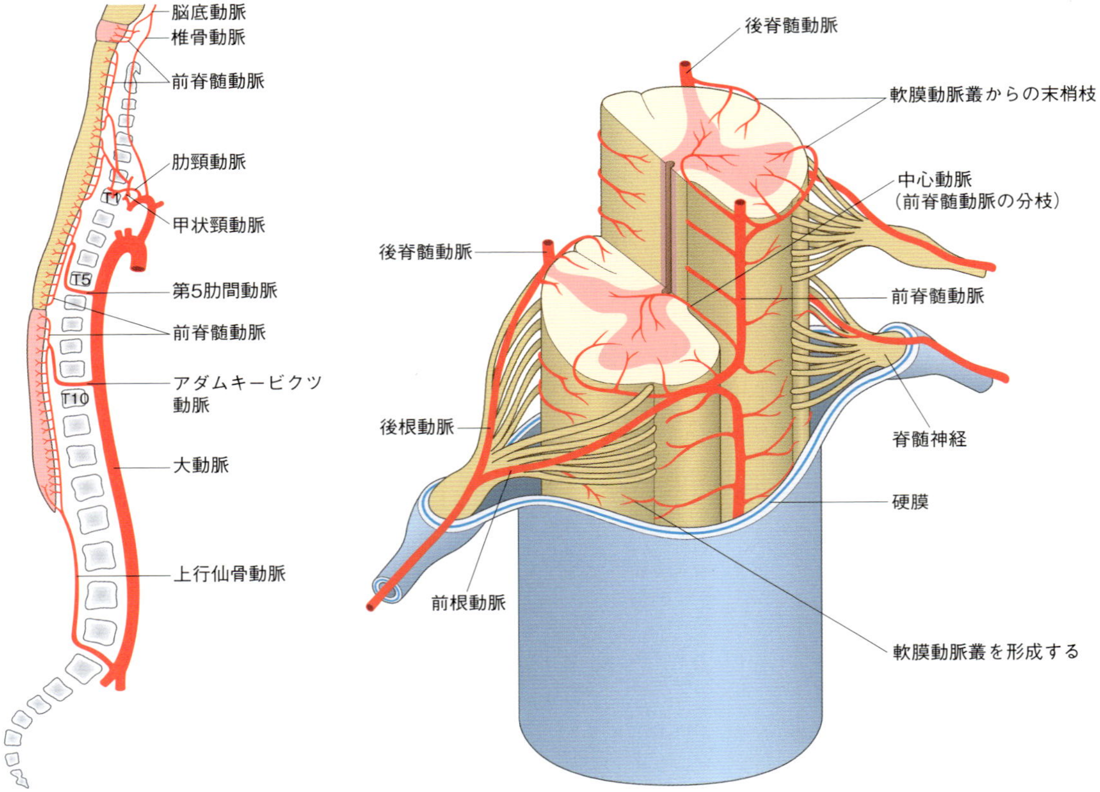

脊髄の動脈系

脊髄③脊髄の静脈系

- 脊髄の静脈系は，外側に向かい前根後根に沿って走る静脈から硬膜嚢を取り囲む静脈叢に流入する．

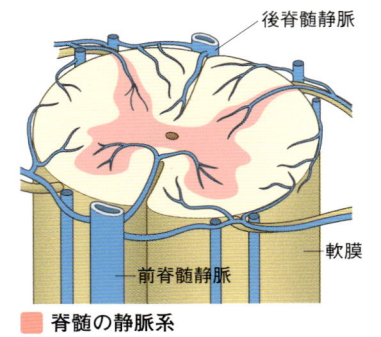

脊髄の静脈系

■ C：cervical, 頸髄の　　■ Th：thoracic, 胸椎の

Unit 2 中枢神経の機能

運動野と感覚野の神経機能局在

- 大脳の担当する働きはさまざまであるが，多くの機能は脳の中の特定の場所にかぎられて存在する（例：ホムンクルス＝小さな人）．
- たとえば身体のコントロールを担当する運動野とよばれる部分は前頭葉の中心前回にあり，感覚をつかさどる部分はこれのすぐ後方にある頭頂葉の中心後回に存在する．
- 後頭葉の先端部には視覚の中枢がある．左側頭葉は右視野を担当している．
- 右利きの人の場合，99％以上で左脳前頭葉の一部（エリア44）に主に発語を担当する言語の領域（ブローカ野）があり，左側頭葉の上側頭回後半部（エリア41，42）には，主に聞いて理解する働きを担当する領域（ウェルニッケ野）がある．
- 言語についていうと，これらの部分が外傷や脳梗塞などで破壊されると，それぞれ運動失語，感覚失語といった症状が現れる．
- 頭頂葉にはいろいろな機能があり，障害によってさまざまな症状をみる．ゲルストマン症候群*が有名

> **用語解説**
> **ゲルストマン症候群（Gerstmann syndrome）** 指の区別できない（手指失認），左右が区別できない（左右障害），計算ができない（失算），字は読めるが書けない（失書）の4徴候を示す症候群

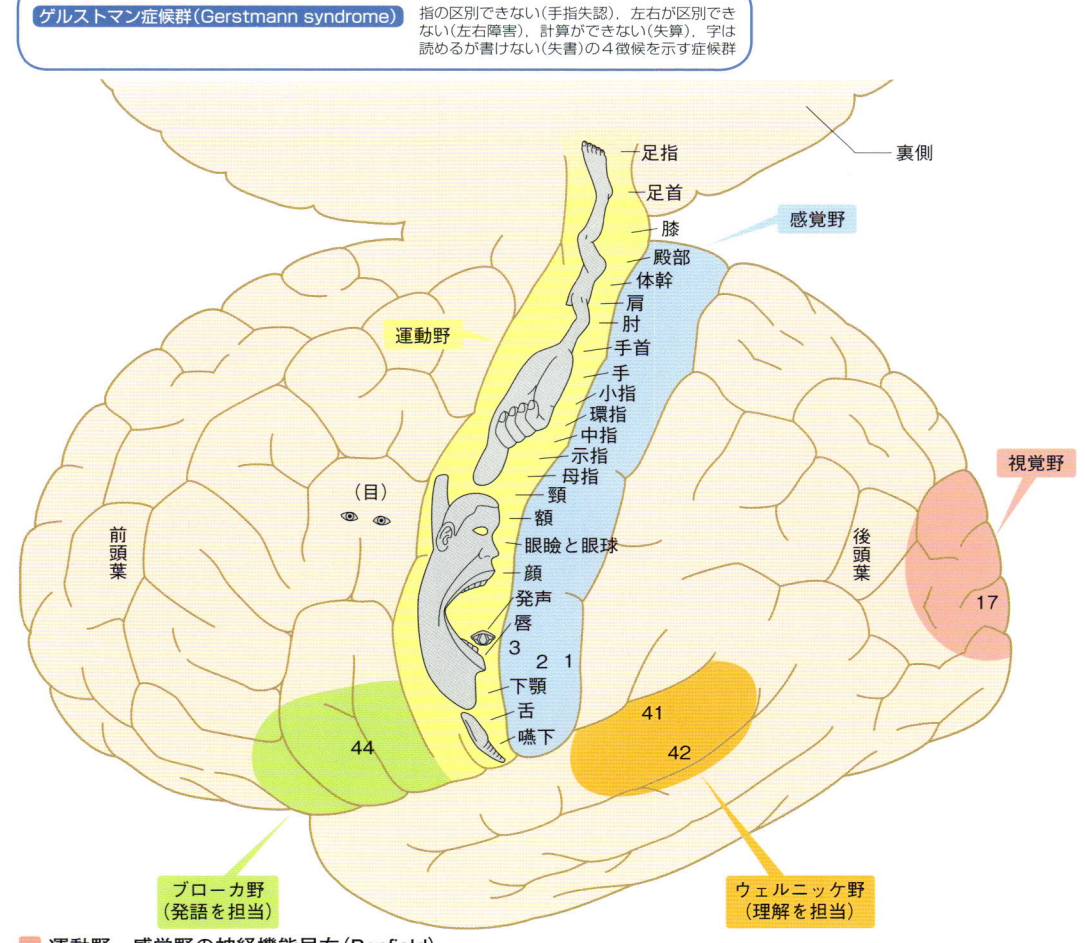

■ 運動野・感覚野の神経機能局在（Penfield）

錐体路と錐体外路

- 錐体路は，大脳から脳幹・脊髄を通って，手足に運動命令を伝える経路のことである．大脳皮質(大脳表面)から脊髄に向かうので皮質脊髄路ともいうが，錐体(延髄の一部)を通るので錐体路とよばれる．
- 錐体路は，延髄下部から頸髄上部で左右の経路がクロスする(錐体交叉)．したがって左の脳からの命令が右手足に伝わる．
- 錐体路が障害されると，錐体交叉より大脳側では反対側，クロスしたあとでは同側に麻痺・深部反射*亢進，バビンスキー反射*(病的反射)が出現する．
- 錐体外路は，錐体路と小脳からの命令経路以外で，運動機能をコントロールする経路のことである．これが障害されると，筋緊張の障害(固縮など)と不随意運動(振戦や舞踏運動，p.59参照)が出現する．

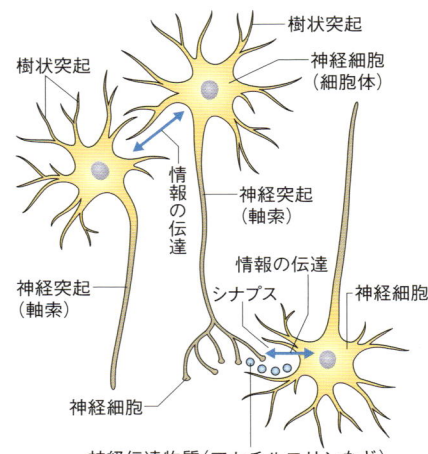

神経信号の伝達

神経細胞は細胞体と2種類の樹状突起，神経突起からなる．これをニューロンという．樹状突起は隣接した神経細胞どうしを連絡する．神経突起は軸索といわれ，1mm～1mほどに伸び，神経線維を形成して遠隔情報を伝達する役目をしている．また，神経突起(軸索)は他の神経細胞(ニューロン)の樹状突起に情報を送る．神経細胞間の伝達にかかわる部分をシナプスという．シナプスにおける情報伝達には神経伝達物質が介在する．

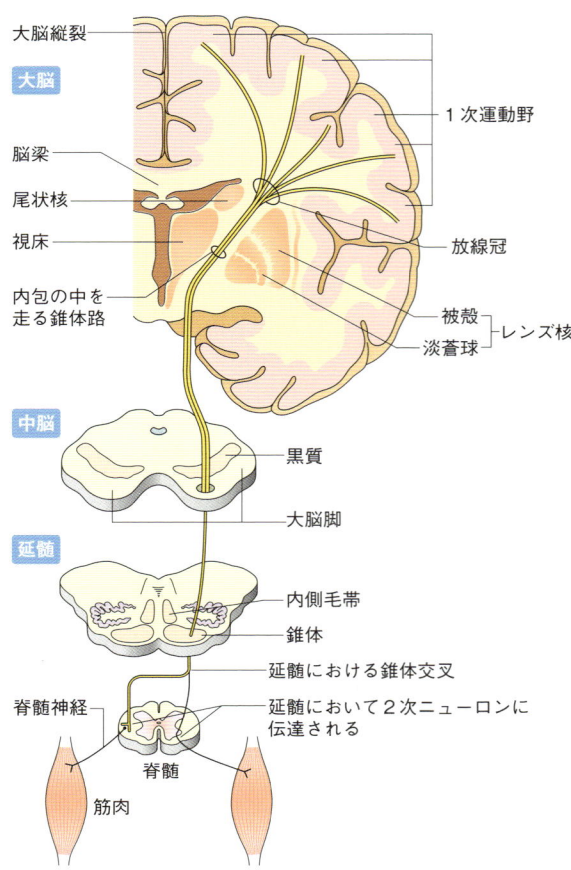

錐体路：皮質脊髄路

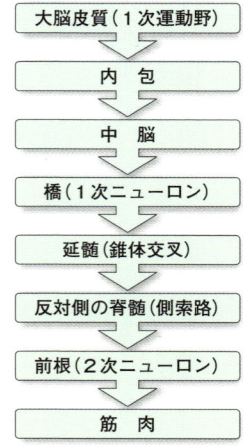

●皮質脊髄路

大脳皮質(1次運動野) → 内包 → 中脳 → 橋(1次ニューロン) → 延髄(錐体交叉) → 反対側の脊髄(側索路) → 前根(2次ニューロン) → 筋肉

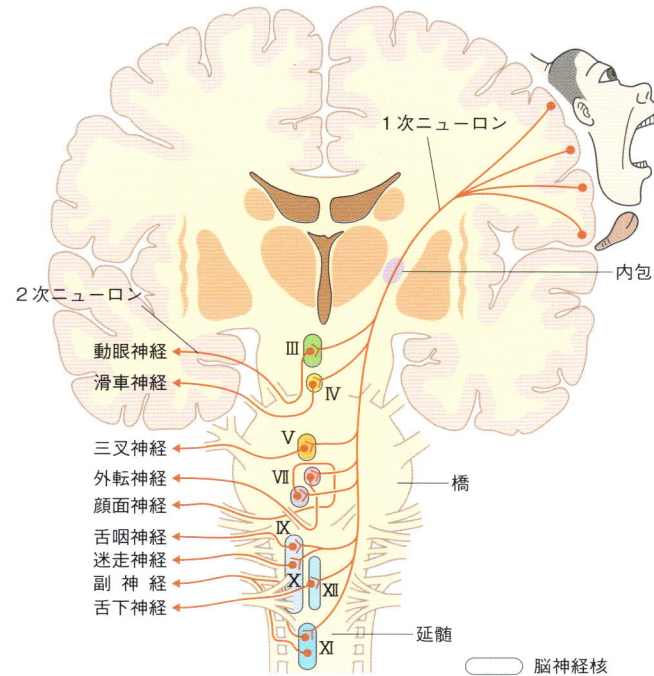

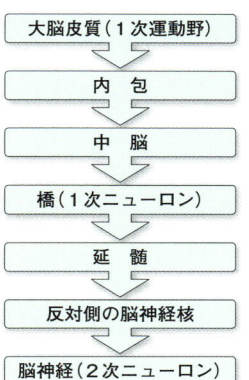

●皮質延髄路

大脳皮質（1次運動野）
↓
内包
↓
中脳
↓
橋（1次ニューロン）
↓
延髄
↓
反対側の脳神経核
↓
脳神経（2次ニューロン）

■ 錐体路：皮質延髄路

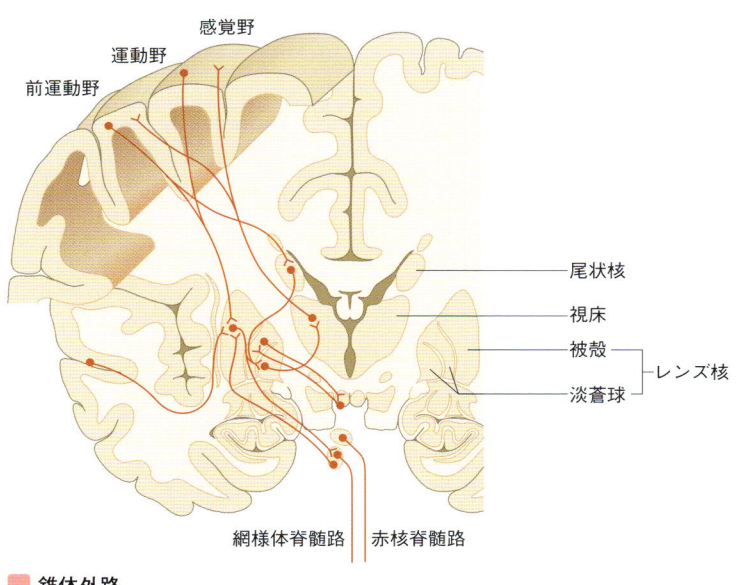

■ 錐体外路

😊 **用語解説**

深部反射，バビンスキー反射（Babinski reflex）
深部反射には，上肢では二頭筋反射，三頭筋反射，下肢では膝蓋腱反射，アキレス腱反射などがある．バビンスキー反射は，図のように足底の外側縁を足指のほうに向かってこすり上げていくと母指の背屈がみられることをいう．錐体路系に障害があると深部反射が亢進し，病的反射がみられる（p.34参照）．

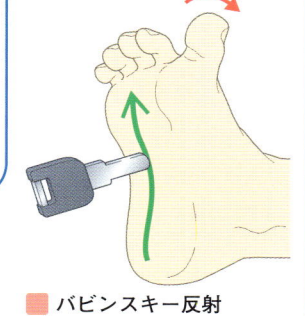

■ バビンスキー反射

脳幹と脳神経系*

- 脳神経は12対ある（Ⅰ：嗅神経，Ⅱ：視神経，Ⅲ：動眼神経，Ⅳ：滑車神経，Ⅴ：三叉神経，Ⅵ：外転神経，Ⅶ：顔面神経，Ⅷ：聴神経，Ⅸ：舌咽神経，Ⅹ：迷走神経，Ⅺ：副神経，Ⅻ：舌下神経）．
- 動眼神経（Ⅲ）〜舌下神経（Ⅻ）は脳幹に神経核をもち，それぞれの神経核と他の部分とが神経線維で連絡されている．

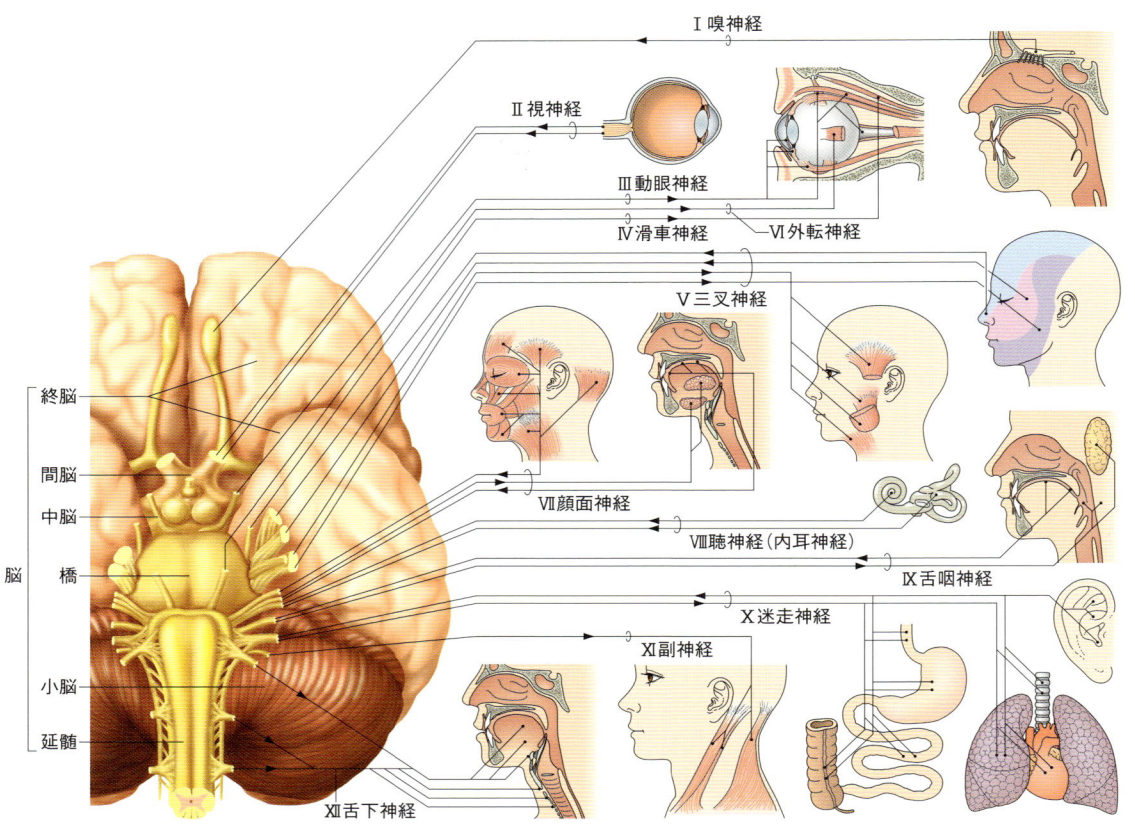

■ 脳神経（12対）

■ 脳神経の機能の概要

脳神経		部位	機能	主な異常所見
第Ⅰ（嗅神経）	感覚神経	大脳半球	嗅覚	嗅覚脱失（無臭症），幻臭
第Ⅱ（視神経）	感覚神経	間脳，大脳半球	視覚	視力障害，視野障害
第Ⅲ（動眼神経）	運動神経（感覚神経も存在する）	中脳	眼球運動	眼瞼下垂，複視，瞳孔不同・散大
第Ⅳ（滑車神経）	運動神経	中脳	眼球運動	内下方注視障害
第Ⅴ（三叉神経）	感覚・運動神経	橋	顔面の感覚，顎の運動	顔面の感覚障害，咀しゃく筋の運動障害
第Ⅵ（外転神経）	運動神経	橋	眼球運動	外側への眼球運動障害
第Ⅶ（顔面神経）	感覚・運動神経	橋	顔面の運動	顔面麻痺，閉眼不能，水を飲ませると口角から漏れる
第Ⅷ（蝸牛・前庭神経）	感覚神経	橋，延髄	聴覚—平衡覚	難聴，耳鳴，めまい
第Ⅸ（舌咽神経）	感覚・運動神経	延髄	咽頭の運動	味覚障害，唾液分泌障害
第Ⅹ（迷走神経）	感覚・運動神経	延髄	咽頭と喉頭の運動，内臓器官の統御	嚥下障害，カーテン徴候，鼻声，嗄声
第Ⅺ（副神経）	運動神経	延髄，脊髄	肩と頸部の運動	斜頸
第Ⅻ（舌下神経）	運動神経	延髄	舌の運動	舌の偏り，嚥下障害，構音障害

自律神経系

- 自律神経には交感神経と副交感神経がある．不随意系であり，自分の意思でコントロールできない．
- 自律神経系は循環，呼吸，消化，発汗・体温調節，内分泌機能，生殖機能，代謝のような不随意な機能を制御する．
- 交感神経はfight or flight（戦いか逃走か）といわれるような身体活動，恐怖などのストレスがあると亢進し，副交感神経は休息・安静時に優位になる．
- 自律神経系は内分泌系と協調しながら，身体の恒常性（ホメオスターシス）を維持している．

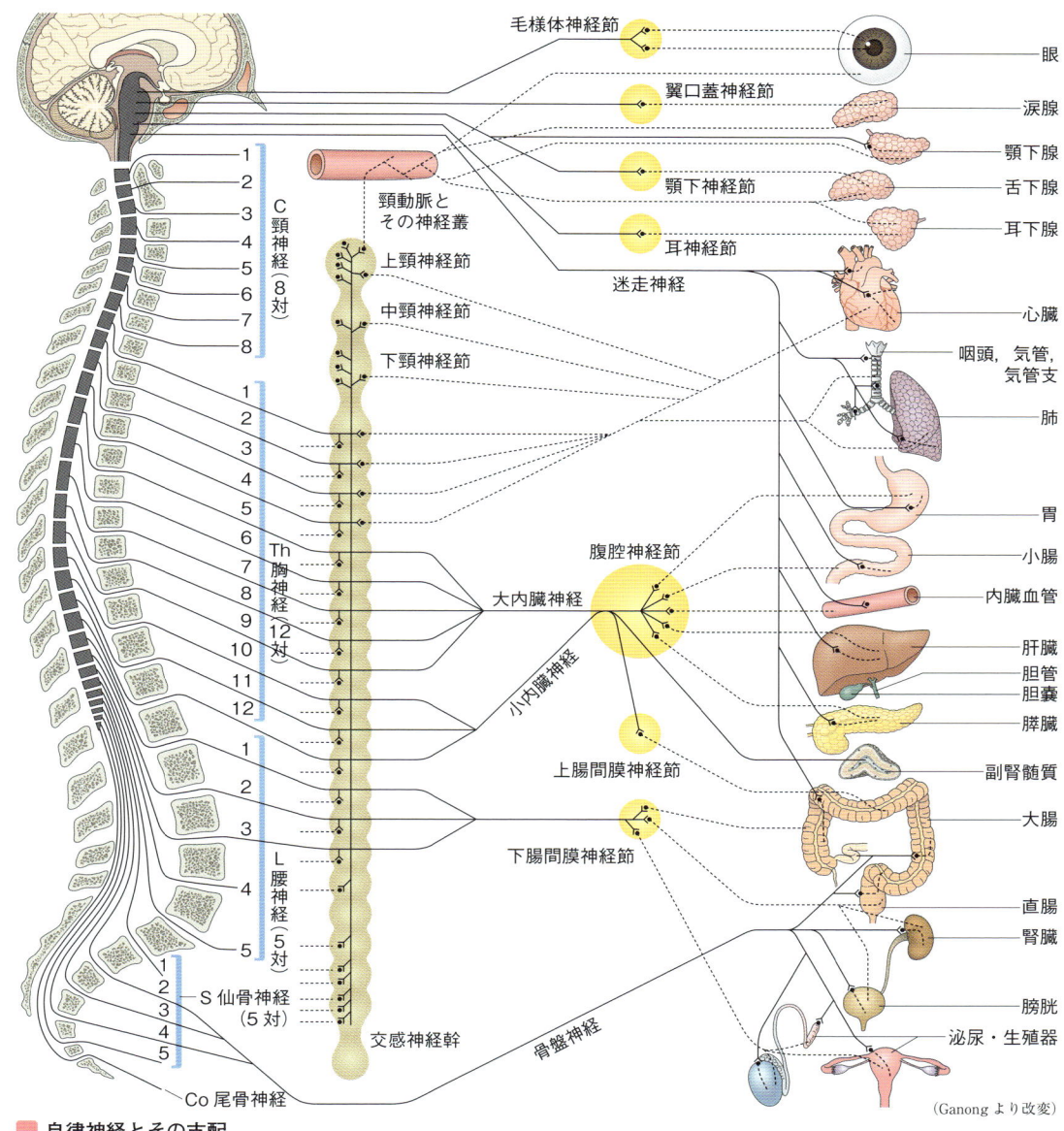

自律神経とその支配

(Ganongより改変)

用語解説

脳神経系

・見る，聞く，触るなどの情報を脳に伝えたり，脳からの指令を手足などに伝える役割を担っている神経を末梢神経系という．12対の脳神経（第Ⅰ～Ⅻ），31対の脊髄神経（C 8対，Th12対，L 5対，S 5対，Co 1対，脳神経と脊髄神経の両者を体性神経系という）と，不随意な機能を制御する自律神経系がある．

・伝えられた情報を処理して指令を出す役割のある神経を中枢神経系（脳と脊髄）という．

視床下部下垂体系

- 下垂体は全身のホルモンの中枢であり、視床下部から命令が出ている。
- 下垂体でつくられたホルモンは、周囲の門脈系に放出され、海綿静脈洞に流れ込んで、全身に作用する。
- 体内の様子を各種モニタする摂食中枢・満腹中枢・体温中枢などは、視床下部に存在する。

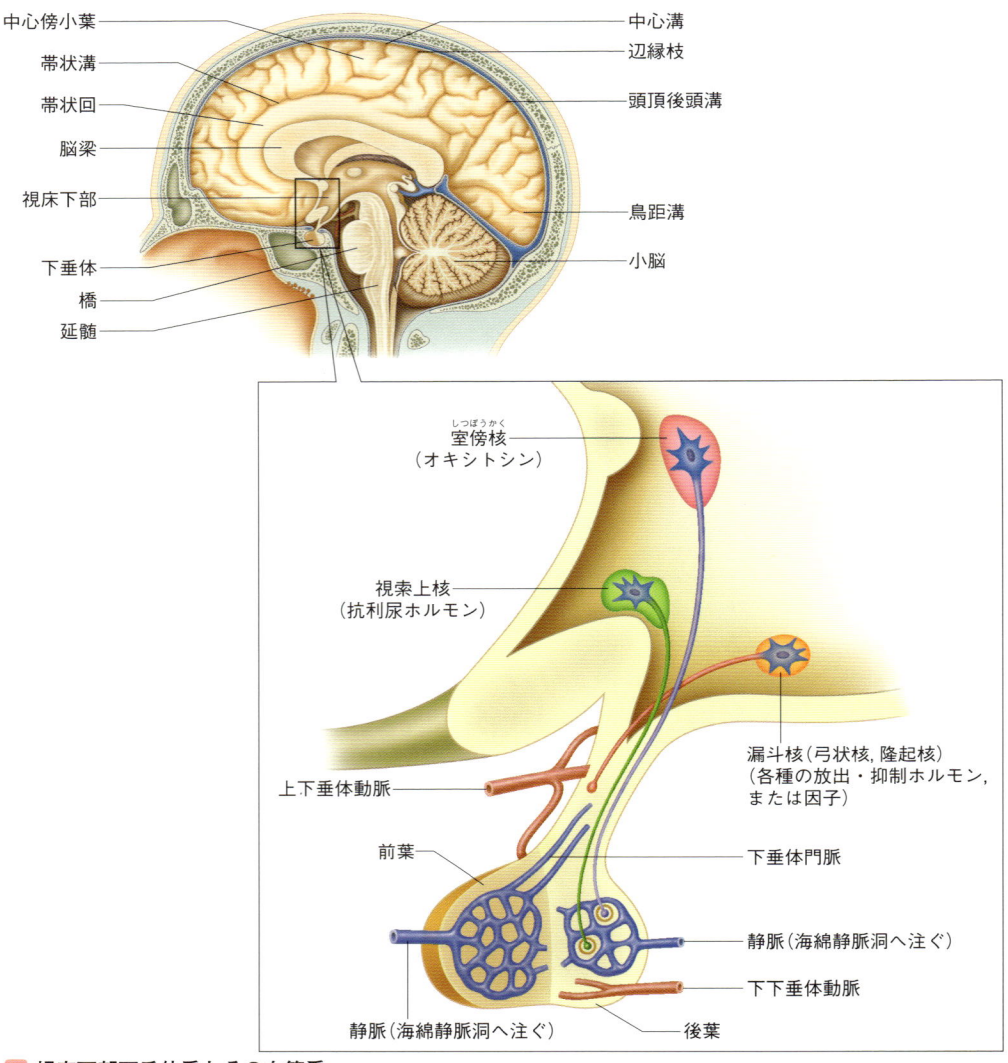

■ 視床下部下垂体系とその血管系

■ 視床下部下垂体系で分泌されるホルモン

視床下部	●副腎皮質刺激ホルモン放出ホルモン ●甲状腺刺激ホルモン放出ホルモン ●ソマトスタチン	●成長ホルモン放出ホルモン ●卵胞刺激ホルモン放出ホルモン
下垂体前葉	●副腎皮質刺激ホルモン ●甲状腺刺激ホルモン ●黄体形成ホルモン	●成長ホルモン ●卵胞刺激ホルモン ●乳腺刺激ホルモン
下垂体後葉	●抗利尿ホルモン（バソプレシン） ●オキシトシン	

■ 頸椎の（C）：cervical　■ 胸椎の（Th）：thoracic　■ 腰椎の（L）：lumbar　■ 仙骨の（S）：sacral　■ 尾骨の（Co）：coccygeal

Unit 1 脳神経検査

脳脊髄液（髄液）検査

脳脊髄液の産生と灌流
- 脳脊髄液（CSF）は主に脳室内脈絡叢から産生され，脳室やクモ膜下腔を循環し，静脈血内に再吸収されると考えられている．CSFは約500mL/日程度産生される．
- CSFの吸収はクモ膜顆粒からなされるとされているが，それ以外にも脳内に存在する毛細血管や脳神経とともに出て，リンパ管から吸収される経路などもありうるとされている．

腰椎穿刺の手技
- 膝を抱え，腰部を突き出すような体位をとる．
- 脊髄錘部は成人ではL1-2近傍にあるので，両側腸骨稜を結んだ基準線（ヤコビ線，通常L4に相当）を基準とし，原則としてこの線より下方のL4とL5の棘突起間で穿刺を行う（特殊な例としてCSFの採取が難しい場合，坐位にて行うことはある）．とくに幼児で脊髄錘部はさらに下方にある場合があるので注意する．

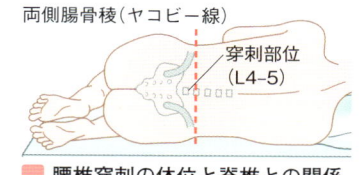

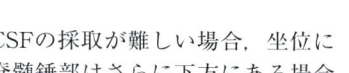
腰椎穿刺の体位と脊椎との関係

- 穿刺部周辺を広く消毒し，棘突起間を背面に対して垂直に穿刺し，ゆっくりと針を進めていく．硬膜を貫く感覚を感じたらその先まで若干針を進め，刺入を終了する．
- 原則としてCSFの吸引排液は行わない．空気が髄腔内に引き込まれないように注意する．
- 針が脊髄硬膜内に入ったなら，体位を側臥位のまま楽な姿勢とし，水柱圧を測定する．
- 圧測定後，頸静脈を圧迫して圧の上昇，開放して圧の下降を確認する〔クエッケンステットテスト（Queckenstedt's test）〕．脊髄腔などに髄液腔のブロックがあると，この上昇はみられない．
- その後，髄液を必要に応じて採取する．通常一般髄液検査3mL，細菌検査2mL程度である．

腰椎穿刺の適応と禁忌

適応	禁忌
・中枢神経系疾患の診断および治療方針の確定 ・髄液採取と髄液圧の測定 ・新旧頭蓋内出血の有無の確認 ・薬剤注入（造影剤，抗菌薬，抗腫瘍薬）	・頭蓋内圧亢進症状のある場合 ・穿刺部位に創感染のある場合 ・抗血小板薬，抗凝固薬の内服歴がある場合（相対的禁忌）

CSFの性状
- 無色，無臭の液体で，微量のタンパク質や電解質を含む．
- 感染，外傷などをきっかけとして混濁したり，色調を帯びることがある．血液の混入後にみられるキサントクロミーは黄色透明の色調を帯び，診療上はやや時間が経過した出血を疑う徴候として重要である．
- CSFに血液が混じっている場合（血性髄液），クモ膜下出血を疑うが，traumatic tap（腰椎穿刺で血管を損傷）の可能性も高い．髄液を遠心沈殿したあと，上記キサントクロミーがみられれば，クモ膜下出血などの可能性が高い．

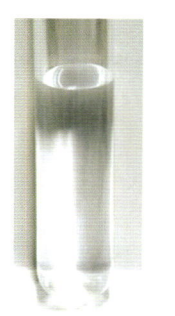 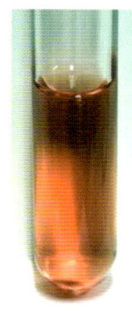

髄液所見
髄膜炎時には白濁した髄液を認める．左図は清明なもの（正常），右図はクモ膜下出血後髄液

■脳脊髄液（CSF）：cerebrospinal fluid

画像検査①CT

撮影法
- 細いX線束で断層面上を180°回転走査し、X線管と連動する検出器で計測し、数値化*されたX線透過量をD/A converter（濃淡に変換するデバイス）で画像化する装置
- 通常、患者を検査台上に安静臥位とし、X線管＋検出器が検体を一定間隔で周回させることによって画像を得る。頭部の撮影においては、頸部を強く進展させることによって冠状断撮影も可能である。
- 造影剤を使用して行う一般的な頭部撮像のほかに、血管のみを抽出して画像を再構成する3次元CT angiographyも広く応用されている。
- 近年はmulti-detectorを有する装置も存在し、画像の解像度、検査時間などもかなり改善されてきている。

適応
- 頭蓋内疾患の有無の診断、スクリーニング
- 迅速な診断を必要とする疾患の診断〔外傷、出血性病変に関しての検知はMRIより優れる場合も多い。Early CT sign（脳梗塞の早期虚血サイン）の診断もこの類に属する〕
- 骨性病変の診断

など

■CTの主な観察点
- 対称性が保たれている否か
- 皮髄境界の有無
- 正常構造物の位置関係
- 血管構造のdensity（濃度）
- 脳室の形状とサイズ

など

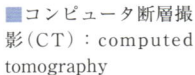

数値化されたX線透過量
X線吸収度をCT値〔ハンスフィールド（Hounsfield unit）値〕という。骨を1,000、水を0、空気を−1,000とする尺度が標準的に用いられている。脳神経では灰白質が40前後、白質が25前後、髄液は10前後である。

■コンピュータ断層撮影（CT）：computed tomography

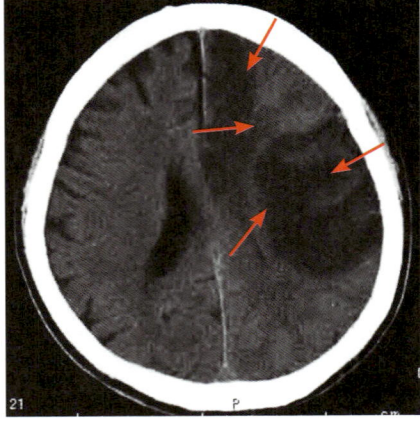
急性期脳梗塞

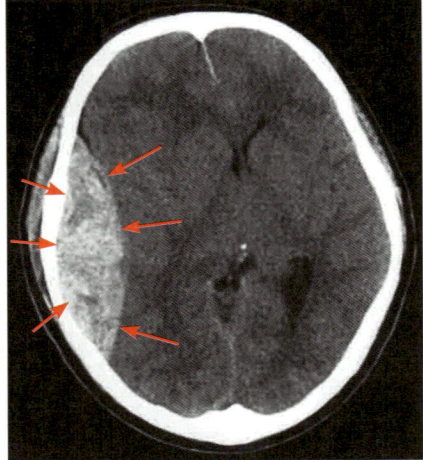
頭部外傷による急性硬膜外血腫

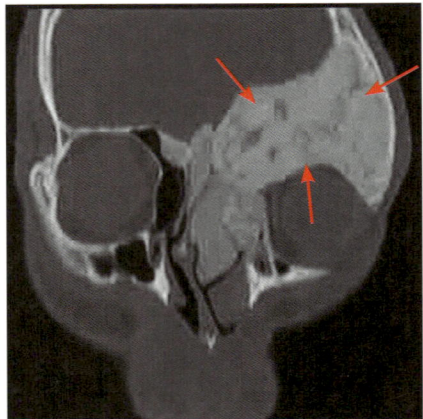
頭蓋—顔面骨の骨腫瘍（線維性異型性症）

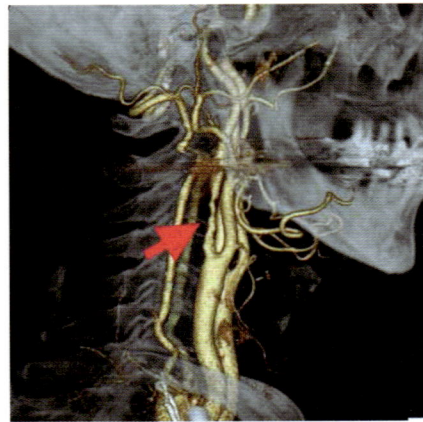
3次元CT angiographyによる右頸動脈狭窄の所見

画像検査②MRI

撮影法
- 生体組織に高周波磁場をかけることにより発生する合成磁気ベクトルのXY成分は，受信用コイルに電流を誘起するが，これをMR信号としてとらえ画像化するというもの
- 磁場の強さにより得られる情報の量が異なり，大きな磁場により得られた画像のほうがより鮮明な画像を得ることができる．
- 検査台に安静臥位とした患者をMR装置の中に一定時間おき，繰り返し時間（TR），エコー時間（TE），振り角*などを変えることにより画像を得る．
- CTと比較すると撮像時間が長めであるため，運動性アーチファクトを生じやすく，検査の特性上，金属，磁気を帯びるものによるアーチファクト（人工産物）も問題となりやすい（歯科治療痕など）．
- 安定した磁場強度を得るため，チューブのような器械内で撮像するシステムが多い．

> **用語解説**
> **繰り返し時間（TR），エコー時間（TE），振り角**
> 画像のコントラストや信号対雑音比（SNR．信号の強さと雑音の強さの比で，デシベルで表す．SNRが大きいほど雑音が少ない）を決定するパラメータである．これらの因子を調整することでT1強調画像，T2強調画像が得られる．

T1（縦緩和時間）を強調した画像〔T1WI（T1-weighted imaging）〕
- 脂肪はT1が短く，脳脊髄液はT1が長いため，脂肪は高信号（白色），脳脊髄液は低信号（黒色）を呈する．
- 脳実質では白質はT1がやや短く，灰白質はやや長いことから，白質はやや白みの強い灰色，灰白質は黒みの強い灰色に描出される．
- 画像の印象はCTのものと類似するが，骨は低信号（黒色）として描出される．
- 解剖学的構造の描出に優れるが，実質内病変の信号強度の変化がT2と比較すると乏しい．
- ガドリニウムDTPA*を静脈注射したあとの撮影では，血流に富む組織，血液脳関門の破壊された部分が高信号病変として描出できる．

T2（横緩和時間）を強調した画像〔T2WI（T2-weighted imaging）〕
- T1とは反対に脳脊髄液はT2が長いため，高信号（白色）で描出される．
- 脳実質では白質はやや低信号，灰白質はやや高信号に描出されることから，T1WIと比較すると濃淡の色調が反転したような像となっている．
- T1と比較してコントラストがつきやすいことから実質内病変の検知能は高い．

> **用語解説**
> **ガドリニウムDTPA（gadolinium diethylenetriamine pentaacetic acid）**
> MR造影剤．強制的に組織の緩和時間を短縮させて画像のコントラストを得るものである．

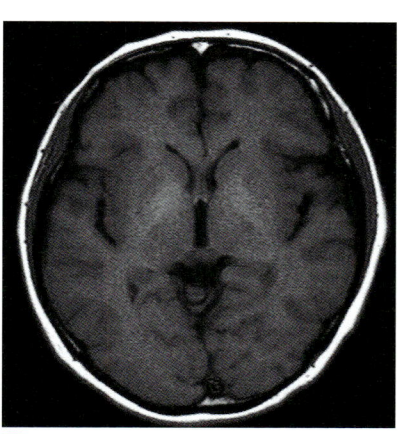

■ **T1強調像**
脳の構造がよく描出される．髄液などは黒く，脳皮質はやや濃い灰色，白質はやや淡い灰色となる．

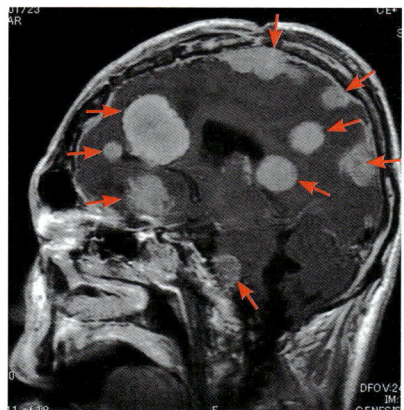

■ **腫瘍病変のT1ガドリニウム造影画像**
神経線維腫症2型の多発脳腫瘍症例．腫瘍がよく描出される．

■ 磁気共鳴（MR）：magnetic resonance ■ 繰り返し時間（TR）：repetition time ■ エコー時間（TE）：echo time ■ 信号対雑音比（SNR）：signal to noise ratio

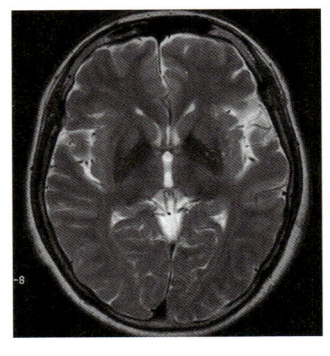

■ T2強調画像
髄液が白く描出され、白質はやや濃い灰色、皮質はやや淡い灰色に描出される．

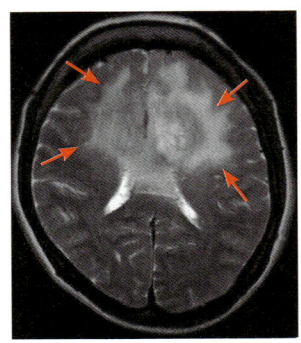

■ T2強調画像
悪性神経膠腫両側前頭葉に著明な脳浮腫を認める．

画像検査③MRA

特徴
- 血管断層像を重ね合わせて描出するため、これまでの血管造影法とは違いカテーテルも造影剤も使わないMRによる血管造影法である．
- MRIでは流れのある部位は無信号となる．これを利用して血管の情報を得ることができる．
- 血管内の血流を選択して画像化するが、選択性に欠ける欠点がある．流体の不安定な動きにより画像が容易に歪んでしまい、実際と比較すると過小または過大評価されたりする可能性がある．すなわち空間分解能は決して高くないなどの問題がある．

撮像法
- 撮影方法はMRIと同じ．被験者を検査台に仰臥位にして、MR装置内で一定時間かけて画像を得る．血管像を得る方法は大きく3通りある．
- ・time of flight（TOF）法：gradient echo法にて撮影平面に流入する物体が高信号を呈することを利用した方法．背景信号も同時に検知するため、画像化するには処理が必要となるが、逆に病変とともに描出することも可能である．静脈系の遅い血流や病変の広がりの描出に適した2次元(2D)-TOF法、早い血流の描出に適した3D-TOF法がある．
- ・phase contrast（PC）法：傾斜磁場中の電子のスピンは磁場によって位置の応じた位相のずれを生じているが、これに逆方向の磁場をかけると位相のずれが逆方向に生じるため、静止しているスピンは信号が相殺されるが、移動しているスピンは相殺されず、信号を発する．この原理を利用して像を得る方法．撮像に時間がかかる反面、後処理なく広い領域の血管像を得ることができる．目的の血流を強調して観察できる2D-PC法や、複雑な血管走行の描出に優れている3D-PC法がある．
- ・subtraction法：位相状態の異なる2つの画像をサブトラクション（引き算）することにより、静止物体を抑制し、血流の情報を得る方法

■磁気共鳴血管造影法（MRA）：magnetic resonance angiography　■最大値投影法（MIP）：maximun intensity projection

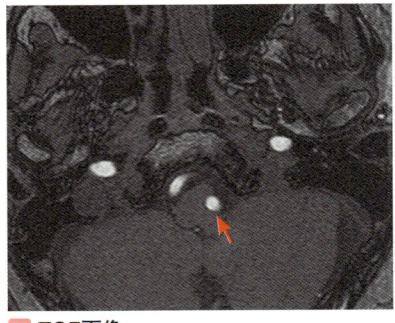

■ TOF画像
血管が白くみえる．本例では脳幹が椎骨動脈で圧迫されている．

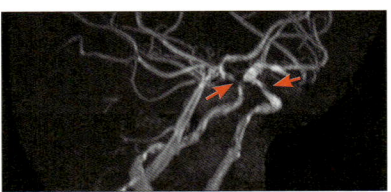

■ TOF法による最大値投影法（MIP）画像
MIP画像とは、3次元空間の画像に対して任意の視点方向に投影処置を行い、その投影経路の最大値を投影面に表示し、2次元で表している．さまざまな角度からみることで立体画像を把握できる．本例では比較的強度な頭蓋内内頸動脈の狭窄が認められる．

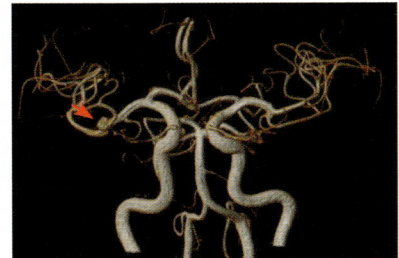

■ TOF法による3次元ボリュームレンダリング画像
ボリュームレンダリングとは、立方体で構成されるボリュームデータを利用して可視化する方法で、3次元画像のボリュームに影をつけて画像化している．本例では右中大脳脳脈に動脈瘤が認められる．

画像検査④ PET, SPECT

PETとSPECT
- PETとSPECTは，ともに放射性同位元素（ラジオアイソトープ）を含む放射性医薬品を体内に静注して行う検査である．
- 投与された放射性同位元素は，体内で放射線を出すため，体外からこの放射線を検出して，コンピューター上で画像をつくる．
- 体内に入った放射性同位元素は，組織（脳）あるいは腫瘍などの活動性（活発さ）によって，分布に偏りができるため，病変の位置や，脳血流が乏しい部分などが映し出される．

PET（positron emission tomography）
- ポジトロン（陽電子）を出す核種〔放射性同位元素で^{11}C（炭素），^{13}N（窒素），^{15}O（酸素）など〕を用いて行う．ポジトロンはできるとすぐに電子と結びついて消滅し，反対方向の1対のガンマ線を出す．このガンマ線を検出する．
- ポジトロンを出す核種は不安定であるため，つくり置きができず，サイクロトロンという大がかりな設備が必要である．
- SPCETよりも空間分解能が高い．すなわち細かい画像が得られる．
- 脳血流にかかわるさまざまな検査のほか，腫瘍の活動性から悪性または良性，放射線治療後の壊死病巣との鑑別などにも利用される．

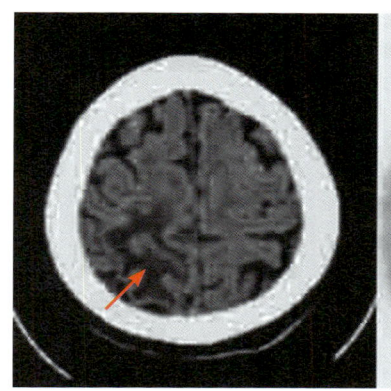

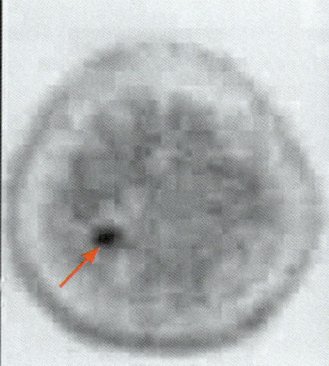

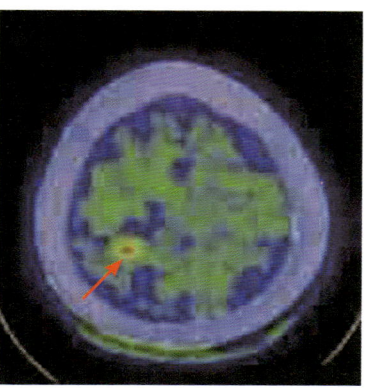

■ PET：右頭頂葉転移性脳腫瘍
メチオニンの集積を認め，腫瘍の活動性が高いことを示している（脳腫瘍では，アミノ酸の一種である^{11}Cメチオニンという放射性医薬品を用いた検査が有用である）．

SPECT（single photon emission computed tomography）
- ^{99m}Tc（テクネチウム），^{201}Tl（タリウム），^{123}I（ヨウ素）などから放出される単光子ガンマ線を検出する．
- ある程度のつくり置きが可能であるため，PETより普及している．
- 脳血流障害，てんかん，アルツハイマー病などの診断に用いる．
- 空間分解能や感度ではPETに劣る．

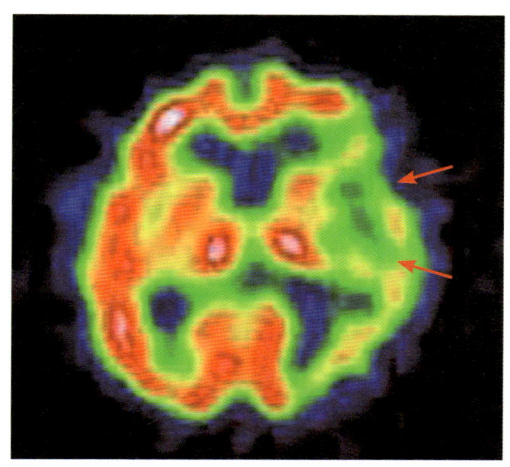

■ SPECT：左中大脳動脈狭窄症
左中大脳動脈の灌流域の血流低下を認める．

神経生理学的検査①脳波

脳波とは
- 脳の中では，140億個の神経細胞どうしが微弱な電気信号を伝えることで，思考・記憶その他の働きが行われている．
- 1つひとつの神経細胞による電気信号は微弱だが，多くの神経細胞が活動していれば，それをまとめて記録することで，電気信号の波として表すことができる．これが脳波である．
- 具体的には，国際電極配置法に従って，基準電極(両側耳朶)を含めて頭部の21か所に電極を配置して，経時的に電位の記録を行う．ほかにてんかんなどの精密検査では，蝶形骨電極(頬骨弓と下顎切痕のあいだから電極を挿入)，頭蓋内電極(手術で電極を留置)などを用いる場合がある．
- 通常多くの細胞は別々に働いているので，ばらばらの脳波を統合したものが脳波として表れる．もし眼を開けていろいろ考えごとをしていると，脳波は細かい速波となる．ゆったりとして何も考えない，または睡眠に入ると脳細胞の活動は同期してくることも多く大きな波となる．痙攣を起こしていると，その部分の細胞は同じように発火を続けるので，棘波・鋭波といわれる大きな尖った波が表れる．

脳波の読み方
- 脳波は，周波数と振幅から構成されており，周波数によりδ(デルタ)波(0.5～3Hz)，θ(シータ)波(4～7Hz)，α(アルファ)波(8～13Hz)，β(ベータ)波(18～34Hz)などに分けられる．α波より周波数の低い波を徐波，高い波を速波ともいう．
- 異常脳波では，これらの波形に棘波・鋭波のような異常脳波が出現したり，あるいは正常に出現すべき脳波が欠如したり，振幅が減少または増大する．
- とくに棘波(てんかん)は入眠時や光刺激を受けた状態，過呼吸時に出現することも多く，このような刺激を加えて脳波を測定することも多い．
- 片方の脳がかなりのダメージを受けていると，そちらの脳波の振幅が小さくなり，α波の出現も減少する．

脳波検査の条件
- 脳波の記録は，被検者が安静に閉眼している状態で行うのが原則である．体動，まばたき，心電図などによりアーチファクト(人工産物)が混入する．
- たとえばてんかん患者などでは，安静状態ではほとんど脳波の異常がなくても，過呼吸状態にすると異常が検出される場合も多い．
- このように，検査すべき異常脳波を出現させる方法(賦活法)として，開閉眼賦活法，光賦活法(点滅する光を見せる)，過呼吸賦活法，睡眠賦活法などがある．

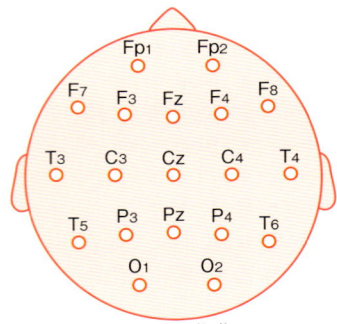

国際電極配置法(耳朶を基準電極とする)
Fz：正中前頭部，Cz：正中中心部，
Pz：正中頭頂部
Fp$_1$, Fp$_2$：左右の前頭極部
F$_3$, F$_4$：左右の前頭部
F$_7$, F$_8$：左右の側頭前部
T$_3$, T$_4$：左右の側頭中央部
T$_5$, T$_6$：左右の側頭後部
C$_3$, C$_4$：左右の中心部
P$_3$, P$_4$：左右の頭頂部
O$_1$, O$_2$：左右の後頭部

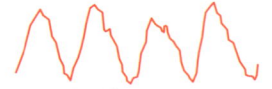

- δ波(徐波)：0.5～3Hz以下の波，覚醒時にみられれば異常
- θ波(徐波)：4～7Hzの波，睡眠以外でみられれば異常
- α波：後頭葉優位，8～13Hz，20～50μVの波
- β波：18～34Hzの速い波
- 棘波(スパイク)：20～70msec以下の背景活動から区別される一過性減少
- 棘徐波複合：1つの棘が1つの徐波を伴った波形

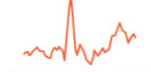

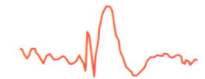

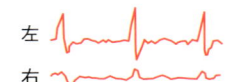

左
右
- 周期性一側てんかん型放電：脳梗塞などのあとに出現する周期性かつ一過性の発作波

特徴的な脳波の波形

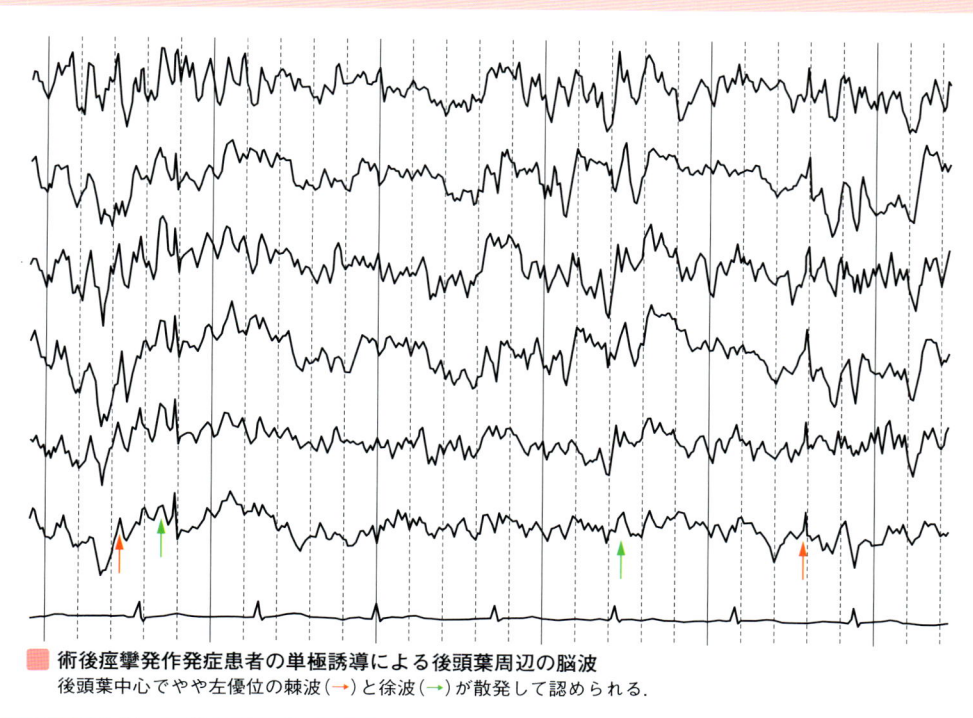

Chapter 2 総論・検査 / 脳神経検査

■ 術後痙攣発作発症患者の単極誘導による後頭葉周辺の脳波
後頭葉中心でやや左優位の棘波（→）と徐波（→）が散発して認められる．

神経生理学的検査② 筋電図

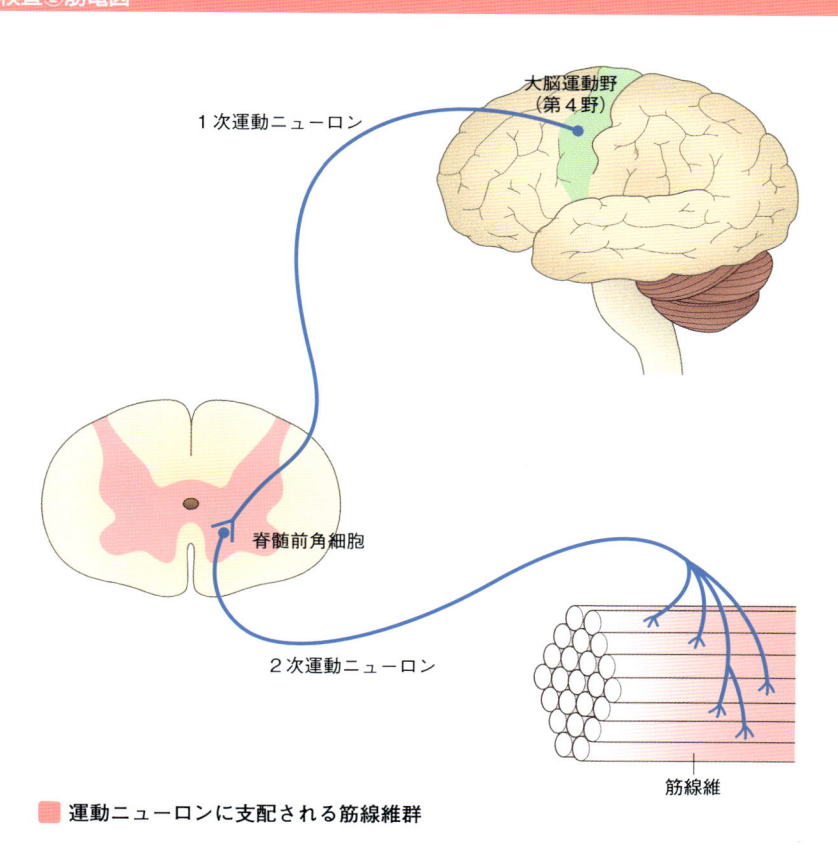

大脳運動野（第4野）
1次運動ニューロン
脊髄前角細胞
2次運動ニューロン
筋線維

■ 運動ニューロンに支配される筋線維群

- 筋萎縮や筋力低下の原因には，病因が筋肉自体にある場合(筋原性：筋ジストロフィー症，多発性筋炎，代謝性ミオパチーなど)と，筋肉を支配している二次運動ニューロンにある場合(神経原性：多発神経炎，ギラン・バレー症候群，筋萎縮性側索硬化症など)があり，両者の鑑別に際して針筋電図検査を行う．
- 1つの運動ニューロンとそれにより支配される筋線維群を神経筋単位(NMU)といい，筋肉内に刺入した針電極により神経筋単位電位を解析して，筋線維数の減少，運動神経数の減少，神経再生による筋線維再支配の有無などにつき評価する．
- 具体的には，弱収縮にて個々の運動単位電位の波形，振幅，持続時間を，強収縮にて運動単位の動員様式を調べる．そのほか，刺入電位，脱神経電位，ミオトニー電位など，個々の病態に即した変化の有無を調べる．

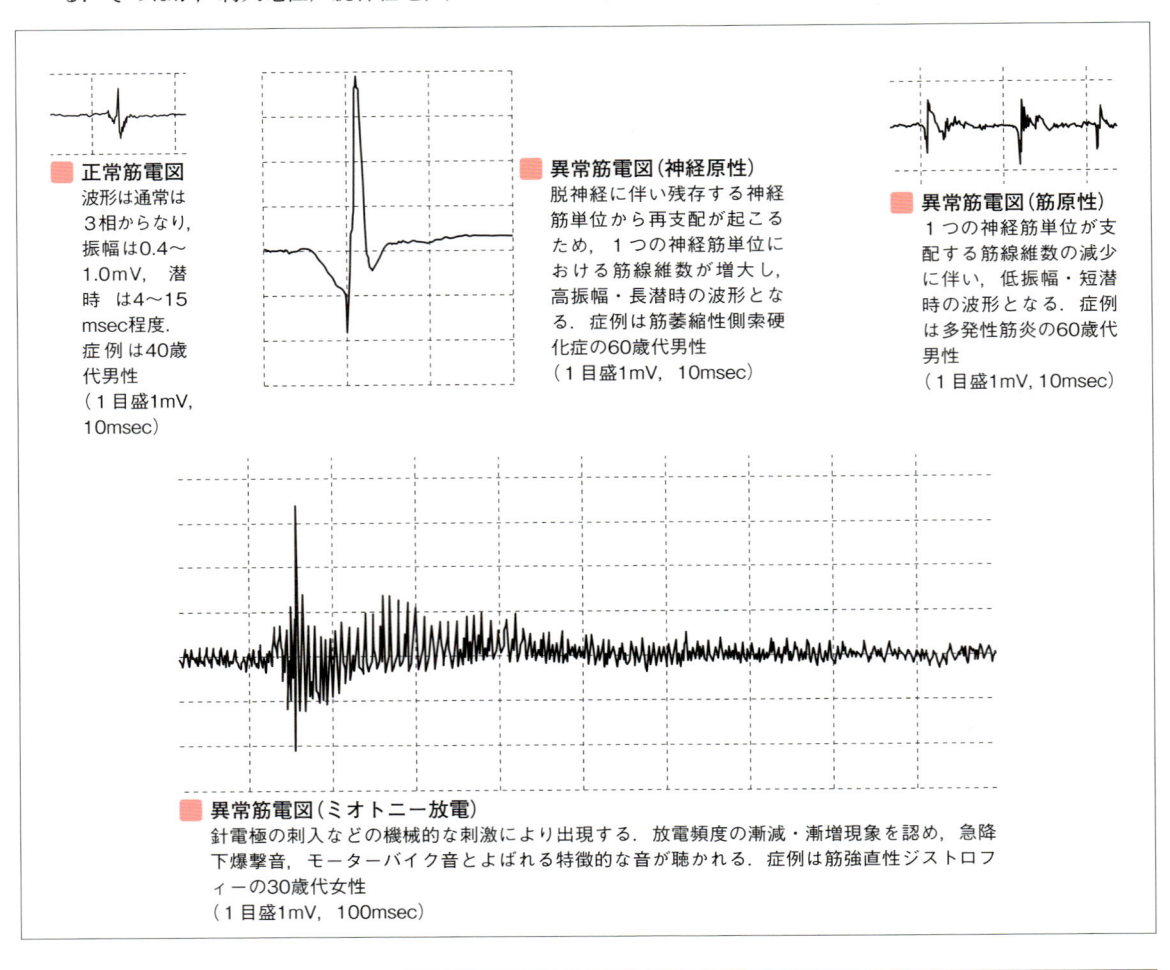

■ 正常筋電図
波形は通常は3相からなり，振幅は0.4〜1.0mV，潜時は4〜15msec程度．症例は40歳代男性
(1目盛1mV, 10msec)

■ 異常筋電図(神経原性)
脱神経に伴い残存する神経筋単位から再支配が起こるため，1つの神経筋単位における筋線維数が増大し，高振幅・長潜時の波形となる．症例は筋萎縮性側索硬化症の60歳代男性
(1目盛1mV, 10msec)

■ 異常筋電図(筋原性)
1つの神経筋単位が支配する筋線維数の減少に伴い，低振幅・短潜時の波形となる．症例は多発性筋炎の60歳代男性
(1目盛1mV, 10msec)

■ 異常筋電図(ミオトニー放電)
針電極の刺入などの機械的な刺激により出現する．放電頻度の漸減・漸増現象を認め，急降下爆撃音，モーターバイク音とよばれる特徴的な音が聴かれる．症例は筋強直性ジストロフィーの30歳代女性
(1目盛1mV, 100msec)

■ 神経筋単位(NMU)：neuromuscular unit

神経生理学的検査③誘発電位

誘発電位とは
- 大脳は，外界のさまざまな刺激に対して反応している．この反応は，電気的な興奮が広がっていくことで，脊髄や末梢神経・筋肉に伝わっていく．
- 脳の電気的な活動を調べる検査として，脳波がよく知られている．同じ間隔で一定の刺激を続けて行うと，その刺激に対応する脳波が一定間隔で現れる．脳波には脳のさまざまな部分の電気活動の情報が含まれるが，この一定刺激に対する反応は，同じ間隔でほぼ同じ強さで現れることになる．
- コンピュータ上で，この一定間隔の刺激だけを抽出したものが，（特定刺激に対する）誘発電位とよばれる．

聴性脳幹反応（ABR）
- 「ぽっぽっぽっぽっ」とクリック音を続けて聴かせることで，それに対する主に脳幹部の電気信号を記録する．Ⅰ波からⅦ波の7つの波（脳波）が記録される．
- それぞれの波が，脳のどの部分からの信号であるかも知られている（Ⅰ波は蝸牛神経の興奮を，Ⅴ波は中脳（下丘）の興奮をみている）．
- 蝸牛神経・脳幹の活動を記録できるため，聴神経腫瘍や脳幹腫瘍の手術に用いられる．
- 脳幹の活動を客観的にみることができるため，脳死判定にも用いられる．
- 聴神経腫瘍ではⅠ～Ⅲ波間潜時が延長し，脳死ではⅠ波は保存されているが，それ以降の波形は消失する．

運動誘発電位（MEP）
- 手術中，体表もしくは脳表に刺激電極を留置し，錐体路を刺激する．
- 筋弛緩薬の効果が切れている状態であれば，この刺激により，対応する上肢あるいは下肢に筋収縮がみられ，これを筋電図により記録する．
- 錐体路の障害・虚血が問題になる手術において，錐体路機能が保たれていることを確認する．

体性感覚誘発電位（SEP）
- 上肢または下肢の感覚神経に，電気的あるいは機械的な刺激を与えることによって誘発される脳波を記録する．
- 末梢神経から脳幹，大脳皮質に至る長い神経路の機能障害をみるのに用いられ，脊髄病変，脳幹病変，大脳半球病変などのモニタリングに用いられる．
- 頸動脈病変などでも，術中に塞栓などが起こってないかを知るために用いられることがある．

視覚誘発電位（VEP）
- ABRと同様に，網膜に一定の刺激（点滅信号）を加えて，後頭葉などで電気信号を記録する．
- 手術では視神経・視索など視路にかかわる病変のモニタリングとして用いられるようになってきている．

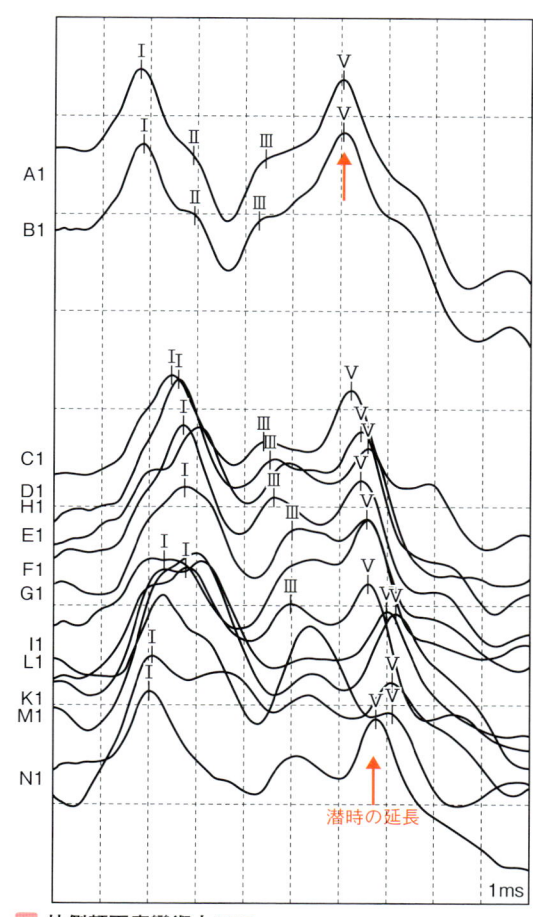

■ 片側顔面痙攣術中ABR
途中Ⅴ波の潜時が最大0.8msec遅れたが，終了時（最下）には遅れは0.4msecほどに回復している．術後聴覚低下はなかった．術中のABRモニタリングでⅤ波の潜時が1msec以上遅れたり，Ⅴ波の振幅が減衰したり，消失したりすると術後聴覚障害をきたすことが多い．そのような状況にならないよう，Ⅴ波に変化が現れた場合，手術を中断したり，操作方法を変えたりしてⅤ波の回復を促す．

■聴性脳幹反応（ABR）：auditory brainstem response　■運動誘発電位（MEP）：motor evoked potential　■体性感覚誘発電位（SEP）：somatosensory evoked potential　■視覚誘発電位（VEP）：visual evoked potential

神経系の身体学的検査①検査のポイント

●運動器,感覚器をはじめとする全身の機能と構造を調べることによって,神経系の評価を行う.神経系の身体学的検査のポイントを示す.

1. **生命維持機能の観察**：間脳と脳幹の機能の観察〔間脳には視床(知覚刺激の選別と大脳への伝達)と視床下部(体温調節中枢,自律神経やホルモンの統制)があり,脳幹には中脳(眼球運動,体幹運動の中枢),橋(呼吸調節の中枢),延髄(呼吸,心拍,血圧,嚥下の中枢)がある〕
   - 意識状態の観察→p.41参照
   - 特異的な肢位の観察(除皮質硬直,除脳硬直)→p.43参照
   - 呼吸パターンの変調→p.44参照
   - 体温の変調：頭部外傷や脳血管障害によって視床下部に障害が及ぶと,昏睡状態とともに中枢性過高熱が起こる.中枢性過高熱では末梢血管が収縮して血液が内臓に集中するために,体温は40℃以上に上昇するが,末梢血管は触れにくく,四肢の皮膚は蒼白で冷たい.
   - クッシング現象→p.76参照
2. **髄膜刺激症状の有無**→p.171参照
3. **脳神経系の評価**→後述
   - 嗅神経,視神経,聴神経：知覚を伝達する神経路
   - 動眼神経,滑車神経,外転神経,副神経,舌下神経：運動に関する刺激を伝達する神経路
   - 三叉神経,顔面神経,舌咽神経,迷走神経：知覚と運動の両方の伝達にかかわる神経路
4. **運動機能の評価**
   - 歩行・起立障害の有無→p.52参照
   - 不随意運動の有無→p.58参照
   - 筋萎縮の有無→p.60参照
   - 発語の状態→p.48参照
   - 運動麻痺の有無：運動麻痺とは,ある部分の筋・骨格に刺激が適切に伝わらず,その部分が麻痺して動かなくなる状態.筋トーヌス(筋緊張)の低下・消失の状態を弛緩性麻痺といい,筋トーヌスの亢進を痙性麻痺という.運動麻痺の型(単麻痺,片麻痺,対麻痺,四肢麻痺)についてはp.70参照
   - ・バレー(Barre)徴候,ミンガッツィーニ(Mingazzini)徴候の観察→後述
   - ・筋トーヌスの観察→後述
   - 運動障害の有無：運動障害とは,筋トーヌスの異常,不随意運動,筋萎縮などによって運動器が自由に動かせなくなった状態.主に錐体外路の障害によって起こる(p.58参照).
5. **知覚機能の評価**
   - 表在知覚(触覚,痛覚,温度覚)の評価→後述
   - 深部知覚(運動覚,位置覚,振動覚,圧覚)の評価→脊髄後索の障害によって起こる運動覚と位置覚の異常はロンベルグ徴候を観察する(p.54参照).
6. **反射(刺激に対する不随意の運動)の評価**
   - 生理反射
   - ・深部反射：腱伸張反射→後述
   - ・表在反射：角膜反射(後述),咽頭反射,腹壁反射(後述)など
   - ・自律神経反射：膀胱-直腸反射(p.69参照),咳反射,唾液分泌反射
   - 病的反射：口尖らし反射,把握反射(p.51参照),吸啜反射(口唇を刺激すると吸いつくような動作をすること),オッペンハイム反射,バビンスキー反射,ゴードン反射,シェーファー反射,ホフマン反射,チャドック反射(後述)など
7. **小脳機能の評価**
   - 運動失調：指鼻指試験(後述)など
   - 小脳性構音障害(口の形や息の調節が思いどおりにいかないために起こる構音障害)
8. **認知,記憶,言語,思考,感情などの高次脳機能の評価**(主に大脳の機能)→p.45

神経系の身体学的検査②脳神経（Ⅰ〜Ⅻ）の評価

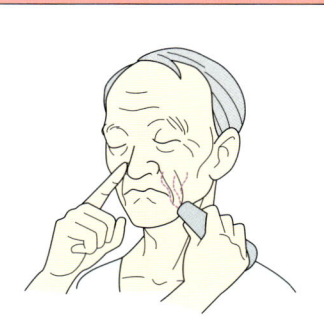

嗅神経（Ⅰ）

- 閉眼した状態で低刺激の香り（コーヒーなど）を鼻に近づけ（片方ずつ）、何の香りかを当ててもらう。
- 対象疾患：頭部外傷後、頭蓋内腫瘍（とくに前頭蓋底腫瘍）、詐病、ヒステリーなど

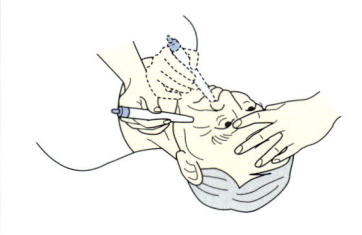

動眼神経（Ⅲ）・滑車神経（Ⅳ）・外転神経（Ⅵ）

- 対光反射：眼底に光を入れ、瞳孔が縮瞳するかを観察する（直接対光反射と間接対光反射とも）。光を当てた側の瞳孔が縮瞳するのを直接対光反射といい、しばらく閉眼させたあとに同様に光を当てて対側の瞳孔が縮瞳するのを間接対光反射という。反射の速さにも注意し、必要があれば瞳孔の大きさを計測する。
- 対象疾患：両側の縮瞳（1〜2mm）は橋出血、薬物、昏睡などにみられ、片側ではホルネル徴候にみられる。両側の散瞳（5mm以上）は脳死、交感神経過緊張など、片側では動眼神経障害にみられる。また、動眼神経障害では、検査側の直接・間接対光反射ともに障害を受ける。

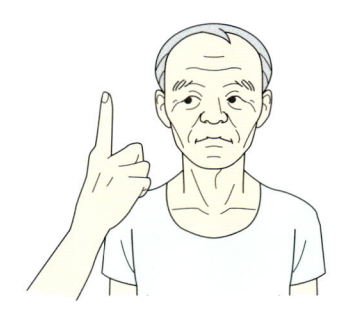

- 外眼筋運動：被検者の顔から50cmほどの距離に示指を立てて、その動きを顔を動かさずに目で追うように指示し、6方向（水平、斜め）の眼球運動を観察する。各ポイントで視線を止めさせ、注視眼振と複視の出現の有無を確認する。
- 対象疾患：脳出血（たとえば右側大脳出血がある場合は、左側への注視障害となり、病側の右側を注視する）など

視神経（Ⅱ）

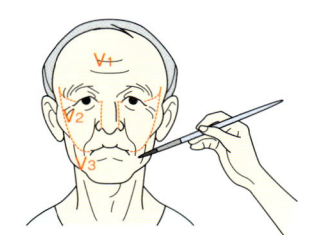

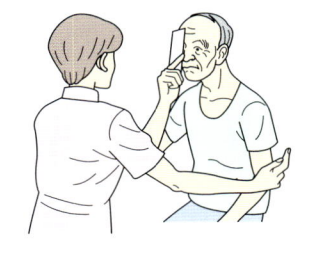

- 対座視野：60〜70cmほど離れて対座し、被検者・検者ともに片側の目を覆う（被検者が右ならば検者は左と逆側となる）。2人の中間に面をイメージし、示指をその面上で動かしながら視野の外から内に近づけていく。眼球を動かさずに指先が見えたところで合図をさせ、検者の視野と比較する（検者が正常であることが前提）。上下左右の面を調べる。視野障害（半盲、1/4盲など→p.74）がある場合は、病変部位との関連が深い。
- 対象疾患：頭部外傷（頭蓋骨骨折）、脳腫瘍、眼科疾患、代謝疾患
- 視神経障害では検査側の直接対光反射は消失するが、間接対光反射はある。

三叉神経（Ⅴ）

- 触覚：三叉神経の感覚枝はV1、V2、V3の3枝に分かれている。左右の額、頬、顎をピンで痛覚、脱脂綿などで触覚を調べる。領域ごとに左右の感覚を比較し、左右差の有無を確認する。
- 対象疾患：顔面半側で触覚、痛覚・温度覚ともに障害がある場合は頭蓋底腫瘍。触覚、痛覚・温度覚ともに各枝の領域で障害がある場合は帯状疱疹など。触覚のみの障害は橋の主知覚核の障害（脳血管障害、脳幹グリオーマなど）。痛覚・温度覚のみの障害は延髄から上位頸髄の障害（脊髄空洞症、上位頸髄腫瘍など）

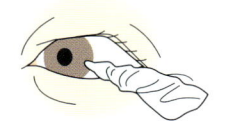

- 角膜反射：ティッシュペーパーなどでこよりをつくり、斜め前から角膜を刺激する。
- 対象疾患：三叉神経障害では角膜の痛みを感じないため、患側刺激では両眼とも閉眼しない。顔面神経麻痺では、両側の刺激でも患側で閉眼しないか、閉眼しても弱い。

顔面神経（Ⅶ）

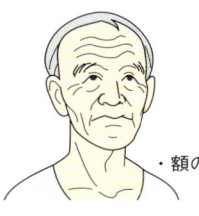

- ・額のしわ寄せ
- ・睫毛の長さ 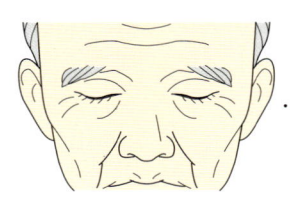
- ・口角の挙上 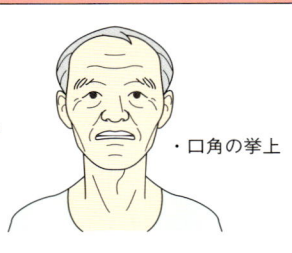

- ●額のしわ寄せ：眉を挙上させて額のしわ寄せができるかを確認する．
- ●閉眼させて，左右の睫毛の長さを比較する．麻痺があると十分に閉眼できず，麻痺側の睫毛が長く残る（睫毛徴候）．
- ●口角の挙上：口角を「イー」というつもりで両側に広げるように指示し，左右差を観察する．また，会話や笑ったときの口の動きや表情の観察，流涎の有無に注意する．
- ・対象疾患：末梢性顔面神経麻痺（ベル麻痺，頭部外傷，聴神経鞘腫など）では額のしわ寄せができず，中枢性顔面神経麻痺（脳血管障害，脳腫瘍など）ではしわ寄せが可能である．

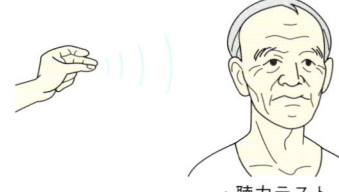

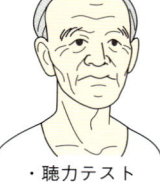

聴神経（Ⅷ）

- ・聴力テスト
- ・ウェーバーテスト 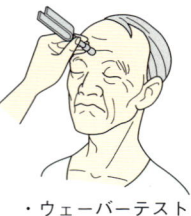
- ・リンネテスト 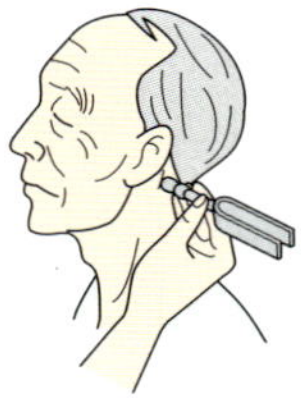

- ●聴力テスト：耳から30cmほど離れたところで指を擦り合わせ，音が聴こえるかどうかを確認する．
- ●ウェーバーテスト：振動させた音叉を前額部に当て，聴こえ方に左右差がないかを確認する．伝音性難聴では障害側の音が大きく聴こえ，感音性難聴では健側の音が大きく聴こえる．
- ●リンネテスト：振動させた音叉を乳頭突起に当て（骨伝導），聴こえなくなったところですぐに外耳孔から5cmほど離れたところに音叉を置く（気伝導）．音が聴こえなければ伝音性難聴を疑う．骨伝導，気伝導ともに弱く聴こえる場合は感音性難聴を疑う．
- ・対象疾患：伝音性難聴では耳科的疾患．感音性難聴では内耳疾患，脳血管障害，メニエール病，頭蓋底骨折，聴神経腫瘍，薬物の副作用など

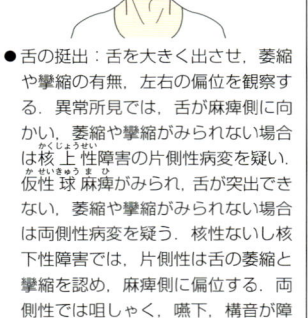

舌下神経（Ⅻ）

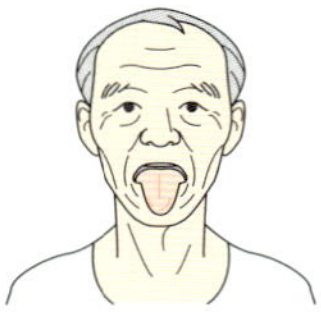

- ・舌の挺出：舌を大きく出させ，萎縮や攣縮の有無，左右の偏位を観察する．異常所見では，舌が麻痺側に向かい，萎縮や攣縮がみられない場合は核上性障害の片側性病変を疑い，仮性球麻痺がみられ，舌が突出できない，萎縮や攣縮がみられない場合は両側性病変を疑う．核性ないし核下性障害では，片側性は舌の萎縮と攣縮を認め，麻痺側に偏位する．両側性では咀しゃく，嚥下，構音が障害され，舌も萎縮と攣縮がみられる．
- ・対象疾患：核上性病変では腫瘍，脳血管障害，仮性球麻痺など，核性ないし核下性病変では脊髄空洞症，大孔部腫瘍，進行性球麻痺など

舌咽神経（Ⅸ）・迷走神経（Ⅹ）・副神経（Ⅺ）

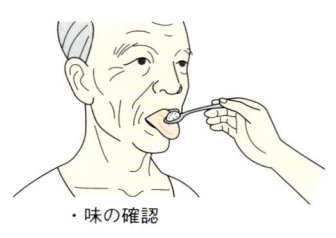

- ・味の確認
- ・カーテン徴候の観察 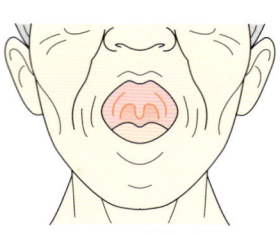
- ・僧帽筋の運動 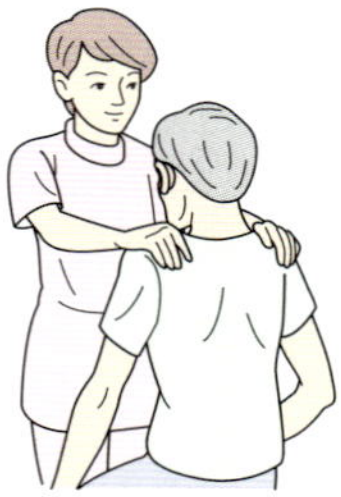
- ・胸鎖乳突筋の運動 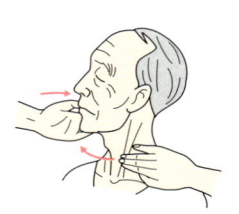

- ●舌の後ろ1/3に砂糖水か塩水をのせ，その味を当てる．
- ●カーテン徴候の観察：「アー」と声を出させ，軟口蓋，口蓋咽頭弓の動きを左右差に注意して観察する．麻痺があれば麻痺側の動きが悪い．一側の軟口蓋および咽頭麻痺は核性または核下性障害で生じる．（p.63参照）．両側性の軟口蓋および咽頭麻痺の場合は，両側の核が障害される場合で，延髄の病変（脳血管障害，進行性球麻痺など）にみられるが，実際には仮性球麻痺のように両側錐体路障害での不完全麻痺が多い．
- ●僧帽筋の運動：肩を挙上させて僧帽筋の筋力を検査する．
- ●胸鎖乳突筋の運動：顔を横に向けさせた状態から正面を向くように指示し，左右の胸鎖乳突筋に触れて収縮程度を調べる．
- ・対象疾患：僧帽筋，胸鎖乳突筋に左右差が生じる場合で，片側副神経障害では頭部外傷，頭蓋底腫瘍などで，両側副神経障害では筋萎縮性側索硬化症，多発性神経炎，筋ジストロフィー，重症筋無力症など

神経系の身体学的検査③運動機能の評価（バレー徴候，ミンガッツィーニ徴候，筋トーヌス）

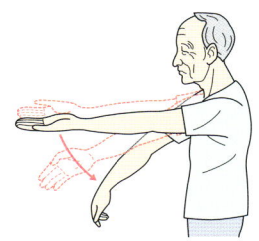

● 上肢のバレー徴候
手掌を上にして肘を伸ばして腕を前に出すように指示する．そのまま閉眼をさせ，上肢を観察する．異常があると，小指が離れ，前腕が内旋し，上肢が下垂する．

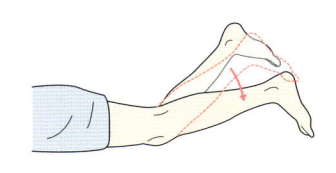

● 下肢のバレー徴候
腹臥位をとらせ，膝関節を曲げさせて，その位置を保つように指示する．麻痺側は落下する．

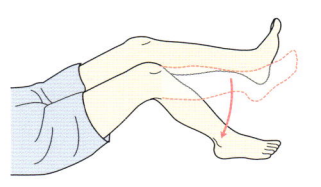

● ミンガッツィーニ徴候
仰臥位で両下肢を挙上させる．麻痺側はゆっくり落下する．

■ バレー徴候，ミンガッツィーニ徴候

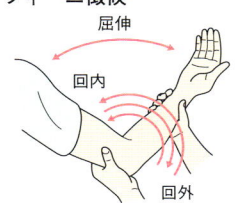

● 筋トーヌスの見方
上肢の筋緊張は肘関節で屈伸，前腕の回内・回外をみる．

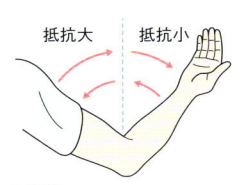

● 痙縮
運動のはじめは抵抗が大きく，あるところまで動かすと抵抗が減じる．

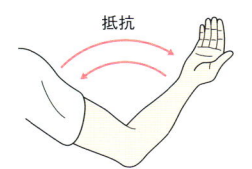

● 鉛管様の固縮
屈曲・伸展の両方向にほぼ一定の抵抗が生じる．鉛管を曲げる感じに似ている．

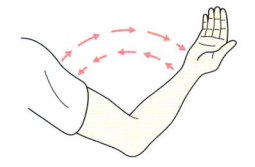

● 歯車様の固縮
関節を動かすとカクン，カクンと歯車を回転させるときの感じに似ている．

■ 筋トーヌスの観察

神経系の身体学的検査④知覚機能の評価（表在知覚）

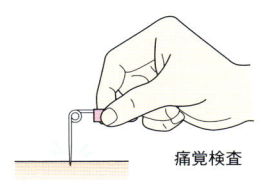

痛覚検査 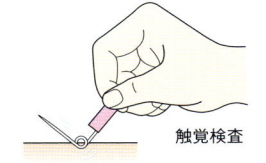　　触覚検査

■ 表在知覚（触覚，痛覚，温度覚）
安全ピンなどを用いて痛覚，触覚を検査する．痛覚は軽く2，3回刺激する程度で，触覚は触るというより，擦る，なぜるようにする刺激が好ましい．温度覚は痛覚と同じと考えてよい．

神経系の身体学的検査⑤反射の評価（深部反射，腹壁反射，病的反射）

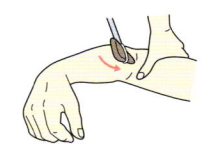

●上腕二頭筋反射
正常であれば二頭筋が収縮し，前腕が適度に屈曲する．

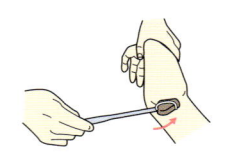

●上腕三頭筋反射
正常であれば三頭筋が収縮し，前腕が適度に伸展する．

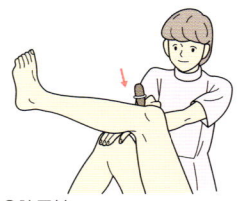

●膝反射
正常であれば大腿四頭筋が収縮し，下腿が適度に伸展する．

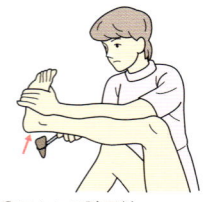

●アキレス腱反射
正常であれば下腿三頭筋が収縮し，足が適度に底屈する．

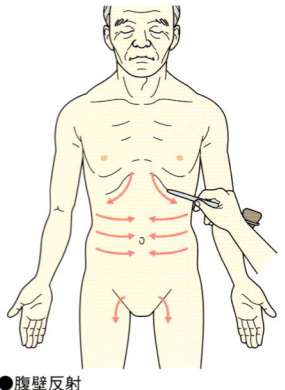

●腹壁反射
正常であれば腹筋が収縮し，臍が刺激された方向へ動く．一側性の反射減弱や消失があれば錐体路症状を疑う．

■ 深部反射

■ 表在反射

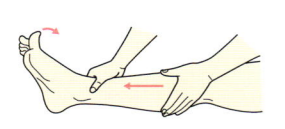

●オッペンハイム反射
下肢の内側を膝から足先へ向かってこすると母指が背面屈曲を起こす．

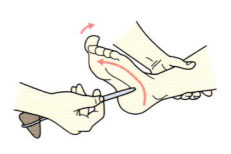

●バビンスキー反射
足底の外側部を先の尖ったものでこすり上げると母指が背屈する．

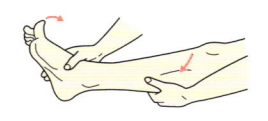

●ゴードン反射
足のふくらはぎを強くつまむと母指が背屈する．

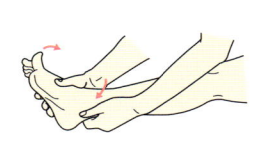

●シェーファー反射
アキレス腱を強くつまむと母指が背屈する．

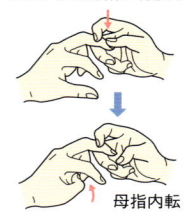

●ホフマン反射
中指の中節の背面を叩くと母指が内側へ屈曲する．

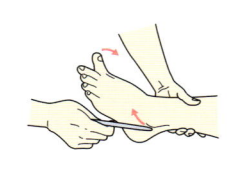

母指内転

●チャドック反射
足の外踝部の縁をこすると母指が背屈する．

■ 病的反射

神経系の身体学的検査⑥小脳機能の評価（指鼻指試験）

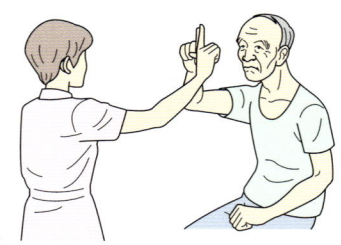

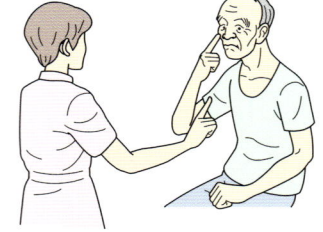

■ 指鼻指試験（ゆびはなゆび）
被検者と対座し，被検者の指で被検者自身の鼻と検者の指を交互にできるだけ早くタッチできるかの試験．小脳機能が障害されると，筋力低下や麻痺がなくとも，目的に沿ったスムーズな動きができなくなる．また，指が目標からずれて，きちんと触れなくなる．

Unit 1 頭痛

頭痛の発生機序と特徴

- 頭痛には種々の病態があるので，発生機序は一様ではない．
- 多くの場合，最終的には三叉神経核から疼痛情報が視床に伝わる点で共通の部分がある．
- 三叉神経節や上部頸髄由来の無髄線維(髄鞘のない神経線維)は，頭蓋底の主幹動脈や硬膜，静脈洞，軟膜の血管に分布している．これらの神経線維内にはサブスタンスP(SP)やカルシトニン遺伝子関連ペプチド(CGRP)といった神経ペプチド(神経細胞に含まれるペプチド．ホルモン以外に神経伝達物質としても働く)が含まれる．SP，CGRPは血管拡張，血管透過性亢進などを起こす血管作動物質である．
- 片頭痛では，脳血管と硬血管に分布する三叉神経の末梢側の枝，さらに三叉神経節や上部頸髄からの入力を受けて視床へ出力する三叉神経下位(2次)ニューロンが重要であり，合わせて三叉神経血管系(trigeminovascular system)と称する．
- 片頭痛の発生機序は完全に解明されたわけではないが，急性期に脳幹の一部の神経細胞の活性化が起こること，血管周囲を取り巻く三叉神経の枝から神経ペプチド(SP，CGRPなど)が放出され，血管拡張や血漿の漏出などの神経原性炎症を引き起こすことが，発症に重要な役割をはたしていると考えられている．

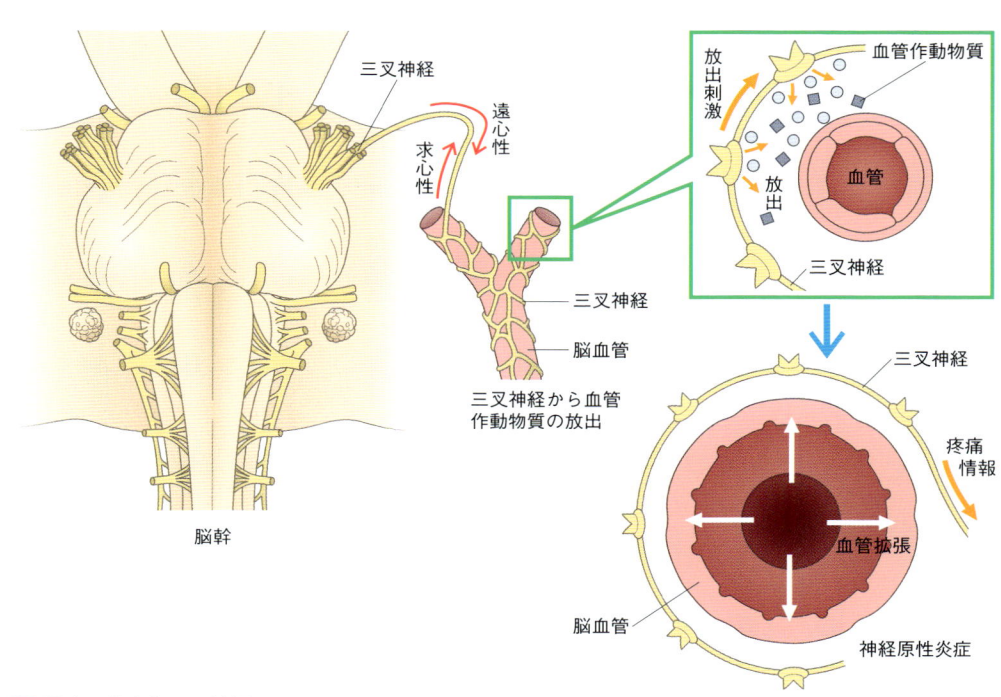

■ 頭痛の発症と三叉神経

頭蓋内諸組織の無痛覚および有痛覚領域

- 頭蓋内組織には疼痛を感じる部位と感じない部位がある．
- 硬膜動脈や頭蓋底主幹動脈，静脈洞など頭蓋内の血管系は疼痛感受性がある．
- 脳組織そのものに痛覚はなく，脳実質の障害では痛みを生じない．

■頭蓋内組織の疼痛感受性

疼痛を感ずる部位	疼痛を感じない部位
硬膜動脈	脳実質
頭蓋底主幹動脈	硬膜大部分
静脈洞・流入静脈	大脳鎌
頭蓋底部の硬膜	軟膜・クモ膜
脳神経（Ⅴ，Ⅸ，Ⅹ）	脳室上衣
頸神経（Ⅱ，Ⅲ）	脈絡叢

頭痛の分類（国際分類）

- 頭痛の分類と診断は，国際頭痛分類第2版に準拠して行う．
- 国際頭痛分類第2版では，頭痛を第1部（一次性頭痛：4分類），第2部（二次性頭痛：8分類），第3部（頭部神経痛，中枢性・一次性顔面痛およびその他の頭痛：2分類），付録に分けている．
- 片頭痛，緊張型頭痛，群発頭痛（以上は一次性頭痛），薬物乱用頭痛（物質またはその離脱による頭痛：二次性頭痛）については十分な知識をもつことが必要である．

■国際頭痛分類第2版による頭痛の大分類

第1部：一次性頭痛
1）片頭痛
2）緊張型頭痛
3）群発頭痛およびその他の三叉神経・自律神経性頭痛
4）その他の一次性頭痛
第2部：二次性頭痛
5）頭頸部外傷による頭痛
6）頭頸部血管障害による頭痛
7）非血管性頭蓋内疾患による頭痛
8）物質またはその離脱による頭痛
9）感染症による頭痛
10）ホメオスターシスの障害による頭痛
11）頭蓋骨，頸，眼，耳，鼻，副鼻腔，歯，口あるいはその他の顔面・頭蓋の構成組織の障害に起因する頭痛あるいは顔面痛
12）精神疾患による頭痛（headache attributed to psychiatric disorder）
第3部：頭部神経痛，中枢性・一次性顔面痛およびその他の頭痛
13）頭部神経痛および中枢性顔面痛
14）その他の頭痛，頭部神経痛，中枢性あるいは原発性顔面痛
付録

■一次性頭痛（片頭痛，緊張型頭痛，群発頭痛）の鑑別

	片頭痛	緊張型頭痛	群発頭痛
部位	片側	両側	片側
痛みの性質	拍動性	頭重感，締めつけられる痛み，圧迫される痛み	目の奥を中心とした痛み
程度	中等度〜重度	軽度〜中等度	重度（転げまわるような痛み）
随伴症状	悪心・嘔吐，光・音過敏	肩・首の凝り，めまい	頭痛側の眼瞼結膜充血，眼裂狭小，流涙，鼻閉など
頻度	発作的に月に2〜3回	持続的にほぼ毎日	頭痛の起こる期間は1〜2か月が多い．その期間に1〜2回/日
誘発因子	ストレスからの開放，睡眠の過不足，月経など	精神的・身体的ストレス	不明．血管性頭痛

（田崎義昭ほか［坂井文彦］：ベッドサイドの神経の診かた第16版．p.392，南山堂，2004を改変）

頭痛の病態生理学からみた鑑別

- 頭痛には一次性頭痛と二次性頭痛がある．二次性頭痛は基礎となる疾患の症状として頭痛を呈するものであるが，一次性頭痛は他に基礎疾患がなく，頭痛を呈するものである．
- 日常の頭痛診療では，他疾患に由来する頭痛（二次性頭痛）を一次性頭痛から鑑別することが重要である．
- 二次性頭痛のなかには診断が遅れると生命の危機に直面する可能性のある頭痛も含まれており，見落としなく診断することが求められている．
- 二次性頭痛を疑うポイントを示す．鑑別にはCT，MRI，髄液検査などが必要である．

■二次性頭痛を疑うポイント

1. 突然の頭痛
2. いままで経験したことのない頭痛
3. いつもと様子の異なる頭痛
4. 頻度と程度が次第に増していく頭痛
5. 50歳以降に初発した頭痛
6. 神経脱落症状を有する頭痛
7. がんや免疫不全の病態を有する患者の頭痛
8. 精神症状を有する患者の頭痛
9. 発熱・項部硬直・髄膜刺激症状を有する頭痛

頭痛に関与する神経とその頭蓋内分布

- 頭痛には主として三叉神経系と頸神経（C2およびC3）が関与する．
- テント上には三叉神経の枝が分布し，テント下には顔面，舌咽，迷走神経と第2，第3頸神経が分布する．

頭痛に関与する皮膚神経支配領域

- 顔面ならびに頭部の皮膚への感覚支配は，多くは三叉神経由来の3つの分枝（眼神経・上顎神経・下顎神経）と，上部頸髄由来の大後頭神経，小後頭神経，大耳介神経などによっている．

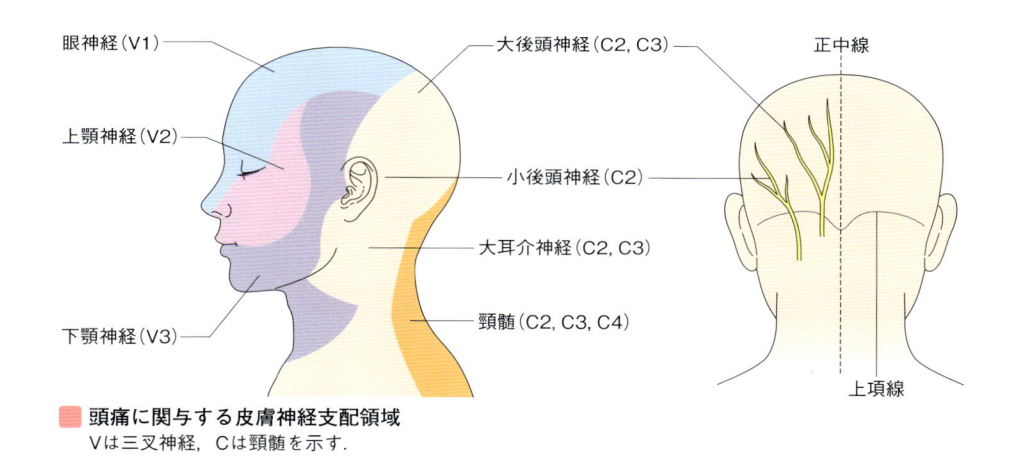

頭痛に関与する皮膚神経支配領域
Vは三叉神経，Cは頸髄を示す．

- 眼神経（V1）
- 上顎神経（V2）
- 下顎神経（V3）
- 大後頭神経（C2, C3）
- 小後頭神経（C2）
- 大耳介神経（C2, C3）
- 頸髄（C2, C3, C4）
- 正中線
- 上項線

頭痛患者へのアプローチ法

- 最も重要な点は，クモ膜下出血のような生命の危険を伴う二次性頭痛を見落とさないことである．
- 頭痛患者には，問診，一般身体的ならびに神経学的診察をきちんと行う必要がある．とくに急性発症で局所神経学的所見や意識障害などを伴ったり，発症時に嘔吐や失神がみられた場合には注意が必要である．
- 臨床的に少しでもクモ膜下出血を疑ったら，脳のCTスキャンを積極的に行う．画像上明らかでなくても，クモ膜下出血が疑われるときには腰椎穿刺による髄液検査を行い，血性髄液の有無を検査する．
- CTや髄液所見が陰性でも，脳MRIのFLAIR画像でクモ膜下出血の診断が可能なことがあるので試みる価値がある．
- 発熱を伴う頭痛患者では髄膜刺激症状（項部硬直，ケルニッヒ徴候，ブルジンスキー徴候など）（p.38, 39）を診察するとともに，髄膜炎や脳炎が疑わしい場合は，脳の画像検査と髄液検査を施行する．
- 一次性頭痛と二次性頭痛の鑑別のための臨床的手がかりの覚え方として，頭文字をとった「SNOOP」が考案されている．
- 慢性頭痛に関しては日本頭痛学会により，簡易診断のためのアルゴリズムが作成されており，頭痛のサブタイプを考えるうえで有用である．

■ SNOOP

S : systemic symptoms or signs（発熱・筋痛・体重減少など全身性の症状）
S : systemic disease（悪性腫瘍やAIDSなどの全身性疾患の有無）
N : neurologic symptoms or signs（神経症状や徴候の存在）
O : onset sudden（突然の発症）
O : onset after age 40 years（40歳以降の発症）
P : pattern change（発作間隔が短くなったり，種類が変化したりなどパターンの変化）

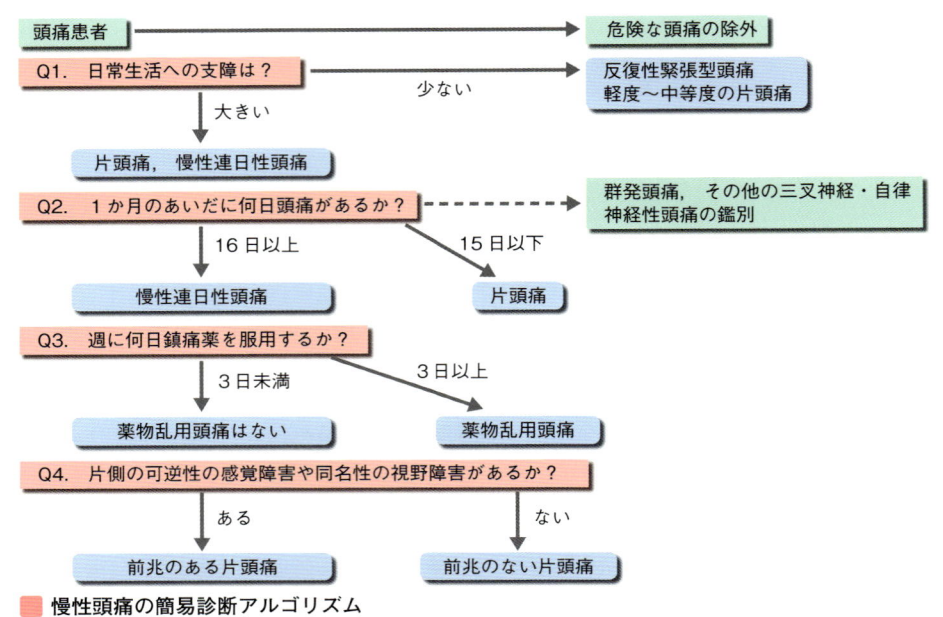

頭痛患者 → 危険な頭痛の除外

Q1. 日常生活への支障は？
 ├ 少ない → 反復性緊張型頭痛／軽度〜中等度の片頭痛
 └ 大きい → 片頭痛，慢性連日性頭痛

Q2. 1か月のあいだに何日頭痛があるか？
 ├ 16日以上 → 慢性連日性頭痛
 ├ 15日以下 → 片頭痛
 └ ---→ 群発頭痛，その他の三叉神経・自律神経性頭痛の鑑別

Q3. 週に何日鎮痛薬を服用するか？
 ├ 3日未満 → 薬物乱用頭痛はない
 └ 3日以上 → 薬物乱用頭痛

Q4. 片側の可逆性の感覚障害や同名性の視野障害があるか？
 ├ ある → 前兆のある片頭痛
 └ ない → 前兆のない片頭痛

■ 慢性頭痛の簡易診断アルゴリズム

（日本頭痛学会：慢性頭痛の簡易診断アルゴリズム．慢性頭痛の診療ガイドライン，2006）

髄膜刺激症状が考えられる疾患

- 髄膜刺激症状には，頭痛や嘔吐とともに，項部硬直，ケルニッヒ徴候，ブルジンスキー徴候といった診察所見上の徴候が含まれる．
- 髄膜刺激症状は，細菌性髄膜炎やクモ膜下出血で最も著明に認められる．同じ髄膜炎でもウイルス性髄膜炎では髄膜刺激症状は軽度のことが多い．

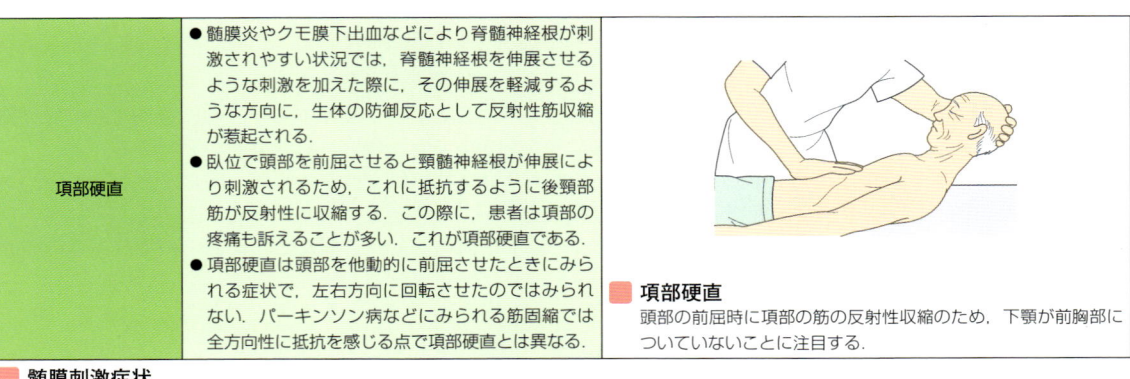

| 項部硬直 | ● 髄膜炎やクモ膜下出血などにより脊髄神経根が刺激されやすい状況では，脊髄神経根を伸展させるような刺激を加えた際に，その伸展を軽減するような方向に，生体の防御反応として反射性筋収縮が惹起される．
● 臥位で頭部を前屈させると頸髄神経根が伸展により刺激されるため，これに抵抗するように後頸部筋が反射性に収縮する．この際に，患者は項部の疼痛も訴えることが多い．これが項部硬直である．
● 項部硬直は頭部を他動的に前屈させたときにみられる症状で，左右方向に回転させたのではみられない．パーキンソン病などにみられる筋固縮では全方向性に抵抗を感じる点で項部硬直とは異なる． | ■ 項部硬直
頭部の前屈時に項部の筋の反射性収縮のため，下顎が前胸部についていないことに注目する． |

■ 髄膜刺激症状

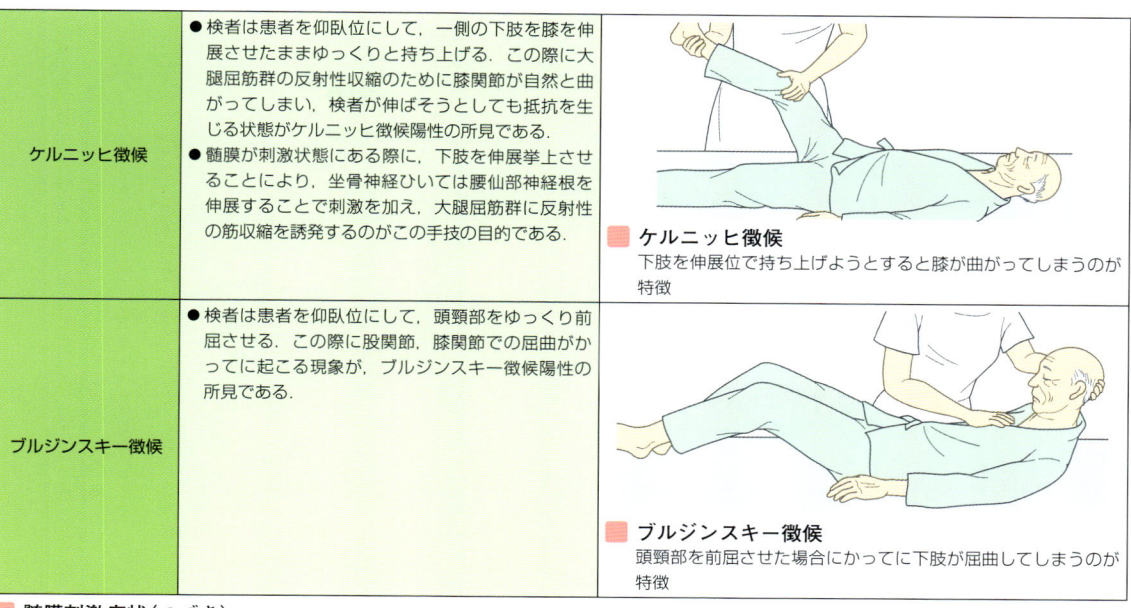

ケルニッヒ徴候	●検者は患者を仰臥位にして，一側の下肢を膝を伸展させたままゆっくりと持ち上げる．この際に大腿屈筋群の反射性収縮のために膝関節が自然と曲がってしまい，検者が伸ばそうとしても抵抗を生じる状態がケルニッヒ徴候陽性の所見である． ●髄膜が刺激状態にある際に，下肢を伸展挙上させることにより，坐骨神経ひいては腰仙部神経根を伸展することで刺激を加え，大腿屈筋群に反射性の筋収縮を誘発するのがこの手技の目的である．	**ケルニッヒ徴候** 下肢を伸展位で持ち上げようとすると膝が曲がってしまうのが特徴
ブルジンスキー徴候	●検者は患者を仰臥位にして，頭頸部をゆっくり前屈させる．この際に股関節，膝関節での屈曲がかってに起こる現象が，ブルジンスキー徴候陽性の所見である．	**ブルジンスキー徴候** 頭頸部を前屈させた場合にかってに下肢が屈曲してしまうのが特徴

■ 髄膜刺激症状（つづき）

頭蓋内圧亢進で考えられる疾患

- 頭痛，嘔吐，眼底でのうっ血乳頭が頭蓋内圧亢進（とうがいないあつこうしん）の3主徴である．
- 頭蓋骨という固い容器内に脳・髄液・血液が存在して頭蓋内圧を規定しており，腫瘍・炎症・浮腫などによる脳実質の体積の増大や，血腫の存在，髄液の産生増加や吸収障害，通過障害などで頭蓋内圧は亢進する．腰椎穿刺での髄液圧は通常60〜150mmH$_2$O程度である．
- 頭蓋内圧亢進の原因疾患としては，脳腫瘍や血腫（脳内血腫，硬膜外血腫，硬膜下血腫）などの占拠性病変や，髄膜炎，脳炎，脳膿瘍などの感染症，脳浮腫，高血圧性脳症，静脈洞血栓症，ビタミンA過剰摂取，経口避妊薬使用，妊娠，アジソン病，副甲状腺機能低下症状など種々の病態が知られている．
- 慢性に経過する頭蓋内圧亢進では，一側あるいは両側の外転神経麻痺をきたすことがある．
- 頭蓋内圧亢進が進むと脳ヘルニアをきたしその症状が加わる．各種脳内ヘルニアについてはp.78を参照されたい．

頭痛 　　　　　嘔吐 　　　　　眼底でのうっ血乳頭

■ 頭蓋内圧亢進の3主徴

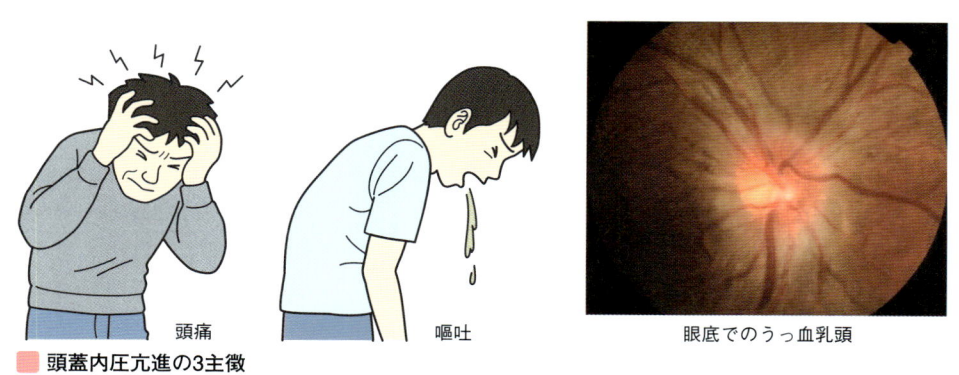

（写真提供：日本赤十字医療センターリハビリテーション科・森本　正氏）

■ サブスタンスP（SP）：substance P　　■ カルシトニン遺伝子関連ペプチド（CGRP）：calcitonin gene related peptide

めまい

- **めまいとは**：脳における空間認知のしくみには3つの情報が働いている．これらの情報が統合されて自己の位置を認識するが，情報の処理や統合に障害が生じるとめまいが起こる．
    - 内耳からの情報：平衡感覚を感知して脳に伝える〔内耳神経を通って脳幹の前庭神経核に伝えられる（末梢前庭系）〕．
    - 頸部や四肢の関節・筋肉および皮膚からの情報：深部感覚や皮膚感覚を感知して脳に伝える．
    - 眼からの情報：視覚情報を視神経を通して脳に伝える．
- **めまいの分類と原因**：回転性めまい（真性めまい）と非回転性めまい（仮性めまい）に大別される．

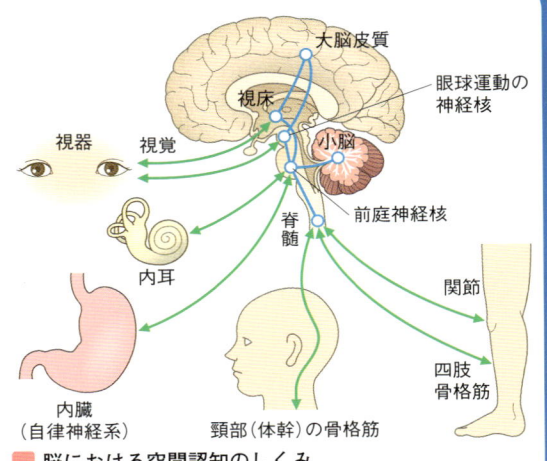

脳における空間認知のしくみ

■めまいの分類

回転性めまい	・末梢性めまい	内耳または第Ⅷ脳神経（内耳神経）の障害によるもの．めまいのみ，あるいは難聴や耳鳴といった蝸牛症状を伴うことが多い．
	・中枢性めまい	脳に原因があるもので，多くはめまい以外に神経症状（言語障害，歩行障害，麻痺，感覚障害など）を伴う．
非回転性めまい	・眼前暗黒感，失神	脳循環不全による脳血流低下時に自覚する．

■めまいの主な原因

末梢前庭系の障害	・メニエール病	一側内耳の水腫（内リンパ水腫）により回転性めまいが起こる．悪心・嘔吐，難聴，耳鳴を伴う．
	・良性発作性頭位めまい	前庭にある耳石（内耳にある平衡を感知する器官で，炭酸カルシウムの結晶からなる組織）の浮遊顆粒が半規管に移動するために起こるとされている．特定の頭位をとったときのみに誘発される回転性めまい
	・突発性難聴を伴うめまい	ウイルス感染などが考えられているが不明．突発性に一側耳に耳鳴を伴う難聴が起こり，ときにめまいを伴う．
	・ハント症候群	急性に末梢性顔面神経麻痺をきたし，耳や耳の穴に水疱が生じる．難聴，耳鳴，めまいを伴うこともある．
	・前庭神経炎	悪心・嘔吐を伴う回転性めまい．聴覚に異常はない．通常は上気道感染が先駆する．
中枢前庭系の障害	・脳幹・小脳の出血，梗塞	出血，梗塞ともにめまいを起こしやすい．出血した場合は強い回転性めまいで始まり，出血が止まらなければ昏睡から死に至る．
	・椎骨脳底動脈血行不全症	前庭神経核は脳幹にあるため，脳幹への血流を担う椎骨動脈，脳底動脈の血流が減少した場合に影響を受けやすく，回転性めまいが生じる．このめまいは脳梗塞の前触れのことがある．
	・変性疾患	脊髄小脳変性症などにより脳幹や小脳に障害が生じると，前庭機能に障害が生じて回転性めまいが起こる．
全脳虚血によるめまい	・脳全体の血流量が水準以下になると，非回転性めまいの眼前暗黒感，失神が起こる．	
	・起立性低血圧によるめまいは，シャイ・ドレーガー症候群（起立性低血圧，排尿障害などの自律神経症状を中心とし，被殻，小脳皮質，脊髄前核などの多系統に変性，萎縮病変がみられる多系統萎縮症）などや，自律神経ニューロパチー（糖尿病など）で起こる．	
脳腫瘍によるめまい	・頭蓋内圧亢進症状の初期に頭重感とともに立ちくらみのようなめまいが起こる．	
	・大脳の聴覚野（第41，42野），体性感覚領野（第3，1，2野），前庭感覚野の障害によりめまいが起こる．	
	・腫瘍の圧迫による視床障害や水頭症により視床野障害からめまいが起こり，転移性脳腫瘍による髄膜刺激症状としてめまいが起こる．	
	・トルコ鞍部の腫瘍では，動眼・滑車・外転神経の麻痺による複視からめまいが起こり，聴神経腫瘍では聴力障害とともにめまいが起こる．	
	・小脳の腫瘍では，小脳失調，平衡機能低下とともにめまいが起こる．	
薬剤性めまい	アミノグリコシド系薬（ストレプトマイシン硫酸塩，カナマイシン硫酸塩など），鎮痛薬（アスピリン，インドメタシンなど），抗てんかん薬（フェニトイン，カルバマゼピンなど），利尿薬（フロセミドなど），炭酸リチウム，三環系抗うつ薬（イミプラミン塩酸塩，ロフェプラミン塩酸塩など），抗腫瘍薬（シクロホスファミド水和物，アロマターゼ阻害薬など）などの服用で副作用としてめまいが生じることがある．	
心因性めまい	うつ病，統合失調症，神経症でもめまいは起こる．	
その他	貧血や代謝障害（糖尿病，甲状腺機能障害など）によってもめまいは起こる．	

Unit 2 意識障害

意識のメカニズム

- 意識は網様体系，視床下部系，大脳新皮質（大脳のほぼ全表面を覆っている皮質），大脳辺縁系（帯状回，海馬，扁桃核，間脳の一部など脳幹から大脳につながる部分に位置する皮質）の4要素が相互に影響しあいながら機能している．

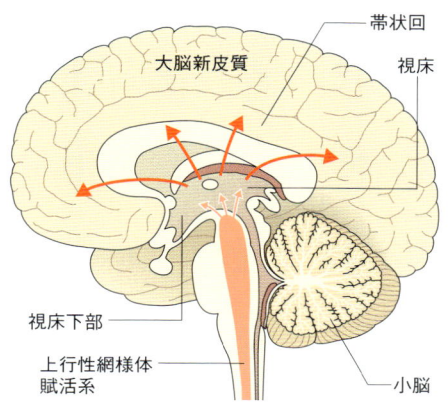

図：大脳新皮質，帯状回，視床，視床下部，上行性網様体賦活系，小脳

意識を保つための伝導路
- 脳幹網様体は，目，耳，手足からの感覚刺激の情報が集まる伝導路．その情報は視床から大脳皮質へと伝達される．
- 視床は，覚醒と睡眠に関与し，視床が障害されると睡眠状態が続く．
- 大脳皮質は覚醒の状態維持に関与し，認知，思考，記憶，行動などを担い，意識レベルの質に影響を及ぼす．

用語解説

大脳皮質
ヒトの大脳皮質には，古くから発達した大脳辺縁系と新しく発達した大脳新皮質がある．大脳辺縁系では食欲・性欲などの欲求・情動に関与し，大脳新皮質では主に視覚，味覚などのほかに言語，認知，判断など高等な精神機能に関与している．大脳辺縁系での欲求・情動を大脳新皮質の知性・理性で抑制しているといえる．

意識障害をきたす主な原因

- 脳の病変に伴うもの
- 両側性中脳病変，橋被蓋病変，急速に進展する両側性大脳病変，前頭葉，辺縁系の病変，両側の視床病変など
- 全身性疾患により続発性に脳の機能障害をきたしたもの
- 脳の機能を果たすために必要な糖と酸素の供給が途絶した場合
- ビタミン欠乏
- 酸塩基平衡，電解質異常などによる脳細胞内の酵素利用障害
- 薬物・ガス中毒など
- 精神疾患

意識障害の原因

脳神経系	頭部外傷（脳挫傷，硬膜外血腫，硬膜下血腫），脳血管障害，感染症（髄膜炎，脳炎，脳膿瘍），脳腫瘍，てんかん重責発作など
循環器系	アダムス・ストークス症候群，心不全，急性心筋梗塞など
呼吸器系	気管支喘息，肺炎など
代謝性	糖尿病，肝不全，腎不全，電解質異常（低Na，高Ca），ビタミンB_1欠乏など
中毒	鎮静薬，睡眠薬，農薬，アルコール，一酸化炭素など
精神神経系	せん妄，ヒステリー，過換気症候群など
その他	ショック，低体温，高血圧性脳症，低酸素血症，熱中症など

※アダムス・ストークス症候群：急に起こった激しい徐脈や頻脈のために，脳への血流が低下，あるいは途絶によって脳の酸素不足をきたした状態をいう．意識障害，めまい，痙攣などを起こす．

意識障害の重症度分類

- 意識混濁の程度を示す主な用語を示す．

■意識障害の重症度分類

傾眠 (somnolence)	刺激を与えないと睡眠状態にあるが，強い刺激により短時間は目覚めることができる状態
昏迷 (stupor)	強い刺激でかろうじて開眼，払いのけるなどの反応を示すが，十分に覚醒していない状態
半昏睡 (semicoma)	ときどき自動的な体動や開眼があるが，睡眠状態にあり，外的刺激に反応しない．
昏睡 (coma)	覚醒状態の完全な消失．開眼せず，いかなる刺激によっても反応しない．

意識レベルの評価法

- ジャパン・コーマ・スケール（JCS，3-3-9度方式）は，1974年に発表された覚醒度を評価する日本独自のスケールである．
- グラスゴー・コーマ・スケール（GCS）は，意識レベルを開眼，言葉および運動によって評価するもので，1974年にイギリスのグラスゴー大学によって発表された世界的に広く使用される意識障害の分類スケールである．意識障害を開眼の状況，運動反応，言語により評価する．

■ジャパン・コーマ・スケール（JCS，3-3-9度方式）

Ⅰ．刺激しないでも覚醒している状態 　（せん妄，錯乱，気を失う：1桁で表現）	1　だいたい意識清明だが，いまひとつはっきりしない． 2　見当識障害がある． 3　自分の名前，生年月日がいえない．
Ⅱ．刺激すると覚醒する状態 　（刺激をやめると眠り込む） 　（昏迷，嗜眠，傾眠：2桁で表現）	10　普通の呼びかけで容易に開眼する． 20　大きな声または身体を揺さぶることにより開眼する． 30　痛み刺激を加えつつ，呼びかけを繰り返すとかろうじて開眼する．
Ⅲ．刺激をしても覚醒しない状態 　（昏睡，半昏睡：3桁で表現）	100　痛み刺激に対し，払いのけるような動作をする． 200　痛み刺激で少し手足を動かしたり，顔をしかめる． 300　痛み刺激に反応しない．

注）R：restlessness（不穏状態）
　　I：incontinence（失禁）
　　A：akinetic mutism（無動無言），apallic state（失外套状態：大脳の機能が失われた状態）
　　例：100-I，20-RIなど

■グラスゴー・コーマ・スケール（GCS）

1．開眼 　（eye opening：E）	E4　自発的に可 3　呼びかけに応じて 2　痛み刺激に対して 1　なし
2．発語 　（verbal response：V）	V5　オリエンテーションよし 4　混乱 3　不適当な発語 2　発音のみ 1　なし
3．最良の運動機能 　（motor responce：M）	M6　命令に応じて可 5　局所的にある 4　逃避反応として 3　異常な屈曲運動 2　伸展反射 1　なし

注）反応の合計点を求め，重症度評価をする．最も重症が3点，最も軽症が15点

持続的意識障害をもたらす疾患分類

- 網様体賦活系の障害または大脳の広範な障害など
- 脳障害だけではなく，神経内科的疾患，代謝性疾患でも引き起こされる．

①初診
- バイタルサインのチェック
  - 呼吸 ── 脳幹障害部位の推測／代謝性疾患の疑い
  - 血圧 ── 高血圧：頭蓋内圧亢進，頭蓋内病変，痙攣，内分泌機能亢進，尿毒症
           低血圧：ショック，内分泌機能低下，脱水症
  - 脈拍 ── 徐脈：頭蓋内圧亢進，アダムス・ストークス症候群
           頻脈：脳ヘルニア，感染症，代謝性疾患，ショックなど
           不整脈：脳ヘルニア，心不全，脳塞栓
  - 体温 ── 低体温：循環不全，中毒，代謝性疾患
           高体温：感染性（脳炎，髄膜炎など），その他の全身性疾患
- 静脈ライン確保
  - 採血 ── 血液生化学：Na，K，Cl，Ca，BUN，クレアチニン，アンモニア，血糖 →他の代謝性疾患
           動脈血ガス分析：$PaCO_2$，PaO_2，pH，BE →CO_2ナルコーシス →低酸素血症

②神経学的所見
- 意識レベル ── JCS：軽度の意識障害を認知症や失語症と誤診しないようにする
             GCS：深昏睡では3点以下（重症度分類には不向き）
- 呼吸（p.44参照）
- 瞳孔，眼球 ── 一側の瞳孔の散大：脳ヘルニア
             縮瞳（両側）：橋病変，急性中毒（劇薬，有機リン酸，バルビツール酸系薬）
             共同偏視：病巣側への偏視（脳梗塞，脳内出血，脳挫傷など前頭葉の破壊性病変など）
                     病巣とは反対側への偏視（てんかんなど前頭葉の刺激性病変など）

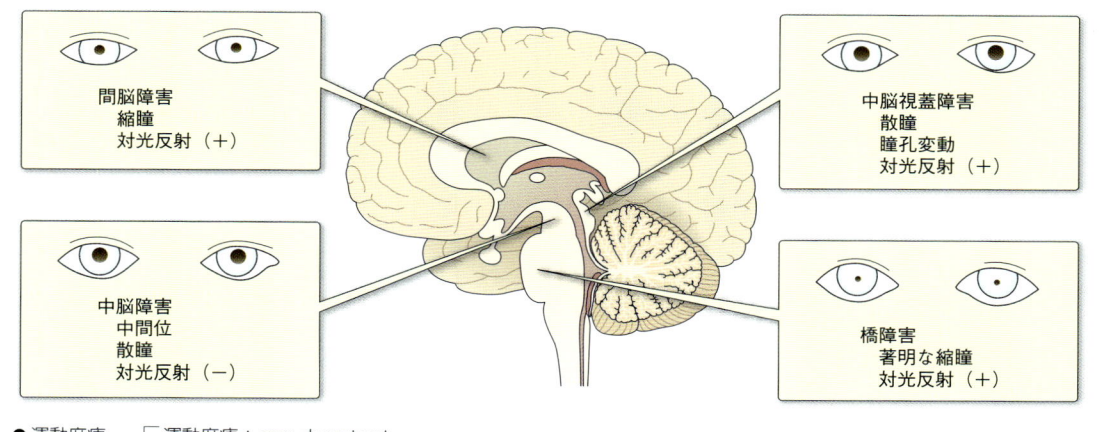

間脳障害
縮瞳
対光反射（＋）

中脳視蓋障害
散瞳
瞳孔変動
対光反射（＋）

中脳障害
中間位
散瞳
対光反射（−）

橋障害
著明な縮瞳
対光反射（＋）

- 運動麻痺 ── 運動麻痺：arm drop test
  病的反射 ── 病的反射：バビンスキー徴候，ホフマン徴候（p.34参照），足クローヌス
- 姿勢異常 ── 除脳硬直：脳幹，とくに中脳の障害（重篤の徴候である）
           除皮質硬直：大脳半球両側の障害，除脳硬直の前段階として出現する場合もある
- 嘔吐 ── 髄膜刺激症状（クモ膜下出血，髄膜炎），頭蓋内病変，薬物・毒物中毒

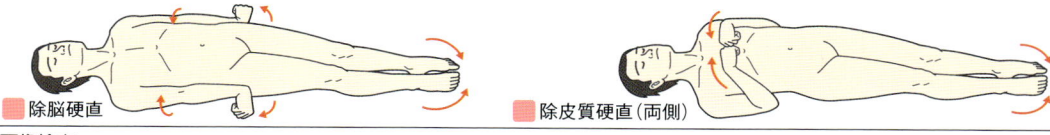

除脳硬直　　　除皮質硬直（両側）

③画像検査
- CT，MRI ── 高吸収域：脳出血，クモ膜下出血，硬膜外出血，脳腫瘍
           低吸収域：脳梗塞，脳腫瘍，脳炎
           輪状増強：脳膿瘍，脳梗塞，脳腫瘍
           所見なし：脳梗塞発作直後，髄膜炎・脳炎の一部，代謝性疾患

④髄液検査（頭蓋内圧亢進時は禁忌）
- 血性：クモ膜下出血，髄膜炎，脳炎
- 多核球増多：細菌性髄膜炎
- 単核球増多：ウイルス性・結核性・真菌性髄膜炎

⑤病歴・生活歴の聴取

意識障害の診断チャート

意識障害時の呼吸状態と病巣部位

● 呼吸は数，深さ，リズムをみる．呼吸の状態は病変部位を診断するのに有用である．

■意識障害時の異常呼吸

	異常呼吸	病巣部位
過換気	中枢性反射性過呼吸	視床下部―中脳―橋上部の病変 神経原性肺浮腫
	原発性呼吸性アルカローシス（＋代謝性アシドーシス）による過換気	肝性昏睡，敗血症，サリチル酸中毒
	代謝性アシドーシスによる過換気〔Kussmaul（クスマウル）の大呼吸〕	糖尿病性ケトアシドーシス，高浸透圧高血糖非ケトン性昏睡，尿毒症，メチルアルコール中毒
低換気	中枢性肺胞性低換気	延髄の病変，モルヒネ，バルビタール中毒
	呼吸性アシドーシスによる低換気（肺不全）	慢性肺疾患，神経筋疾患
	先天性中枢性肺胞低換気症候群（オンディーヌの呪い）	延髄―脊髄上部の病変
不規則呼吸	チェーン・ストークス呼吸（Cheyne-Stokes）	両側大脳半球・間脳の病変（両側性脳梗塞），代謝性脳症，高血圧性脳症，尿毒症，脳低酸素症を生じる高度の心不全など
	短い周期のチェーン・ストークス呼吸	脳幹被蓋の病変，頭蓋内圧の高度亢進，後頭蓋窩の占拠性病変（小脳出血など）
	持続性吸息呼吸	橋中部―延髄上部被蓋の病変（脳底動脈閉塞による橋梗塞），低血糖，無酸素症，重症髄膜炎
	群発呼吸	橋下部―延髄上部被蓋の病変
	失調性呼吸	延髄背内側網様体の病変
	ビオー呼吸（Biot）	髄膜炎，脳炎の末期

呼吸パターン：間脳（視床下部，視床），中脳，橋，延髄，小脳　脳幹：中脳・橋・延髄

- 中枢性反射性過呼吸
- クスマウル呼吸
- チェーン・ストークス呼吸
- 持続性吸息呼吸
- 群発呼吸
- 失調性呼吸
- ビオー呼吸

（Posner, 1975を改変）

- ジャパン・コーマ・スケール（JCS）：Japan Coma Scale
- グラスゴー・コーマ・スケール（GCS）：Glasgow Coma Scale
- 血中尿素窒素（BUN）：blood urea nitrogen
- 動脈血二酸化炭素分圧（PaCO$_2$）：arterial carbon dioxide tension
- 動脈血酸素分圧（PaO$_2$）：arterial oxygen tension
- 塩基過剰（BE）：base excess

Unit 3 認知症と知的障害(精神遅滞)

知的障害(精神遅滞)

- 発達期(〜18歳ころ)までに知的機能の遅滞が明らかになり、生活上の適応が困難な状態である.
- ウェクスラー児童用知能検査(WISC)、田中ビネー知能検査、K-ABCなどの知能検査で評価する.
- 原因には、ダウン症などの染色体異常、周産期の異常、代謝疾患や一部の自閉症(自閉症で知的障害が起こるとは限らない)など先天性疾患、てんかんや脳炎など後天性疾患の後遺症、複合的な遺伝子の異常などがある.
- IQ(知能指数)と知的障害の程度を示す.

■IQ(知能指数)と知的障害の程度

IQ(知能指数)	知的障害の程度
70〜85	境界域
50〜70	軽度
35〜50	中等度
20〜35	重度
〜20	最重度

用語解説

高次脳機能障害

脳血管障害、脳外傷、低酸素脳症などによって、次に示すような脳の高度な機能に障害が起こるもので、日常生活や社会生活への適応が困難になる.
- 失語症:言葉を理解できない、表現できない.
- 記憶障害:ちょっと前に言ったこと、言われたことを忘れる、新しいことを覚えられない.
- 注意障害:まとまりのある思考や会話ができない.
- 遂行機能障害:行動が行き当たりばったりで、計画して実行できない.
- 失行:指示された動作や意図した行動がとれない.
- 失認:色、形、親しい人の顔が見分けられない.
- 病識欠如など

ウェクスラー児童用知能検査(WISC)、田中ビネー知能検査、K-ABC

3者とも、集団式検査において特徴的な結果がでた場合に行う個別式検査である.
ウェクスラー児童用知能検査(WISC)は、児童を対象とし、言語性(知識、数唱、単語、算数、理解、類似)得点、動作性(絵画完成、絵画配列、積木模様、組合わせ、符号)得点と2つを合計した全知能得点によって測定する検査である.
田中ビネー知能検査は、2歳から成人までを対象とし、思考、判断、記憶、数量、言語、推理、知覚などの問題から求められた精神年齢を、生活年齢と比較して知能指数としている.
K-ABCは、2歳6か月〜12歳11か月までを対象とし、知識の習得度と認知処理過程を評価して情報処理の特性をみる検査.子どもの得意な認知スタイル(同時処理か1つずつ処理していくか)を見極め、実際の教育指導に役立てている.

認知症

- いったん獲得された知的能力が、なんらかの後天的な原因によって喪失(以前と比べて悪くなった)し、日常生活に支障を呈する状態である.
- 記憶障害に加えて、失語、失行、失認、遂行機能などその他の認知機能障害が存在する.
- 意識障害やせん妄がある場合は評価できない.逆に認知症の人の意識障害の判定は注意が必要
- 原因には、アルツハイマー病などの変性疾患、脳血管性疾患、甲状腺機能低下症やビタミンB_1/B_{12}欠乏などの代謝性/内分泌疾患、クロイツフェルト・ヤコブ病やHIVなどの感染症などがある.

■認知症の原因疾患

退行変性疾患	アルツハイマー病、前頭側頭葉変性症、パーキンソン病など
脳血管性障害	脳梗塞、脳出血、脳動脈硬化など
その他の原因疾患	慢性硬膜下血腫、正常圧水頭症(両者は手術により治癒可能) 脳腫瘍、感染性疾患(脳炎、脳膿瘍など)、内分泌・代謝性中毒性疾患(甲状腺機能低下症、ビタミン欠乏症、薬物中毒、アルコール脳症など)、電解質異常など

日常生活に大きな支障はなく認知症とまではいえないが、軽度の客観的な記憶障害がある状態を軽度認知機能障害(MCI)とよび、MCIの一部がアルツハイマー病などの認知症に進展する.

認知症のスクリーニング

- 本人には自覚がないことが多いため，家族などまわりの人からの情報が最も大切である．本人は「忘れたことを忘れている」．
- 逆に，外来に本人が「最近物忘れがひどくて」といって1人で受診して，家族は本人の物忘れを心配していないケースは認知症でないことが多い．
- 10分程度で簡単にできるスクリーニング検査で大まかな状態をつかむ．わが国では，ミニメンタルステートエグザム（MMSE）と改訂長谷川式簡易知能評価スケール（HDS-R）の2つが主流となっている．
- MMSE：世界で最も使用されているスケール．30点満点で，23点以下は認知症の疑いがある．
- HDS-R：わが国独自のスケールで，MMSEと異なり動作性検査は含まれず，記憶検査が中心．30点満点で20点以下は認知症の疑いがある．
- 両者とも何点以下を異常とするかは，本人の教育歴や職歴などベースの知的能力によって変動するため，一概にはいえない．たとえば，一般的には正常とされるMMSE26点でも，元大学教授など知的活動レベルが高かった人にとっては26点は異常かもしれない．下記の神経心理検査で知的能力（IQ）と記憶を比べて記憶力がIQより目立って低ければ異常
- スクリーニングで認知症の疑いがあれば，より詳しい検査を行う．
- 画像検査（MRI, SPECT, PET, 脳波）：脳の萎縮や脳血流などを調べる．脳波検査では周期性同期性放電など特徴的な脳波を示すクロイツフェルト・ヤコブ病を調べる．
- 神経心理検査*（WMS-R, CDR, WAIS-Ⅲ, ADAS-Jcogなど）
- 血液検査（電解質，甲状腺ホルモン，ビタミンB_1/B_{12}，葉酸，梅毒検査，HIV検査など）
- 可能であれば髄液検査．近い将来アルツハイマー病は髄液検査で診断することになるかもしれない．

■ ミニメンタルステートエグザム（MMSE）

	質問内容	回答	
1 (5点)	今年は何年ですか？	年	0, 1
	いまの季節は何ですか？		2
	今日は何曜日ですか？	曜日	3
	今日は何月何日ですか？	月	4
		日	5
2 (5点)	ここは何県ですか？	県	0, 1
	ここは何市ですか？	市	2
	ここは何病院ですか？	病院	3
	ここは何階ですか？	階	4
	ここは何地方ですか？（例：関東地方）	地方	5
3 (3点)	物品名3個（相互に無関係）検者は物の名前を1秒間に1個ずつ言う．その後，被検者に繰り返させる．正答1個につき1点を与える．3個すべて言うまで繰り返す（6回まで）．何回繰り返したかを記せ．	回	0 1 2 3
4 (5点)	100から順に7を引く（5回まで）．あるいは「フジノヤマ」を逆唱させる．		0, 1 2, 3 4, 5
5 (3点)	3で提示した物品名を再度復唱させる．		0, 1 2, 3
6 (2点)	（時計をみせながら）これは何ですか？ （鉛筆をみせながら）これは何ですか？		0 1 2
7 (1点)	次の文章を繰り返す．「みんなで力を合わせて綱を引きます」		0 1
8 (3点)	（3段階の命令）「右手にこの紙を持ってください」「それを半分に折りたたんでください」「机の上に置いてください」		0 1 2 3
9 (1点)	（次の文章を読んで，その指示に従ってください）「目を閉じなさい」		0 1
10 (1点)	（何か文章を書いてください）		0 1
11 (1点)	（次の図形を描いてください）		0 1
		合計得点	

用語解説

神経心理検査

- ウェクスラー記憶検査-改訂版（WMS-R）：認知症やそれ以外の疾患による記憶障害を評価する検査．とくに新しい情報を覚え込む能力を検査し，認知症かその前段階かを判断する．
- 認知症重症度評価スケール（CDR）：認知症の有無を評価する検査法で，患者と家族に対して記憶，見当識，判断力と問題解決能力，社会適応，家庭状況，介護状況の6項目の質問からなっている．評価は0, 0.5, 1, 2, 3の5段階で行われる．
- ウェクスラー成人知能検査-Ⅲ（WAIS-Ⅲ）：成人知能検査で16〜89歳が対象である．IQのほかに継次的な情報処理，言語社会的な理解，視空間認知・構成・イメージ，日常の視覚的な注意などの能力を評価する．
- アルツハイマー病アセスメントスケールの日本語版（ADAS-Jcog）：見当識，記憶，言語機能，行為・構成能力についての検査．アルツハイマー病の経過の把握，薬効の評価にも使われる．

■改訂長谷川式簡易知能評価スケール（HDS-R）

1	お歳はいくつですか？（2年までの誤差は正解）		0 1	
2	今日は何年の何月何日ですか？　何曜日ですか？（年，月，日，曜日が正解できれば1点ずつ）	年	0	1
		月	0	1
		日	0	1
		曜日	0	1
3	私たちがいまいるところはどこですか？（自発的にでれば2点，5秒おいて，家ですか？　施設ですか？　の中から正しい選択をすれば1点）		0 1 2	
4	これから言う言葉を言ってみてください．あとでまた聞きますので，よく覚えておいてください．1：a) 桜　b) 猫　c) 電車　　2：a) 梅　b) 犬　c) 自動車		0 1 0 1	
5	100から7を順番に引いてください．（100－7，それからまた7を引くと？　と質問する．最初の答が不正解の場合，打ち切る）	(93) (86)	0 1 0 1	
6	私がこれから言う数字を逆から言ってください．（6-8-2，3-5-2-9を逆に言ってもらう．3桁逆唱に失敗したら打ち切る）	(2-8-6) (9-2-5-3)	0 1 0 1	
7	先ほど覚えてもらった言葉をもう一度言ってみてください．（自発的に回答があれば各2点，もし回答がない場合，以下のヒントを与え正解であれば1点）a) 植物　b) 動物　c) 乗り物	a: b: c:	0 1 2 0 1 2 0 1 2	
8	これから5つの品物を見せます．それを隠しますので何があったか言ってください．（時計，鍵，タバコ，ペン，硬貨など必ず相互に無関係なもの）		0 1 2 3 4 5	
9	知っている野菜の名前をできるだけ多く言ってください．（答えた野菜の名前を右欄に記入する．途中で詰まり，約10秒間待ってもでない場合にはそこで打ち切る）0〜5個＝0点　6個＝1点　7個＝2点　8個＝3点　9個＝4点　10個＝5点		0 1 2 3 4 5	
		合計得点		

認知症とうつ状態との鑑別

- 大うつ病やうつ状態で記憶障害を訴えることは多く，認知症との鑑別が重要である．
- 「物忘れ」の原因として，記憶障害自体よりも抑うつ状態による集中力の低下が寄与している可能性がある．
- 両者の鑑別点（簡略化，例外はある）
- ・大うつ病／うつ状態：自分の能力低下を強調する．「記憶力が悪くなって，全然覚えられません」
- ・認知症：自分の能力低下を否定する，自覚がない．「物忘れなんてないです」

認知症と健忘症との鑑別

- 出来事の記憶が障害されている状態が健忘症であり，健忘症を発症してから以後の新しいことを覚えられないことを前向性健忘，発症以前に起こったことを思い出せないのが逆向性健忘という．健忘症は，単独で起こることも認知症の一部として起こることもある．
- ・純粋な健忘症（記憶力だけが悪い）：記憶障害のみでその他の認知機能は正常である．
- ・認知症（記憶力以外も異常）：記憶障害に加えて，知的機能の低下や失行・失認・失語などの認知機能障害も合併する．

■ウェクスラー児童用知能検査（WISC）：Wechsler intelligence scale for children　■K-ABC：Kaufman assessment battery for children　■IQ（知能指数）：intelligence quotient　■軽度認知機能障害（MCI）：mild cognitive impairment　■小認知機能検査（MMSE）：mini mental state examination　■改訂長谷川式簡易知能評価スケール（HDS-R）：Hasegawa's dementia scale revised　■ウェクスラー記憶検査-改訂版（WMS-R）：Wechsler memory scale revised　■認知症重症度評価スケール（CDR）：clinical dementia rating　■ウェクスラー成人知能検査-Ⅲ（WAIS-Ⅲ）：Wechsler adult intelligence scale Ⅲ　■ADAS-Jcog：Alzheimer's disease assessment scale-cognitive subscale Japanese

Unit 4 言語障害(失語症,構音障害),失行,失認
(高次脳機能障害)

言語障害

- 失語症,構音障害,失声,吃音症は言語障害の主なものであるが,神経症候としては失語症と構音障害が重要で,この両者は鑑別する必要がある.
- 失声は喉頭に障害がある場合やヒステリーなどで起こる.吃音症はコミュニケーション障害の1つで,呼吸・発声・構音に関する器官が痙攣を起こして話し言葉の流暢さが損なわれる障害である.
- そのほかの言語障害では嗄声(声帯の異常によるもので,音声の音色の異常をいう),無言症などがある.

失語症

- 失語症は,言語機能(「理解する」「話す」「書く」)が失われた状態をいう.脳梗塞,脳出血,脳腫瘍,頭部外傷など大脳に損傷を及ぼす疾患が原因となる.
- 大脳の言語中枢の優位半球*は,ほとんどの人が左半球にある(利き手との関連があるが,右利きで約95%以上,左利きで70〜80%.左利きの人では両半球にある場合もある).
- 言語中枢はブローカ野(運動性言語中枢)とウェルニッケ野(感覚性言語中枢)に大きく分けられる.
- 言語出力のメカニズムを右に示す.
- 失語症は言語野や弓状束の破壊または言語野の孤立によって起こる.
- 失語の分類と病巣,病態,型を次頁に示す.

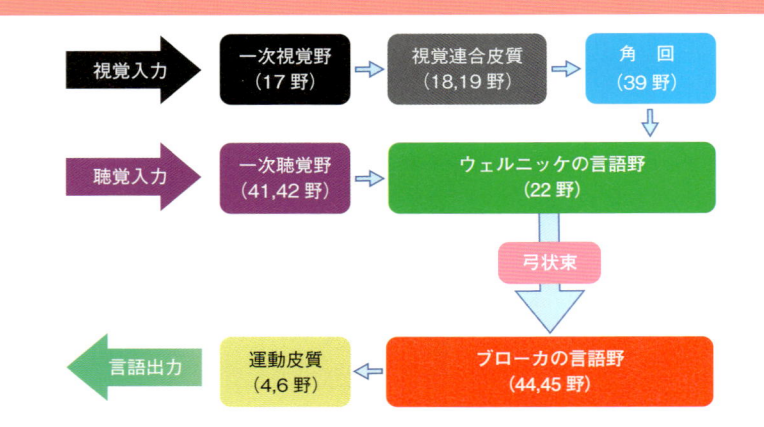

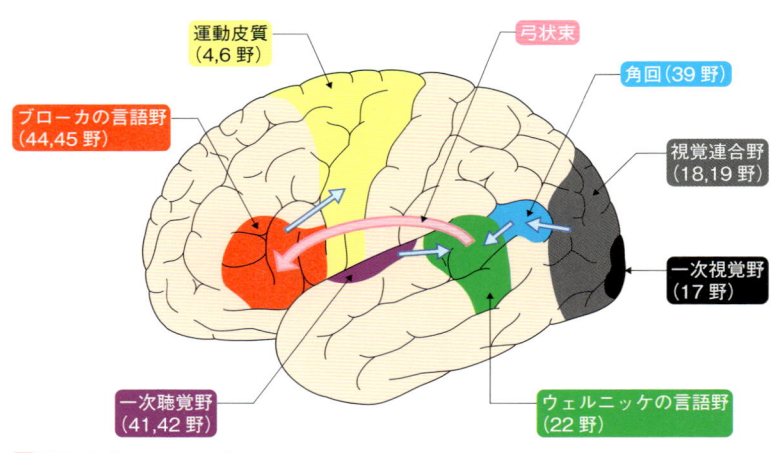

■ 言語出力のメカニズム

用語解説
優位半球
大脳半球の左右のいずれか一方が,ある機能(言語機能が最も顕著にみられる)に関して優位に働く半球のこと

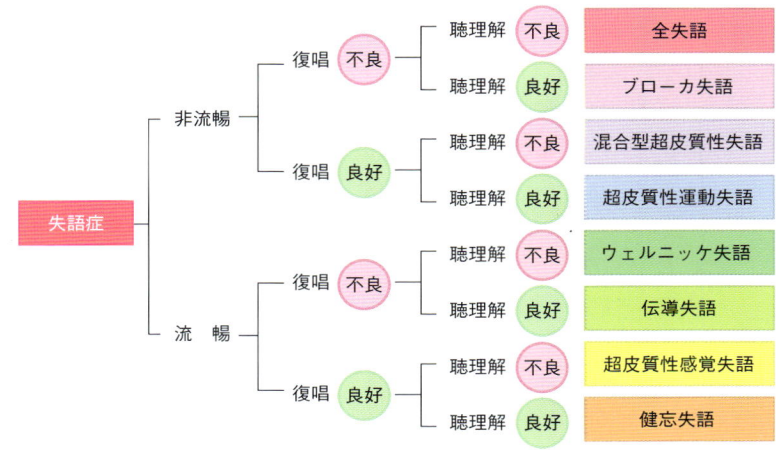

観察に基づく失語症分類

```
失語症 ─┬─ 非流暢 ─┬─ 復唱 不良 ─┬─ 聴理解 不良 → 全失語
        │          │              └─ 聴理解 良好 → ブローカ失語
        │          └─ 復唱 良好 ─┬─ 聴理解 不良 → 混合型超皮質性失語
        │                        └─ 聴理解 良好 → 超皮質性運動失語
        └─ 流　暢 ─┬─ 復唱 不良 ─┬─ 聴理解 不良 → ウェルニッケ失語
                   │              └─ 聴理解 良好 → 伝導失語
                   └─ 復唱 良好 ─┬─ 聴理解 不良 → 超皮質性感覚失語
                                 └─ 聴理解 良好 → 健忘失語
```

■失語の病巣，病態，型

失語の病巣	病巣の位置	病態	失語の型	発話	言語理解	復唱	特徴・成因
ウェルニッケの言語野（W野） ①	②	① W野の破壊	ウェルニッケ失語（感覚失語）	流暢	不良	不良	語性錯語・音韻性錯語・新造語・右上1/4盲
		② W野の孤立	超皮質性感覚失語	流暢	不良	良	ウェルニッケ野を孤立させる病巣．頭部外傷後に多い．
弓状束 ③		③ 弓状束の破壊	伝導失語	良	良	不良	ブローカ野とウェルニッケ野の離断による症状．音韻性錯語頻発
ブローカの言語野（B野） ④	⑤	④ B野の破壊	ブローカ失語（運動失語）	非流暢	良	不良	努力性発話・失構音，対側上肢の麻痺と口部・顔面失行（p.50参照）を伴うことが多い．
		⑤ B野の孤立	超皮質性運動失語	非流暢	良	良	自発話著減．ブローカ野を孤立させる前大脳または，前大脳・中大脳動脈分水嶺梗塞（p.10参照）で生じる．
		①+④ W野とB野の破壊	全失語	非流暢	不良	不良	シルビウス裂を囲む病巣で出現
		②+⑤ W野とB野の孤立	混合型超皮質性失語	非流暢	不良	良	言語野（ブローカ野-弓状束-ウェルニッケ野）を孤立させる病変で生じる．
		－	病巣が特定できない	健忘失語	流暢	－	良	言葉が思い出せない（失名詞），言葉にできない（喚語困難），聴理解は正常または比較的良好，説明は遠回しで回りくどい（迂言），名詞の理解ができないことがある．

※語性錯語・音韻性錯語・新造語：話そう，書こうとする際に誤って表出される言葉を錯語というが，語性錯語は類義語的錯語（「いす」を「つくえ」と言うように同一カテゴリーの中での誤り），非類義語的錯語（カテゴリーの違う全く関連のない語への誤り），新造語（でたらめな単語をつくること）に分けられる．音韻性錯語は「ともだち」を「こもだち」と書いたり（字性錯書）言ったりすること

※努力性発語・失構音：努力性発語は発話の量が極端に減少して1語か短い文を話すのみとなること．舌，口唇，咽頭などの構音筋が，言語中枢の指示どおりに動かなくなった状態を失構音という．

構音障害

● さまざまな原因により，発音や発話が正しくできない状態をいう．
- 器質性構音障害：音声器官（舌，口唇，口蓋，喉頭，声帯など）の形態異常による発音の障害
- 運動障害性構音障害：音声器官の運動障害による発話の障害
- 聴覚性構音障害：聴覚障害による二次的な発音の異常
- 機能性構音障害：上記のような医学的原因の認められない本態性の発音障害

■運動障害性構音障害

- ● 弛緩性構音障害
  - ・筋疾患によるもの（ミオパチー）
  - ・神経筋接合部障害によるもの（重症筋無力症）
  - ・下位運動ニューロン障害によるもの（末梢性運動神経障害）
- ● 痙性構音障害
  - ・上位運動ニューロン障害によるもの（中枢性麻痺）
- ● 失調性構音障害
  - ・脊髄性　・小脳性　・前庭迷路性　・前頭葉性
- ● 運動低下性構音障害
  - ・パーキンソン症候群
- ● 運動過多性構音障害
  - ・不随意運動性

※構音障害は高次脳機能障害ではないが，失語症との関連でここに記載している．

失行

- 失行とは，しびれ，運動失調，筋萎縮，不随意運動などの運動機能障害がなく，しかも何を行うべきかもわかっているのに，これを行うことができない状態をいう．
- 失行は失語，失認と密接に関連し，脳梗塞，脳出血，脳腫瘍，頭部外傷などの疾患によって生じる．病巣により次のような失行がみられる．

■失行の定義・症状，病巣と考えられている部位

失行	定義・症状	病巣と考えられている部位
観念運動失行	口頭命令や模倣による，道具を使わない動作・身振りができない． 例：敬礼，たばこを吸う真似などができない．	頭頂葉前部白質（縁上回・上頭頂小葉下部）・ウェルニッケ野・左運動前野など
口部・顔面失行	口頭命令や模倣による，顔面の動作ができない． 例：開口・閉口・口尖らし・舌打ちなどができない．	
観念失行	口頭命令や模倣による，道具を使った動作ができない． 例：マッチをすってろうそくに火をつける，紙を折って封筒に入れる．	側頭-頭頂-後頭接合部
肢節運動失行	一側の手指動作が拙劣になる． 例：箸がうまく使えない，机上のコインがつまめない，片手でボタンがはめられないなど	対側の傍中心溝領域
着衣失行	衣服を着られない，誤った着方をする．例：上着を裏表や上下逆さまに着る．	右頭頂葉
歩行失行	両足の間隔を広げて立ち，一歩目がなかなか踏み出せない．小刻み・すり足歩行で，バランスが悪い．	両側前頭葉内側

失認

- 視覚・聴覚・触覚などの感覚はあっても対象を判断できないことを失認という．
- 認知症や意識障害がある場合にみられる同様な徴候とは区別する．
- 失語，失行と同様に，大脳に損傷を及ぼす脳梗塞，脳出血，脳腫瘍，頭部外傷などの疾患が原因となる．失認の病態，型，病巣を示す．

■失認の定義・症状，病巣と考えられている部位

失認		定義・症状	病巣と考えられている部位
統覚型視覚失認		視力・視野正常にもかかわらず，単純な形の識別ができない．視覚対象のマッチング・異同弁別*・模写も障害される．	両側後頭葉のびまん性損傷．一酸化炭素中毒．脳血管障害はまれ
連合型視覚失認		形は認知できるが，その物体が何であるかわからない．マッチング・異同弁別・模写は可能．触ったり，物品が出す音を聞いたり，その物品がどういうものか説明を聞かないと，何であるかわからない．	両側の側頭—後頭葉
相貌失認		よく知っている顔をみても誰だかわからない．しかし，声を聴けばわかる．同時に色覚が障害されていることが多い．	右後頭—側頭葉接合部内側
地誌的失認		熟知した土地や建物の中で迷う（街並失認），道順を覚えられない・思い出せない（地誌的記憶障害）	右側頭—後頭葉内側，右脳梁膨大—頭頂葉内側など
半側空間失認		視野障害がないのに，視空間の半分を無視する．食事でテーブル上の半分を食べ残したり，図の模写をさせると左半分が省略されたりする．	一側の大脳半球（病側の反対側の視空間を無視する）
聴覚失認		言語音の認知障害（皮質聾），非言語音の認知障害（狭義の聴覚失認），言語音と非言語音両方の認知障害（広義の聴覚失認）	両側側頭葉・両側聴皮質・両側聴放線など
触覚失認		感覚障害がないのに，物体を触ったときに何であるか認知できない．	頭頂葉下部—側頭葉後部の傷害で，対側に生じる．
身体失認	病態失認	身体の半側（麻痺側）を無視して存在しないように行動する．左半身麻痺を伴うことが多い．	右頭頂葉障害の急性期に起こることが多い．
	アントン（Anton）症候群	光覚を含むほとんどすべての視機能が失われた状態を皮質盲とよぶが，皮質盲（目がみえないこと）を自覚せずに否認することをいう．	両側後頭葉皮質の損傷

＊異同弁別：何がほかのものと同じで，何がほかのものと違うかを弁別（区別）すること

〔左半側空間失認の例〕

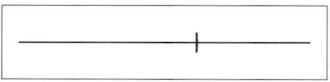

直線の2等分
約20cmの直線を目測で2等分させ，左半側空間失認があると，2等分線は障害側の右側に偏る．

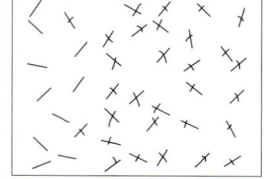

線分抹消テスト
縦20cm×横26cmの紙に2.5cm線を描く．鉛筆で図のように抹消させ，抹消されない線が1本以上あれば異常とする．

(Albert ML：A simple test of visual neglect. Neurology, 23：658, 1973．および田崎義昭監［坂井文彦改訂］：ベッドサイドの神経の診かた改訂16版．p.262, 南山堂, 2004)

認知症患者にみられる主な病的反射

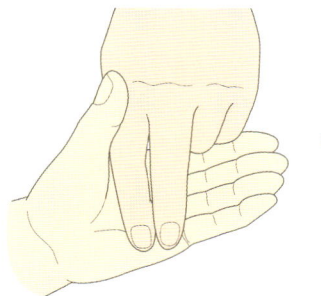

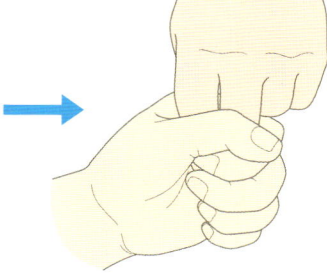

■ **把握反射**
患者からみえないようにして，指を握らせる．自然に手指を屈曲させて把握しようとすれば陽性．前頭葉の障害（一般的に前頭葉の統合機能が失調すると認知症が生じる）を意味し，障害の反対側の上下肢にみられる．この反射は，移乗時にベッド柵をつかんで離せないなど，日常生活において大きな障害となる．意識障害の患者にも同様の反射がみられるが，物をつかむと離せなくなることから強制把握ともよばれる．患者の手から握っていた物を取り去ると，患者は手探りでそれを探そうと試みる．これを強制模索（強制手探り反射）という．強制模索は大脳広範害で，意識障害や知能低下があるときに起こる．

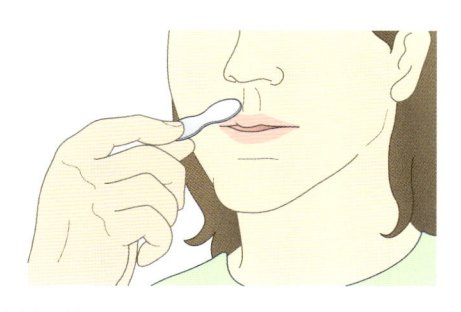

■ **緊張性足底反射**
打腱器の柄やカギなどで足底（足趾）を圧迫すると，足趾が足底に屈曲する場合を陽性とする．前頭葉に障害があるとみられる現象で，把握反射と同様なことが足底にもみられる．立位，歩行時に足底への刺激により足趾の握りこみが出現し，歩行を妨げる要因になる．

■ **吸引反射**
口を軽く開かせ、舌圧子などで上唇から口角に向かってを軽くこすると，口をとがらせる運動が起こると陽性．前頭葉または両側大脳広範の障害にみられる現象である．乳幼児では正常でもみられる．

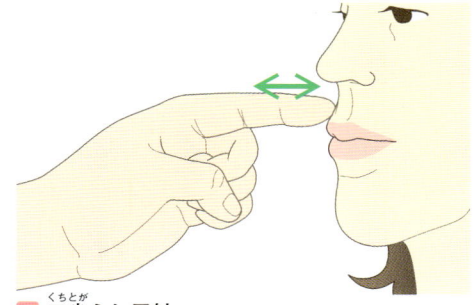

■ **口尖らし反射**
上唇の中央を指先などで軽く叩くと，唇が突出してとがり口となれば陽性．中脳以上の部位での両側の錐体路障害（運動麻痺，病的反射の出現など）でみられる現象である．

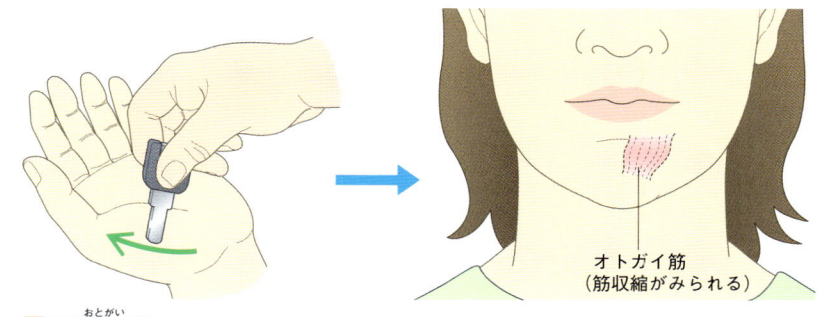

オトガイ筋
（筋収縮がみられる）

■ **手掌頤反射**
母指球を打腱器の柄やカギなどでこする．同側の頤に筋収縮がみられれば陽性．錐体路障害，前頭葉障害にみられる現象である．

Unit 5 歩行・起立障害

歩行・起立障害の検査法

●歩行・起立障害は，いろいろな原因によって起こる．観察が大切である．

●片足立ち	下肢の筋力低下の際，不可能となる．	
●しゃがみ立ち	しゃがんだ状態から手の支えを使わずに立ち上がらせる．下肢近位部の筋力低下の際に障害される．	
●マン(Mann)試験	前の足のかかとにうしろの足のつま先をつけて一直線に立ち，立位を保持する．小脳障害などで，体幹失調があると障害される．姿勢が安定している場合は閉眼も試みる．	●片足立ち　●しゃがみ立ち
●押し試験	足を肩幅に広げ立ち，検者が肩を前方または後方にひき，バランスを保てるかどうかをみる．パーキンソニズムなどで姿勢反射障害があるときに陽性となる．	●マン試験　●つま先歩き
●つま先歩き，かかと歩き	下肢の筋力低下が疑われるときに行う．腓腹筋麻痺ではつま先歩きが，前脛骨筋麻痺ではかかと歩きが不可能となる．	
●継ぎ足歩行	一直線上をつま先にもう一方の足のかかとをつけるようにして歩かせる．失調のあるときにはこれが不可能となり，よろめく．	●かかと歩き　●継ぎ足歩行

■ 歩行・起立障害の検査法
歩きづらい，足に力が入りづらい，転びやすい，階段の昇り降りがしづらいなどの訴えがあり，下肢筋力低下や失調，姿勢反射障害が疑われる際，これらの検査を行い原因を鑑別する．

歩行・起立の型と障害部位

歩行・起立の型	障害部位	
●ガワーズ(Gowers)徴候 蹲踞から立ち上がる際に両手で足首，下腿，膝をつかみながら徐々に上るようにして立ち上がる．	下肢近位部の筋力低下の際にみられる．	
●痙性片麻痺歩行 痙性片麻痺のある側では，足は伸展し，つま先は垂れていることが多い．健側の足を軸にし，麻痺側を外旋させるような歩行	脳血管障害など一側の上位(1次)運動ニューロン障害でみられる．	上肢内転回内／屈曲拘縮／下肢伸展／内反尖足／足を引きずる ●痙性片麻痺歩行 状態の側方への動揺／両下肢伸展位／内反尖足 ●痙性対麻痺歩行
●痙性対麻痺歩行 両下肢が痙性麻痺であるとき，膝を伸ばしたままあまり足を上げずに内反尖足位で歩く．	痙性脊髄麻痺など両側の上位(1次)運動ニューロン障害でみられる．	
●パーキンソン歩行 前傾姿勢で膝を曲げ，小刻みに歩く．とくに歩き始めや方向転換時に足がすくみ，前に踏み出せなくなることや(すくみ足)，徐々に歩幅が狭くなり，かけ足のようになり(加速歩行)，急に立ち止まることができず前方に突進することもある．	大脳基底核(p.58参照)の障害で起こる．	やや前傾姿勢／指先で丸薬をこねるような動き／きざみ歩行
●鶏歩 垂れ足の際，これを代償するために足を異常に高く持ち上げて歩く．	腓骨神経麻痺，脊髄灰白質炎(ポリオ)などでみられる．	大腿を高く／足先がダランと下がる(尖足) ●鶏歩 胸がそりかえる／腹を出す／大腿を持ち上げる／骨盤を振る ●動揺歩行
●動揺歩行 腰と上半身を左右に振って歩く．	進行性筋ジストロフィーなどで腰帯筋が弱いために一歩ごとに骨盤が傾き，このような歩行となる．	
●失調性歩行 歩き方が不安定で，両足を大きく開き，上体をゆらしながら歩く酔っ払いのような歩行	小脳障害，脊髄後索障害でみられる．	上体を揺らしながら，酔っぱらいのように歩く． ●失調性歩行
●間欠性跛行 歩行を続けると下肢の痛みのため休まざるをえなくなり，少し休むとまた歩き始めることができる．	血管性跛行(下肢動脈の慢性閉塞性病変)，脊髄性跛行(下部胸髄，腰髄の血流障害)，馬尾性跛行(腰部脊柱管狭窄症)がある．	

■ 歩行・起立の型と障害部位

小脳性運動失調と脊髄後索性運動失調の鑑別

- ロンベルグ（Romberg）試験を行う．陽性であれば脊髄後索性運動失調と考えられる．これは，脊髄後索を伝わる位置覚に障害があると，視覚による補正で開眼時にはバランスを保たれているが，閉眼によりこの補正が働かなくなることによる．小脳性運動失調の場合，閉眼してもふらつきが増強することはない．

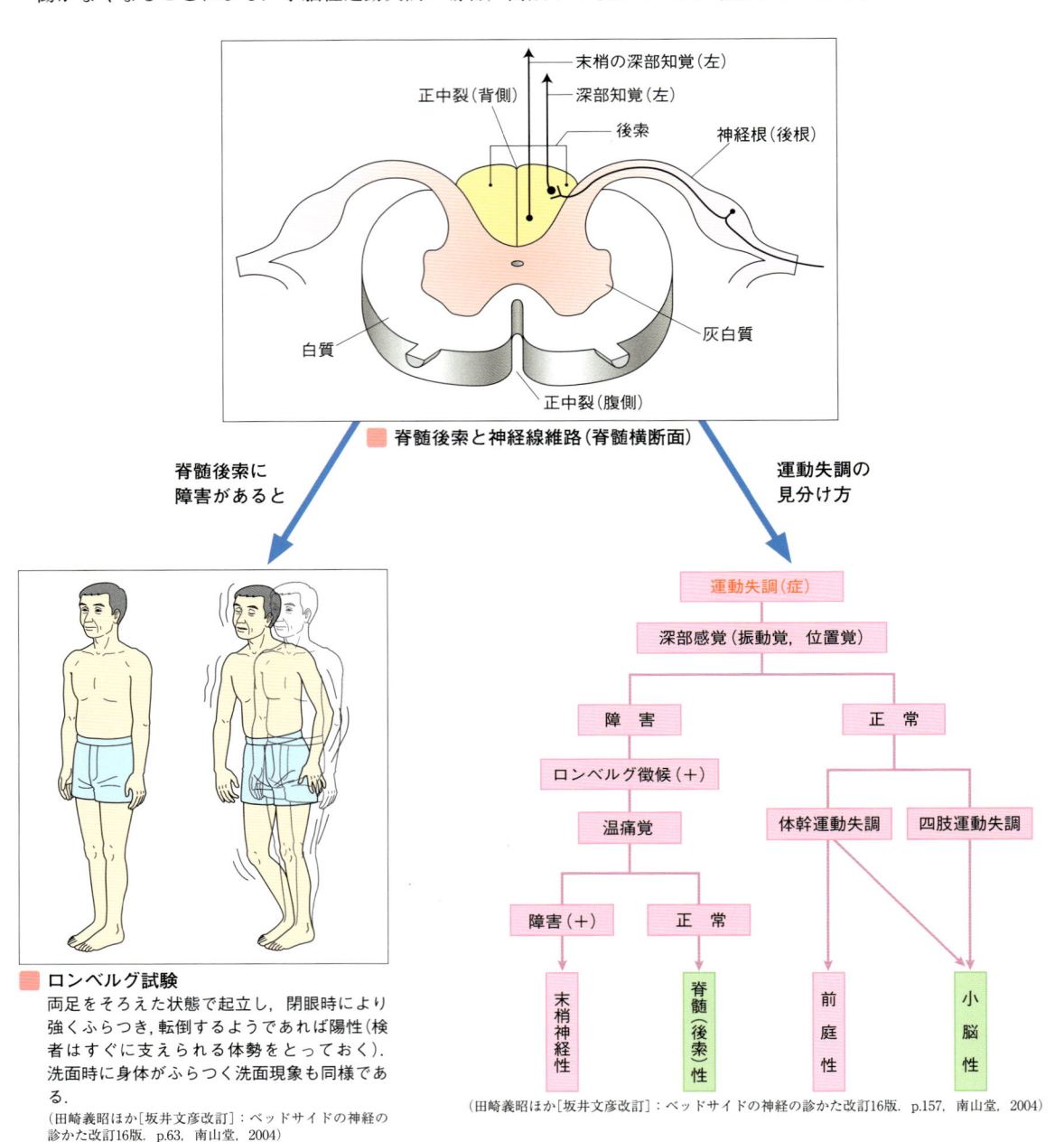

脊髄後索と神経線維路（脊髄横断面）

図中ラベル：末梢の深部知覚（左），深部知覚（左），正中裂（背側），後索，神経根（後根），白質，灰白質，正中裂（腹側）

脊髄後索に障害があると →

ロンベルグ試験
両足をそろえた状態で起立し，閉眼時により強くふらつき，転倒するようであれば陽性（検者はすぐに支えられる体勢をとっておく）．洗面時に身体がふらつく洗面現象も同様である．
（田崎義昭ほか［坂井文彦改訂］：ベッドサイドの神経の診かた改訂16版．p.63，南山堂，2004）

運動失調の見分け方 →

運動失調（症）
└ 深部感覚（振動覚，位置覚）
　├ 障害
　│　└ ロンベルグ徴候（＋）
　│　　└ 温痛覚
　│　　　├ 障害（＋） → 末梢神経性
　│　　　└ 正常 → 脊髄（後索）性
　└ 正常
　　├ 体幹運動失調 → 前庭性
　　└ 四肢運動失調 → 小脳性

（田崎義昭ほか［坂井文彦改訂］：ベッドサイドの神経の診かた改訂16版．p.157，南山堂，2004）

高次脳機能障害のリハビリテーション

失語症 (p.48参照)	流暢性失語症(言語理解は悪い)と非流暢性失語症(比較的言語理解はよい)に区別される．言語聴覚士によってそれぞれの症状に合わせたリハビリテーションが行われる． **コミュニケーション促進法**：すべての患者に対して行う方法 ・流暢性失語症に対して：話を理解してもらえないとき→短い文でゆっくり話しかけ，それを繰り返す．話題を急に変えない→反応をみながらジェスチャー，指差し，表情を加える→写真や絵，漢字単語で示す． ・非流暢性失語症に対して：言葉が出てこないとき→あわてずに様子をみる→ジェスチャー，指差し，または字や絵で示すことを促す→推測できた内容を「はい」「いいえ」で答えられる質問をする． **その他の方法** ・聴覚刺激：聴覚から理解を促す方法．「単語の認識→簡単な指示の実行→文章での質問に対する回答」と，順番をふまえて行う． ・機能再編成：純粋失読(読むことだけができない失語症)の患者に対して行う．指で文字の輪郭をなぞる動作を行う「なぞり読み」が有効といわれる．これは「読む」機能を脳の他の部位に移行し，その部位が文字を「判別して読み，書き，理解する」過程に再編成されるようにすること **言語に関する機能の障害** ・メロディック・イントネーション・セラピー(MIT)：残された脳の右半球を利用し，短い語句をメロディーにのせて歌うように話す方法．ブローカ失語で言語理解が比較的よい患者に有用
失行症 (p.50参照)	**観念失行** ・生活環境を患者個々に応じて準備することで緩解されていくことが多いといわれる． ・改善させたい動作そのものを繰り返し練習することでADLの向上がはかられる． ・ADLの難易度を調べ，可能な動作の生活から徐々に難易度の高い動作の生活へと移行する． ・動作手順を示したものを目につきやすいところに貼るなど視覚的に訴えていく． ・動作を言語化する． **着衣失行** ・認知障害でないことを確認する． ・障害をもつ前の慣れた動作を繰り返し教えていく． ・衣服の上下をはっきりさせるため，たとえば枕の置いてある方向に衣服の頭のほうを合わせて置く． ・衣服の上下，前後に色などで印をつけ，認知的な手がかりを教える． ・衣服を身につけるときのステップを言語化しながら更衣させる．
失認症 (p.50参照)	**視覚失認** ・他の感覚(運動覚や触覚，聴覚など)は障害されていないことが多いので，これらの感覚を利用して，障害の改善をはかる． ・塗り絵や，ジグソーパズルを利用して，単純な物や色の名称を呼称しながら弁別やマッチングを行う． ・日常生活のいろいろな動作をできるだけ単純化して繰り返し練習する．難しい動作は，工程を分割して段階を追って進める． ・物を置く場所を一定にしたり，伝い歩きをしているときに物にぶつからないように環境の調整をはかる． ・統覚型の視覚失認については，視覚障害者に用いられている方法を活用して生活の自立をはかる． **相貌失認** ・家族や友人，主治医，看護師などの顔の写真を見ながら，同じ人の顔のマッチングや顔と名前のマッチングを行う． ・表情の写真を見て，どんな感情を表しているかを覚えていく．性別の判断も同じ **聴覚失認** ・音を聞いての弁別や，物体を呼称するなどの練習をする． ・身振りを用いて表現する練習を行う． **半側空間失認**：着衣失行と合併して起こることが少なくない． ・視覚的な方法を用いる．横書き文章を読む際に，無視側の左側に赤いラインなどを引いておくと読むことが可能となる． ・無視症状をビデオなどで撮影し，それを見せることで自分の間違いがどこで起こるかを理解させる． ・無視側の左手側に一定の間隔でアラームが鳴るような装置を設置し，一定間隔でそのアラームを消させることで左側に向かうようにさせる． ・「左手側に○○」などと，自分の行動に対して声を出して言語的に助ける． **半側身体失認** ・「麻痺しているほうはどちら？」と，障害の存在に気づかせる． ・ボーっとしているときに起こりやすいため，覚醒水準を高めてから行う． ・両手動作を取り入れ(拍手，風船バレーなど)，必要に応じて健側を抑制する． ・他人と自己の身体の部位について確認する． **地誌的失認** ・たとえば病室とトイレへとのあいだにテープなどで線を引き，その上をたどるようにする． ・部屋と部屋のあいだをロープでつなぎ，そこをたどって道順を覚える練習をする． ・介助者が付き添って道順をたどる練習を行う． ・(症状が軽い場合)簡単な地図を読む練習を行う．外出では付き添って道順を覚えるようにし，要所要所でメモをとらせる．道順の概略図にメモを加えながら読めるように練習する．
記憶障害	海馬などの側頭葉内側面，視床，前脳基底部などの損傷により起こる． ・ナースコールの使用法：器具にリボンなどで印をつけ目立つようにし，ナースコールを押すと看護師が用事を聞きにくることを繰り返し練習する． ・トイレの場所：病室をトイレの近くにし，標示を大きくして目につきやすくする． ・病室の場所：入り口に名前を大きく表示する． ・日付：カレンダーを用いて，過ぎた日に×印をつけて，今日の日付を意識させる． ・繰り返しによる練習：覚えるべきことを字で書いたり，絵で書いたりして繰り返し学習していく．改善に応じて行う課題の内容や量，練習時間を段階的に増やしていく． ・代償方法の利用：メモをとる・それを開いて見る，日記をつける・それを見る，テープレコーダでとる・それを聞くなどで記憶を補助する方法 ・視覚的手がかりの利用：わかりやすくした図や文字を使った工程表をつくって使用したり，開始位置に印をつけたりして記憶を補う方法 ・障害の自覚の学習：記憶障害を自覚できるように，行ったり言ったことを記録してもらう．

Chapter 3 総論・症候

Unit 6 痙攣（けいれん）

痙攣とてんかんの鑑別

- 痙攣とは，全身あるいは一部の筋肉に生じる発作性の不随意収縮である．
- 痙攣発作を起こす代表的な疾患は特発性てんかんであるが，てんかんは脳ニューロンの過剰な放電による発作である（p.264参照）．
- 特発性てんかん以外に脳の器質的異常や，全身性の代謝異常などにより，脳内に異常な電気活動の生じるものは症候性てんかんとよばれる．
- てんかん症候群（痙攣発作を含む多数の疾患の集合的な名称）においても眼に見える痙攣発作を呈さないものもあり，注意が必要である．特発性てんかんは右下表のように分類される．

■てんかんの鑑別

1. 特発性てんかん
2. 症候性てんかん
    - 脳の発育異常：クモ膜嚢胞腫，脳梁欠損症，無脳症
    - 頭部外傷：脳挫傷，慢性硬膜下血腫，急性頭蓋内血腫，外傷性てんかん
    - 脳腫瘍：神経膠腫，髄膜腫，転移性脳腫瘍
    - 脳血管障害：脳梗塞，脳内出血，脳動脈瘤，脳動静脈奇形，静脈洞血栓症，もやもや病
    - 感染：細菌性髄膜炎，脳膿瘍，脳炎，破傷風，敗血症
    - 脱髄，変性疾患：白質ジストロフィー，多発性硬化症，アルツハイマー病，ピック病
    - 代謝異常
      - 水分・電解質，酸塩基平衡異常：低カルシウム血症，低ナトリウム血症，高ナトリウム血症，低マグネシウム血症
      - 糖質代謝異常：高血糖，低血糖
      - 脂質代謝異常：ゴーシェ病，ニーマン・ピック病，ガングリオシドーシス
      - アミノ酸代謝異常：フェニルケトン尿症
      - 血色素代謝異常：核黄疸，ポルフィリア
      - 尿毒症，妊娠高血圧症候群，肝性脳症
      - 熱射病
    - 低酸素症：窒息，呼吸障害，一酸化炭素中毒
    - アダムス・ストークス発作
    - 薬物中毒：アミノフィリン，抗ヒスタミン薬，フェノチアジン，副腎皮質ステロイド薬，アスピリン，鉛，有機塩素剤，ベンジン，アルコール
    - 熱性痙攣
    - その他：CO_2ナルコーシス，ヒステリー，過換気症候群

※ゴーシェ病，ニーマン・ピック病，ガングリオシドーシス
先天性の脂質代謝異常症で，常染色体劣性遺伝（p.290参照）の遺伝形式をとる．ライソゾーム病に分類されている．細胞内には「核」などの器官があるが，ライソゾームもその1つで，細胞内で生じた物質を分解するところである．ライソゾーム病とは，ライソゾーム内にある酵素やタンパクが欠損しているために，代謝されるべき物質が分解されずにライソゾーム内に蓄積し種々の症状を引き起こす疾患で，欠損する酵素の種類によって症状も異なってくる．多くが肝脾腫に加えて，痙攣などの神経症状が出現する．

※核黄疸，ポルフィリア
核黄疸は，新生児期に血液中のビリルビン値が上昇して，脳の基底核などに沈着することで起こる．Rh不適合溶血性黄疸，低出生体重児などが原因となる．筋緊張の低下，哺乳力の低下などに続いて筋緊張の亢進，発熱，痙攣，後弓反張（弓なりにそり返る）などの症状が現れ，死に至ることもある．ポルフィリアはヘム（伝達性酵素の前駆体で，ヘムの鉄原子が酸素と結合することでヘモグロビンは酸素を運搬している）を合成する過程での原因不明の代謝障害に基づく疾患群．組織の無酸素症をきたすことから，神経症状などいろいろな症状が現れる．

■特発性てんかんの国際分類（ILAE, 1981）

1. 部分発作
    - 単純部分発作（意識障害はない）
    - 複雑部分発作（意識障害を伴う）
    - 部分発作から二次性全般発作に進展するもの
2. 全般発作
    - 欠神発作
    - 非定型欠神発作
    - ミオクロニー発作*
    - 強直性発作
    - 間代性発作
    - 強直性間代性発作
    - 脱力発作
3. 未分類てんかん発作

用語解説

ミオクロニー発作
短いmyoclonic jerkに短時間の意識障害を主体とする発作

テタニー
血清カルシウム低下により，自発的な筋の攣縮により異常肢位をとる．

強直性(tonic)と間代性(clonic)
強直性とは筋がいっせいに持続的な収縮を起こすこと（弛緩の欠如）で，間代性とは筋が収縮と弛緩を激しく繰り返す状況が持続することである．

強直間代性
突然に意識を消失し，強直性痙攣（筋が硬く突っ張る痙攣）のあとに間代性痙攣（がくがくとふるえる痙攣）が起こること

発症年齢別にみた痙攣の主な原因

- 乳幼児（0〜10歳）：先天性脳奇形・欠損，出産時脳障害，脳外傷，脳腫瘍，代謝障害，熱性痙攣，点頭てんかんなどの特発性てんかん
- 青少年期（10〜20歳）：特発性てんかん
- 成人期（20〜50歳）：外傷，腫瘍，中毒，脳血管疾患，感染症などによる症候性てんかん
- 老年期（50歳以上）：脳血管障害，脳腫瘍などによる症候性てんかん

※特発性てんかんが25歳以降に初めてみられるのは，きわめてまれである．
※代謝障害のテタニー*とてんかんとの鑑別が必要な場合がある．クヴォステック徴候の叩打点を示す．

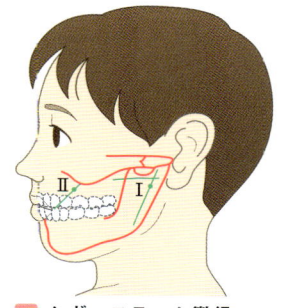

クヴォステック徴候
ⅡあるいはⅠを叩打して顔面筋の収縮をみる．低カルシウム血症をきたす疾患で陽性になる．

（田崎義昭ほか（坂井文彦改訂）：ベッドサイドの神経の診かた改訂16版．p.81，南山堂，2004）

痙攣患者の診察，痙攣発作時の状態

■痙攣患者の診察のポイント
- バイタルサインの確認
- 意識障害の有無
- 四肢の動きを観察：強直性*，間代性*，強直間代性*の区別
- 痙攣の始まった部位とひろがり方
- 眼位，頭位の異常の有無
- 発作後の麻痺の有無

てんかん重積の治療

- てんかん重積状態とは「痙攣発作が20分以上続いたり，痙攣発作から完全に回復する前に次の発作が起こったりする状態」である．痙攣を止めることと呼吸・循環状態を正常に保つことが最も重要である．
- ジアゼパム静脈注射の際には，呼吸抑制を起こすことがあるので，バッグ・バルブ・マスクや挿管の準備を行っておく．

- 気道確保，酸素投与
- バイタルサイン測定，血圧維持
- 静脈路確保

↓

ジアゼパム10mgを2mg/分の速度で静脈注射

↓

動脈血ガス分析，血糖値，電解質，抗てんかん薬服用中の場合は薬物血中濃度を測定する．

↓

フェニトイン15〜20mg/kg（体重）
50mg/分以下の速さで持続静脈注射
このとき心電図，血圧をモニタリング

↓

重積がコントロールできない場合

↓

- 持続脳波モニタ
- 人工呼吸器使用の全身管理をしながら全身麻酔下におく

■ てんかん重積の治療

Unit 7 不随意運動

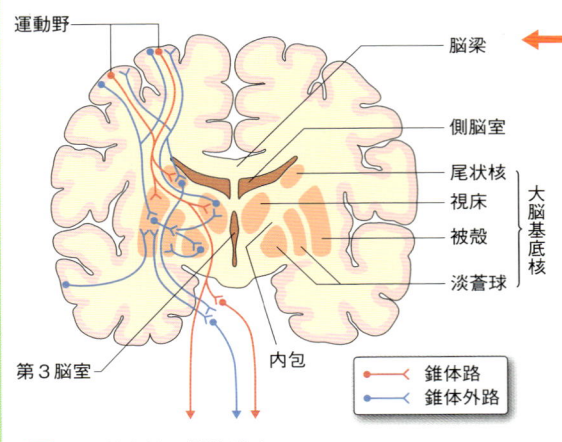

- 大脳基底核(尾状核，被殻，淡蒼球など)や錐体外路*系に異常が生じた場合に，不随意運動と筋緊張の症状がみられる．
- 意図せずに身体の一部が勝手に動いてしまう状態を不随意運動とよぶ．不随意運動がみられる場合はその動きが速い動きか，遅い動きか，また規則的か不規則的かを観察する．主な不随意運動の種類と特徴，病変部位を示す．
- 不随意運動のうち，最も多くみられるものは振戦である．症候学的と原因別によって分類される．
- これらの不随意運動を認めた場合には，その特徴，付随する症候や検査所見から原因とつきとめ，各原因に応じた治療を行う．

図中ラベル：運動野，脳梁，側脳室，尾状核，視床，被殻，淡蒼球，大脳基底核，第3脳室，内包，錐体路，錐体外路

■ 大脳基底核と錐体外路

■振戦の分類

症候学的分類	1. 静止振戦(安静時振戦)：重力に対して完全に支えられている状態で出現する． 2. 動作性振戦：随意的な筋収縮により生じる． ● 姿勢時振戦：重力に抗してある姿勢を保持するときに出現する． ● 運動時振戦：随意的な運動の最中に生じる． ● 企図振戦：標的を目指し到達する際に強く出現する振戦．指鼻指試験にて評価する(p.34)．
原因による分類	1. 生理的振戦：健常者にみられる，比較的周波数の速い(7〜12Hz)振戦．緊張などで増強する． 2. 病的振戦 ● 本態性振戦：比較的速い姿勢時振戦．手に最も多くみられる． ● パーキンソン病の振戦：4〜6Hzの比較的規則的な静止時振戦，丸薬を丸めるような特徴的な動き．動作性振戦がみられることもある． ● ジストニア性振戦：ジストニアの罹患部位にみられる低振幅の動作時振戦 ● 課題特異性振戦：特定の動作(書字，楽器の演奏など)の際に出現する動作時振戦 ● 原発性起立性振戦：大腿四頭筋または腓腹筋にみられる起立時の振戦，歩行により改善する． ● 小脳性振戦：動作開始直後から出現し，標的に近づくにつれて増大する． ● オールムス(Holms)振戦：静止時，姿勢時，運動時いずれでもみられる2〜5Hzの振戦．主に中脳赤核病変でみられる． ● ニューロパチー(末梢神経障害)に伴う振戦：姿勢時あるいは運動時に出現する生理的振戦と同様の周波数の振戦 ● 薬剤性振戦：アルコール，交感神経刺激薬，カフェイン，副腎皮質ステロイド薬，抗精神病薬などでみられる． ● 口蓋振戦：軟口蓋の不随意な律動性垂直性運動 ● 心因性振戦：突然発症，寛解し，振戦の方向や罹患部位が変動することが多い．

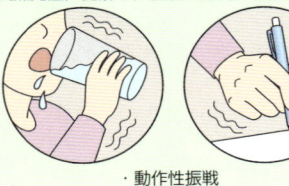

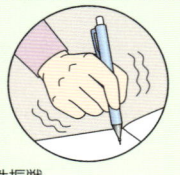

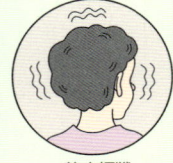

・動作性振戦　　・静止振戦

用語解説

錐体外路(p.17参照)
大脳基底核，小脳，脳幹(赤核，網様体)などを経由し，錐体を通らずに大脳皮質運動野から末梢の体幹，手足，顔面へ運動の指令を伝える経路を錐体外路という．錐体外路の機能は，運動が円滑に行えるように筋肉の緊張を調節していると考えられている．

ジル・ド・ラ・トゥレット症候群(トゥレット症候群)
運動性チック(不随意に起こる反復性のある非律動的な運動作)，音声チック(突然に起こる目的のない発声や汚言)の両方が現れるものをいう．発症年齢の平均は7歳で1万人に4〜5人が発症するといわれている．

深部脳刺激療法
脳内深部に電極を留置し(振戦では視床，パーキンソン病では視床下核，ジストニアでは淡蒼球など)，微弱電流を加えてその部位で発生している異常な神経活動を制御する治療法(p.255参照)

不随意運動の種類と特徴，病変部位

不随意運動	特徴	病変部位
振戦（tremor）	共同筋と拮抗筋のあいだに生じる相反性の規則的な運動（リズミカルなふるえ）	大脳基底核，小脳，中脳
ミオクローヌス（myoclonus）	すばやく電撃的な非律動性運動（ピクッとする電撃的な不随意運動で，睡眠開始時などに生理的に起きることもある）	大脳皮質，脳幹，脊髄
チック（tic）	すばやいが真似ができ，同じパターンの繰り返しであることが多い（筋肉の非律動性で無目的な運動）	不明（心理的要因）
舞踏運動（chorea）	不規則で定型的ではなく随意運動のような自然さをもつ運動（舌を出したり頬をしかめたり，首を回す肩をすくめるなど）	線条体，視床下核
バリズム（ballism）	舞踏運動より振幅が大きく，上下肢を投げ出すような激しい動き	視床下核
アテトーゼ（athetosis）	四肢末梢にみられる比較的ゆっくりとした不規則で持続的な運動（ゆっくりとくねらせるような動き）	不明
ジストニア（dystonia）	筋緊張が異常に亢進し，異常な姿勢をとっている状態（痙性斜頸や書痙など）	大脳基底核，感覚系
ジスキネジア（dyskinesia）	抗精神病薬，抗パーキンソン病薬，抗てんかん薬などの薬剤により誘発される不規則，多様な不随意運動（口をもぐもぐさせたり，舌をペチャペチャさせるような動きなど）	

不随意運動の原因疾患と治療

	原因疾患	治療
振戦	パーキンソン病	抗パーキンソン病薬（レボドパ，ドパミン作動薬，中枢性抗コリン薬など），深部脳刺激療法（DBS）*
	本態性振戦	β遮断薬，αβ遮断薬，ベンゾジアゼピン系薬
ミオクローヌス	ミオクローヌスてんかん，リピドーシスなどの代謝性疾患，クロイツフェルト・ヤコブ病，亜急性硬化性全脳炎，中毒性脳症，無酸素脳症	原疾患の治療，抗てんかん薬（バルプロ酸ナトリウム，ピラセタムなど），ベンゾジアゼピン系薬
チック	一過性チック，ジル・ド・ラ・トゥレット症候群（TS）*	ドパミン遮断薬
舞踏運動	ハンチントン舞踏病，シデナム舞踏病，脳血管障害，老人性舞踏病	抗精神病薬
バリズム	脳血管障害，腫瘍，脳動静脈奇形，多発性硬化症，非ケトン性高浸透圧性糖尿病	抗精神病薬
アテトーゼ	脳性麻痺，脳炎，無酸素脳症	特別な治療法なし
ジストニア	遺伝性ジストニア，脳性麻痺，書痙，痙性斜頸	抗コリン薬，抗不安薬，抗てんかん薬，ボツリヌス治療，神経ブロック，定位脳手術
ジスキネジア	抗精神病薬，抗パーキンソン病薬，抗てんかん薬	抗コリン薬，使用薬剤の調節

■深部脳刺激療法（DBS）：deep brain stimulation　■ジル・ド・ラ・トゥレット症候群（TS）：Gilles de la Tourette syndrome

Unit 8 腱反射・筋萎縮

腱反射

- 腱反射(p.34)は，一般に上位運動ニューロンの障害で亢進し，下位運動ニューロン・末梢神経・筋の障害で低下・消失する．
- 錐体路障害がある場合，障害部位の鑑別には以下の特徴が有用である．

■錐体路障害がある場合の障害部位の鑑別点

	上位(1次)運動ニューロン	下位(2次)運動ニューロン
筋萎縮	なし	あり
腱反射	亢進	減弱～消失
足底病的反射	陽性	陰性
筋トーヌス	亢進(痙性)	低下(弛緩)

筋萎縮の分類

- 筋萎縮とは，いったん発達した筋の容積が減少した状態であり，萎縮した筋は通常のふくらみが失われ平坦化しており，触ると柔らかく，力を入れさせても固くならない．
- 骨格筋を支配する系は，大脳皮質の1次運動野(中心前回)から始まる上位(1次)運動ニューロン，脳幹運動神経核(顔面)/脊髄前角細胞(体幹・四肢筋)から始まる下位(2次)運動ニューロン—神経筋接合部・骨格筋である．
- この系のどこに障害があっても筋力低下は起こり得るが，筋萎縮は主に下位(2次)運動ニューロン，筋自体の障害でみられる．筋そのものに問題がある場合を筋原性，筋とつながっている神経に問題がある場合を神経原性という．
- まれに，神経筋接合部，頭頂葉の障害でも筋萎縮が出現することがある．
- 全身性疾患(内分泌疾患，膠原病，ビタミン欠乏)，廃用によって筋萎縮がみられることがある．

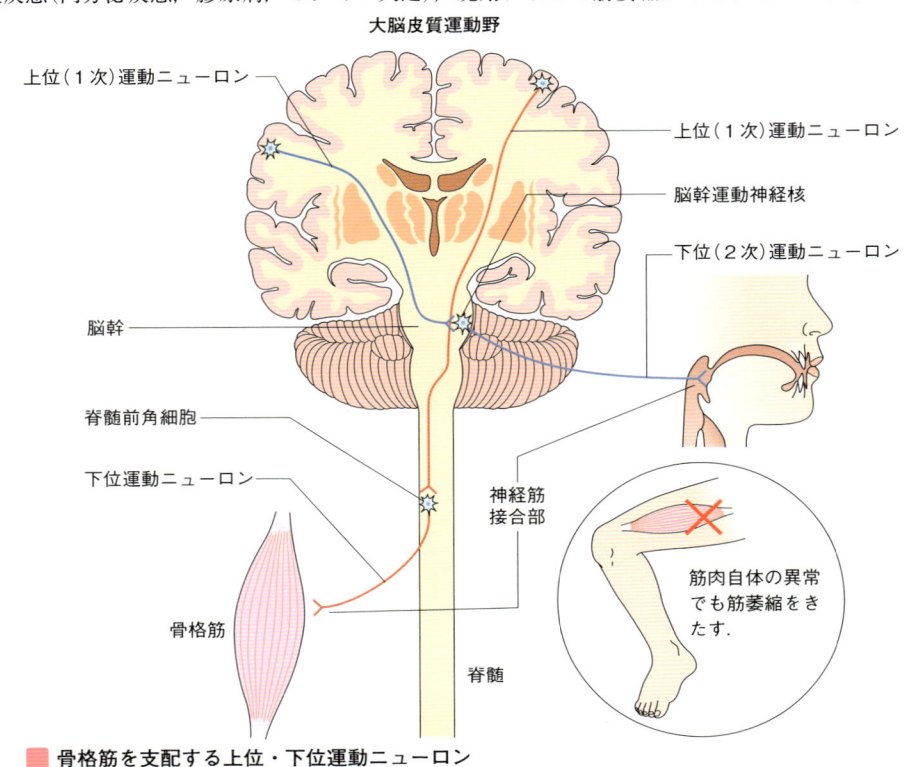

■骨格筋を支配する上位・下位運動ニューロン

筋萎縮の鑑別の要点

- 萎縮があるのに筋力が保たれている場合は，全身衰弱を起こすような疾患（老衰，廃用）である．神経障害，筋疾患では筋力は著しく低下する．
- 一般に，下位運動ニューロン障害では遠位筋優位*，筋疾患では近位筋優位*の筋萎縮を呈する．遠位筋優位（神経原性筋萎縮）な代表的疾患には筋萎縮性側索硬化症*，近位筋優位（筋原性筋萎縮）な代表的疾患には筋ジストロフィー*がある．
- 例外として，筋原性でも筋強直性ジストロフィー，遠位型ミオパチーでは遠位筋優位の筋萎縮を呈し，脊髄性筋萎縮症などは神経原性だが近位部が優位に障害される．
- 筋萎縮性側索硬化症では，上位運動ニューロンも障害されるため，腱反射の亢進，病的反射の出現がみられることが多い．
- 下位運動ニューロン障害，筋疾患では腱反射は低下〜消失する．筋線維束攣縮がみられる場合がある．
- 末梢神経障害では萎縮と同じ神経支配領域の感覚障害が認められることがある．筋疾患では感覚障害を伴うことはない．
- 脊髄・脊髄神経根の障害では，同じ髄節の感覚障害，髄節以下の錐体路徴候，感覚障害を認めることがある．

■筋萎縮の原因による分類

原因	特徴	代表疾患
神経原性筋萎縮	遠位筋優位	筋萎縮性側索硬化症，脊髄性筋萎縮症（近位筋優位），末梢神経障害
筋原性筋萎縮	近位筋優位	筋疾患（筋ジストロフィー，多発筋炎，先天性ミオパチー） ※筋強直性ジストロフィー，遠位型ミオパチーでは遠位筋優位の筋萎縮を呈する．
中枢性筋萎縮	半側性	頭頂葉病変（腫瘍など）

※脊髄性筋萎縮症（SMA）：脊髄性進行性筋萎縮症（spinal progressive muscular atrophy：SPMA）ともよばれる．脊髄前角の運動神経細胞が変性し，下位運動ニューロンのみが障害され，全身の筋力低下と筋萎縮が徐々に悪化する疾患である（上位運動ニューロン徴候を伴わないことが筋萎縮性側索硬化症とは異なる）．常染色体劣性遺伝形式（p.290参照）をとる遺伝性疾患でもある．Ⅰ型のウェルドニッヒ・ホフマン病といわれる乳児の発症は重症で，ほとんどが2〜3歳で呼吸障害，栄養障害，感染症などによって死亡する．Ⅱ型（中間型）は生後1年半までに脱力が出現し，以後，ほとんどが車椅子に頼る生活となる．一部が脱力を残したまま悪化することなく生存可能となる．Ⅲ型は優性遺伝形式をとる例もみられる．クーゲルベルク・ヴェランデル病とよばれ，3歳前後に発症して緩徐に悪化してゆく．就学や社会生活は10〜20年にわたり可能な場合がある．Ⅳ型は弧発性で，成人〜老年にかけて発症する．緩徐に進行していくが経過が長く，末期になっても球麻痺や呼吸障害が目立たない軽症例である．本疾患に有効な治療法は確立していない．

■筋萎縮の分布による分類

障害部位		代表疾患
全身性	顔面・頭頸部	眼筋型ミオパチー，眼咽頭型筋ジストロフィー，顔面肩甲上腕型ジストロフィー，筋強直性ジストロフィー
	体幹/四肢帯・四肢近位	肢帯型筋ジストロフィー，デュシェンヌ型筋ジストロフィー，ベッカー型筋ジストロフィー，ステロイドミオパチー*，多発筋炎
	四肢遠位	遠位型ミオパチー，慢性炎症性脱髄性多発ニューロパチー，筋萎縮性側索硬化症
局在性		脊髄病変（変形性脊椎症，脊髄腫瘍・外傷・炎症）

用語解説

遠位筋と近位筋
体幹に近い側を近位，遠い側を遠位という．

筋ジストロフィー
筋肉自体の異常で筋萎縮をきたす疾患で，遺伝性のものが多く，進行性である（p.274参照）．

筋萎縮性側索硬化症
上位および下位運動ニューロンが選択的に障害される神経変性疾患（p.290参照）で，全身の骨格筋が萎縮・麻痺を起こす（眼球運動を除く）．

ミオパチーとステロイドミオパチー
筋肉自体の異常で筋萎縮をきたす疾患を総称してミオパチーという．ステロイドミオパチーとは，治療としての副腎皮質ステロイド薬投与によって，近位筋優位の筋力低下をきたすこと．筋ジストロフィー，多発筋炎などでは，筋萎縮が原疾患によるものか，ステロイドミオパチーによるものかの鑑別が難しい．

Unit 9 嚥下障害

嚥下のしくみ

- 嚥下運動は随意的に始められるが，その後，不随意的反射運動に移行する複雑な共同性反射運動である．
- 食塊移動から口腔期，咽頭期，食道期の3相に分けられる．
- 口腔期：食塊が口腔から口狭を通って中咽頭へ押し出される随意運動の時期
- 咽頭期：食塊が咽頭を経て食道入口部に送られる期間
- 食道期：食塊は咽頭壁の蠕動運動により押し上げられるとともに，食道腔内に生じた陰圧によって吸引されるように食道入口部のものが引き込まれていく．

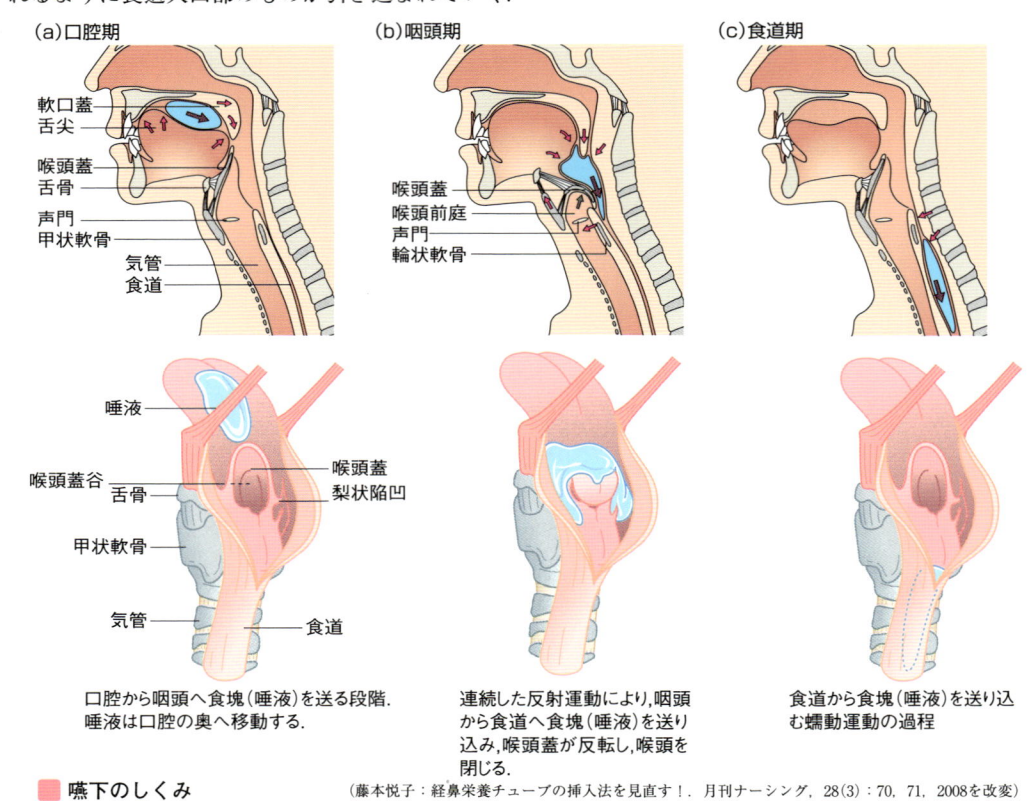

(a) 口腔期 / (b) 咽頭期 / (c) 食道期

口腔から咽頭へ食塊（唾液）を送る段階．唾液は口腔の奥へ移動する．

連続した反射運動により，咽頭から食道へ食塊（唾液）を送り込み，喉頭蓋が反転し，喉頭を閉じる．

食道から食塊（唾液）を送り込む蠕動運動の過程

■嚥下のしくみ

（藤本悦子：経鼻栄養チューブの挿入法を見直す！．月刊ナーシング，28(3)：70, 71, 2008を改変）

■嚥下障害をよくきたす疾患

口腔部嚥下障害		●口腔や舌の炎症 ●悪性腫瘍における疼痛，内腔の狭小化，運動制限によるもの ●球麻痺により舌下神経が侵され，舌運動の障害が起こる場合
咽頭部嚥下障害		●喉頭がん，後咽頭膿瘍，急性咽頭炎など咽頭部の器質的変化や嚥下の際の疼痛による嚥下困難 ●ジフテリア後麻痺など舌咽神経，迷走神経の末梢神経障害 ●脳血管障害 ●球麻痺，筋萎縮性側索硬化症などの神経系疾患 ●重症筋無力症，多発性筋炎など咽頭筋の障害
食道部嚥下障害	器質的変化	●食道がん，瘢痕狭窄，魚骨のような食道異物など食道の内腔狭窄からくるもの ●縦隔腫瘍や大動脈瘤など隣接臓器からの食道圧排によるもの
	機能的通過障害	●食道の一次的な疾患である食道痙攣やアカラシアなど食道自体の異常 ●SLEや強皮症など膠原病の進展に伴うもの ●アミロイドーシス，糖尿病性神経症，アルコール性神経症など全身疾患に伴うもの

球麻痺と仮性球麻痺の相違について

- 球麻痺とは延髄の病変で，舌咽神経（第Ⅸ脳神経），迷走神経（第Ⅹ），舌下神経（第Ⅻ）が両側性に障害され，発語，嚥下・咀しゃくができなくなる状態
- 仮性球麻痺とは両側性の皮質延髄路*の障害（神経核より上位のニューロン）で，構音と嚥下が障害されるもの
- 咽頭反射は球麻痺では減弱ないし消失し，仮性球麻痺では減弱ないし消失することもあるが，多くはよく保たれている．軟口蓋反射は仮性球麻痺ではかなり早い時期から減弱，消失するのに対し，球麻痺ではかなり後期まで保たれるとされる．

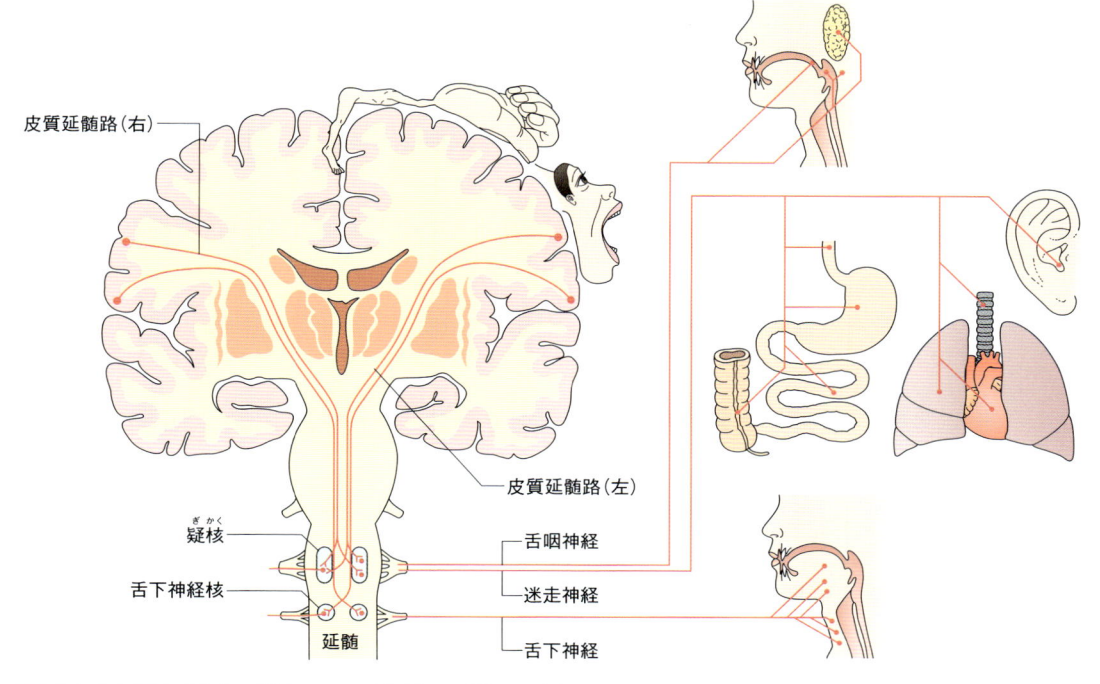

球麻痺と仮性球麻痺の相違について（球とは延髄のこと）

カーテン徴候

- 一側の舌咽神経，迷走神経の麻痺によりみられる徴候である．
- 患者に口を開けさせて「アー」といわせた場合，口蓋縫線，口蓋垂は健側に偏り，健側の口蓋弓のみ挙上する．
- 咽頭後壁の筋が一側で障害されている場合には，健側のみ収縮するため，咽頭後壁は健側のほうにやや斜め上に引っぱられているようにみえる．これはカーテンが一側に引っぱられるのによく似ているのでカーテン徴候という．

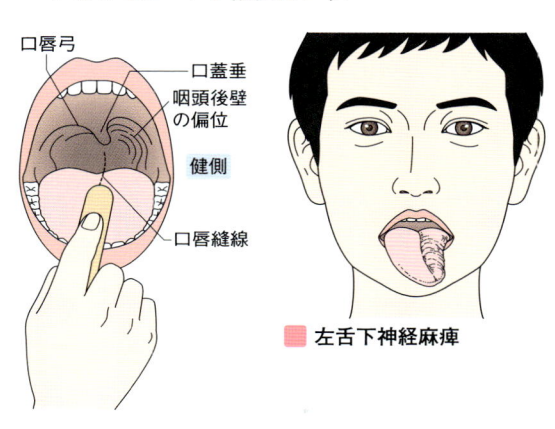

舌下神経麻痺

- 舌下神経は舌筋を支配する．一側の舌下神経に麻痺がある場合，舌を前方に突き出させると舌は障害側に偏る．

用語解説

皮質延髄路
顔面や咽喉頭，頸部などの運動に関与する大脳皮質から延髄までの下行性の伝導路で，錐体は通らないが皮質脊髄路（錐体を通る）とともに錐体路とよばれる．

カーテン徴候（左側が健側）　迷走神経の機能検査法．一側の迷走神経が麻痺すると，カーテン徴候のほかに嗄声，嚥下障害などがみられる．

左舌下神経麻痺

Unit 10 眼球運動障害

運動障害の原因

● 眼球を動かす筋肉である外眼筋，外眼筋を支配する脳神経，脳神経核が存在する脳幹，さらに脳神経核とのあいだで神経連絡のある大脳のいずれにおける障害でも眼球運動障害は起こり得る．

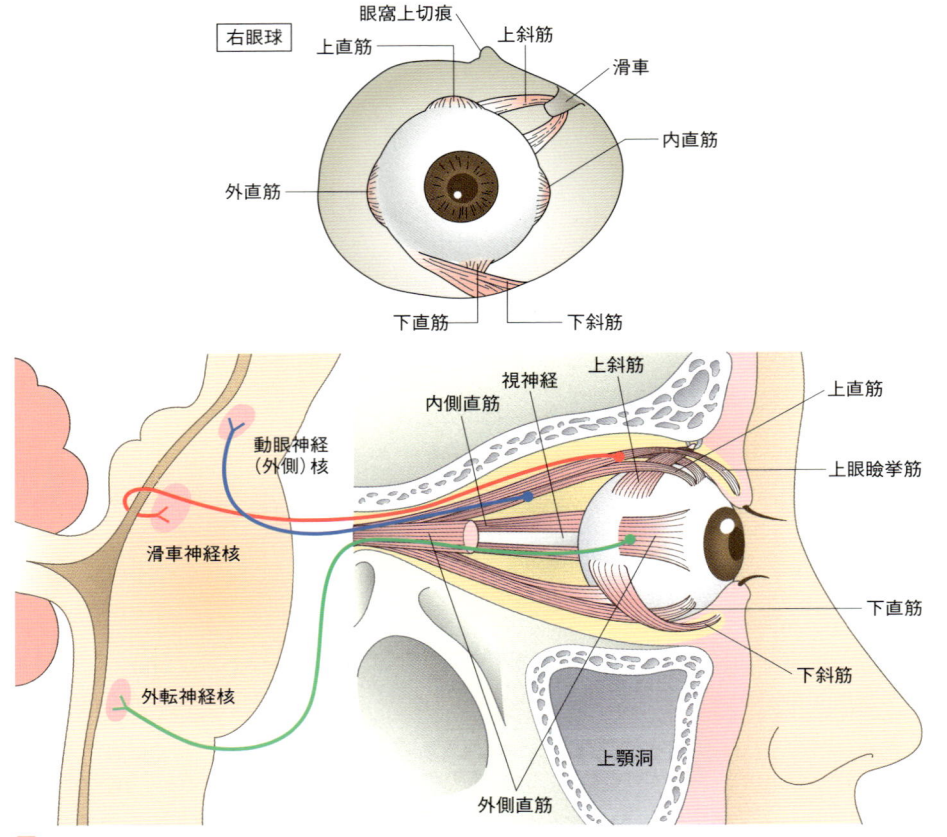

■ 外眼筋と眼筋運動神経の走行

外眼筋の働き

● 外眼筋には上直筋，下直筋，内直筋，下斜筋，上斜筋，外直筋の6種類がある．

■ 外眼筋の神経支配と機能

支配神経	眼筋	眼筋の機能
● 動眼神経（第Ⅲ脳神経） ・眼球運動（上下と内側）， 　瞳孔の収縮，眼瞼の挙上	上直筋	上転，内方回旋，内転
	下直筋	下転，外方回旋，内転
	内直筋	内転
	下斜筋	外方回旋，上転，外転
● 滑車神経（第Ⅳ脳神経） ・眼球運動（下内側）	上斜筋	内方回旋，下転，外転
● 外転神経（第Ⅵ脳神経） ・眼球運動（外側）	外直筋	外転

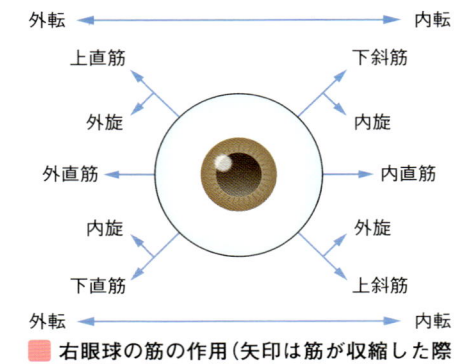

■ 右眼球の筋の作用（矢印は筋が収縮した際の瞳孔の動く方向）

64

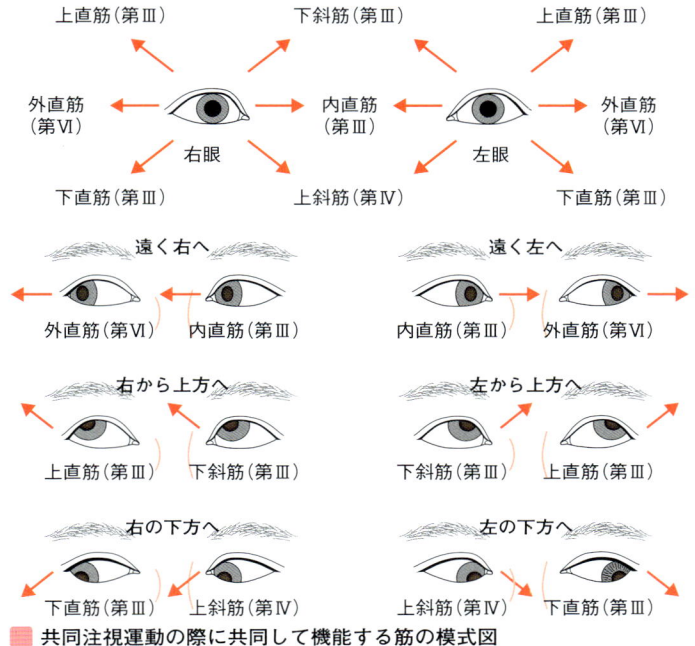

- それぞれの筋の働きと，眼の共同注視運動（結像には眼球が同時に動く共同運動が必要）の際に共同して機能する筋の模式図を示す．

共同注視運動の際に共同して機能する筋の模式図

眼球運動に関係する脳神経核と神経走行

- 動眼神経（第Ⅲ脳神経），滑車神経（第Ⅳ脳神経），外転神経（第Ⅵ脳神経）がそれぞれ支配する外眼筋は，上直筋，下直筋，内直筋，下斜筋は動眼神経，上斜筋は滑車神経，外直筋は外転神経である．
- 動眼神経と滑車神経の核は脳幹の一部である中脳被蓋にあり，外転神経核は脳幹の一部である橋の被蓋部にある．

眼球運動異常の種類

- 眼筋麻痺：障害される外眼筋の種類によって異なる眼球運動異常が生じる．

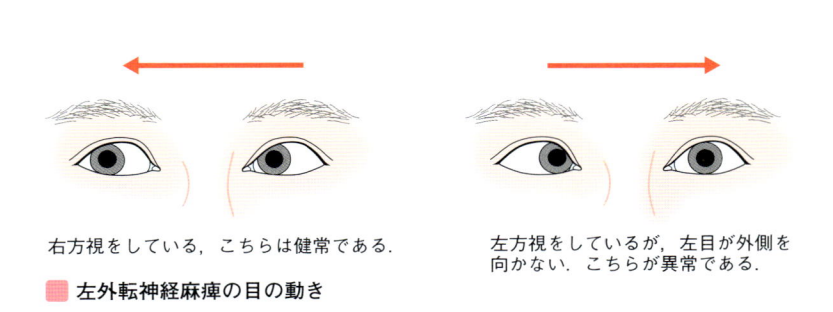

右方視をしている，こちらは健常である．

左方視をしているが，左目が外側を向かない．こちらが異常である．

左外転神経麻痺の目の動き

- 脳神経麻痺：動眼神経麻痺，滑車神経麻痺，外転神経麻痺
- 動眼神経麻痺：眼球は下外方を向いて固定
- 滑車神経麻痺：滑車神経単独での麻痺はまれ
- 外転神経麻痺：前方をみると障害眼は内側を向く．鼻側を注視すると，障害眼は上内方を向く．
- 核間性眼筋麻痺および内側縦束（MLF）症候群：外転神経核と動眼神経核のあいだの障害で，内側縦束（神経線維の集まりで，外転神経核から動眼神経核へ向かう神経線維がこの中を通る）が一側性に障害される場合に生じる．障害側の内転麻痺，反対側の眼の外転時の単眼性眼振*がみられるが，輻輳による内転は保たれることを特徴とする．
- ほかに水平性共同注視麻痺，垂直性共同注視麻痺，輻輳麻痺*，開散麻痺*がある．

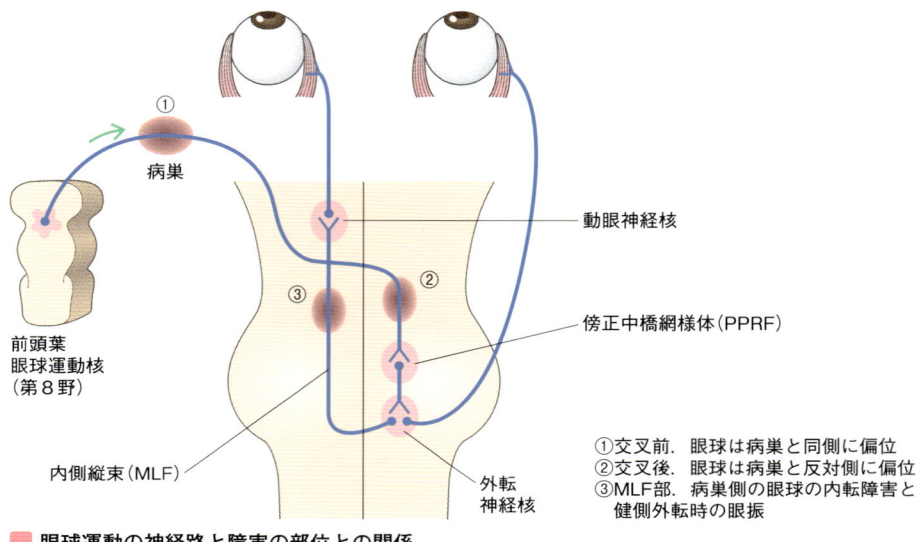

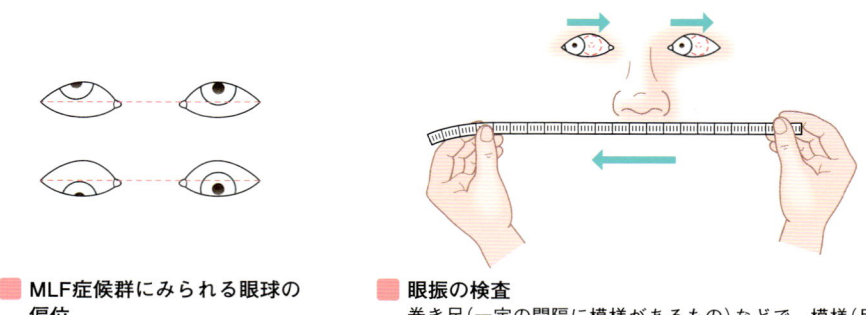

■ 眼球運動の神経路と障害の部位との関係

①交叉前．眼球は病巣と同側に偏位
②交叉後．眼球は病巣と反対側に偏位
③MLF部．病巣側の眼球の内転障害と健側外転時の眼振

前頭葉眼球運動核（第8野），内側縦束（MLF），外転神経核，動眼神経核，傍正中橋網様体（PPRF），病巣

■ MLF症候群にみられる眼球の偏位

■ 眼振の検査
巻き尺（一定の間隔に模様があるもの）などで，模様（目盛）をみつめさせながら，すばやく左または右に動かすと眼振は目標の動きと反対方向に起こる．これが正常である．
（田崎義昭ほか［坂井文彦改訂］：ベッドサイドの神経の診かた改訂16版．p.117，南山堂，2004）

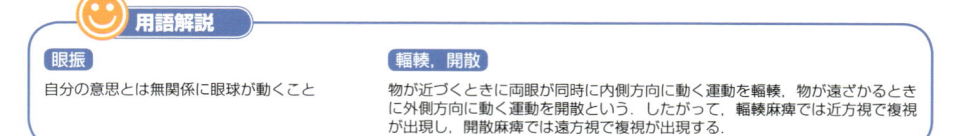

用語解説

眼振
自分の意思とは無関係に眼球が動くこと

輻輳，開散
物が近づくときに両眼が同時に内側方向に動く運動を輻輳，物が遠ざかるときに外側方向に動く運動を開散という．したがって，輻輳麻痺では近方視で複視が出現し，開散麻痺では遠方視で複視が出現する．

■ 内側縦束（MLF）：medial longitudinal fasciculus　■ 傍正中橋網様体（PPRF）：paramedian pontine reticular formation

Unit 11 排尿・排便障害

排尿障害の分類

- 尿失禁のタイプとして腹圧性尿失禁，切迫性尿失禁，溢流性尿失禁，機能性尿失禁の4つに分けられる．
- 腹圧性尿失禁：労作時や運動時，くしゃみ・咳の際に尿が漏れるタイプの尿失禁をさす．
- 切迫性尿失禁：尿意切迫感と同時または尿意切迫感の直後に不随意に尿が漏れる尿失禁をさす．女性では腹圧性尿失禁と切迫性尿失禁がともにみられることがあり，この場合を混合性尿失禁という．
- 溢流性尿失禁：排尿障害によって膀胱に尿が充満し，抵抗の弱い尿道から尿がだらだらと漏れる状態をいう．
- 機能性尿失禁：身体が動かせない状態（脳血管障害や重度の関節障害など）や，精神機能が損なわれた状態（認知症など）などにより，トイレに行くことができない，あるいは行きたがらないために尿が漏れる尿失禁をいう．

■尿失禁の分類と原因

分類		原因
腹圧性尿失禁 (stress urinary incontinence)	●尿道過可動	加齢，分娩，骨盤内手術，先天性骨盤底形成異常
	●内因性尿道括約筋不全	放射線治療，尿失禁手術，婦人科手術，萎縮性尿道炎（エストロゲン低下），特発性
切迫性尿失禁 (urgency urinary incontinence)	●排尿筋過活動	脳血管障害，パーキンソン病，多発性硬化症などの神経疾患，加齢，尿路感染症，特発性
溢流性尿失禁 (overflow urinary incontinence)	●下部尿路閉塞	前立腺肥大症，尿道狭窄
	●排尿筋低活動	糖尿病性神経障害，骨盤内手術（直腸がん，子宮がん），腰部椎間板ヘルニアなど
機能性尿失禁 (functional urinary incontinence)		ADL低下，認知症

（岡村菊夫：EBMに基づく尿失禁診療ガイドライン．診断と治療，76(9)：1924, 2008）

膀胱・尿道の神経支配

- 膀胱に対する副交感神経線維は，仙髄（S2, S3, S4）から骨盤内臓神経が出て膀胱壁および内尿道括約筋内の神経節に達している．副交感神経が刺激されると，排尿筋の収縮と内尿道括約筋の弛緩が起こり，排尿がみられる．
- 膀胱に対する交感神経線維は腰椎の側角〔第12胸髄（Th12），第1，第2腰髄（L1, L2）〕の細胞から由来しており，下内臓神経を経て，下腸間膜動脈神経節に達している．ここから下腹動脈神経叢を通って，膀胱壁と内尿道括約筋へと信号を送っている．交感神経の働きとして膀胱壁の弛緩をきたしていると推測されているがわかっていない部分が多い．

用語解説

過活動膀胱
トイレが近い（頻尿），したくなるとがまんができない（尿意切迫感），がまんできずに漏れてしまう（切迫性尿失禁）状態をいう．排尿筋の不随意収縮が原因となる．加齢，脳血管障害，パーキンソン病などで起こり得る．

反射性尿失禁
過活動膀胱と同様に排尿筋の不随意収縮が原因となるが，尿意が伴わないのが特徴．尿が少量でも膀胱にたまると排尿筋の不随意収縮で，突然，失禁してしまう状態．脊髄損傷，脊髄の腫瘍，多発性硬化症，パーキンソン病，脳血管障害などで起こり得る．

大脳皮質排尿中枢

橋排尿中枢

下腹神経（交感神経）

下腹動脈神経叢

下腸間膜動脈神経節

排尿筋（不随意的）

内尿道括約筋（不随意的）

外尿道括約筋（随意的）

骨盤内臓神経（副交感神経）

陰部神経（体性神経）

Th12
L1
L2
S2
S3
S4

■ 膀胱・尿道の神経支配

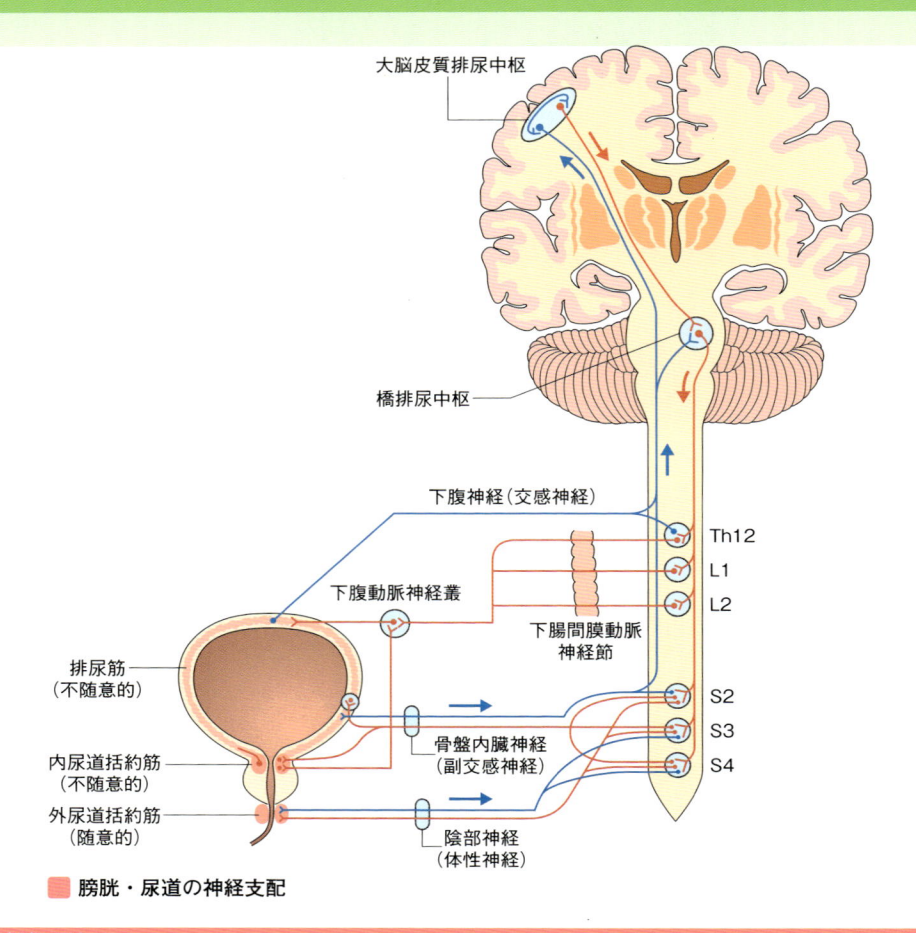

神経因性膀胱の型

● 神経因性膀胱とは中枢神経障害や末梢神経障害に伴う下部尿路症状（排尿障害）を呈する疾患である．神経学的所見，画像所見，膀胱内圧測定，外尿道括約筋筋電図により神経因性膀胱の程度と障害タイプを診断する．

■ 下部尿路の機能分類

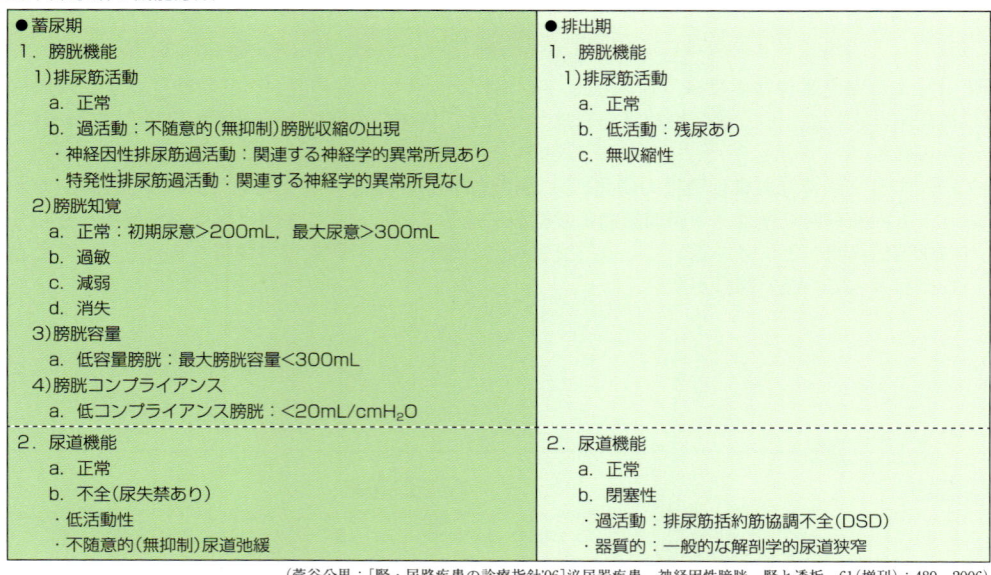

● 蓄尿期	● 排出期
1．膀胱機能 　1）排尿筋活動 　　a．正常 　　b．過活動：不随意的（無抑制）膀胱収縮の出現 　　・神経因性排尿筋過活動：関連する神経学的異常所見あり 　　・特発性排尿筋過活動：関連する神経学的異常所見なし 　2）膀胱知覚 　　a．正常：初期尿意＞200mL，最大尿意＞300mL 　　b．過敏 　　c．減弱 　　d．消失 　3）膀胱容量 　　a．低容量膀胱：最大膀胱容量＜300mL 　4）膀胱コンプライアンス 　　a．低コンプライアンス膀胱：＜20mL/cmH$_2$O	1．膀胱機能 　1）排尿筋活動 　　a．正常 　　b．低活動：残尿あり 　　c．無収縮性
2．尿道機能 　　a．正常 　　b．不全（尿失禁あり） 　　・低活動性 　　・不随意的（無抑制）尿道弛緩	2．尿道機能 　　a．正常 　　b．閉塞性 　　・過活動：排尿筋括約筋協調不全（DSD） 　　・器質的：一般的な解剖学的尿道狭窄

（菅谷公男：［腎・尿路疾患の診療指針'06］泌尿器疾患，神経因性膀胱．腎と透析，61（増刊）：489，2006）

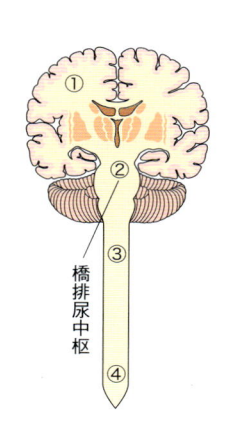

①橋排尿中枢より上位の脳障害：蓄尿障害を呈することが多い．前頭葉内側面のラクナ梗塞では過活動膀胱*の原因となる．
②橋排尿中枢の障害：両側性に排尿中枢が障害されると排出障害となることが多い．
③橋排尿中枢と仙髄のあいだの障害：障害の部位によって症状に差が認められる．完全な脊髄損傷では急性期には弛緩性麻痺で尿閉となるが，慢性期には痙性麻痺となり仙髄を反射中枢とする新たな排尿反射が形成され，反射性排尿や反射性尿失禁*を呈する．それとともに膀胱収縮時に外尿道括約筋が弛緩しない排尿筋括約筋協調不全(DSD)を呈する．障害部位が後索のみであれば感覚障害，胸髄以下で前索のみの障害であれば排尿抑制投行の障害で蓄尿障害を呈する．
④仙髄および末梢神経の障害：仙髄の障害は骨盤神経と陰部神経のそれぞれの神経核が障害されるため，排尿障害と蓄尿障害の両方が出現する．末梢神経の障害では，骨盤神経と陰部神経の障害程度によって症状が決まる．

脊髄円錐障害と馬尾障害の鑑別

- 脊髄円錐部（紡錘形をした脊髄の最下端は第1〜2腰髄の高さで終わり，そこを円錐部というが，そのあとは糸状の終糸となる）のみが障害されたときの脱落症状として，弛緩性膀胱と尿失禁，失便，インポテンス，騎跨状（サドル状）痛覚脱失（第3，4，5仙髄），肛門反射の消失が認められる．
- 第4腰髄(L4)以下の障害では，さまざまな神経の知覚が神経根支配に一致してさまざまな程度に障害される．馬尾の上部が障害されると，下肢および会陰部に感覚障害が認められる．馬尾の下部が障害されると会陰部のみの近くに脱失がある．

直腸・肛門の神経支配

- 腸壁の拡張により生じる直腸の膨満状態を伝えるインパルスは，骨盤神経叢を介して仙髄（第2，3，4仙髄）へと伝わり，さらにここからより高位の支配中枢へと伝わる．
- 外肛門括約筋は横紋筋からできており，意識の支配下にある．直腸の蠕動は副交感神経（第2，3，4仙髄）により支配されており，内肛門括約筋の弛緩も同様である．排便行為自体は腹圧を高めることにより主に意識的に行われる．

便失禁の障害部位の推定法

- 腰仙部中枢より上位の脊髄横断性麻痺により，排便困難，便秘が生じる．
- 仙髄（第2，3，4仙髄）が障害されると，肛門反射が消失し，失便の状態となり，便を少しずつ漏らすようになる．

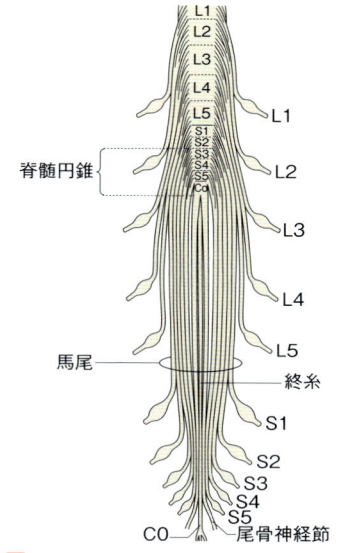

脊髄円錐，馬尾の解剖図

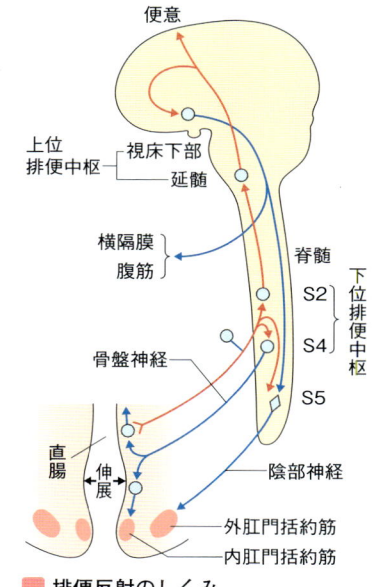

排便反射のしくみ

■日常生活動作(ADL)：activities of daily living　■排尿筋括約筋協調不全(DSD)：detrusor sphincter dyssynergia

Unit 12 しびれ

運動麻痺，感覚鈍麻，異常感覚

しびれとは

- 患者の「しびれ」という言葉は運動麻痺を表している場合と，感覚の異常を表している場合がある．
- 感覚の異常も，感覚の鈍麻・過敏，異常感覚*，錯感覚*などさまざまである．
- 問診により具体的な症状を聞き出し，いずれの異常かを判断する必要がある．

- 運動麻痺：力が入らない，脱力感，物をつかめない，腕が上がらない，など
- 感覚障害：触った感じが異なる，温度を感じにくい，正座のあとのようなびりびり感，膜を1枚はったような鈍い感じ，触っただけでもぴりぴり痛い，など

錐体路の走行と運動麻痺の型

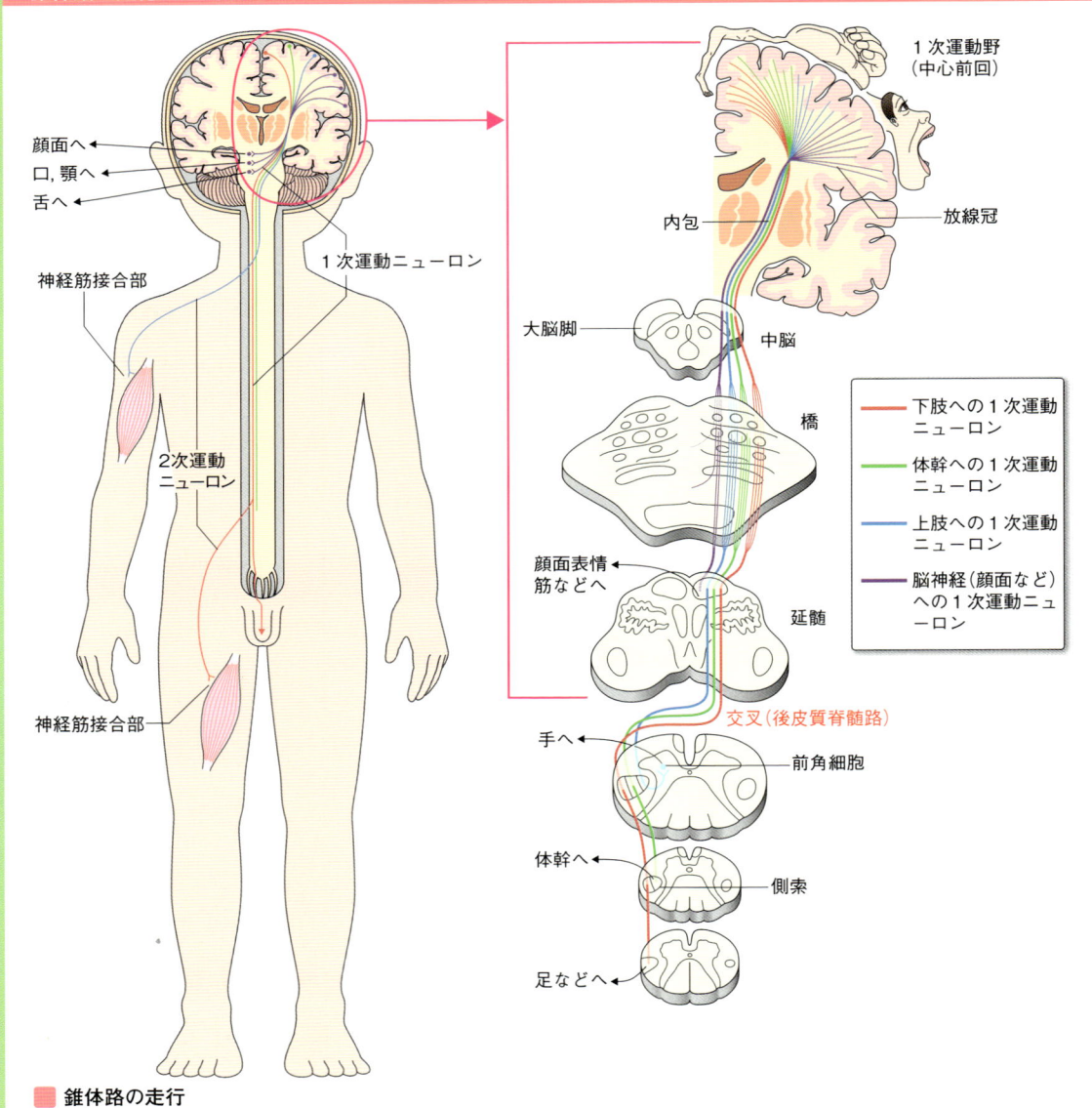

顔面へ／口，顎へ／舌へ／神経筋接合部／1次運動ニューロン／2次運動ニューロン／神経筋接合部

1次運動野（中心前回）／内包／放線冠／大脳脚／中脳／橋／顔面表情筋などへ／延髄／交叉（後皮質脊髄路）／手へ／前角細胞／体幹へ／側索／足などへ

凡例：
- 下肢への1次運動ニューロン
- 体幹への1次運動ニューロン
- 上肢への1次運動ニューロン
- 脳神経（顔面など）への1次運動ニューロン

■ 錐体路の走行

- 運動をつかさどる錐体路は，大脳皮質中心前回の1次運動ニューロン（上位運動ニューロン）に始まり，放線冠，内包後脚，大脳脚，橋を経て，大部分が延髄錐体で対側に交叉する．
- 体幹・四肢筋を支配する運動神経は脊髄側索を通り，各レベルにおいて脊髄前角細胞（2次運動ニューロンまたは下位運動ニューロン）を経て，各筋に達する．
- 運動性脳神経核への1次ニューロンは，錐体交叉以前に交叉性および非交叉性に各脳神経核で終わり，2次ニューロンを経て，顔面・咽頭筋を支配する．
- 錐体路の病変部位により，各パターンの麻痺を呈することとなる．

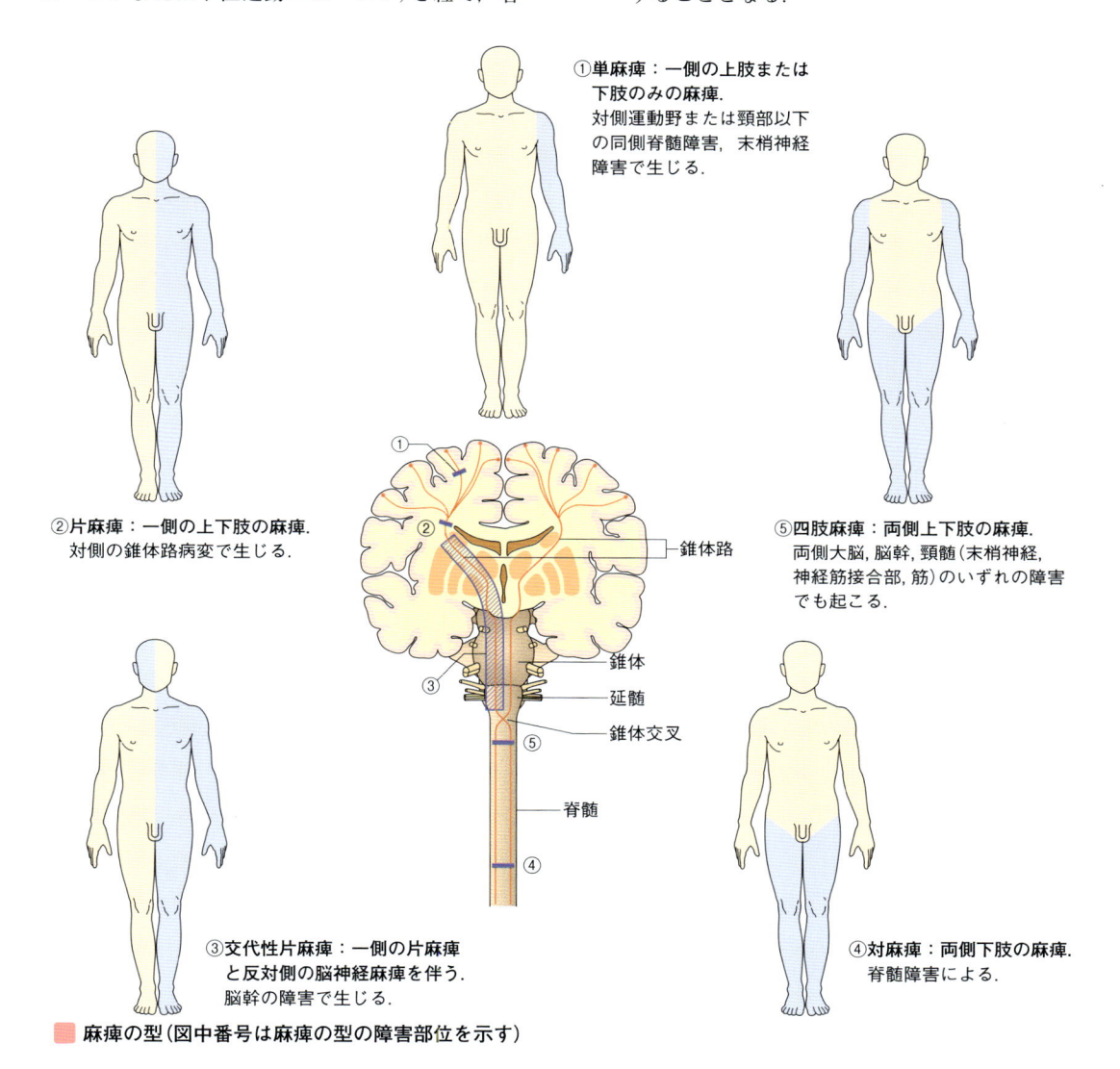

①単麻痺：一側の上肢または下肢のみの麻痺．
対側運動野または頸部以下の同側脊髄障害，末梢神経障害で生じる．

②片麻痺：一側の上下肢の麻痺．
対側の錐体路病変で生じる．

③交代性片麻痺：一側の片麻痺と反対側の脳神経麻痺を伴う．脳幹の障害で生じる．

④対麻痺：両側下肢の麻痺．脊髄障害による．

⑤四肢麻痺：両側上下肢の麻痺．
両側大脳，脳幹，頸髄（末梢神経，神経筋接合部，筋）のいずれの障害でも起こる．

錐体路／錐体／延髄／錐体交叉／脊髄

麻痺の型（図中番号は麻痺の型の障害部位を示す）

用語解説

異常感覚
何も刺激がない状態でもびりびり感，ちくちく感などの不快な感覚が生じている状態

錯感覚
自発的には異常な感覚はないが，触覚などの刺激を加えると，本来とは異なる異常な感覚を感じること

放線冠
大脳皮質と脳幹，脊髄などと連絡する神経線維を投射線維というが，内包より上部では大脳皮質に向けて放射状に線維群が開いていることからこの名がある．

内包
内包はレンズ核（被殻，淡蒼球）と尾状核および視床とのあいだにある線維束の集団で，皮質脊髄路などがある．

感覚異常の分布からみる病変部位

主な感覚障害	原因と病変部位
単一末梢神経障害	単一神経領域に一致した境界の明らかな感覚障害
手袋・靴下型感覚障害	多発性ニューロパチー（末梢神経障害）による．手や足の末梢にとくに強い触覚・痛覚・温度覚障害
ブラウン・セカール(Brown-Séquard)症候群	脊髄半側障害による．同側の病変レベル以下の運動麻痺，深部覚障害と反対側の温痛覚脱失
サドル型(騎跨型)感覚消失	脊髄円錐(p.69参照)障害による仙髄領域の感覚障害
脊髄後索障害	深部覚，触覚が障害される．温痛覚は保たれる．
ワレンベルグ(Wallenberg)症候群	延髄外側梗塞による．病変と同側の顔面の感覚障害と反対側の半身の感覚障害
顔面を含む半身の感覚障害	一側大脳の感覚野，視床の障害による．

■ 主な感覚障害のパターン

デルマトーム（dermatomes：皮膚知覚帯）

- 脊髄の分節性障害，あるいは後根障害による感覚障害では，皮膚分節に限局した障害の分布を呈する〔脊髄の31対の分節と後根（皮膚などの知覚を伝える感覚神経）についてはp.13，145参照〕．

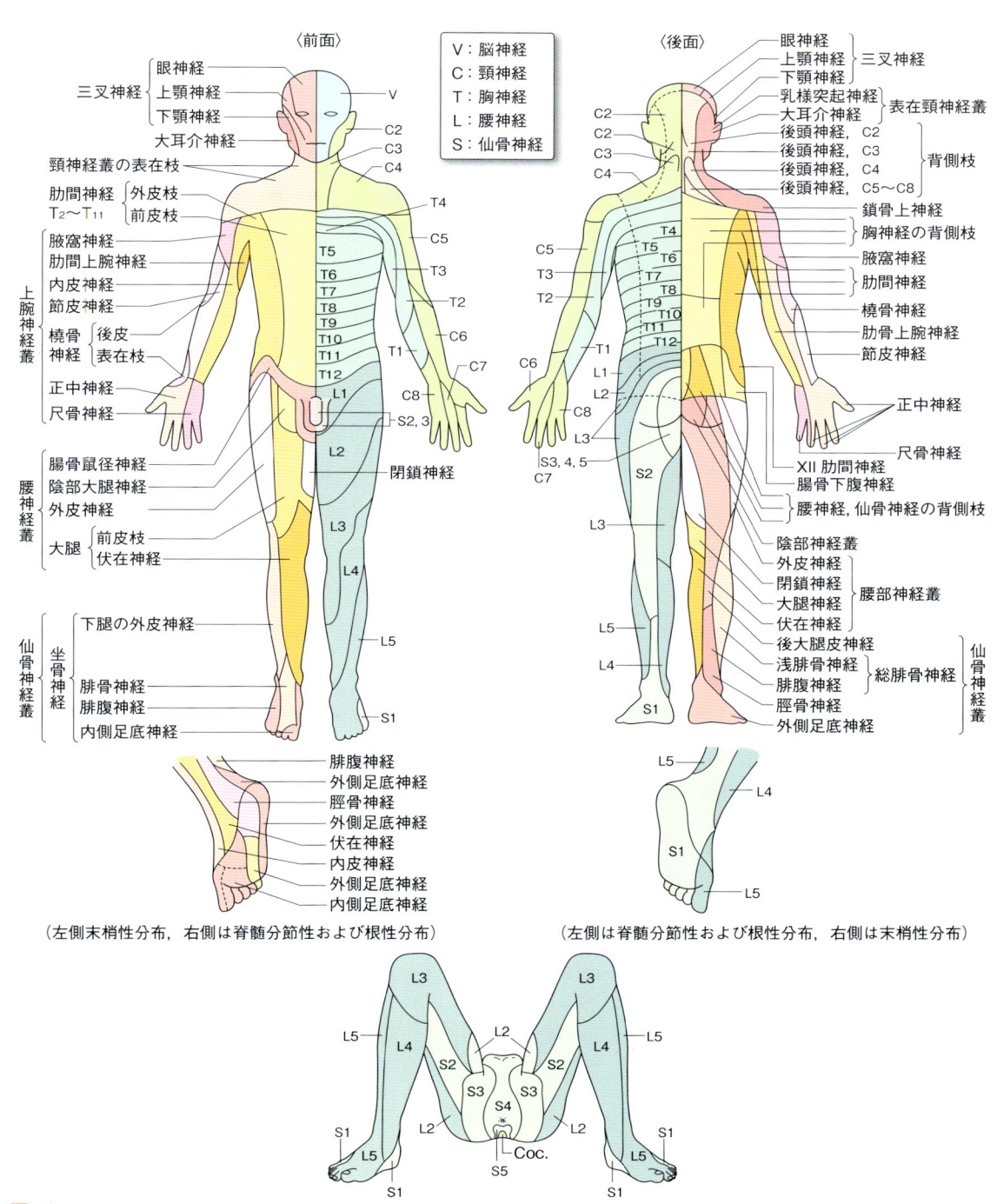

〈前面〉

V：脳神経
C：頸神経
T：胸神経
L：腰神経
S：仙骨神経

三叉神経｛眼神経／上顎神経／下顎神経｝
大耳介神経
頸神経叢の表在枝
肋間神経｛外皮枝／前皮枝｝ T₂〜T₁₁
上腕神経叢｛腋窩神経／肋間上腕神経／内皮神経／筋皮神経／橈骨神経｛後皮／表在枝｝／正中神経／尺骨神経｝
腰神経叢｛腸骨鼠径神経／陰部大腿神経／外皮神経／大腿｛前皮枝／伏在神経｝／閉鎖神経｝
仙骨神経叢｛坐骨神経｛下腿の外皮神経／腓骨神経／腓腹神経／内側足底神経｝｝

腓腹神経／外側足底神経／脛骨神経／外側足底神経／伏在神経／内皮神経／外側足底神経／内側足底神経

（左側末梢性分布，右側は脊髄分節性および根性分布）

〈後面〉

三叉神経｛眼神経／上顎神経／下顎神経｝
乳様突起神経
大耳介神経
背側枝｛表在頸神経叢／後頭神経，C2／後頭神経，C3／後頭神経，C4／後頭神経，C5〜C8｝
鎖骨上神経
胸神経の背側枝
腋窩神経
肋間神経
橈骨神経
肋間上腕神経
節皮神経
正中神経
尺骨神経
XII 肋間神経
腸骨下腹神経
腰神経，仙骨神経の背側枝
陰部神経叢
腰部神経叢｛外皮神経／閉鎖神経／大腿神経／伏在神経｝
仙骨神経叢｛後大腿皮神経／総腓骨神経｛浅腓骨神経／腓腹神経｝／脛骨神経／外側足底神経｝

（左側は脊髄分節性および根性分布，右側は末梢性分布）

■ デルマトーム

第3章 総論・症候
しびれ（運動麻痺，感覚鈍麻，異常感覚）

Unit 13 視野障害

視野障害の原因
- 網膜，視神経，視神経交叉，視索，外側膝状体，視放線，大脳の視覚野である17野（鳥距溝，上下有線野）の障害によって，それぞれ特徴的な視野障害を呈する．

視野伝導路と伝導路の障害部位による視野異常の特徴
- 視覚刺激は網膜を通過して視細胞（錐体と杆体*）を刺激し，双極細胞を経て網膜の最も内側の神経細胞に伝わる．ここから出た神経線維は視神経となり，視交叉で半交叉して外側膝状体に達し，ニューロン（神経細胞）を変えて視放線となり，後頭葉視中枢（視覚野）に達する．
- 視覚伝導路における障害はそれに対応した視野障害を生ずる．障害部位による視野の特徴を示す．

●束状暗点	緑内障性視野異常で生じる．	
●輪状暗点	網膜色素変性症の初期，緑内障でみられる．	
●中心暗点	球後性視神経炎でみられる．	
●両側耳側半盲	視交叉部が下垂体腫瘍などの下方からの圧迫により生じる． →次頁図「B」の障害で起こる．	
●両側鼻側半盲	非常にまれだが内頸動脈硬化症，動脈瘤などでみられる．	
●同側性1/4半盲	視索，マイヤールーフ，後頭葉の鳥距溝より下方の障害でみられる． →次頁図「D₁，D₂」の障害で起こる．	
●黄斑回避のある同側半盲	視野の中心部の黄斑部に相当する視野が残っているもので，皮質中枢障害時にみられる．→次頁図「D₃」の障害で起こる．	
●両側半盲で黄斑回避のあるもの	両側後大脳動脈閉塞による両側後頭葉障害でみられる． →次頁図「D₃とD₄」の障害で起こる．	
●下半半盲	両側後頭葉の障害でみられ，他の神経症状を伴うことが多い． 脳底動脈の血管障害によることが多い．	
●らせん状視野	ヒステリーでしばしば認める．	

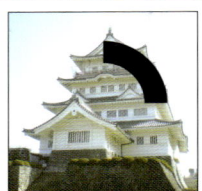

束状暗点

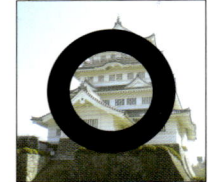

輪状暗点

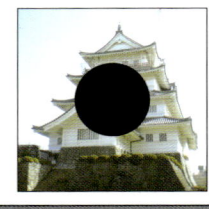

中心暗点

■ 疾患と視野異常

用語解説

錐体と杆体

錐体は明るいところで働き，光の波長を選別する機能（色の識別）がある視細胞．杆体は暗いところで働く視細胞で，光の波長を識別する機能はない．

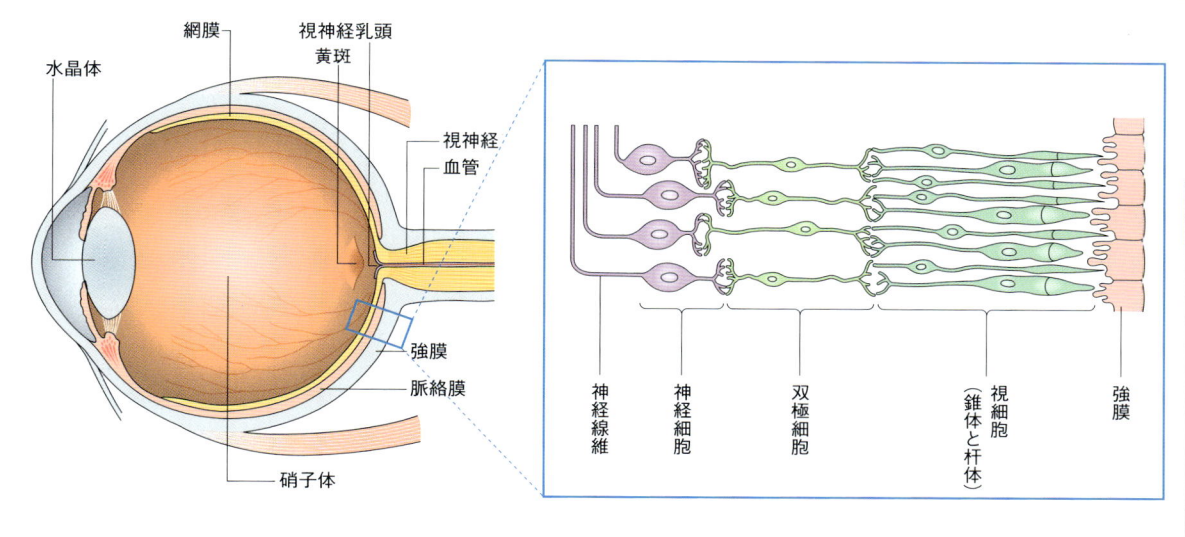

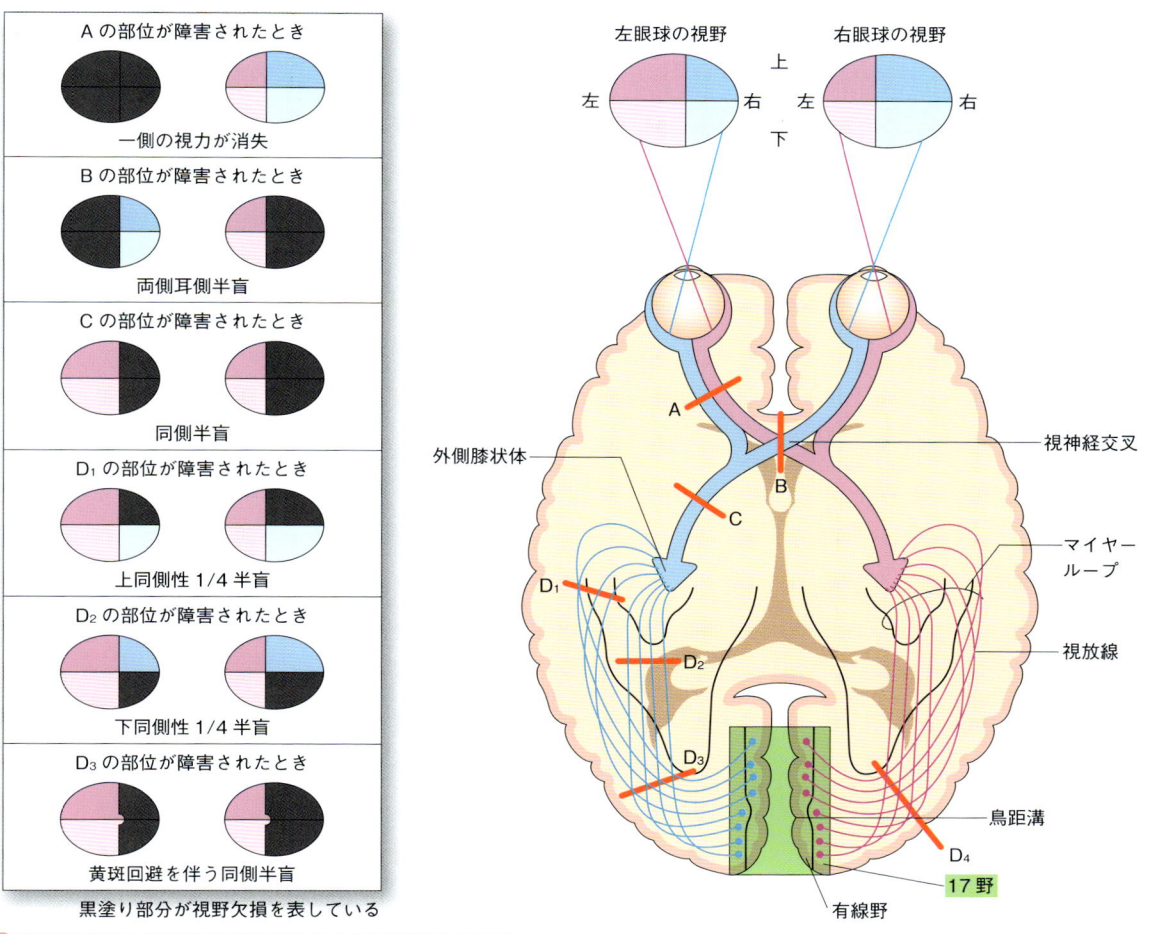

■ **視覚伝導路と伝導路の障害部位による視野異常の特徴**
視覚伝導路の途中で障害が起こると，その部位を通る刺激が視中枢に届かなくなり，視野欠損が起こる（黒塗りのところ）．

Unit 14 頭蓋内圧亢進

頭蓋内圧亢進とは
- 正常の頭蓋内腔は脳実質，血管床，髄液腔からなる．これらのいずれかの容積が上昇したり，または腫瘍，出血などの他物質の存在により頭蓋内容積が上昇すると，骨で閉鎖された空間である頭蓋内腔の圧は上昇し，頭蓋内圧亢進となる．

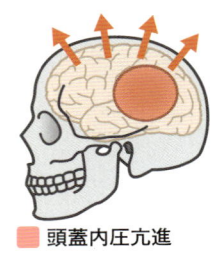

■ 頭蓋内圧亢進

誘因・原因
- 頭蓋内の容積の上昇による圧の上昇
- 脳梗塞による脳の腫脹，脳浮腫，脳出血，水頭症，感染症，脳腫瘍，脳動静脈奇形など

頭蓋内圧亢進でみられる症状
- 頭痛，嘔吐，視力障害（うっ血乳頭）を3主徴という．
- ・頭痛：脳自体は痛みを感じないが硬膜という膜に感覚器があり，そこに圧がかかることにより頭痛を引き起こす．
- ・嘔吐：頭蓋内圧の上昇により嘔吐中枢が刺激され，嘔吐を引き起こす．
- ・視力障害（うっ血乳頭）：頭蓋内圧の上昇により視神経に浮腫を生じ，うっ血乳頭を生じる．うっ血乳頭は眼底検査で確認することができるが，マリオット盲点*の拡大をきたす．マリオット盲点の拡大は視野計測で確認することができる．
- 外転神経麻痺：脳神経の中で支配筋まで最も長い距離を走行している外転神経は，頭蓋内圧の上昇を受けやすい．そのため頭蓋内圧の上昇により外転神経麻痺をきたし眼球の外転障害をきたす（p.65参照）．
- 意識障害：意識障害は頭蓋内圧亢進によるテント切痕ヘルニア（p.78参照）にて引き起こされる．ヘルニアにより脳幹の網様体を圧迫し，意識レベルの低下を引き起こす．
- 頭蓋内圧亢進時の代償機構
- ・徐脈：急激な頭蓋内圧の上昇に特徴的で拍動性の強い徐脈を触診できる．徐脈は血流の増加を抑制する．
- ・血圧上昇：頭蓋内圧の上昇により頭蓋内への血液の流入が困難になり，それを補うために血圧の上昇，脈圧（収縮期と拡張期血圧の差）の上昇をきたす．頭蓋内圧亢進時の徐脈と血圧上昇，脈圧上昇をクッシング現象とよぶ．

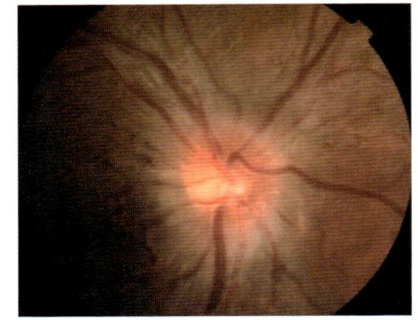

■ うっ血乳頭
（写真提供：日本赤十字社医療センターリハビリテーション科・森本　正氏）

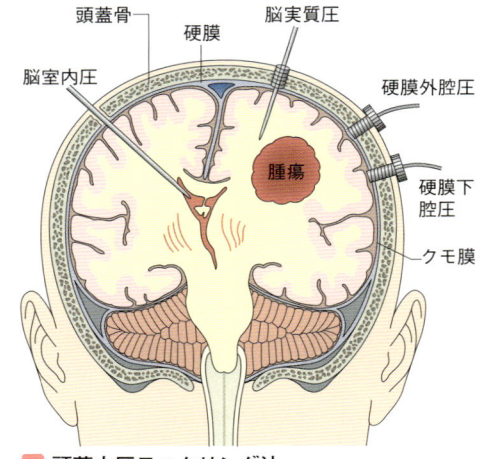

■ 頭蓋内圧モニタリング法

検査・診断
- 眼底検査：頭蓋内圧が亢進すると，視神経や網膜中心静脈を圧迫して視神経乳頭部に浮腫が生じるため，その徴候であるうっ血乳頭の有無を検査する．

- CT，MRI：意識レベルがよい例や頭蓋内圧が漸増している例に対して，脳の変形・シフト，脳室の変形・圧排などを観察する．
- 髄液圧の測定
- ・腰椎穿刺：側臥位で穿刺し，髄液圧を測定する（基準値は50〜200mmH$_2$O）．脳ヘルニアの徴候がみられる場合，あるいは髄液循環が障害されている場合は脳ヘルニアを誘発することがあるので禁忌である．
- ・その他，脳室内，脳実質，硬膜下腔，硬膜上で頭蓋内圧を持続的にモニタリングする方法がある．侵襲的であるため，意識障害やCT，MRIで脳の変形・シフトなどがあり，脳ヘルニア（p.78参照）が危惧される場合に勧められる．

治療

- 原疾患の治療：まず考えるべきは頭蓋内圧の上昇となる原因の除去である．腫瘍ならば摘出し，出血であれば除去する．水頭症に対しては脳室ドレナージ術などが有用である．
- 保存的療法：D-マンニトール，濃グリセリンなどが選択される．これらは高張液であり，血管内にこれらが存在することで脳組織内の水分が血中に移動し，脳実質を脱水する．これにより脳圧の低下をはかる．
- ステロイド療法：副腎皮質ステロイド薬は抗炎症作用があり，脳悪性腫瘍や転移性脳腫瘍による頭蓋内圧亢進に有用である．これは腫瘍に直接作用するのではなく，腫瘍周囲の脳浮腫に対して効果を示す．
- 酸素療法：酸素投与によって酸素分圧を向上し，血流の酸素運搬能を上昇させる．
- 過呼吸（CO$_2$分圧の低下）：頭蓋内容量の中には血管床も含まれる．脳の血管は酸素の欠乏や二酸化炭素の蓄積によって拡張し，十分な酸素があり，二酸化炭素分圧が下降すると収縮する．とくに血管系の反応性はPaO$_2$の上昇よりも，PaCO$_2$の下降に敏感である．したがって呼吸管理を行い，過呼吸状態にすることによって頭蓋内圧を下降させることができる．ただし，この方法による脳圧の下降は一時的（多くは数時間以内）で，24時間以上の効果を持続することはできない．しかし，脳は酸素欠乏に弱く，頭蓋内圧上昇時には酸素欠乏をきたしやすいので，酸素を十分供給するために呼吸管理を慎重に行う必要がある．
- バルビツレート（バルビツール酸系）療法，低体温療法：鎮静薬を使用し，体温を低くすることにより脳の酸素需要量を減少させ脳圧を低下させる．
- 外科的療法
- ・外減圧術：頭蓋骨に窓をつくることで圧を外に逃がす．
- ・内減圧術：脳梗塞などで壊死した組織を除去することで頭蓋内のスペースを確保する．
- ・髄液ドレナージ：急性水頭症など髄液循環の障害により頭蓋内髄液量が上昇した際，チューブを脳室に挿入し髄液を排出する（p.102参照）．

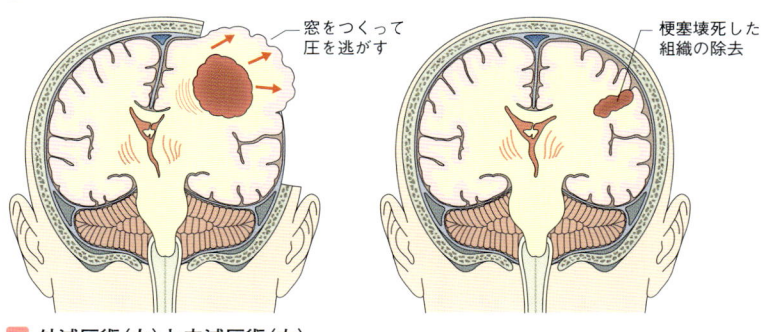

■ 外減圧術（左）と内減圧術（右）

用語解説

マリオット盲点

左右両目とも，見ようとする点より耳側に視野の欠ける部分があるが，これをマリオット盲点という．うっ血乳頭があると，この盲点が拡大していく．

〔例〕左目を隠し，右目のみで●を見つめながら，絵から顔を近づけたり遠ざけたりする．この場合は，●から約10cmのところで右側の●が見えなくなる．

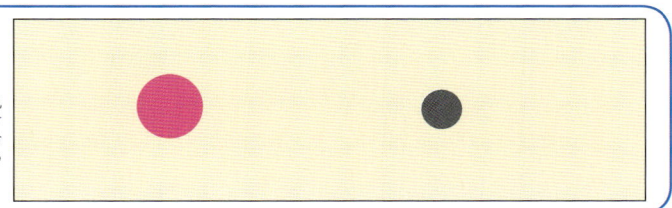

Unit 15 脳ヘルニア

脳ヘルニアとは

- 頭蓋内圧が亢進する病態が基盤にあり，それにより脳実質が偏位を起こす．
- 頭蓋内には大脳鎌・小脳テント・頭蓋骨（とくに大後頭孔）があり，偏位した脳実質，脳神経および血管が，これらの構造物に圧迫されることにより神経症状を引き起こす．

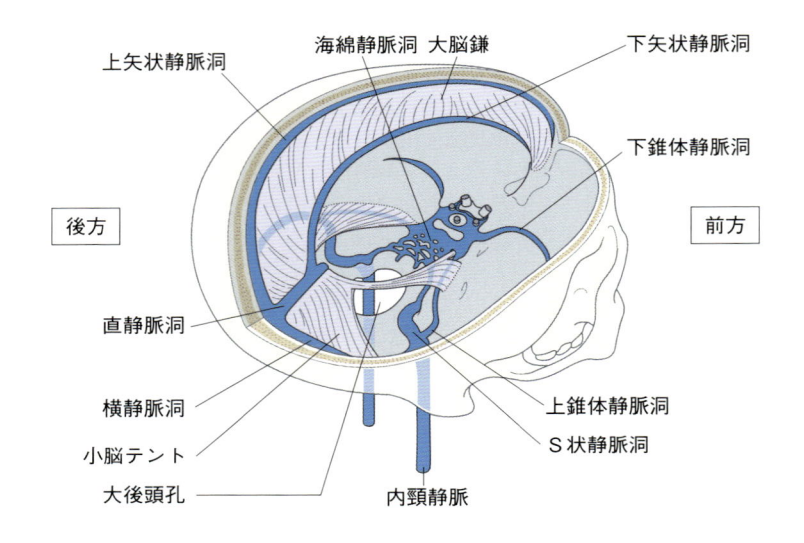

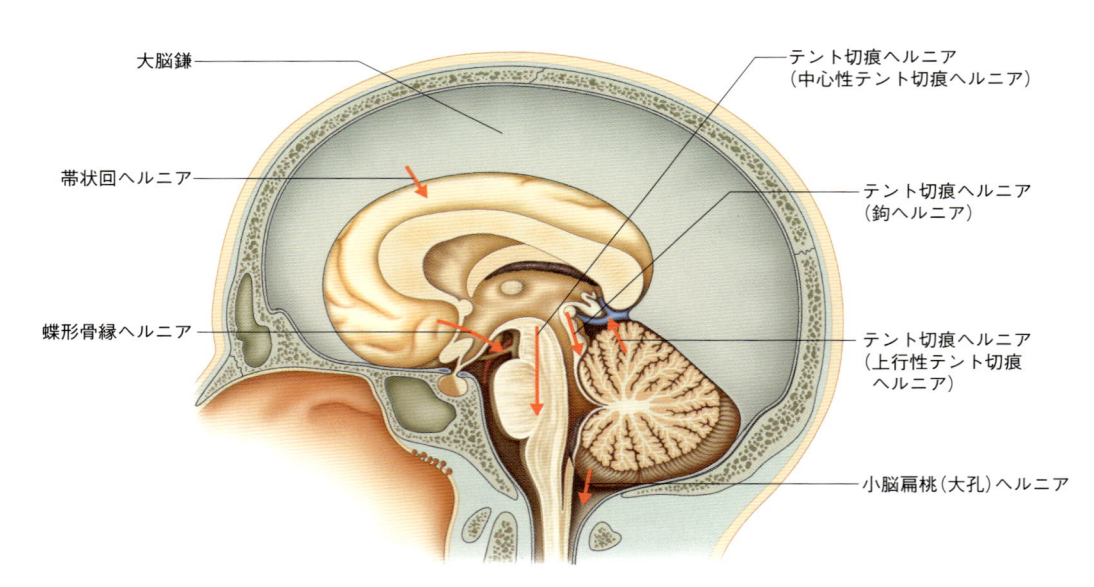

■ 大脳鎌および小脳テント，テント切痕とヘルニアの起こる部位

（上図：松谷雅生ほか：脳血管の構造．月刊ナーシング，29(5)：30, 2009）

原因
- 脳梗塞による脳の腫脹，脳浮腫，脳出血，水頭症，感染症，脳腫瘍，脳動静脈奇形，その他による頭蓋内圧を亢進させる病態により引き起こされる（頭蓋内圧亢進p.76を参照）．

症状
- 圧迫部の脳神経症状，および圧迫された部位の血管の支配領域に神経症状が出現する．

脳ヘルニアの分類
- 帯状回（大脳鎌）ヘルニアは大脳の帯状回が大脳鎌下に嵌入し，テント切痕ヘルニアは側頭葉の海馬・鉤などがテント切痕に嵌入する．小脳扁桃ヘルニアは小脳扁桃が大後頭孔に嵌頓して延髄を圧迫して重篤な障害を起こす．それらの分類と特徴を示す．

■脳ヘルニアの分類と特徴

脳ヘルニア	特徴
帯状回（大脳鎌）ヘルニア	● 主に大脳半球の病変により引き起こされる． ● 前大脳動脈を圧迫し，片側および両下肢の運動・感覚障害をきたす．
テント切痕ヘルニア	● 小脳テントの圧迫により引き起こされる． ● 原因としては大脳半球病変が主であるが，まれにテント下病変が上行性にヘルニアを起こすことにより引き起こされる（上行性ヘルニア）． ● 致命的な症状を引き起こす可能性が高い．
●鉤ヘルニア/海馬回ヘルニア	● 大脳半球の病変により引き起こされる． ● 小脳テントへの陥入部位により鉤と海馬回を区別するが，臨床症状はほぼ同様である．どちらも中脳の圧迫により意識障害，徐脳硬直，呼吸障害をきたし，中脳大脳脚の圧迫により対側の麻痺を生じ，動眼神経の圧迫により瞳孔散大，眼瞼下垂をきたす．
●上行性ヘルニア	● テント下病変の圧が上方に向かい，テント切痕ヘルニアを引き起こす． ● 症状としては鉤ヘルニア/海馬回ヘルニアと変わらないが，このヘルニアによって引き起こされた急性水頭症に対して脳室ドレナージ術を行うと，ヘルニアが悪化するために正確にヘルニアの種類を区別する必要がある．
●中心性ヘルニア	● 大脳半球病変，とくに中心よりの病変にて引き起こされる． ● 脳幹障害による意識障害などは他と同様であるが，とくに中脳被蓋障害により両側の眼瞼下垂，上方注視麻痺，対光反射の消失などをみる．
小脳扁桃（大孔）ヘルニア	● 後頭蓋窩病変で起こりやすい．延髄圧迫により意識障害，呼吸障害をきたし致死的となる．また大孔部髄膜の刺激により髄膜刺激症状をきたすこともある． ● ルシュカ（Luschka）孔またはマジャンディー（Magendie）孔の閉塞により急性水頭症を起こしやすい．

検査・診断
・CT，MRI検査：脳実質の偏位・圧迫所見や原因となる病変が観察できる．
・眼底検査：うっ血乳頭をみることがある（p.76参照）．

治療
- 頭蓋内圧亢進の治療に準ずる（p.76参照）．

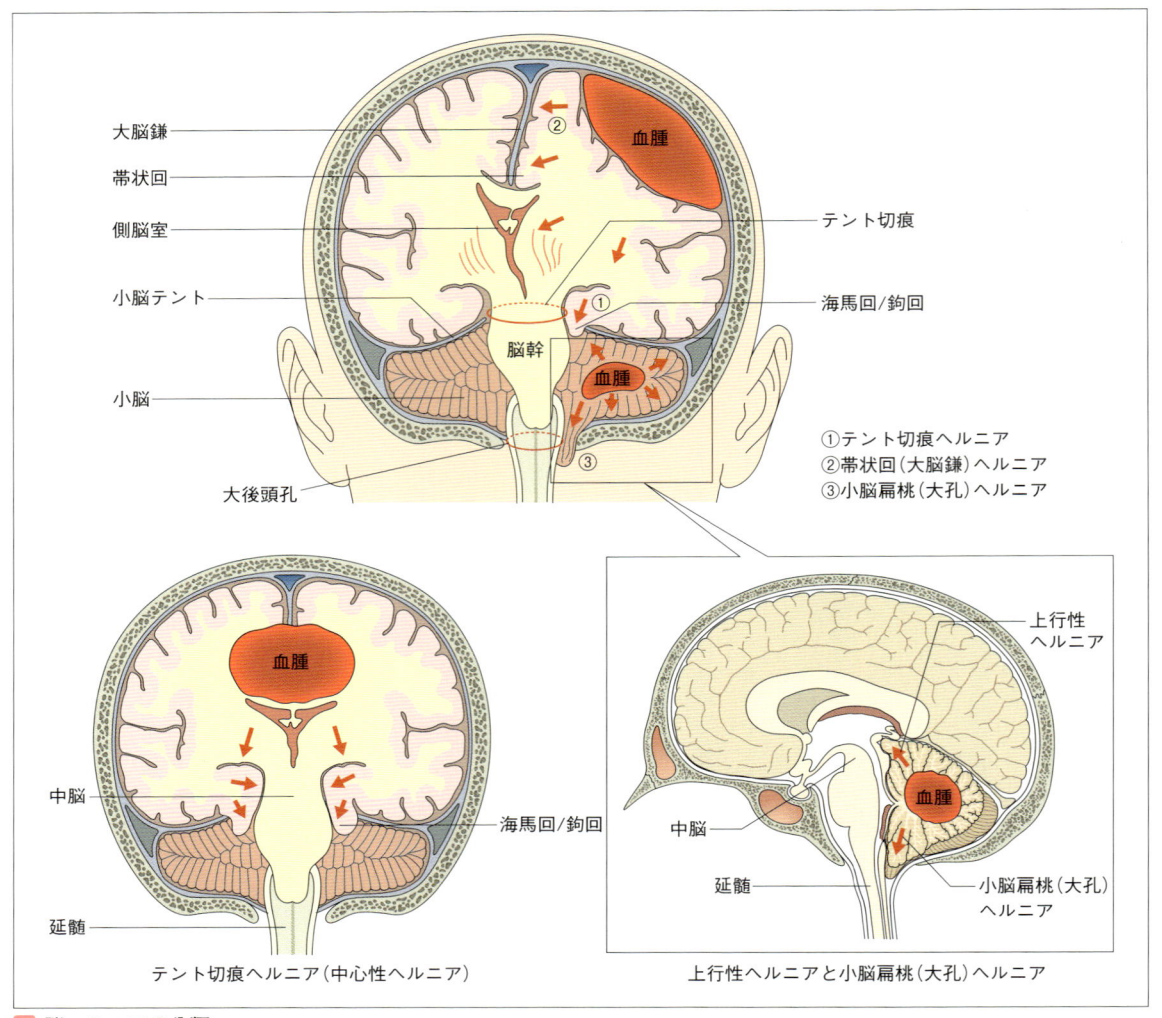

①テント切痕ヘルニア
②帯状回（大脳鎌）ヘルニア
③小脳扁桃（大孔）ヘルニア

テント切痕ヘルニア（中心性ヘルニア）

上行性ヘルニアと小脳扁桃（大孔）ヘルニア

■ 脳ヘルニアの分類
①テント切痕ヘルニア：海馬鉤回がテント切痕へ押し出され，脳幹を側方より圧迫することにより，致命的な症状が引き起こされる．中心性ヘルニアは，脳幹障害による意識障害，両側の眼瞼下垂，上方注視麻痺，対光反射の消失などをみる．
②帯状回（大脳鎌）ヘルニア：主に大脳半球の病変により引き起こされるが，通常は重篤な症状を引き起こさない．
③小脳扁桃（大孔）ヘルニア：後頭蓋窩病変で起こりやすい．延髄圧迫により意識障害，呼吸障害をきたし致死的となる．

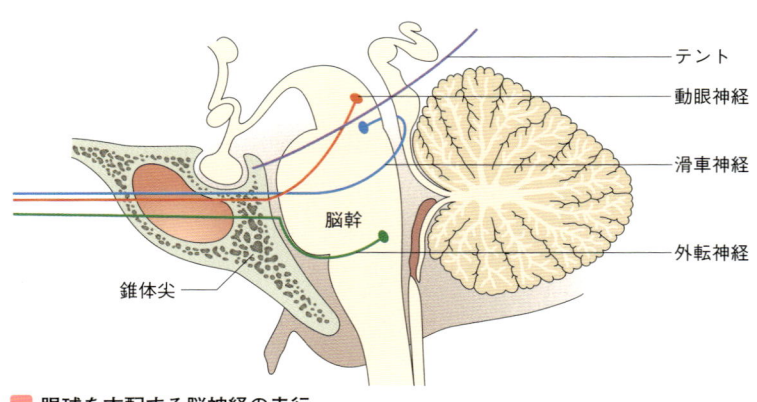

・動眼神経（脳神経Ⅲ）：眼球を上下，内側に動かす，瞳孔の収縮，眼瞼挙上の働きがある．テント切痕ヘルニアが起こると，後大脳動脈とともに動眼神経が下方に引っ張られ，瞳孔に異変が起こる．
・滑車神経（脳神経Ⅳ）：眼球を下内側に動かす働きがある．テント下にあるために，影響は受けにくい．
・外転神経（脳神経Ⅵ）：眼球を外側に動かす働きがある．外転神経は頭蓋内において走行距離が長いため，テント切痕ヘルニアで脳幹が下方に変異すると引っ張られて障害を受ける．

■ 眼球を支配する脳神経の走行

Unit 16 脳死

脳死とは
- 大脳半球から脳幹までも含む全脳機能の不可逆的な停止状態のことである．

大脳死，脳幹死，全脳死
- 大脳は主に運動，感覚，視覚などの機能の中枢であり，脳幹（中脳，橋，延髄）は，生命維持活動（呼吸と循環）を担っている．
- 大脳死：脳幹機能はあまり障害を受けていないが，大脳機能が広範に障害されている状態（自発呼吸はあるが，自発運動は消失している）．これがいわゆる植物状態である．
- 脳幹死：植物状態の逆で，脳幹のみが障害を受け，大脳機能が廃絶していない状態（自発呼吸の停止，昏睡状態であるが，脳波活動が認められる）
- 全脳死：大脳機能に加えて脳幹機能も廃絶した状態（昏睡状態，自発運動消失，脳幹反射消失，自発呼吸停止の状態である）

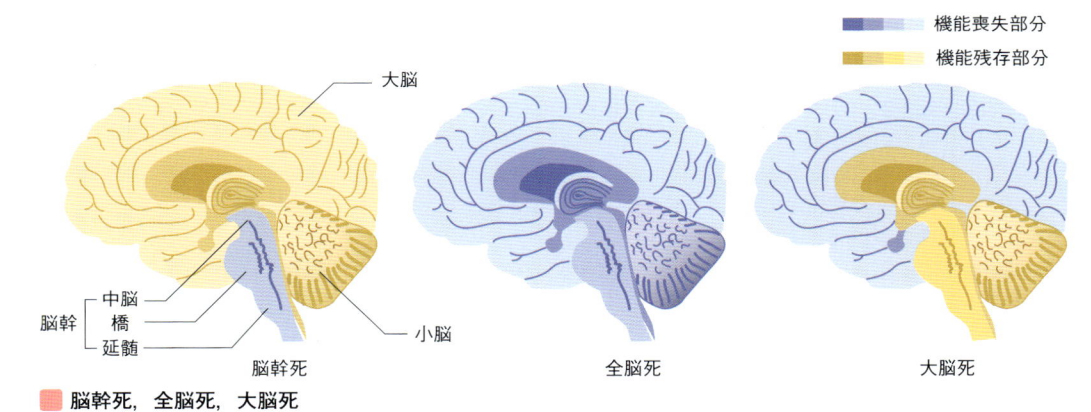

脳幹死，全脳死，大脳死

（松谷雅生ほか監［越智崇］：脳死と脳死判定．月刊ナーシング，29(5)：53，2009）

人の死について
- これまでは，人の死は呼吸停止，心拍停止，瞳孔散大・対光反射消失の「死の3徴候」によっていた．
- 1997年の臓器移植に関する法律により，死者が生前にドナーカードなどの書面において，臓器提供の意思表示をしていた場合にかぎって「脳死」を「人の死」と認めるようになった．これは，心臓，肺，肝臓などの移植は，心臓が動いている脳死状態から提供されないと成功しないからである．
- 2009年の「臓器移植に関する法律」の改正において，「死の3徴候」を原則とし，「脳死」を「人の死に含める」ようになった（ただし，本人や家族が臓器提供にかかわる脳死判定については拒否できる，としている．施行は公布から1年後である）．
- わが国では全脳死を脳死としているが，脳幹死を含めて脳死としている国もある．

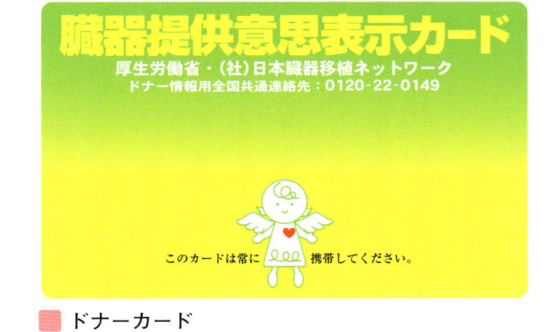

ドナーカード

脳死の判定基準（抜粋）

1）前提条件の確認
- ●器質的脳障害により深昏睡および無呼吸をきたしている症例
  - ・深昏睡とはJCSで300，GCSで3[※1]でなければならない．無呼吸とは検査開始の時点で，人工呼吸器により呼吸が維持されている状態である．
- ●原疾患が確実に診断されており，それに対し現在行いうるすべての適切な治療をもってしても，回復の可能性が全くないと判断される症例
  - ・脳死の原因となる疾患は病歴，治療，経過，検査（とくに画像診断）などから確実に診断されていなければならない．この場合，適応と考えられるあらゆる適切な治療が行われていることが前提である．もし，原疾患を明確にできなければ脳死の判定をしてはならない．

2）除外例

患者が深昏睡，無呼吸であっても，脳死判定に際しては次のような症例を除外しなければならない．
- ●15歳未満の小児[※2]：「臓器の移植に関する法律施行規則（平成9年厚生省令78号）」では医学的観点から6歳未満の患者を除外しているが，法的な本人の意思確認の観点から15歳未満の患者の法的脳死判定は行わない．
- ●脳死と類似した状態になりうる症例
  - ・急性薬物中毒：問診，経過，臨床所見などで，少しでも薬物中毒が疑われるときは脳死の判定をしてはならない．問診ができないときはなおさらである．最も確実な方法は血液中の薬物の定量であるが，いつでもどこでもできるとはかぎらず，定量には時間を要し，薬物の半減期も個人差が大きい．
  - ・低体温：低体温は反射を減弱させる可能性があるので，直腸温で32℃以下の低体温であれば，脳死判定をしてはならない．低体温があればブランケット（体温を維持・管理するためのシート）などで加温する．
  - ・代謝，内分泌障害：肝性脳症，非ケトン性高血糖性脳症，尿毒症性脳症などが代表的であるが，これらにはなお可逆性が期待される場合があるので除外する．
  - ・完全両側性の顔面神経麻痺があるとき
  - ・自発運動，除脳硬直，除皮質硬直[※3]，痙攣が認められるとき

3）生命徴候の確認
- ●体温：直腸温，食道温の深部温が32℃以下でないこと
- ●血圧：収縮期血圧が90mmHg以上であること

4）判定基準
- ●脳死判定は移植に関係のない脳死判定の経験のある2名以上の医師で行い，6時間後にも同所見であることが必要である．なお，脳死判定に先立って臨床的脳死判定する場合は①〜④を確認する．
  - ①深昏睡：JCS300またはGCS3であること
  - ②瞳孔固定：瞳孔径が左右とも4mm以上であること
  - ③脳幹反射（対光反射，角膜反射，網様体脊髄反射，眼球頭反射，前庭反射，咽頭反射，咳嗽反射）の消失．
  - ・したがって失明，鼓膜損傷などでこれらが施行できない場合は脳死判定はできない．
  - ④平坦脳波：刺激を加えても最低4導出で30分以上平坦であること
  - ⑤自発呼吸の消失：100％酸素で飽和したのち人工呼吸器をはずし，動脈血中二酸化炭素分圧が60mmHg以上に上昇することを確認する（60mmHg以上になると脳幹の呼吸中枢が働いていれば自発呼吸が出現する）．脳に影響を与えるため，この無呼吸テストは必ず最後に実施する．
  - ⑥2回目の判定が終了した時刻を死亡時刻とする．

[※1] ジャパン・コーマ・スケール（JCS），グラスゴー・コーマ・スケール（GCS）についてはp.42参照

[※2]「法的な観点からの15歳未満の除外」→2009年の法改正によって「年齢制限なし」となった．
「医学的観点からの6歳未満の除外」→2000年「小児脳死判定基準研究班（厚生省）」は，生後3か月未満の乳児は除外し，それ以上から6歳未満の脳死判定を，「深昏睡」「瞳孔固定」「脳幹反射消失」「平坦脳波」「自発呼吸消失」の5項目の検査で可能とした．ただし，2回行う判定間隔を「24時間以上とする」こととした．判定間隔を24時間以上とするのは，脳死と判定されてから100日以上心臓が動き続けた症例が調査した140例中で4例あったためで，生命力の強さを考慮したということである．

[※3] 除脳硬直，除皮質硬直についてはp.43参照

（厚生省・竹内基準）

Part 2
脳神経疾患の理解

Chapter Intro
脳神経疾患の発症の仕方と時間経過(Decursus Morbi)

Chapter 1　脳血管障害
- Unit 1　脳血管障害・総論
- Unit 2　クモ膜下出血
- Unit 3　脳出血
- Unit 4　脳梗塞・総論
- Unit 5　アテローム血栓性脳梗塞
- Unit 6　ラクナ梗塞
- Unit 7　心原性脳塞栓症
- Unit 8　一過性脳虚血発作
- Unit 9　高血圧性脳症
- Unit 10　もやもや病(ウイリス動脈輪閉塞症)

Chapter 2　脳腫瘍
- Unit 1　脳腫瘍・総論
- Unit 2　脳腫瘍・各論

Chapter 3　脊髄疾患
- Unit 1　脊髄梗塞
- Unit 2　脊髄動静脈奇形
- Unit 3　横断性脊髄炎
- Unit 4　脊髄腫瘍

Chapter 4　頭部外傷
- Unit 1　頭部外傷
- Unit 2　慢性硬膜下血腫・水腫

Chapter 5　水頭症
- Unit 1　水頭症

Chapter 6　感染性疾患
- Unit 1　総論
- Unit 2　ウイルス性髄膜炎
- Unit 3　単純ヘルペス脳炎
- Unit 4　脳膿瘍
- Unit 5　細菌性髄膜炎
- Unit 6　真菌性髄膜炎
- Unit 7　HIV-1関連認知症
- Unit 8　プリオン病

Chapter 7　認知症
- Unit 1　アルツハイマー病
- Unit 2　前頭側頭葉変性症
- Unit 3　脳血管性認知症

Chapter 8　代謝・中毒性疾患
- Unit 1　アルコール性神経障害
- Unit 2　ウェルニッケ脳症
- Unit 3　一酸化炭素中毒
- Unit 4　その他の急性中毒

Chapter 9　末梢神経疾患
- Unit 1　ニューロパチー
- Unit 2　ギラン・バレー症候群
- Unit 3　ベル麻痺(顔面神経麻痺)
- Unit 4　帯状疱疹後神経痛
- Unit 5　三叉神経痛
- Unit 6　圧迫性神経障害(手根管症候群,肘部管症候群)

Chapter 10　脱髄・変性疾患
- Unit 1　多発性硬化症
- Unit 2　パーキンソン病
- Unit 3　脊髄小脳変性症
- Unit 4　多系統萎縮症

Chapter 11　痙攣性疾患
- Unit 1　てんかん

Chapter 12　機能性・自律神経性疾患
- Unit 1　片頭痛

Chapter 13　神経・筋疾患
- Unit 1　筋ジストロフィー
- Unit 2　重症筋無力症
- Unit 3　多発筋炎
- Unit 4　筋萎縮性側索硬化症

脳神経疾患の発症の仕方と時間経過
(Decursus Morbi)

- 脳神経疾患の発症の仕方にはさまざまなタイプがある．
- 起こり方によって，脳血管障害すなわち脳卒中なのか，脳腫瘍なのか，また脳腫瘍のうちでも良性なのか悪性なのかの判断がある程度つけられる．
- 患者を診たときに，また問診した際に，または救急室に家族から電話があった場合，このような初期診断予想はきわめて重要である．一方でその例外もあるので，各疾患についてのバリエーションもよく知っておくべきである．以下に代表的な脳神経疾患の発症様式を示す．各グラフの時間軸の単位が秒分から月〜年まで異なることに注意すること

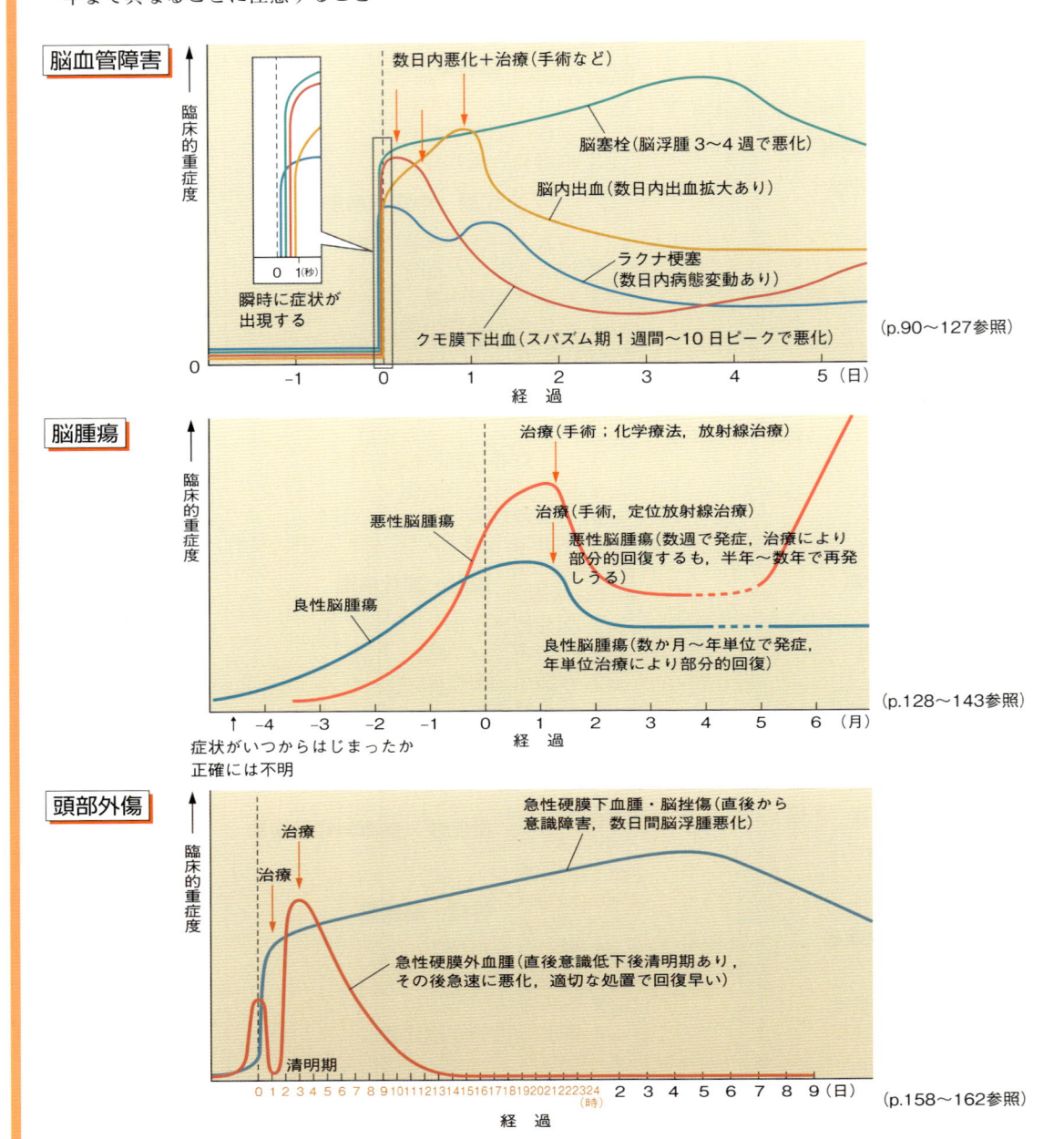

脳血管障害

数日内悪化+治療（手術など）
瞬時に症状が出現する
脳塞栓（脳浮腫3〜4週で悪化）
脳内出血（数日内出血拡大あり）
ラクナ梗塞（数日内病態変動あり）
クモ膜下出血（スパズム期1週間〜10日ピークで悪化）
（p.90〜127参照）

脳腫瘍

悪性脳腫瘍
良性脳腫瘍
治療（手術；化学療法，放射線治療）
治療（手術，定位放射線治療）
悪性脳腫瘍（数週で発症，治療により部分的回復するも，半年〜数年で再発しうる）
良性脳腫瘍（数か月〜年単位で発症，年単位治療により部分的回復）
症状がいつからはじまったか正確には不明
（p.128〜143参照）

頭部外傷

治療
治療
急性硬膜下血腫・脳挫傷（直後から意識障害，数日間脳浮腫悪化）
急性硬膜外血腫（直後意識低下後清明期あり，その後急速に悪化，適切な処置で回復早い）
清明期
（p.158〜162参照）

脳神経疾患の発症の仕方と時間経過 (Decursus Morbi)

脊髄疾患

臨床的重症度

脊髄悪性腫瘍（数週間単位で発症・進行．治療によりいくぶん改善あるが，半年〜数年で再発しうる）
治療
半年〜数年で再発
脊髄良性腫瘍（数か月〜年単位で発症，治療により部分的な回復）
脊髄硬膜動静脈瘻（数か月〜年単位で発症．治療後徐々に部分的に改善）

経過 −4 −3 −2 −1 0 1 2 3 4 5 6（月）
(p.144〜157参照)

急性水頭症

臨床的重症度

急性水頭症（脳梗塞，脳出血，感染，外傷などによる）数日〜数週で急激に発症，治療により迅速に改善

経過 −4 −3 −2 −1 0 1 2 3 4 5 6（日）
(p.166〜169参照)

正常圧水頭症

臨床的重症度

正常圧水頭症（数か月〜年単位で発症，治療後徐々に改善）

経過 −4 −3 −2 −1 0 1 2 3 4 5 6（月）
(p.166〜169参照)

脳炎

臨床的重症度

治療

経過 7 14 21 28（日）
(p.177〜180参照)

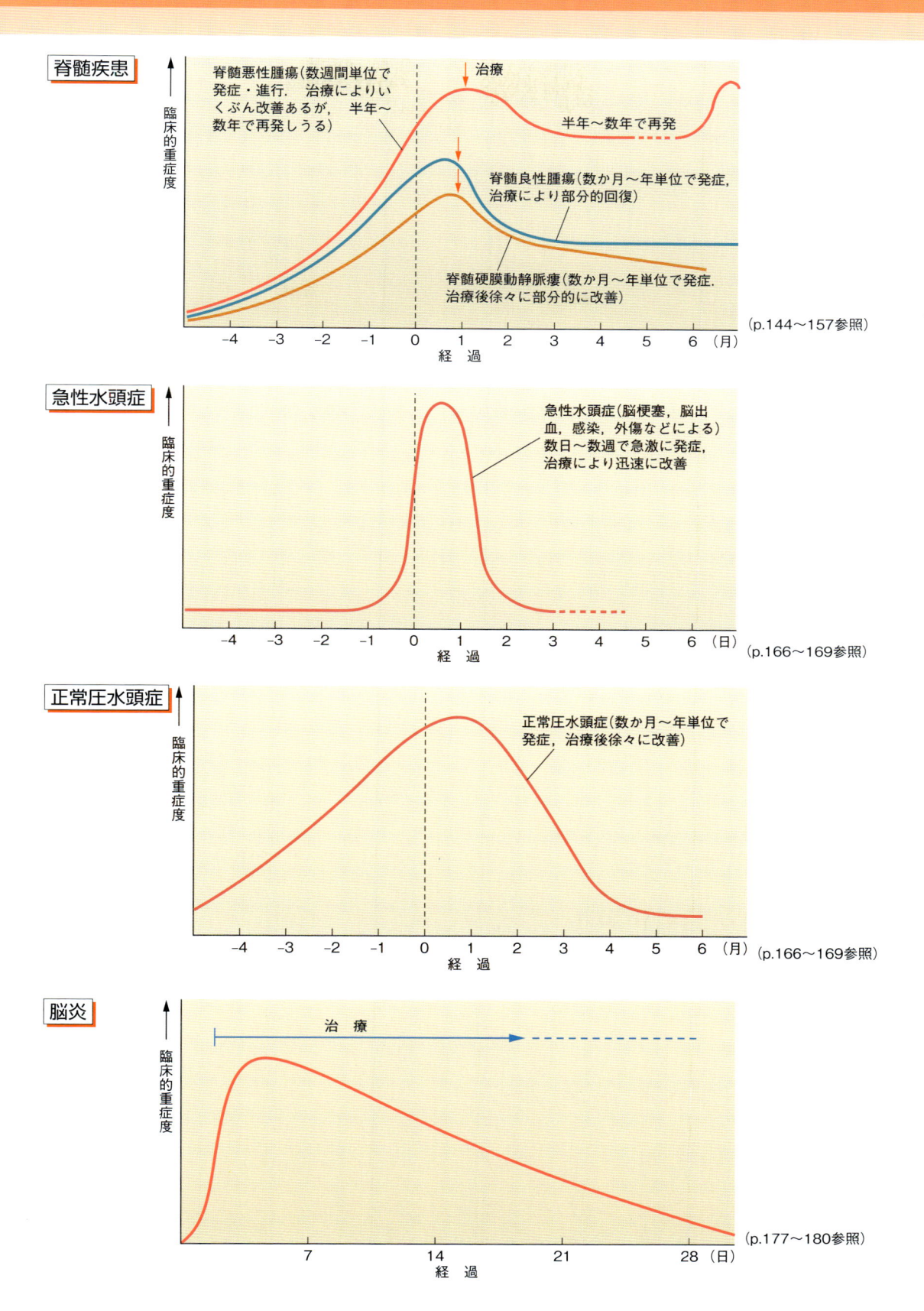

髄膜炎

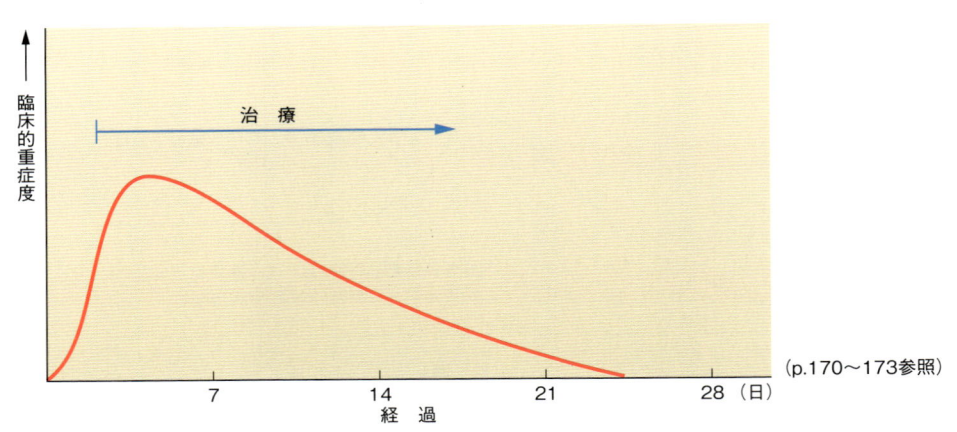

(p.170～173参照)

細菌性，ウイルス性では，治療により週の単位で回復する．結核性，真菌性ではより長い慢性経過をとるものがある．

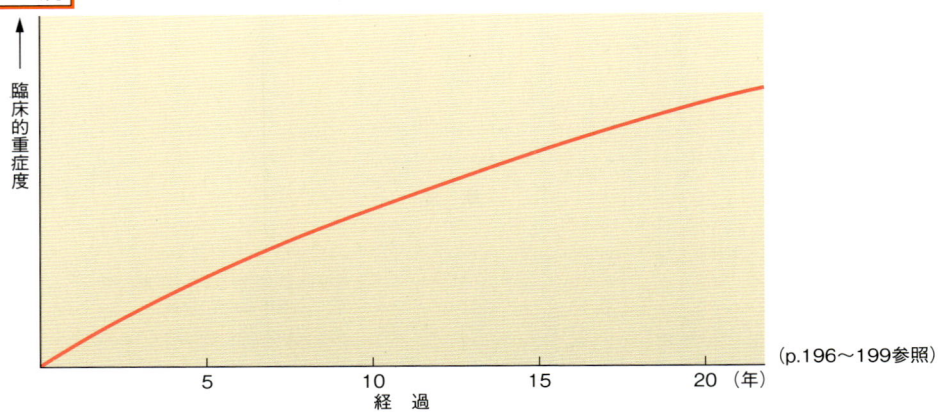

アルツハイマー病

(p.196～199参照)

潜在性に発症し，年余にわたり進行する．

慢性炎症性脱髄性ポリニューロパチー

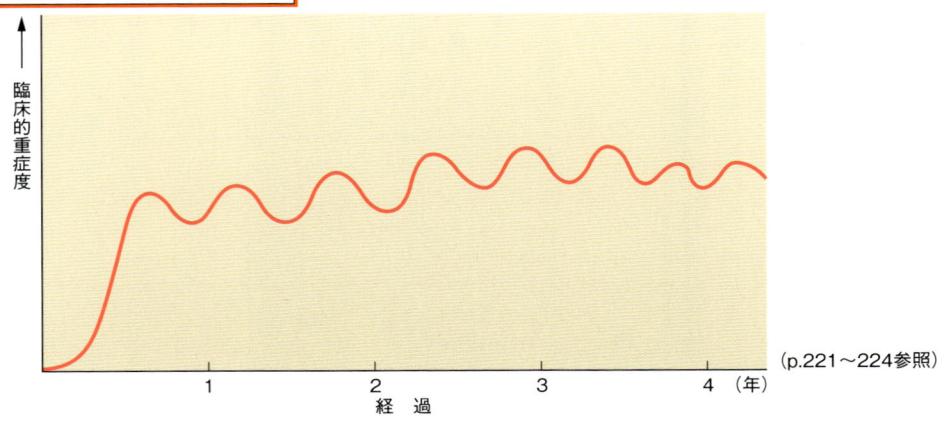

(p.221～224参照)

寛解・増悪あり．

ギラン・バレー症候群

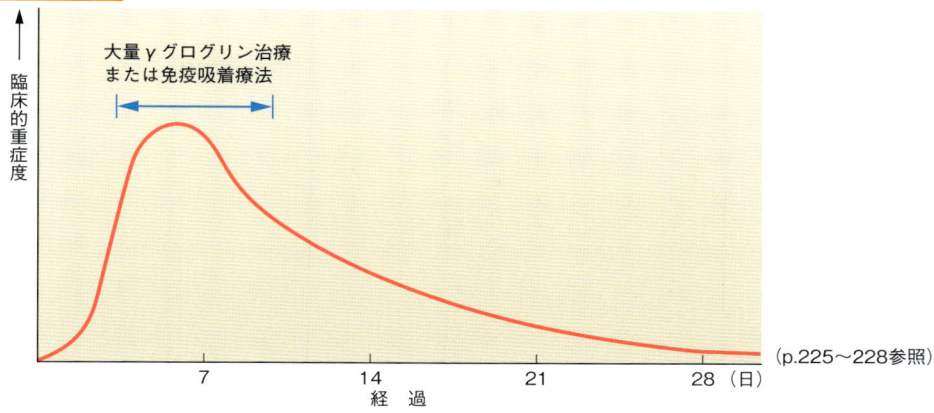

臨床的重症度 / 経過（日）

大量γグログリン治療または免疫吸着療法

（p.225〜228参照）

急性に発症し，適切な治療により，全経過は1か月以内のことが多い．

多発性硬化症

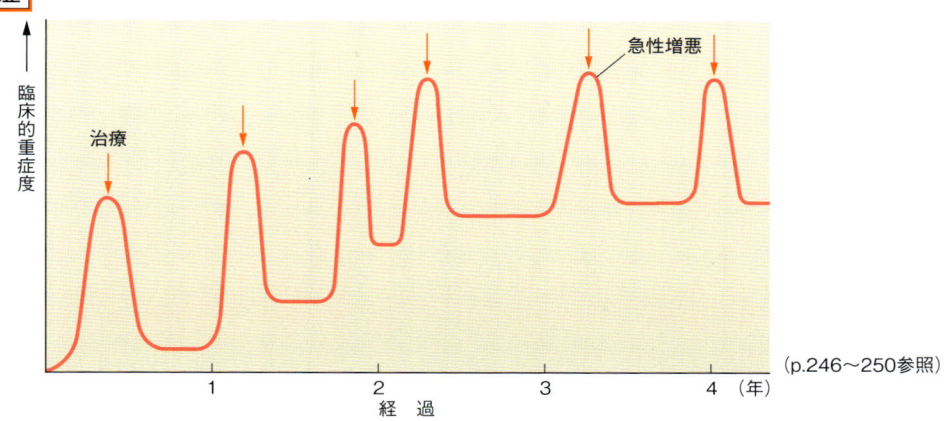

臨床的重症度 / 経過（年）

治療　急性増悪

（p.246〜250参照）

寛解・増悪を繰り返し，次第に障害が蓄積していく．

パーキンソン病

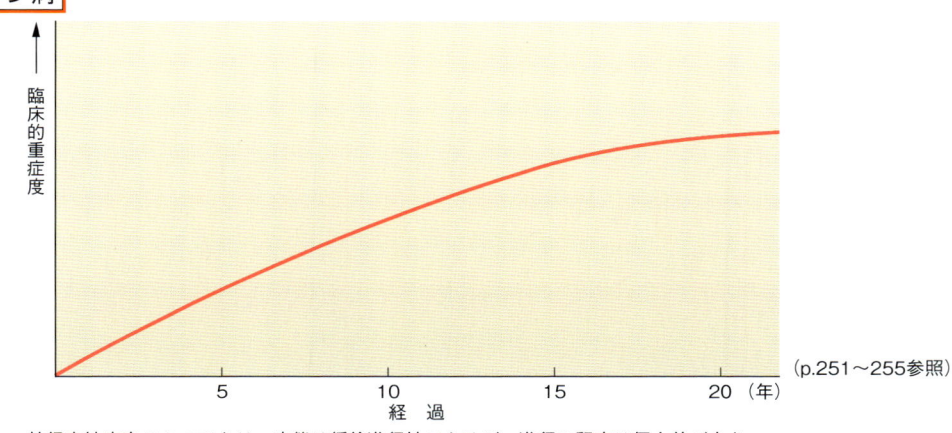

臨床的重症度 / 経過（年）

（p.251〜255参照）

神経変性疾患の1つであり，病態は緩徐進行性であるが，進行の程度は個人差が大きい．

脳神経疾患の発症の仕方と時間経過（Decursus Morbi）

脊髄小脳変性症

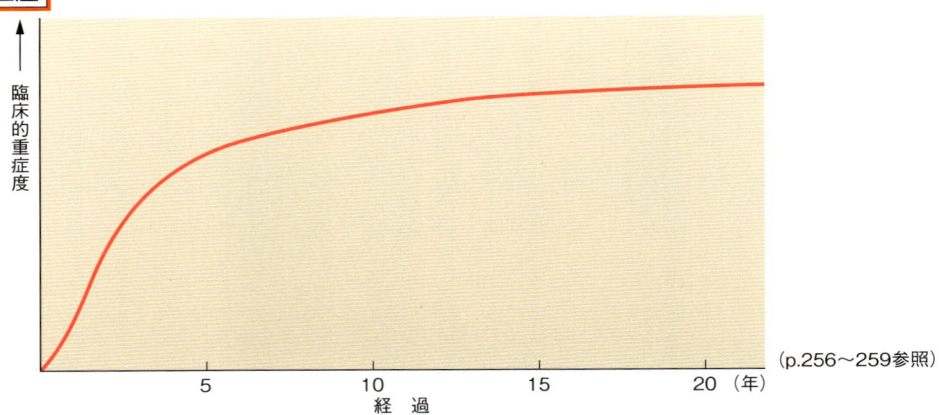

（p.256〜259参照）

神経変性疾患の1つで，遺伝性と孤発性があり，さらにいくつもの病型があるので，進行は各病型により異なるが，10年以内に重篤な状況になるものが多い．

てんかん

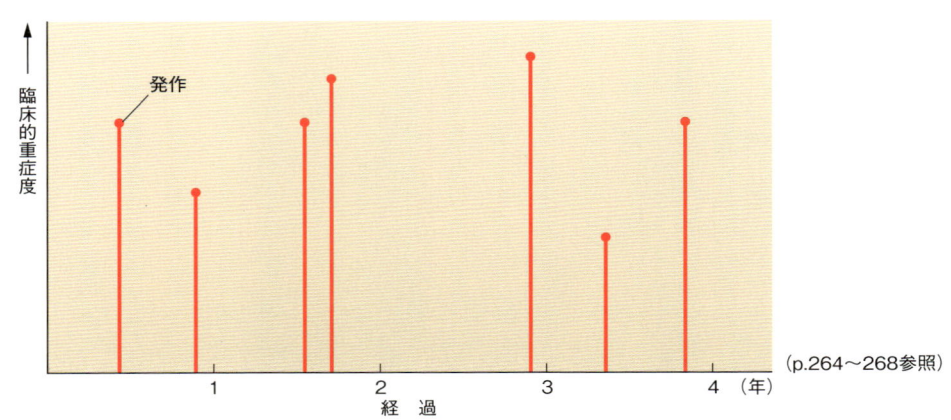

（p.264〜268参照）

個々の発作は疲労やストレスを契機に誘発されることが多いが，きちんと病態に合った治療を行えば，発作は多くの場合抑制できる．

片頭痛

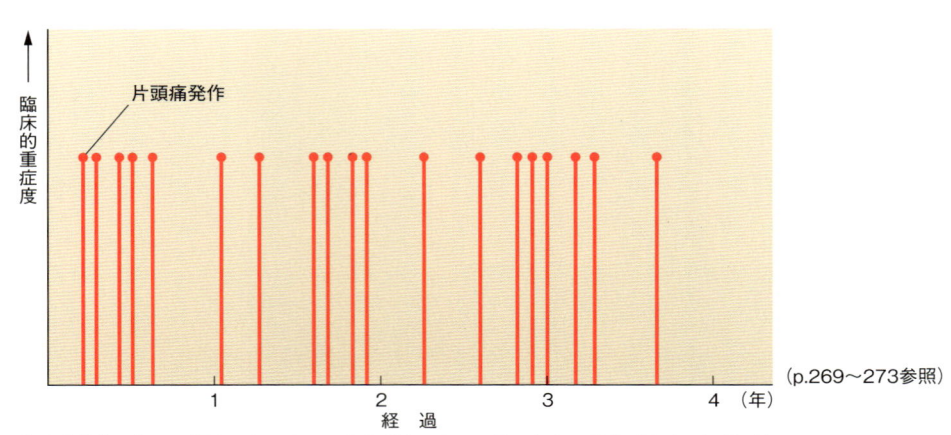

（p.269〜273参照）

片頭痛発作の起こる頻度は人によってさまざまである．若いうちに頻度が高く，年齢が高くなるに従い，発作の頻度が減ることが多い．

筋ジストロフィー症

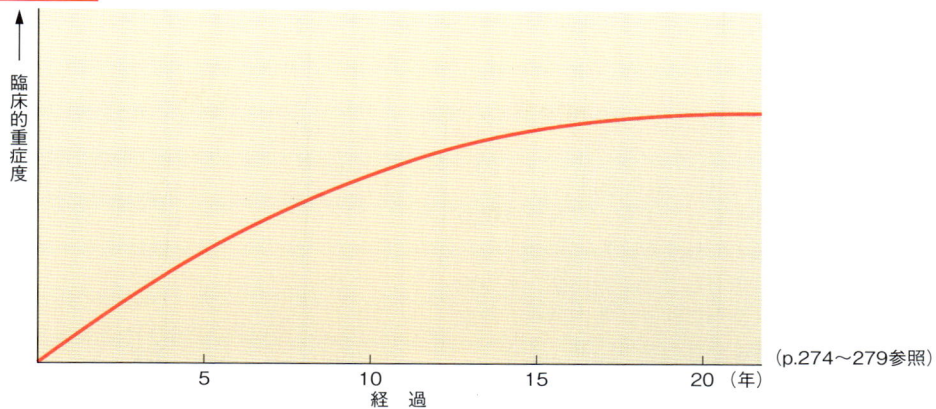

緩徐であるが，症状は年余にわたり進行する．

(p.274〜279参照)

多発筋炎・重症筋無力症など

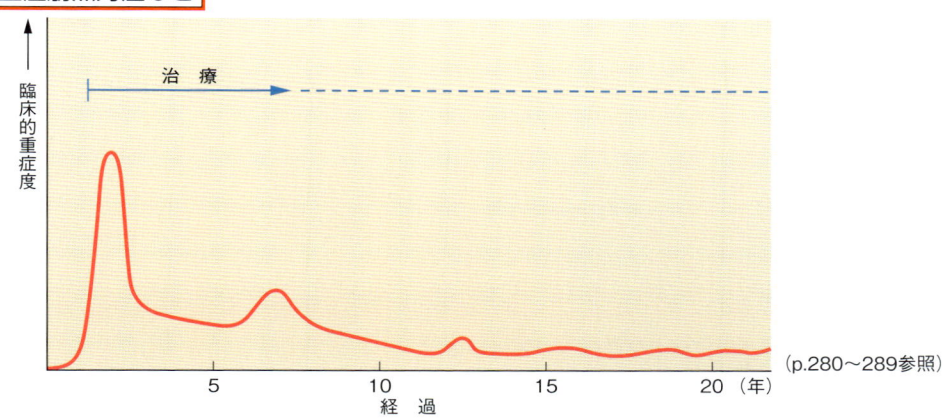

比較的急速に発症し，適切な治療で改善するが，治療はずっと継続する必要があることが多く，ときに増悪をみる．

(p.280〜289参照)

ALS（筋萎縮性側索硬化症）

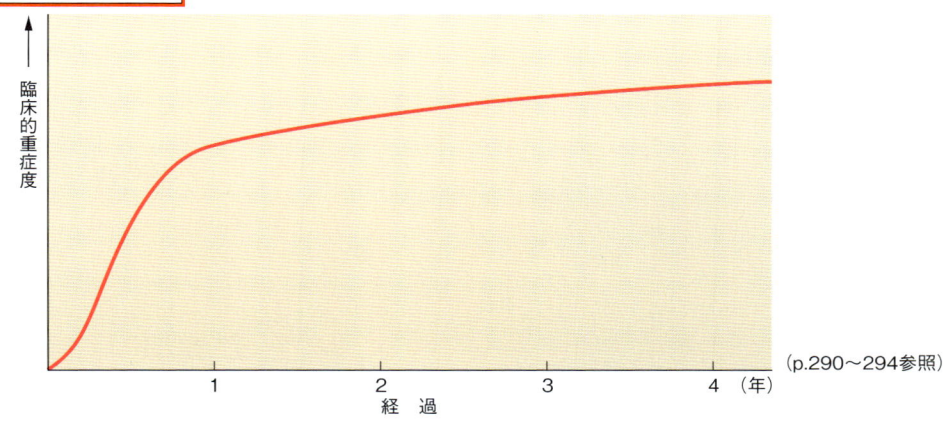

典型例では，症状は発症後比較的急速に進行し，2〜3年以内に重篤となることが多いが，より進行の遅い症状もある．

(p.290〜294参照)

脳神経疾患の発症の仕方と時間経過 (Decursus Morbi)

Unit 1 脳血管障害・総論

脳血管障害(CVD)の病型の分類

- 脳血管障害(CVD)とは，脳を栄養する血管に異常が生じた状態であり，大きく一過性脳虚血発作(TIA)と脳卒中にわけられる．
- 脳卒中は出血性疾患として，脳内出血，クモ膜下出血，脳動静脈奇形に伴う頭蓋内出血，虚血疾患として脳梗塞に分けられている．

■脳血管障害(CVD)：cerebrovascular diseases
■一過性脳虚血発作(TIA)：transient ischemic attack

■脳血管障害の分類

| A. 無症候性 |
| B. 局在的脳機能障害　1. 一過性脳虚血発作(TIA) |
| 　　　　　　　　　　　2. 脳卒中 |
| 　　　　　　　　　　　　a. 経過 |
| 　　　　　　　　　　　　　1)軽快期 |
| 　　　　　　　　　　　　　2)増悪期 |
| 　　　　　　　　　　　　　3)安定期 |
| 　　　　　　　　　　　　b. 病型 |
| 　　　　　　　　　　　　　1)脳内出血 |
| 　　　　　　　　　　　　　2)クモ膜下出血 |
| 　　　　　　　　　　　　　3)脳動脈奇形に伴う頭蓋内出血 |
| 　　　　　　　　　　　　　4)脳梗塞 |
| 　　　　　　　　　　　　　　a)メカニズム |
| 　　　　　　　　　　　　　　　(1)血栓性 |
| 　　　　　　　　　　　　　　　(2)塞栓性 |
| 　　　　　　　　　　　　　　　(3)血行力学的 |
| 　　　　　　　　　　　　　　b)臨床分類 |
| 　　　　　　　　　　　　　　　(1)アテローム血栓性 |
| 　　　　　　　　　　　　　　　(2)心原塞栓性 |
| 　　　　　　　　　　　　　　　(3)ラクナ梗塞 |
| 　　　　　　　　　　　　　　　(4)その他 |
| 　　　　　　　　　　　　　　c)部位による症候 |
| C. 血管性認知症 |
| D. 高血圧性脳症 |

(National Institute of Neurological and Stroke, 1990を改変)

脳血管障害死亡率の年次推移

- がんおよび心臓疾患に次いで第3位となっている．
- 1960年以降減少の一途をたどり，とくに脳内出血死亡率が急激に減少しているが，クモ膜下出血は漸増している．

■主要死因別にみた死亡率(人口10万対)の推移
(厚生労働省：人口動態統計, 2008)

■脳血管障害の死亡率(人口10万対)の推移
(厚生労働省：人口動態統計, 2008)

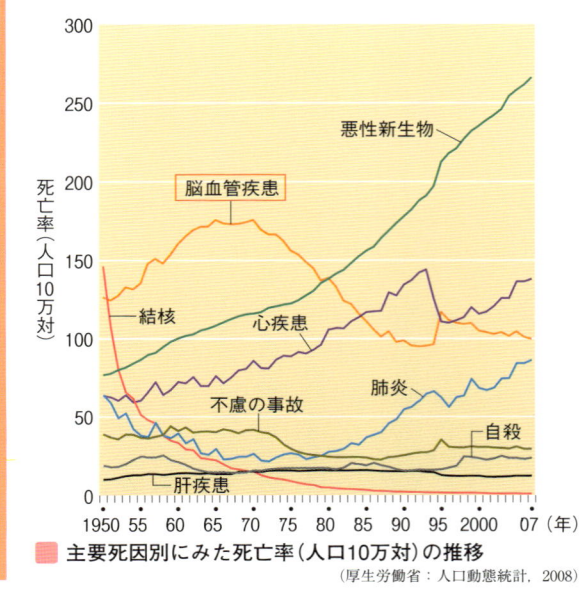

脳血管障害の危険因子

- 脳血管障害の危険因子を示す．

■主な脳血管障害の危険因子

高血圧	●血圧が高いほど脳血管障害の発症が直線的に増加する． ●最大の危険因子といわれている．
糖尿病，脂質異常症	●糖尿病による動脈硬化は明らかであり，適切な血糖コントロール（ガイドラインでは $Hb_{A1c}≤5.8\%$ を目指し，$<6.5\%$ を上限とする）が必要 ●コレステロール低下療法は，脳卒中の発症リスクを低下させることが知られている．
心疾患	●次に示す疾患はすべて心原性脳塞栓症となりうる． ・心房細動 ・心筋梗塞 ・リウマチ性心臓病 ・人工弁置換後 ・心筋炎，心筋症 ・心内膜炎 ・心房粘液腫 ●とくに感染性心内膜炎は感染性動脈瘤形成，破綻による脳出血，クモ膜下出血の原因となりうる．
喫煙，飲酒	●喫煙はラクナ梗塞の有意な危険因子であり，5年禁煙すると非喫煙者と同レベルの脳卒中発症リスクとなるという研究もある． ●アルコールは血液凝固線溶系の障害をもたらし，脳出血のリスクとなりうる．
脳血管障害の既往	脳血管障害の既往がある場合は，再発率が高い．

脳血管障害の診察の手順とポイント

- 脳血管障害の診察の手順とポイントを示す．脳血管障害が疑われたら，表の手順を進める前にまず処置のための人手を集めることが重要である．

■脳血管障害の診察の手順とポイント

1. バイタルサイン，意識レベル（JCS，GCS），瞳孔所見，神経所見を同時に確認する．
   - 血圧が200mmHg以上であれば脳出血やクモ膜下出血を疑う．
   - 徐脈があれば頭蓋内圧亢進による脳幹症状を疑う．
   - 心房細動（Af）があれば脳梗塞を疑う．
   - 刺激を加え，意識レベルを確認するとともに左右の瞳孔所見を確認し，瞳孔不同がないか，眼球位置異常があるか確認する．
   - 自発的に四肢を動かすか，意識障害がありはっきりと所見がわからない場合は腕や下肢を曲げ，その落下具合で麻痺の有無を簡便に判別できる．
2. バイタルサインが不安定であれば，救急のABC（気道の確保，呼吸の補助，循環動態の維持）を優先させる．
3. 病歴を聴取する．
   - 突然の発症（sudden onset）か否か．
   - 発症時刻がわかるか，発症時刻がわかり脳梗塞であれば組織プラスミノーゲン活性化因子（rt-PA）投与ができる可能性がある．
   - 数日前から頭痛や嘔吐，発症の前兆があったかどうか．
   - 不整脈，抗血小板薬や抗凝固薬を内服しているかどうか．
   - これらの病歴は非常に大切である．
4. 病歴を聴取しているあいだに，まずは頭部CT施行し，出血の有無，なければ脳梗塞を疑い，MRIまたはperfusion CTなどでさらなる画像検索を進める．

脳出血と脳梗塞の鑑別

- 我慢できない激しい頭痛，嘔吐，意識障害はクモ膜下出血を疑う．
- 脳出血か脳梗塞かは，画像診断（CTを優先）するまでなかなか判別がつきにくい．
- 一般的に，脳出血の場合は，血圧は異常高値を示し，発症様式は突発的（sudden onset）で，頭痛，意識障害を伴うことが多い．心疾患，とくに不整脈があり，突発的の場合は脳塞栓のことが多い．
- また，時間経過に応じて症状が段階的に進行したり，TIAなどの前兆がある場合は，血栓性または血行力学的な場合が多い．

■脳出血と脳梗塞の鑑別

脳出血	●我慢できない激しい頭痛，嘔吐，意識障害 ●血圧が異常高値を示す ●発症様式は突発的（sudden onset）で，頭痛，意識障害を伴うことが多い． ●日中の活動時に発生することが多い． ●CTの血腫は高吸収域
脳梗塞	●頭痛はないことが多い． ●心疾患，とくに不整脈がある ●突発的の場合は，脳塞栓が多い． ●時間経過に応じて症状が段階的に進行し，TIAなどの前兆がある場合は，血栓性や血行力学的な場合が多い． ●安静時に発症することが多い． ●CTの血腫は低吸収域

Unit 2 クモ膜下出血

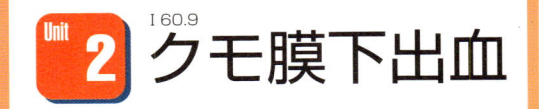

I 60.9

subarachnoid hemorrhage（SAH）

疾患概念
脳や脊髄は外側から硬膜，クモ膜，軟膜の順で包まれている．クモ膜下出血とは，クモ膜と軟膜のあいだのクモ膜下腔に出血が生じた1つの病態をいう．原因はたくさんあり，主なものとして，脳動脈瘤，脳動静脈奇形，高血圧性脳内出血があげられる．

SUMMARY Map

誘因・原因
- 頭蓋内疾患として代表的なものは，脳血管障害では，脳動脈瘤（85～90％），脳動静脈奇形（15％），高血圧性脳内出血，頭部外傷など
- 血液疾患としては，白血病，血友病など

病態
- 脳動脈瘤，脳動静脈奇形，高血圧性脳内出血などの疾患が原因となり，クモ膜と軟膜のあいだのクモ膜下腔に出血が生じた病態

症状・臨床所見
- 脳動脈瘤破裂になるクモ膜下出血の場合は，
  - 「バットで殴られた」，「頭が割れるような」，「雷が落ちたような」などと形容される激烈な頭痛
  - 急激な頭蓋内圧亢進によって，嘔吐を繰り返す．
  - 動脈瘤が破裂した際に意識消失，痙攣発作
  - 片麻痺や動眼神経麻痺，瞳孔不同などの神経脱落症状

検査・診断・分類

CT所見
- 頭部CT検査．CTで確定診断がついた場合，出血源の検査
- 頭部3D-CTA

MRA所見
- MRI，MRA

髄液所見
- 持続的な血性髄液キサントクロミー

脳血管撮影
- 動脈瘤や脳動静脈奇形，解離の有無の確認
- 臨床症状から重症度を分類し，治療方針を決定

治療

内科的療法
- はっきりとした出血源がわからない場合，内科的療法

外科的療法
- 脳動脈瘤が出血源であった場合，再出血予防のための治療として，動脈瘤頸部クリッピング術とプラチナコイルによる塞栓術

予後
- 初診時のクモ膜下出血の予後は，重症度分類と相関関係にある．
- 大まかに分けると，患者の社会復帰は1／3，後遺症を残す割合1／3，治療を受けることなく死亡する1／3

Section 1 誘因・原因

- クモ膜下出血をきたす疾患は非常に多いが，頭蓋内疾患として代表的なものは，脳血管障害では，脳動脈瘤，脳動静脈奇形，高血圧性脳内出血，頭部外傷などである．
- 血液疾患としては，白血病，血友病などがあげられる．

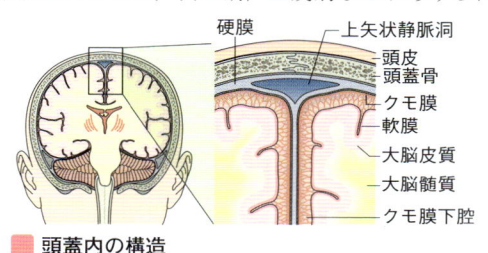

■ クモ膜下出血の主な原因

頭蓋内疾患	脳動脈瘤
	脳動静脈奇形
	高血圧性脳内出血
	頭部外傷
	もやもや病
	硬膜動静脈瘻
	脳静脈洞血栓症
	脳腫瘍
	髄膜炎
	原因不明
血液疾患	白血病
	血友病

頭蓋内の構造（硬膜，上矢状静脈洞，頭皮，頭蓋骨，クモ膜，軟膜，大脳皮質，大脳髄質，クモ膜下腔）

Section 2 症状・臨床所見

発症時症状，その他の徴候

- クモ膜下出血発症時のもっとも特徴的な症状は，いままで経験したことのない頭痛である．この頭痛は，「バットで殴られた」，「頭が割れるような」，「雷が落ちたような」などと形容される激烈な頭痛である．同時に急激な頭蓋内圧亢進（p.76）によって，嘔吐を繰り返すことが多い．
- 頭痛の強さが強調されるが，頭痛の程度は軽くても，その発症が突然の場合にはクモ膜下出血を疑う必要がある．
- 動脈瘤が破裂した際に意識消失をきたしたり，痙攣発作を起こす場合もある．
- 症状が重い場合は意識障害をきたし，片麻痺（手足の麻痺）や動眼神経麻痺（眼瞼下垂，麻痺性外斜視，瞳孔散大），瞳孔不同（左右の瞳孔の大きさが違う）などの神経脱落症状を伴う．

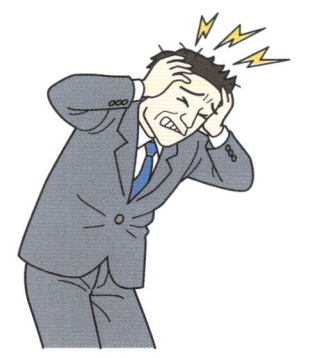

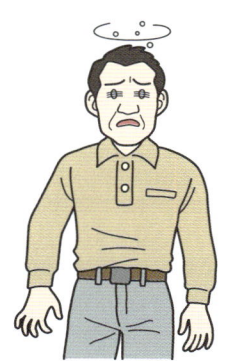

頭が割れるような頭痛　　意識がもうろうとする　　血圧上昇，嘔吐

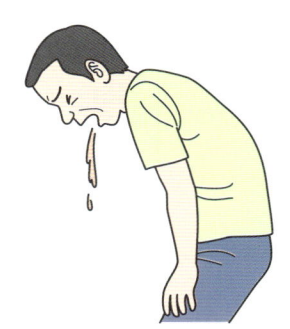

警告症状

- いわゆる典型的なクモ膜下出血を発症したときより，数時間から数日，もしくは数週間前に動脈瘤より微小な漏出（minor leak）をきたし，頭痛を引き起こすことがある．
- この頭痛は警告頭痛といい，軽度な頭痛や目の周りの痛みのため，片頭痛と間違われることがある．
- また，動脈瘤の急速な増大によって頭痛が起こることや，動眼神経麻痺を引き起こすことがあり，とくに動眼神経麻痺は重要な徴候である．
- 頭部CTで微小な漏出（minor leak）は診断できないことが多い．

■ 脳動脈と脳動脈瘤の好発部位

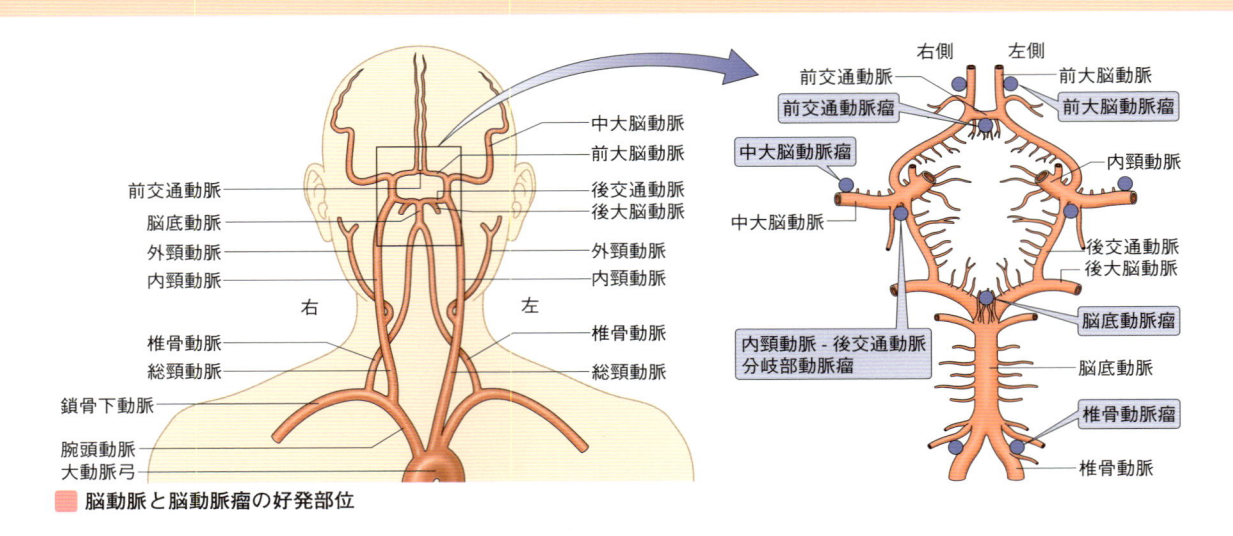

Section 3 検査・診断・分類

診断から治療までのフローチャート

● クモ膜下出血診療ガイドラインによる診断から治療までのフローチャートを示す．

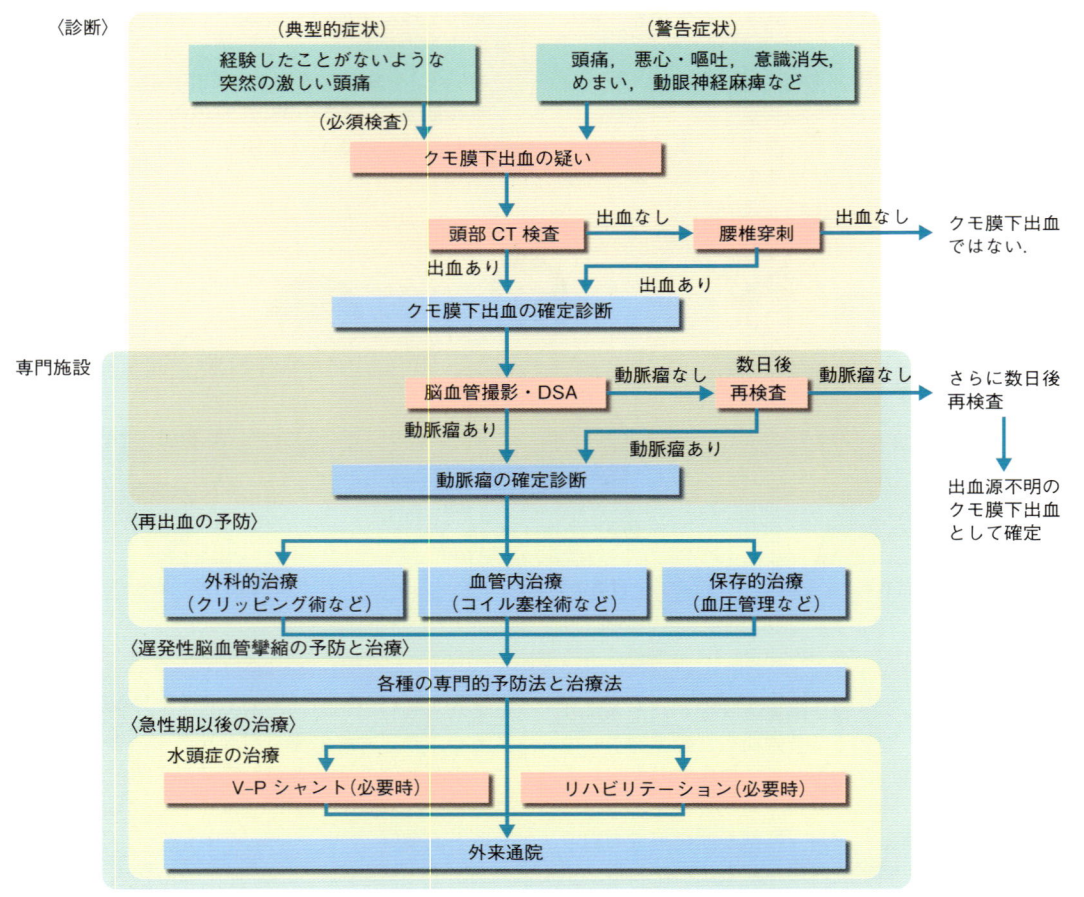

■ 診断から治療までのフローチャート

（厚生科学研究班編：クモ膜下出血（動脈瘤破裂）について．じほう，2004を改変して転載）

CT検査

- クモ膜下出血が疑われた場合，まず施行するのは頭部CT検査である．
- CTで確定診断がついた場合，次に出血源の検査を行う．

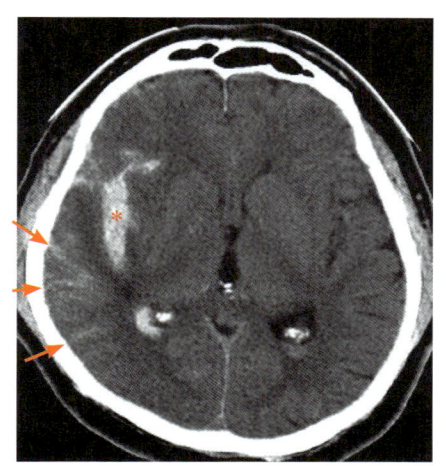

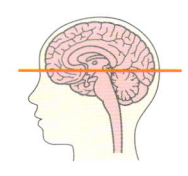

3D-CTA

- 最近では，頭部3D-CTAを施行して，動脈瘤の部位，動脈と静脈の走行を確認する方法がある．

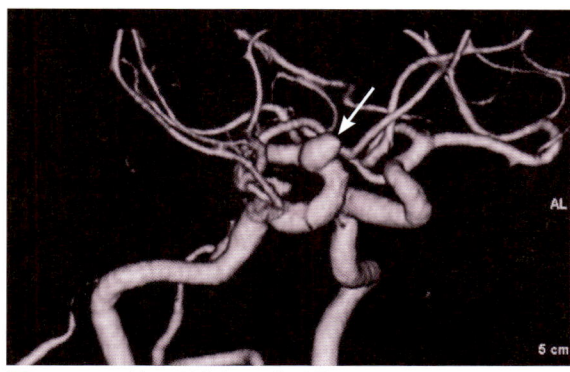

■ **発症当日の単純CT所見**
右シルビウス裂から島（＊）や周囲の脳溝（矢印）などのクモ膜下腔に高吸収域が広がる．クモ膜下出血と診断できる．分布から右中大脳動脈瘤破裂が疑われる．
（写真提供：順天堂大学医学部放射線医学講座・青木茂樹氏）

■ **3D-CTA（左の写真とは別）所見**
内頸動脈動脈瘤が明瞭に描出されている（矢印）．
（写真提供：順天堂大学医学部放射線医学講座・青木茂樹氏）

髄液検査

- 警告出血や数日前の強い頭痛などで発症した場合，頭部CTでクモ膜下出血が診断できない場合がある．その場合，臨床症状でクモ膜下出血が強く疑われる場合（普段とは違う経験したことのない頭痛など）は髄液検査まで行う必要がある．
- 画像上，クモ膜下出血が洗い流されていても，髄液は黄褐色（キサントクロミー）であったり，血性髄液であったりする．その場合は，MRIやMRAもしくはCTアンギオグラフィー（CTA），脳血管撮影を積極的に施行する必要がある．

MRA

- クモ膜下出血を疑った場合に，MRAのみを単独で行う状況は少ない．MRIのFLAIR（フレアー）画像にて，脳表のわずかなクモ膜下出血が写る可能性が高い．
- 同時にMRAにて出血源精査となるが，MRAにて明らかな動脈瘤がわかる場合を除き，出血源の大きさが小さいものに関してはわかりにくいことがある．

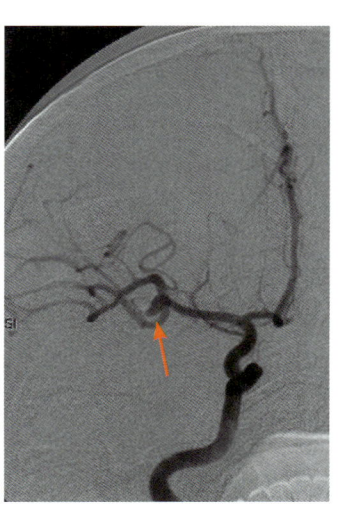

■ **発症直後に行われた脳血管撮影所見**
出血部位の確認と手術適応の決定のため引き続き血管造影が行われ，右中大脳動脈の動脈瘤（矢印）が確認された．その後すぐにクリッピング術が施行された．
（写真提供：順天堂大学医学部放射線医学講座・青木茂樹氏）

Section 4 治療

- 臨床症状の重症度から治療方針を決定する．重症度分類としハントとヘス（Hunt & Hess）の分類，ハントとコスニック（Hunt & Kosnik）分類および世界脳神経外科連合（WFNS）分類がある．
- WFNSによる分類には，グラスゴー・コーマ・スケール（GCS）（p.42）で意識レベルを評価した点数（GCSスコア）を用いる．

■クモ膜下出血の重症度分類（Hunt & Hess, 1968）

グレードⅠ	無症状か，最小限の頭痛および軽度の項部硬直をみる．
グレードⅡ	中等度から重篤な頭痛，項部硬直をみるが，脳神経麻痺以外の神経学的失調はみられない．
グレードⅢ	傾眠状態，錯乱状態，または軽度の巣症状を示すもの
グレードⅣ	昏迷状態で，中等度から重篤な片麻痺があり，早期除脳硬直および自律神経障害を伴うこともある．
グレードⅤ	深昏睡状態で除脳硬直を示し，瀕死の様相を示すもの

■クモ膜下出血の重症度分類（Hunt & Kosnik, 1974）

グレード0	非破壊例
グレードⅠ	意識清明で神経症状のないもの．またあってもごく軽度の頭痛・強直のあるもの
グレードⅠa	意識清明で急性期症状がなく，神経症状の固定したもの
グレードⅡ	意識清明で中等度の強い頭痛・項部強直はあるが，神経症状（脳神経麻痺以外の）を欠くもの
グレードⅢ	意識障害は傾眠，錯乱である．軽度の局所神経障害をもつことがある．
グレードⅣ	意識障害が昏迷，中等度から強度の片麻痺，ときに除脳硬直，自律神経障害の初期症状を示すもの
グレードⅤ	昏睡，除脳硬直，瀕死の状態のもの

重篤な全身性疾患（高血圧，糖尿病，著明な動脈硬化，慢性肺疾患），または脳血管撮影で認められる頭蓋内血管攣縮が著明な場合は，グレードを一段階高くする．

■WFMS（脳神経外科学会世界連合）の分類

グレード	グラスゴー・コーマスケール	神経脱落症状
グレードⅠ	15	－
グレードⅡ	14〜13	－
グレードⅢ	14〜13	±
グレードⅣ	12〜7	±
グレードⅤ	6〜3	±

WFNS：World Federation of Neurological Surgeons Committee

（Teasdale, 1988）

内科的療法

- クモ膜下出血の原因精査をし，はっきりとした出血源が分からない場合，内科的療法となる．
- 点滴にて血圧や血漿量の管理をして，再出血，急性水頭症，症候性脳血管攣縮の発症を乗り切ると，その後の経過は比較的良好である．
- 出血源の精査を繰り返し行うことが必要であり，同部位の再出血を起こした場合は試験開頭術も考慮する必要がある．

外科的療法

- Hunt & Kosnikの分類では，グレードⅠ，Ⅱが手術適応．グレードⅢ，Ⅳでは，臨床症状に改善する傾向が認められれば適応とする．グレードⅤは手術除外であるが，急性水頭症もしくは脳内血腫が意識状態を悪化させているようであれば適応も考慮する．

- 脳動脈瘤が出血源であった場合，再出血予防のための治療として，動脈瘤頸部クリッピング術やトラッピング術，またプラチナコイルによる塞栓術がある．これらが困難な場合はラッピング術も考慮される．
- 年齢，動脈瘤の大きさ，動脈瘤の部位，長時間の麻酔に耐えうる全身状態であるか，急性硬膜下出血や脳内血腫を伴っており，減圧が必要かどうか，などで選択される．

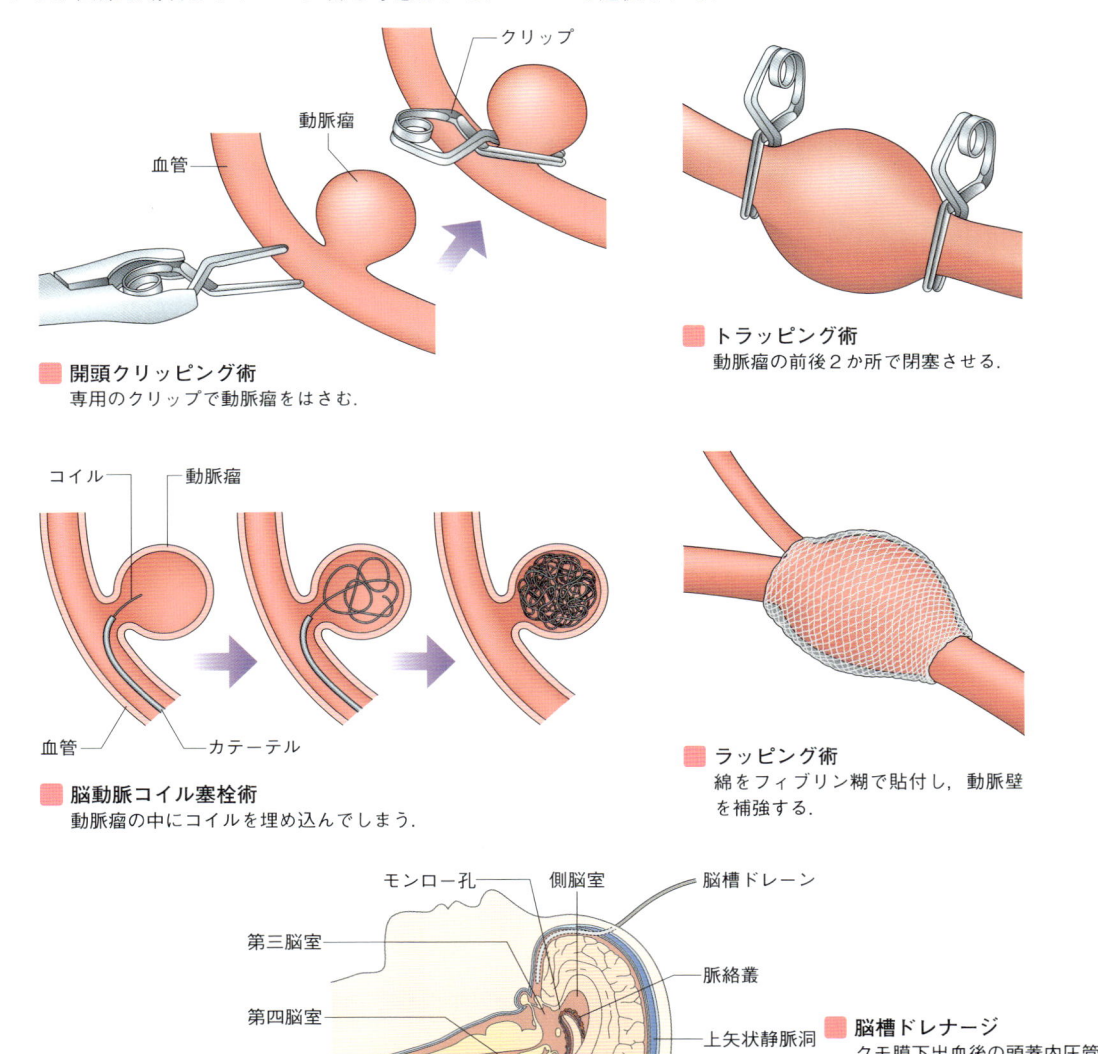

開頭クリッピング術
専用のクリップで動脈瘤をはさむ．

トラッピング術
動脈瘤の前後2か所で閉塞させる．

脳動脈コイル塞栓術
動脈瘤の中にコイルを埋め込んでしまう．

ラッピング術
綿をフィブリン糊で貼付し，動脈壁を補強する．

脳槽ドレナージ
クモ膜下出血後の頭蓋内圧管理に，前頭側頭開頭術によりドレーンを左右視神経のあいだ，あるいは視神経と内頸動脈のあいだにおく．

予後（再発傾向）

- 初診時のクモ膜下出血の重症度によって，予後は大きく変わり，Hunt & Kosnikの重症度分類と相関関係にある．
- 大きく分けて，社会復帰する割合が1/3，後遺症を残す割合が1/3，治療を受けることなく死亡する割合が1/3である．

- 核磁気共鳴画像（MRI）：magnetic resonance imaging
- 核磁気共鳴血管造影（MRA）：magnetic resonance angiography
- CTアンギオグラフィー（CTA）：CT angiography
- フレアー法（FLAIR）：fluid attenuated inversion recovery

Unit 3 脳出血
I64

cerebral hemorrhage

疾患概念
脳出血はわが国では脳卒中の20～30%を占め，欧米の約10%程度と比較すると圧倒的に多い．原因別では高血圧性脳出血とその他の原因に分類される．出血部位別では被殻出血が約35%と最も多く，以下，視床出血が約30%，皮質下出血が約10%，小脳出血や橋出血がそれに続く．好発年齢は60～70歳に多く，男女比では男性に多く女性の約1.3倍程度である．

SUMMARY Map

誘因・原因
- **高血圧性脳出血**とその他（アミロイドアンギオパチー*，脳動静脈奇形*，血管腫，もやもや病，脳動脈瘤破裂など）に分類される．
- 出血部位は被殻，視床，皮質下，小脳，橋などであるが，被殻や橋出血が比較的若年発症であるのに対し，視床出血は有意に高齢で発症する．
- 発症時期は脳梗塞は季節性に乏しいが，脳出血は冬に多い．
- 発症時間は人間の活動時期である午前7時と午後5時に多いという二峰性の特徴を示す．

病態
- 高血圧性脳出血では，**脳穿通動脈**といわれる脳実質内に入り込むことができる血管径が300～700μmの細動脈（**レンズ核線条体動脈**がよく知られている）に，小脳動脈瘤が生じてその破綻が原因とされている．

症状・臨床所見
- **意識障害，片麻痺，呂律不良**，感覚障害，失語など
- 出血部位により特徴がある．

検査・診断・分類
- 巣症状を呈する場合は脳卒中を鑑別するためにCT，MRIなどを順次施行する．
- 血管の異常を確認するためにも3D-CTAや脳血管撮影検査（カテーテル検査）も有用である．

治療

外科的療法	内科的療法
・出血量が多く救命が目的の場合 ・血腫の摘出により症状の改善が見込まれる場合	・外科的療法の適応外

用語解説

アミロイドアンギオパチー（amyloid angiopathy）
アミロイドという線維状の異常タンパクが血管に沈着することで血管が脆くなり出血すると考えられている．皮質下出血の原因としてよく知られ，高齢者で発症率が高い．高血圧の既往がなく脳葉に多発性出血の繰り返しがある場合にはこれを疑う．

脳動静脈奇形（cerebral arterio-venous malformation）
胎生早期に発生する先天異常で，動脈と静脈が毛細血管を介さずに直接吻合（ナイダスといわれる）すること．通常は抵抗の大きい毛細血管床が介在することで動脈と静脈の圧較差を緩衝しているが，直接吻合することで，その部位に大量の血液が流入して出血をきたす．

ホルネル症候群
視床下部から出た交感神経が，第8頸髄，第1～3胸髄→星状神経節→上頸部交感神経節→末梢器官（眼球）へと続くどの部分に障害が起こってもみられる症候群で，瞳孔縮小，眼裂狭小，眼球後退，眼瞼下垂を主症状とする．

Section 1 誘因・原因

- 高血圧性脳出血：脳穿通動脈という血管径が300〜700μmの動脈に小脳動脈瘤が生じ，その破綻が原因とされている．この血管自体に塞栓が及ぶと無症候性脳梗塞やラクナ梗塞となると考えられる．好発部位は被殻，視床，脳幹，小脳などである．
- その他の脳出血：アミロイドアンギオパチー，動静脈奇形，血管腫，もやもや病，脳動脈瘤破裂など．

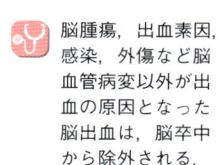

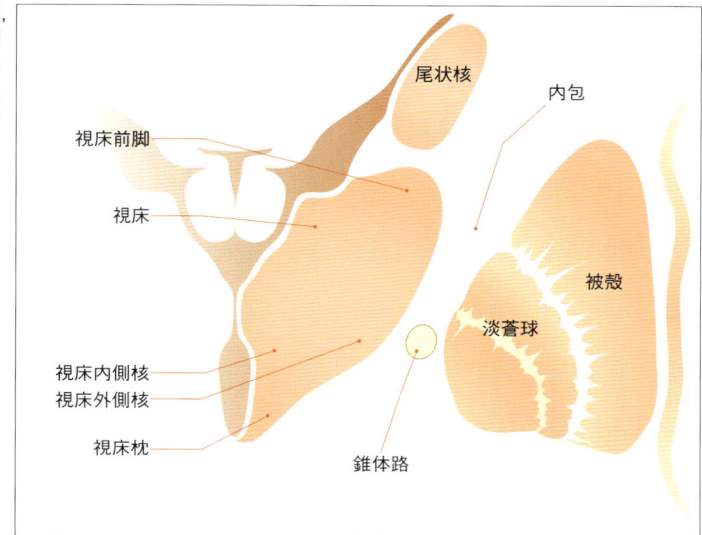

> 脳腫瘍，出血素因，感染，外傷など脳血管病変以外が出血の原因となった脳出血は，脳卒中から除外される．

被殻は錐体外路系の中枢であるため，被殻が障害された場合は不随意運動が起こる．しかし，被殻出血による血腫は，ほとんどの場合，皮質延髄路（錐体路）となる内包も破壊してしまうために，重篤な運動・知覚障害が起こる．

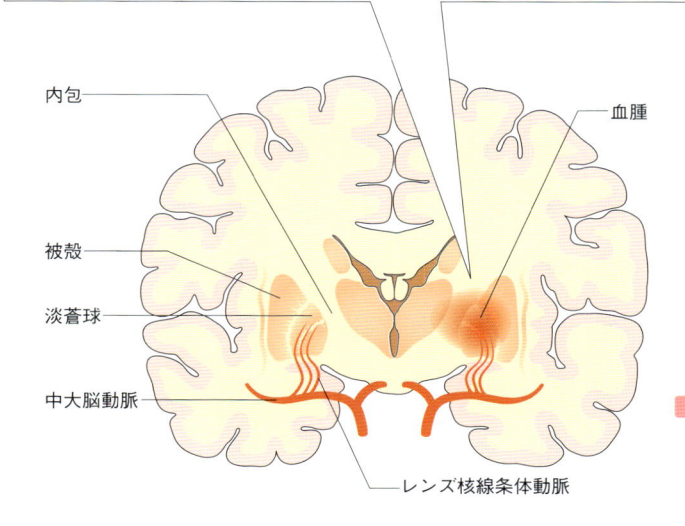

レンズ核線条体動脈の破裂による高血圧性脳内出血（被殻出血）の模式図

Section 2 症状・臨床所見

急性期症状

- 運動麻痺が約80%，意識障害が50%に認められる．脳梗塞と比較すると意識障害は2倍程度で，クモ膜下出血とほぼ同じである．
- 頭痛や嘔吐が脳梗塞では10%程度であるのに対し，脳出血では約30%に認められるのも特徴的である．脳出血の中でもクモ膜下出血は，頭痛が80%，嘔吐は60%にも及ぶ．

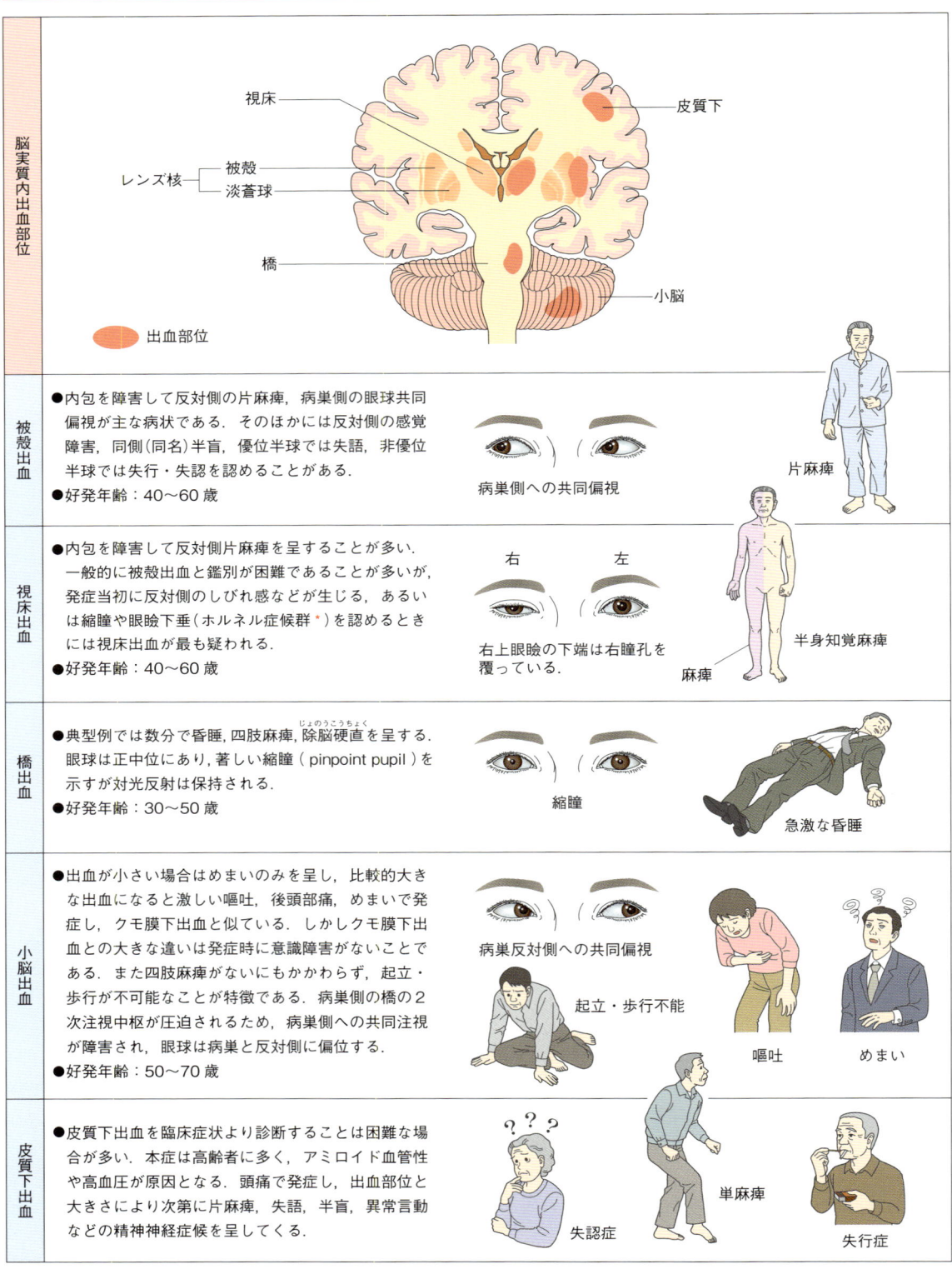

症状による脳出血部位の鑑別

脳実質内出血部位

- 視床
- レンズ核 — 被殻
- 淡蒼球
- 橋
- 皮質下
- 小脳
- 出血部位

被殻出血

- 内包を障害して反対側の片麻痺，病巣側の眼球共同偏視が主な病状である．そのほかには反対側の感覚障害，同側（同名）半盲，優位半球では失語，非優位半球では失行・失認を認めることがある．
- 好発年齢：40〜60歳

病巣側への共同偏視／片麻痺

視床出血

- 内包を障害して反対側片麻痺を呈することが多い．一般的に被殻出血と鑑別が困難であることが多いが，発症当初に反対側のしびれ感などが生じる，あるいは縮瞳や眼瞼下垂（ホルネル症候群*）を認めるときには視床出血が最も疑われる．
- 好発年齢：40〜60歳

右上眼瞼の下端は右瞳孔を覆っている．／半身知覚麻痺／麻痺

橋出血

- 典型例では数分で昏睡，四肢麻痺，除脳硬直（じょのうこうちょく）を呈する．眼球は正中位にあり，著しい縮瞳（pinpoint pupil）を示すが対光反射は保持される．
- 好発年齢：30〜50歳

縮瞳／急激な昏睡

小脳出血

- 出血が小さい場合はめまいのみを呈し，比較的大きな出血になると激しい嘔吐，後頭部痛，めまいで発症し，クモ膜下出血と似ている．しかしクモ膜下出血との大きな違いは発症時に意識障害がないことである．また四肢麻痺がないにもかかわらず，起立・歩行が不可能なことが特徴である．病巣側の橋の2次注視中枢が圧迫されるため，病巣側への共同注視が障害され，眼球は病巣と反対側に偏位する．
- 好発年齢：50〜70歳

病巣反対側への共同偏視／起立・歩行不能／嘔吐／めまい

皮質下出血

- 皮質下出血を臨床症状より診断することは困難な場合が多い．本症は高齢者に多く，アミロイド血管性や高血圧が原因となる．頭痛で発症し，出血部位と大きさにより次第に片麻痺，失語，半盲，異常言動などの精神神経症候を呈してくる．

失認症／単麻痺／失行症

■ **症状による脳出血部位の鑑別**
どの部位の出血か症状の程度は血腫の大きさと微妙な部位の違いによる．血腫が小さければほとんど無症状のこともある．

Section 3 検査・診断・分類

- 頭部CT検査：以下の診断に有用で，発作の急性期にはとくに有効である．単純CTでは出血部位は高吸収域，周囲の浮腫は低吸収域を示す．
- ・血腫の部位，大きさ
- ・周囲の脳浮腫の状況，テント切痕ヘルニアの有無
- ・合併するクモ膜下出血，脳室内出血
- 頭部MRI検査：軽微な場合などの補助検査に用いる．
- 脳血管撮影：通常は行われない．超急性期に行うと，レンズ核線条体動脈などの出血血管から造影剤の漏出が起こることがある．

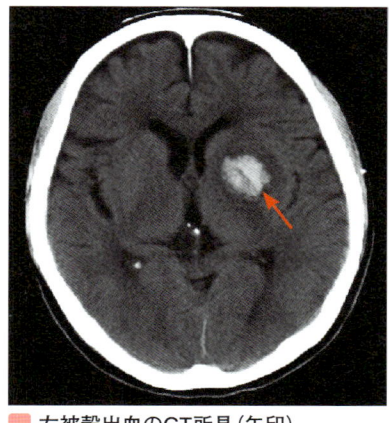

■ 左被殻出血のCT所見（矢印）

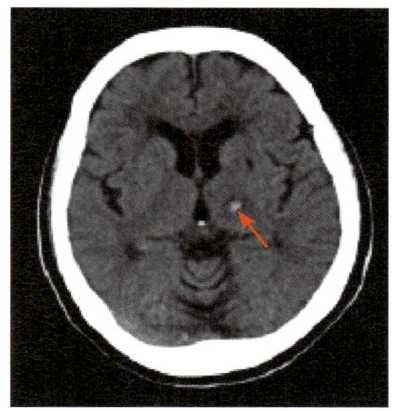

■ 左視床出血のCT所見（矢印）

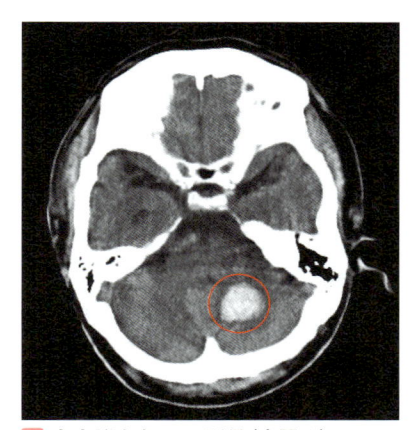

■ 左小脳出血のCT所見（赤囲み）
（写真提供：会津中央病院脳神経外科・前田佳一郎氏）

Section 4 治療

救急処置

- 呼吸管理：脳内出血の患者は舌根沈下や失調性呼吸を呈していることがあり，種々の呼吸管理が必要となる．$PaCO_2$が上昇すると血管床が増大し頭蓋内圧亢進をきたすので，$PaCO_2$は$45±5$mmHgで管理する必要がある．ときに自発呼吸が減弱あるいは消失している場合は気管挿管が必要になる．
- 血圧管理：脳内出血を伴う患者は来院時血圧が異常に上昇している場合が多い．すぐに静脈ラインを確保し，血圧を150mmHg以下にコントロールできるように降圧薬を投与する．ただし，高齢者の場合，血圧の低下に伴う脳循環量の減少により意識障害をきたす場合があるので，来院時血圧の80％程度に抑えるという考え方も普及している．
- 脳浮腫管理：重症脳内出血では脳浮腫の進行により脳ヘルニアを起こす危険性がある．高浸透圧溶液（濃グリセリン，D-マンニトールなど）の投与により，脳浮腫の改善をはかりながら治療にあたる．ただし過度の使用は電解質異常や腎機能異常をきたすので注意する．
- 膀胱留置カテーテル：膀胱が拡張すると腹圧が上昇し，結果として血圧の上昇や頭蓋内圧の上昇をきたす．また，上記の高浸透圧溶液投与により排尿が促進されるため，急性期管理を行ううえで水分量のinとoutのバランスをとりながら治療にあたることは必須である．

内科的療法と外科的療法（手術適応）

- 被殻出血：基本的に血腫が31mLを超えた場合は手術適応となる．ただし深昏睡の場合は手術適応とならない．
- 視床出血：基本的に開頭血腫除去術の適応にはならないが，血腫が脳室穿破している症例で水頭症を呈している症例に対しては，脳室ドレナージ術の適応となる．ただ現在，意識レベルの改善を目的とした脳室穿破に対しての積極的に血腫除去術を施行している施設も増えている．
- 橋出血：原則として開頭血腫除去術の適応にはならない．保存的療法が一般的である．
- 小脳出血：3cm以下の小さな出血に関しては，良性小脳出血ともいわれ保存的療法にて良好な改善をみるが，3cmを超える血腫の場合，急性水頭症や脳幹圧迫による意識障害や呼吸停止をきたすことがある．現在では3cm以上の小脳出血に対して開頭血腫除去術を施行するのが一般的である．
- 皮質下出血：確立された手術適応はないが，血腫が40～50mLを超える場合に手術の適応となるのが一般的である．

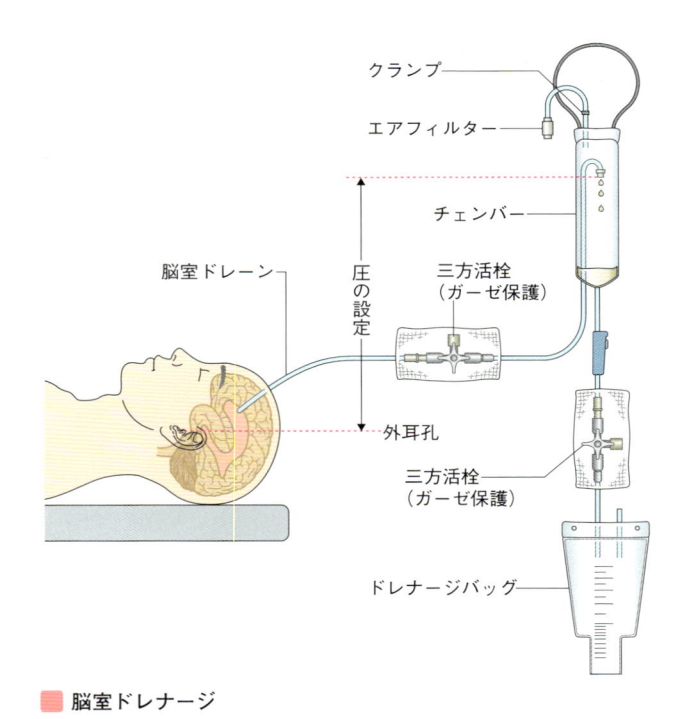

脳室ドレナージ

予後不良の脳出血

- 脳卒中の中で死亡率を比較するとクモ膜下出血が27％と高く，脳出血で16％，脳梗塞で6％である．
- 脳出血の中では脳室穿破を合併している例，また血腫による脳ヘルニアを合併している例，あるいは脳幹出血の例，多発出血例などは予後不良である．
- 出血の程度のみならず，心不全や腎不全を合併している例，あるいは重症な肺炎や消化管出血を合併している例でも予後不良となる．

■三次元脳血管造影（3D-CTA）：three-dimensional CT angiography

Unit 4 脳梗塞・総論

I63.9

脳梗塞とは

- 脳の血管，多くは脳の活動に必要な栄養・酸素を運ぶ動脈がなんらかの原因によって狭窄や閉塞を起こすと，その動脈の支配する領域の脳組織が機能障害や壊死に陥る．これを脳梗塞という．
- しかし，狭窄によって血流の供給が不十分であっても血圧の上昇で血流が増える場合や，一時的に閉塞した場合でも，閉塞時間が短時間（数分から30分以内）であれば片麻痺などの症状も一過性で消失する．これを一過性脳虚血発作（TIA, p.117参照）という．
- TIAは脳梗塞の前触れとして臨床的に意義がある（とくにアテローム血栓性脳梗塞）．一過性の片麻痺，めまい，構音障害，失語，しびれ感，知覚障害，意識障害などがみられた場合には，脳梗塞を念頭におく．

発症機序による病型分類

- 脳梗塞は発症機序から血栓性，塞栓性，血行力学性に分けられる．
- ・血栓性：血管壁の動脈硬化による障害部位に血栓が形成されるもの
- ・塞栓性：血流が良好に保たれている動脈の末梢が，塞栓物質によって閉塞するもの
- ・血行力学性：狭窄・閉塞によって血流が不十分で，側副血行路が未発達の場合に，拍出力低下や血圧低下，体位・頭位の変換などに伴って，病変より末梢部が虚血となり生じるもの

臨床病型分類

- 病型分類はアテローム血栓性脳梗塞，心原性脳塞栓症，ラクナ梗塞，その他に分けられる．

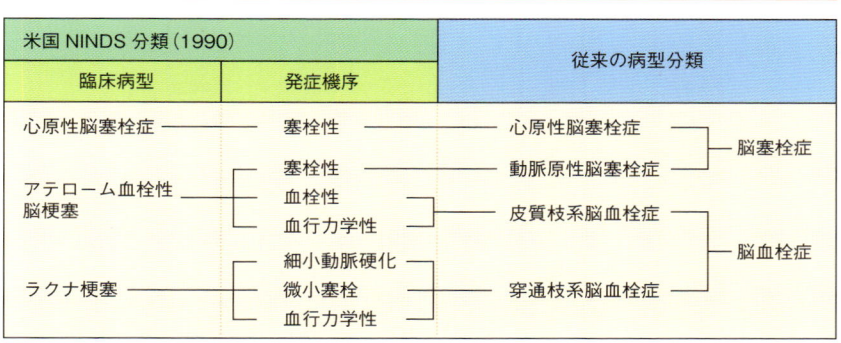

米国 NINDS 分類（1990）		従来の病型分類
臨床病型	発症機序	
心原性脳塞栓症	塞栓性	心原性脳塞栓症 ┐ 脳塞栓症
アテローム血栓性脳梗塞	塞栓性／血栓性／血行力学性	動脈原性脳塞栓症 ┘ ／ 皮質枝系脳血栓症 ┐ 脳血栓症
ラクナ梗塞	細小動脈硬化／微小塞栓／血行力学性	穿通枝系脳血栓症 ┘

脳梗塞の臨床病型分類（米国NINDS分類，1990）

原因

血栓，血行力学性

- 頭蓋外動脈の狭窄・閉塞
- ・動脈硬化症によるもの：最も多い．内頸動脈，外頸動脈，椎骨動脈，総頸動脈などに好発する．
- ・頭頸部外傷などによる動脈解離：頸部の過伸展や外傷によって，内頸動脈や椎骨動脈の内膜に損傷を受けることで生じる．
- ・変形性頸椎症によるもの：変形した頸椎の骨棘によって椎骨動脈が圧排を受け，頸部の回転や伸展によって一過性の圧迫閉塞をきたす．
- 頭蓋内動脈の狭窄・閉塞：動脈硬化症による脳血栓症が多い．クモ膜下出血における脳血管攣縮も原因の1つとなる．

塞栓性

- 心臓非弁膜症性心房細動，弁膜症，うっ血性心不全，心内膜炎，心腫瘍などによる心内血栓（塞栓）や大動脈―頸動脈内血栓がはがれて血流に乗り，脳内血管を閉塞する．
- 下肢静脈血栓が心臓などの右→左シャントを経由して脳内血管の閉塞をきたす（奇異性脳塞栓）．
- 全身性の要因による脳循環不全：心不全やショックによる低血圧

脳梗塞発症の危険因子

- 高血圧，糖尿病，脂質異常症，喫煙，加齢，慢性腎臓病，非弁膜症性心房細動，ヘマトクリット高値，経口避妊薬の内服など

症状

- 脳血管閉塞部位と主な神経症状を示す．

■脳血管閉塞部位と主な神経症状

閉塞血管		支配領域	主な神経症状		
眼動脈		網膜	一過性黒内障，一側の失明		
前脈絡叢動脈		内包後脚，外側膝状体，視床，淡蒼球，大脳脚中1/3	Monakow症候群（対側片麻痺，対側全知覚障害，同名半盲または1/4盲，意識障害）		
前大脳動脈	起始部閉塞	前頭葉，頭頂葉内側部	対側の下肢に強い片麻痺，感覚障害，共同偏視，尿失禁		
	Heubner動脈	内包前脚，尾状核頭部	対側の顔面，上肢近位の麻痺，左は失語，精神機能低下		
	脳梁周囲動脈	帯状回，脳梁	記銘力低下，自発性低下		
	片側皮質枝	前頭葉，頭頂葉内側部	対側の下肢に強い片麻痺と感覚障害		
	両側皮質枝	両側の前頭葉，頭頂葉内側部	対麻痺，尿失禁		
中大脳動脈	起始部閉塞	前頭葉，頭頂葉，側頭葉	意識障害，共同偏視，対側片麻痺，感覚障害，左で失語		
	前中心動脈	前頭葉	対側片麻痺のみ，優位側で運動性失語		
	中心動脈	前頭葉，頭頂葉	対側片麻痺，意識障害		
	前・後頭頂動脈	頭頂葉	対側感覚障害，優位側で伝導失語，観念運動失行，劣位側で左の半側空間無視		
	角回動脈	頭頂葉	優位側でGerstmann症候群（左右失認，手指失認，失書，失算）		
	後側頭動脈	側頭葉	優位側で感覚性失語		
	外側レンズ核線条体動脈	内包，放線冠，レンズ核	対側片麻痺，感覚障害		
後大脳動脈	片側皮質枝	後頭葉	対側同名半盲（黄斑回避），優位側で純粋失読，視覚失認，記憶障害		
	両側皮質枝	両側後頭葉	皮質盲（Anton症候群：盲の否認）		
	鳥距動脈	後頭葉（鳥距皮質）	対側同名半盲（黄斑回避なし），劣位側で相貌失認		
	海馬動脈	海馬	優位側・両側で記憶障害		
	脳梁膨大部動脈	脳梁後半部	脳梁離断症状		
	視床膝状体動脈	視床	Dejerine-Roussy症候群（視床症候群）	対側：高度の深部覚障害，表在覚障害，一過性麻痺，視床痛，不随意運動	
	中脳穿通枝	中脳上内側	Parinaud症候群	両側垂直性注視麻痺，輻輳麻痺，対光反射消失	
		中脳腹内側	Weber症候群	病側：動眼神経麻痺	
				対側：麻痺	
		中脳内側	Benedikt症候群	病側：動眼神経麻痺	
				対側：不随意運動，麻痺	
		中脳下内側	Claude症候群	病側：動眼神経麻痺	
				対側：小脳失調	
脳底動脈	上小脳動脈	橋上部外側	橋上部外側症候群（上小脳動脈症候群）	病側：小脳失調，ホルネル症候群	めまい，悪心・嘔吐
				対側：聴力低下，半身の温痛覚障害	
	橋穿通枝	橋上部内側	橋上部被蓋症候群	病側：小脳失調，MLF症候群，病側への側方注視麻痺，口蓋ミオクローヌス	
				対側：半身の全知覚障害	
			橋上部腹側症候群	対側：中枢性顔面神経麻痺，麻痺	
		橋中部内側	橋中部腹側症候群	対側：中枢性顔面神経麻痺，麻痺	
		橋中部外側	Marie-Foix症候群	病側：小脳失調	
		橋下部内側	Foville症候群	病側：外転神経麻痺，末梢性顔面神経麻痺，病側への側方注視麻痺	
				対側：麻痺（不定）	
			Millard-Gubler症候群（橋下部腹側症候群）	病側：外転神経麻痺，末梢性顔面神経麻痺	
				対側：麻痺	
	前下小脳動脈	橋下部外側	橋下部外側症候群	病側：顔面の温痛覚・触覚障害，末梢性顔面神経麻痺，聴力低下，耳鳴り，ホルネル症候群，小脳失調	眼振，めまい，悪心・嘔吐
				対側：顔面を除く温痛覚障害	
椎骨動脈	延髄穿通枝	延髄内側	Dejerine症候群	病側：舌萎縮と麻痺	
				対側：顔面を除く半身の麻痺と触覚・深部覚障害	
	後下小脳動脈	延髄外側	Wallenberg症候群	病側：顔面の麻痺，しびれ，温痛覚障害，小脳失調，ホルネル症候群，軟口蓋・咽頭・喉頭麻痺による嚥下障害，嗄声，構音障害	
				対側：顔面を除く半身の温痛覚障害	

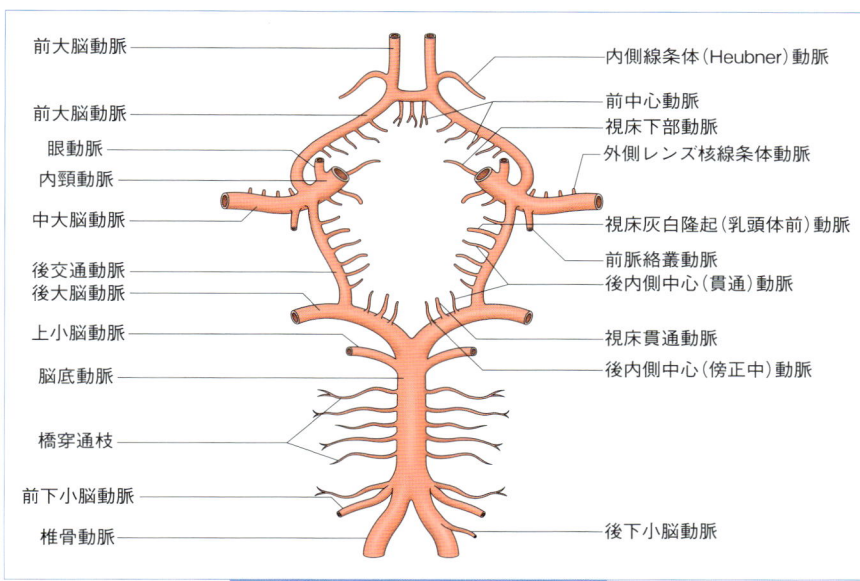

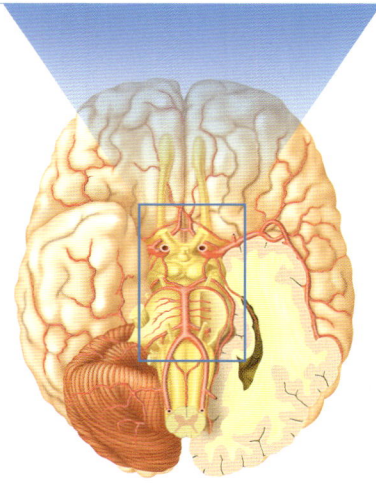

頭蓋底部からみた主な脳血管

図中ラベル：
- 前大脳動脈
- 前大脳動脈
- 眼動脈
- 内頸動脈
- 中大脳動脈
- 後交通動脈
- 後大脳動脈
- 上小脳動脈
- 脳底動脈
- 橋穿通枝
- 前下小脳動脈
- 椎骨動脈
- 内側線条体（Heubner）動脈
- 前中心動脈
- 視床下部動脈
- 外側レンズ核線条体動脈
- 視床灰白隆起（乳頭体前）動脈
- 前脈絡叢動脈
- 後内側中心（貫通）動脈
- 視床貫通動脈
- 後内側中心（傍正中）動脈
- 後下小脳動脈

脳幹障害で発生するその他の症候群

■ 脳幹障害で発生するその他の症候群

症候群	病巣	神経症状
Argyll-Robertson症候群	視蓋前核からEdinger-Westphal核にいたる経路の障害（通常両側性）	● 対光反射消失，輻輳反射正常
MLF症候群	MLF	● 病側眼球：内転障害 ● 健側眼球：外転時水平性眼振 ● 輻輳反射正常
one-and-a-half症候群	MLF＋PPRF	● 病側眼球：内転障害，病側への注視麻痺（外転障害） ● 健側眼球：外転位，病側への注視麻痺（内転障害），外転時水平性眼振 ● 輻輳反射正常
locked-in症候群	両側の橋腹側	● 意識清明，垂直性眼球運動と開閉眼以外の随意運動消失

■ 米国国立神経疾患・脳卒中研究所（NINDS）：National Institute of Neurological Disorders and Stroke　■ 内側縦束症候群（MLF症候群）：medial longitudinal fasciculus syndrome

Unit 5 I63.3 アテローム血栓性脳梗塞

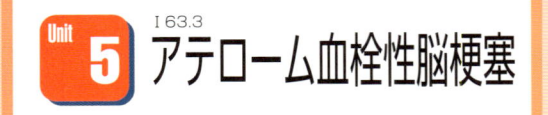

atherothrombotic infarction

疾患概念
高血圧，糖尿病，脂質異常症，喫煙などを発症の危険因子として，脳を灌流する主幹動脈のアテローム硬化(粥状硬化)病変を原因とする脳梗塞である．発症機序には塞栓性，血行力学性，血栓性がある．TIAを前駆することもある．

SUMMARY Map

誘因・原因
- 高血圧，糖尿病，脂質異常症，喫煙，加齢などにより生じた大動脈—頸動脈—脳底部主幹動脈のアテローム硬化*を基盤として発症する．

病態
- 発症機序は，動脈原性脳塞栓症，血行力学性脳梗塞，血栓症(狭義)に分類される(p.103，脳梗塞参照)．

症状・臨床所見
- 血流障害を起こした脳局所の神経脱落症状を呈す．
- 起床時発症に気づくことが多い．

検査・診断・分類
- 頭部CT，MRI検査：CTで低吸収域，MRIでは拡散強調画像で高信号(急性期)
- 頭部MRA，CTアンギオ，脳血管撮影：血管の狭窄・閉塞診断に加えて，脳血管撮影で血流遅延や側副血行路の発達具合を評価
- 頸動脈超音波検査：プラーク*の性状や血管狭窄・閉塞・可動性を評価

治療

内科的治療	外科的治療
・血栓溶解療法：血栓溶解薬(t-PA)の静脈内投与(発症後3時間以内，経験豊富な医師，適切な設備を有する施設など適応基準の厳守) ・抗血栓療法(急性期：オザグレルナトリウム・アルガトロバン水和物，慢性期：アスピリン，硫酸クロピドグレル，主幹動脈高度狭窄に対してシロスタゾール)，脱水予防と過剰降圧を避ける．	・頸動脈内膜剥離術(CEA)，頸動脈ステント留置術(CAS)，浅側頭動脈—中大脳動脈吻合術(STA-MCA吻合術)

🙂 用語解説

アテロームとプラーク
プラークは，血管内皮細胞下にLDL-コレステロールが進入することを契機に起こる一連の反応(慢性炎症や平滑筋の増殖など)により，血管の内中膜複合体が限局性に厚くなった部分をいう．プラーク内に出血を起こすこともある．同部を顕微鏡でみると粥状にみえるため，粥腫(アテローム)ともよぶ．

Section 1 誘因・原因

- アテローム血栓性脳梗塞の発症機序を示す．

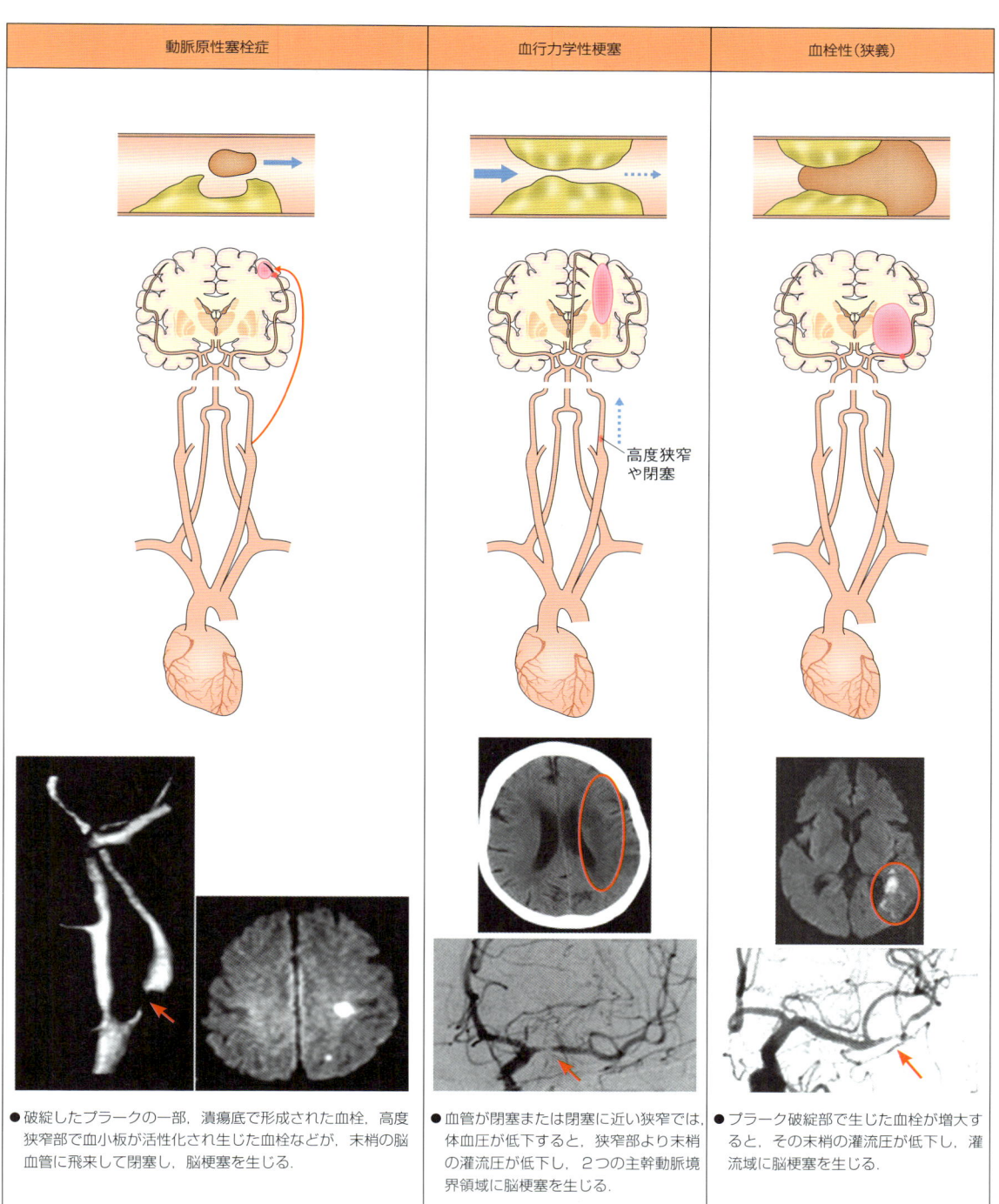

動脈原性塞栓症	血行力学性梗塞	血栓性（狭義）

高度狭窄や閉塞

- 破綻したプラークの一部，潰瘍底で形成された血栓，高度狭窄部で血小板が活性化され生じた血栓などが，末梢の脳血管に飛来して閉塞し，脳梗塞を生じる．
- 血管が閉塞または閉塞に近い狭窄では，体血圧が低下すると，狭窄部より末梢の灌流圧が低下し，2つの主幹動脈境界領域に脳梗塞を生じる．
- プラーク破綻部で生じた血栓が増大すると，その末梢の灌流圧が低下し，灌流域に脳梗塞を生じる．

■ アテローム血栓性脳梗塞の分類

Chapter 1 脳血管障害 アテローム血栓性脳梗塞

107

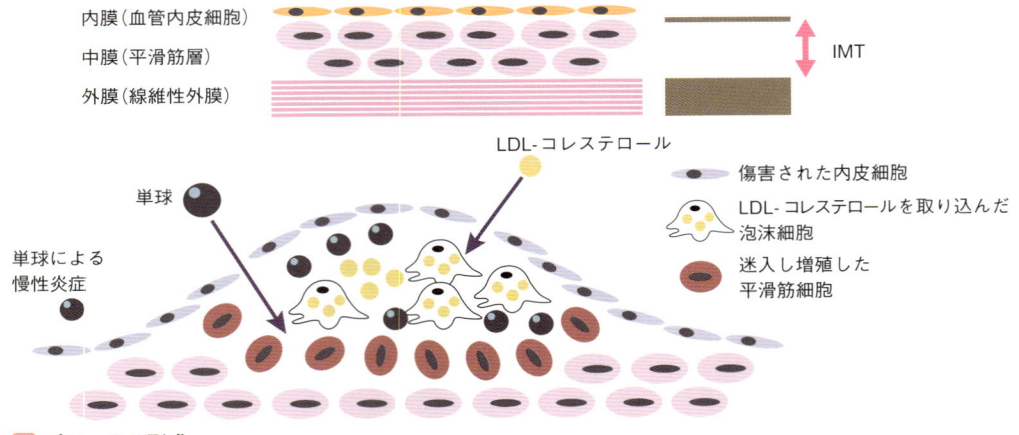

```
内膜（血管内皮細胞）
中膜（平滑筋層）                    ↕ IMT
外膜（線維性外膜）

             LDL-コレステロール
                              ● 傷害された内皮細胞
  単球                         ◉ LDL-コレステロールを取り込んだ
                                 泡沫細胞
単球による                      ● 迷入し増殖した
慢性炎症                          平滑筋細胞

■ プラークの形成
  内中膜複合体厚(IMT)が1.1mm以上の限局性肥厚をプラークという．
```

Section 2 症状・臨床所見

- 血流障害を起こした血管の支配領域に対応したさまざまな神経症状を表す．
- 睡眠中に起こりやすく起床時に発症に気づくことが多い．また，日中の安静時にも突然に発症することがある．
- 症状が血圧依存性に動揺することがある点で心原性脳塞栓症と異なる．
- 皮質症状を伴うことがある点でラクナ梗塞と異なる．

Section 3 検査・診断・分類

- 頭部CT，MRI検査：CTでは梗塞部の低吸収域を示す．急性期ではMRI拡散強調画像で高信号，慢性期ではMRI-FLAIR画像で，高信号の輪郭をもつ低信号，Ｔ２強調画像で高信号を示す．
- 頭部MRA，CTアンギオ，脳血管撮影：血管の狭窄・閉塞診断に加えて，脳血管撮影で血流遅延や側副血行路の発達具合を評価する．
- 頸動脈超音波検査：プラークの性状や血管狭窄・閉塞・プラークの可動性を評価する．

Section 4 治療

内科的療法

- 発症から３時間以内なら血栓溶解薬(rt-PA)の静注
- 抗血栓療法
  ・急性期：オザグレルナトリウム，アルガトロバン水和物
  ・慢性期：アスピリン，硫酸クロピドグレル，主幹動脈高度狭窄に対してシロスタゾール
- 脱水予防と過剰降圧を避ける．

外科的療法

- 頸動脈内膜剥離術：内頸動脈起始部の内頸動脈に狭窄がある場合，肥厚した血管壁を摘除する手術
- 頸動脈ステント留置術：頸動脈の狭窄部に金属製でメッシュ状の筒を留置して，血管を広げる治療法
- 浅側頭動脈-中大脳動脈吻合術(STA-MCA吻合術)：内頸動脈や中大脳動脈近位部に高度狭窄がある場合，中大脳動脈(MCA)の血流が低下する．浅側頭動脈(STA)は外頸動脈から分岐し頭皮を栄養する血管で，これらをつなぎ合わせることで中大脳動脈の血流を改善する手術

エコー所見	低輝度プラーク 脂質コアをもつプラーク	潰瘍性プラーク	可動性プラーク	高度狭窄
	カラーフローイメージで欠損像となる． 低輝度で円形の脂質コアがある．	深さ2mm以上の潰瘍がある．	プラーク内の一部が動いている． 拍動に合わせてプラークの一部が動く．	mPSV≧200cm/sは70％以上の狭窄 mPSV≧150cm/sは50％以上の狭窄
脳梗塞・眼虚血症を発症するメカニズム	・脂質の含有量が多く表皮が薄いため，プラーク破綻を起こしやすい． ・破綻すると，塞栓源となったり，急性血管閉塞を起こす．	・潰瘍底で乱流が起こり，血小板血栓が形成され，塞栓源となる	・可動部分が破綻して塞栓源となる．	・狭窄部で血流速度が亢進し，血小板血栓が形成される． ・閉塞に近い状態では，血圧低下や脱水によって，末梢循環不全が誘発される．
治療	・スタチン ・ARB	・抗血小板薬	・スタチン ・ARB ・確立された方法はない．	・抗血小板薬 ・抗凝固薬 ・頸動脈内膜剥離術 ・頸動脈ステント留置

mPSV＝最大最高収縮期血流速度

頸動脈内膜剥離術　　　頸動脈ステント留置

■ アテローム血栓性脳梗塞の原因となる頸動脈病変と治療法

■内中膜複合体厚（IMT）：intima-media thickness　■組織プラスミノゲン活性化酵素（t-PA）：tissue plasminogen activator　■中大脳動脈（MCA）：middle cerebral artery　■浅側頭動脈（STA）：superficial temporal artery　■最大収縮期最高血流速度（mPSV）：maximum peak systolic velocity　■アンジオテンシンⅡ受容体拮抗薬（ARB）：angiotensin Ⅱ receptor blocker

Unit 6 G46.7 ラクナ梗塞

lacunar infarction

疾患概念
脳梗塞を分類するうえで，臨床病型による分類方法がある．分類にはラクナ梗塞，心原性脳塞栓症，アテローム血栓性脳梗塞の3つがある．ラクナ梗塞とは，穿通枝動脈の細動脈硬化により生じる．ラクナ（lacuna）とはラテン語で小さい空洞という意味である．

SUMMARY Map

誘因・原因
- 高齢や高血圧が原因とされている．
- まれに塞栓性や小動脈分岐部のアテローム血栓も原因となる．

病態
- 直径200μm以下の穿通枝動脈の血管壁に生じる血管壊死やリポヒアリノーシス（脂肪硝子変性）により閉塞するといわれている．

症状・臨床所見
- 一般的に他の脳梗塞より侵される領域が狭いため，軽症のケースが多く，意識障害を起こすことは少ない．
- 再発を繰り返すことで動脈硬化性認知症やパーキンソニズムをきたしやすくなる．
- 微小出血を起こしている場合もある．
- 一般的に顔面を含む半身の麻痺・感覚障害を呈する．
- 一般的に失語や失認は起こさない．
- 発症様式としては，朝起床時に症状が完成していることが多い．

検査・診断・分類
- 診断にはMRIの拡散強調画像（DWI）が有効であるが，主幹動脈に閉塞のないことを確認する必要があるため，診断には必ずMRA（磁気共鳴血管撮影）などの血管系の評価を行う．
- 梗塞巣は一般的に直径15mm以下である．15mm以上の梗塞はBAD*（branch atheromatous disease）とよばれ，治療方針が異なる．

治療

内科的療法
- 点滴：脳血栓症急性期治療薬のオザグレルナトリウムや，脳保護薬のエダラボンを1〜2週間程度使用する．
- 内服：抗血小板薬のシロスタゾール，硫酸クロピドグレル，アスピリンのいずれかを開始する．
- リハビリテーション：入院早期から開始する．

用語解説

BAD（branch atheromatous disease）
臨床症状はラクナ症候群を示すが，ラクナ梗塞とアテローム血栓性脳梗塞の中間に位置する病態で，穿通枝にアテローム硬化が原因の直径15mm以上の梗塞を起こしたものをいう．レンズ核線条体動脈，傍正中橋動脈によくみられるため，その領域である大脳基底核や橋腹側でラクナ梗塞を疑う病変があればBADを疑う．治療法はアテローム血栓性脳梗塞に基づいて抗凝固療法が考慮されているが，確立はしていない．

Section 1 誘因・原因

- 高齢，高血圧が原因とされている．高血圧は，血管内壁に強い圧力を加えて傷をつけ，血管を硬くもろくする．
- 脳の深部穿通枝の梗塞による．主な深部穿通枝を次に示す．
  - 中大脳動脈から分岐するレンズ核線条体動脈
  - 前大脳動脈から分岐する内側線条体動脈
  - 内頸動脈から分岐する前脈絡動脈
  - 後大脳動脈から分岐する視床膝状体動脈，視床穿通動脈
  - 脳底動脈から分岐する傍正中動脈

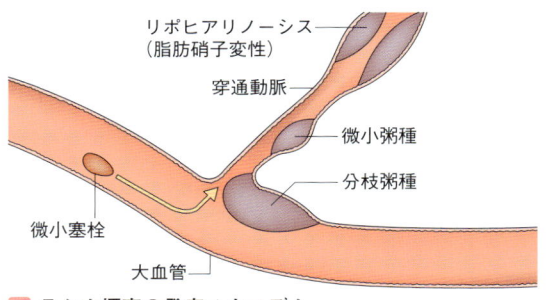

■ ラクナ梗塞の発症メカニズム
（小林祥泰監［棚橋紀夫］：ラクナ梗塞．脳卒中ナビゲーター，p.129，メディカルレビュー社，2002）

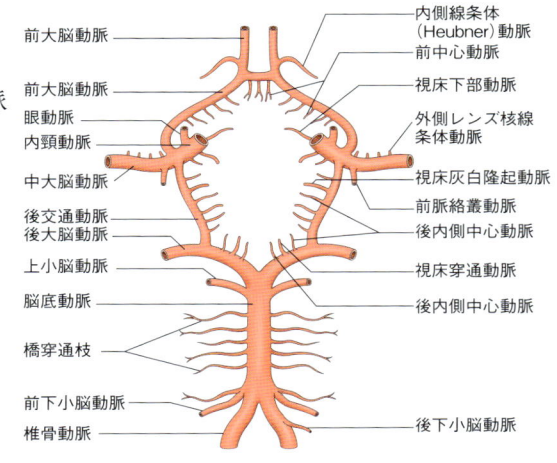

■ 主な深部穿通枝

Section 2 症状・臨床所見

- ラクナ梗塞は，発生個所により半身の運動障害，感覚障害，言語障害などが起こることがあるが，梗塞する領域が狭いため（直径が1.5cm以下をラクナ梗塞という）に症状がでないことがある（無症候性脳梗塞という）．
- ラクナ梗塞が多発性に発生するものを多発性脳梗塞という．被殻，橋，視床，尾状核，内包後脚，放線冠などに発生する．
- 多発性脳梗塞では，偽性球麻痺，四肢の痙縮，バビンスキー徴候，小刻み歩行，認知症，感情障害，尿失禁などを呈する．かつて動脈硬化性認知症，動脈硬化性パーキンソニズムとよばれた症候である．
- また，下記のような症候（ラクナ症候群といわれる）を示す場合，ラクナ梗塞を疑う．
- 一般にラクナ梗塞は，BAD，多発性のものを除いて予後はよいとされる．

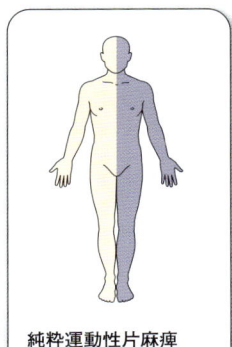

純粋運動性片麻痺
通常顔面を含む片麻痺

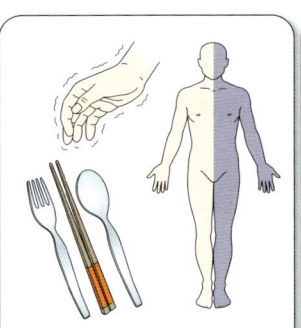

運動失調不全片麻痺
一側の脱力・不全麻痺，罹患肢の小脳性運動失調（歩行時のふらつき，物をつかもうとすると振るえるなど）

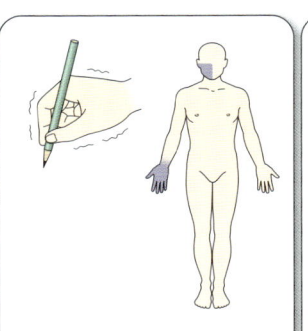

構音障害・手不器用症候群
構音障害，嚥下障害，一側の手の巧緻運動障害（字がうまく書けない，箸が持ちづらいなど）

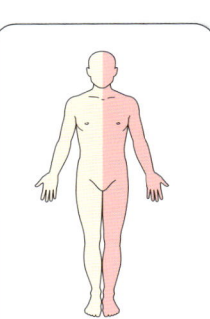

純粋感覚性脳卒中
顔面を含む半身の感覚障害のみを呈する．

■ ラクナ症候群

Section 3 検査・診断・分類

頭部CT・MRI検査

- MRIのDWI画像にて梗塞巣が15mm以下である．
- 純粋運動性片麻痺：麻痺とは対側の内包，放線冠，橋底部に病巣を認める．
- 運動失調不全片麻痺：麻痺とは対側の放線冠，橋底部に病巣を認める．
- 構音障害・手不器用症候群：橋底部の正中よりやや外側に病巣を認める．
- 純粋感覚性脳卒中：症状と対側の視床に病巣を認める．

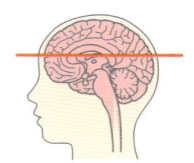

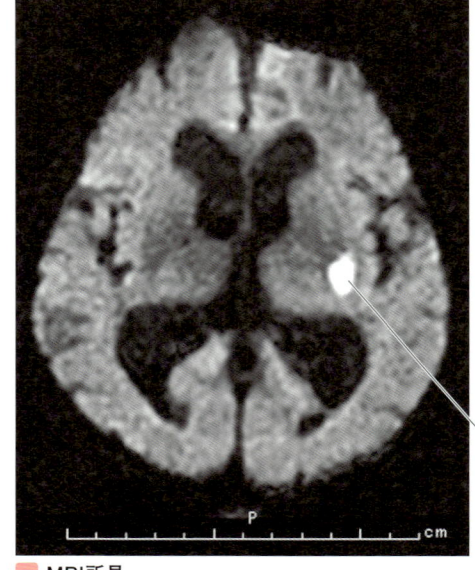

左基底核ラクナ梗塞

MRI所見
梗塞巣15mm以内のラクナ梗塞がみられる．

Section 4 治療

点滴静注

- トロンボキサン合成酵素阻害薬のオザグレルナトリウム（カタクロット®）
- フィブリン生成阻害作用をもつ抗トロンビン薬のアルガトロバン水和物（ノバスタンHI®）
- 脳保護作用を示すエダラボン（ラジカット®）

エダラボンは30分以内に滴下する．

抗血小板薬の内服

- シロスタゾール（プレタール®）の内服
- アスピリン（バイアスピリン®）の内服
- 硫酸クロピドグレル（プラビックス®）の内服

シロスタゾールの内服後，頭痛や頻脈を生じることがあるので注意する．

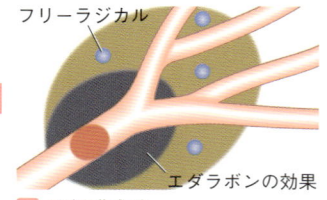

フリーラジカル
エダラボンの効果

脳保護療法
梗塞周辺に発生する不対電子をもったフリーラジカル（代表的なものは，血管に傷害を与える活性酸素）によって，ペナンブラ（血流は低下しているが，神経活動がまだ続いている部分）が壊死する．発症後24時間以内では，フリーラジカルの働きを抑える脳保護療法（エダラボン）が行われる．

■拡散強調画像（DWI）：diffusion weight imaging

Unit 7 I63.4 心原性脳塞栓症

cardiogenic embolism

疾患概念
心臓内の血栓などが頸動脈を通って脳の動脈を閉塞して起こる．原因は，心臓内の血液をよどみ固まらせて血栓をつくる心房細動や洞不全症候群（不整脈の一種），および心筋梗塞，心臓弁膜症などの心臓疾患である．また，血流が再開通した際に起こり得る出血性梗塞も本疾患の特徴の1つである．

SUMMARY Map

誘因・原因

- 心房細動*，心筋梗塞後，人工弁置換術後，感染性および非感染性心内膜炎，心筋症，心臓腫瘍などにより心腔内に形成された血栓，細菌塊，腫瘍断片が脳血管に飛来して，突然脳血管を閉塞して発症する．
- なかでも，高齢者の非弁膜症性心房細動*（NVAF）が最多である．
- 卵円孔開存や肺動静脈瘻などの右左短絡を介して，下肢静脈血栓が右心系から左心系に侵入して発症した場合を奇異性脳塞栓症とよぶ（心原性脳塞栓症の一型）．

病態

- 塞栓子（脳血管に飛来して脳血管に詰まる血栓など）が脳血管を突然閉塞するため，神経症状が日中活動時に突発し，短時間で完成することが多い．
- 側副血行路ができる間がないため，重篤化するケースが多い．
- 脳梗塞が完成したあとに塞栓子が溶けて閉塞血管に再開通が起きると，出血性梗塞（梗塞内に出血が起こる）に移行し，症状が再び悪化することがある．

症状・臨床所見

- 梗塞部位によって症状が異なる．
- 皮質を含む大梗塞であることが多く，梗塞周囲の浮腫も強いため，予後不良例が多い．

検査・病態診断

- 問診：心疾患の既往をチェック
- 頭部CT・MRI：脳梗塞（CTで低吸収域），急性期脳梗塞（MRI拡散強調画像で高信号）
- 頭部MRA・CTアンギオ・脳血管撮影：閉塞血管の同定．脳血管撮影で栓子影の検出
- 心電図・ホルター心電図：（発作性）心房細動の検索
- 経胸壁心エコー・経食道心エコー：塞栓子や右左短絡の有無，左房径，左心耳流速について評価
- Dダイマー：心腔内血栓存在時に上昇
- BNP：上昇は心房細動や心不全の存在と関連

発症予防および治療

- 非弁膜症性心房細動存在時は，CHADS$_2$スコアに従った発症予防（一次予防）と再発予防（二次予防）
- 急性期内科的療法：rt-PA静注，エダラボン．心腔内血栓があればヘパリン
- 外科的治療：心臓腫瘍は摘出，心腔内血栓の摘出を行う場合がある．

用語解説

心房細動と非弁膜症性心房細動
心房細動とは，心臓自体が発する心臓を動かす電気刺激が，心房のいたるところで起こったり，通常とは異なる刺激経路を通るために，心房が無秩序に興奮する状態．大きさや形の異なる細動波が出現する．非弁膜症性心房細動とは冠動脈硬化症（心筋梗塞，狭心症など），心不全，高血圧などによって起こる心房細動のこと

PT-INR (prothrombin time-international normalized ratio)
国際標準化したプロトロンビン時間をいい，血液の凝固能を示す．凝固薬のワルファリンカリウムの投与量の目安としている．

Section 1　誘因・原因

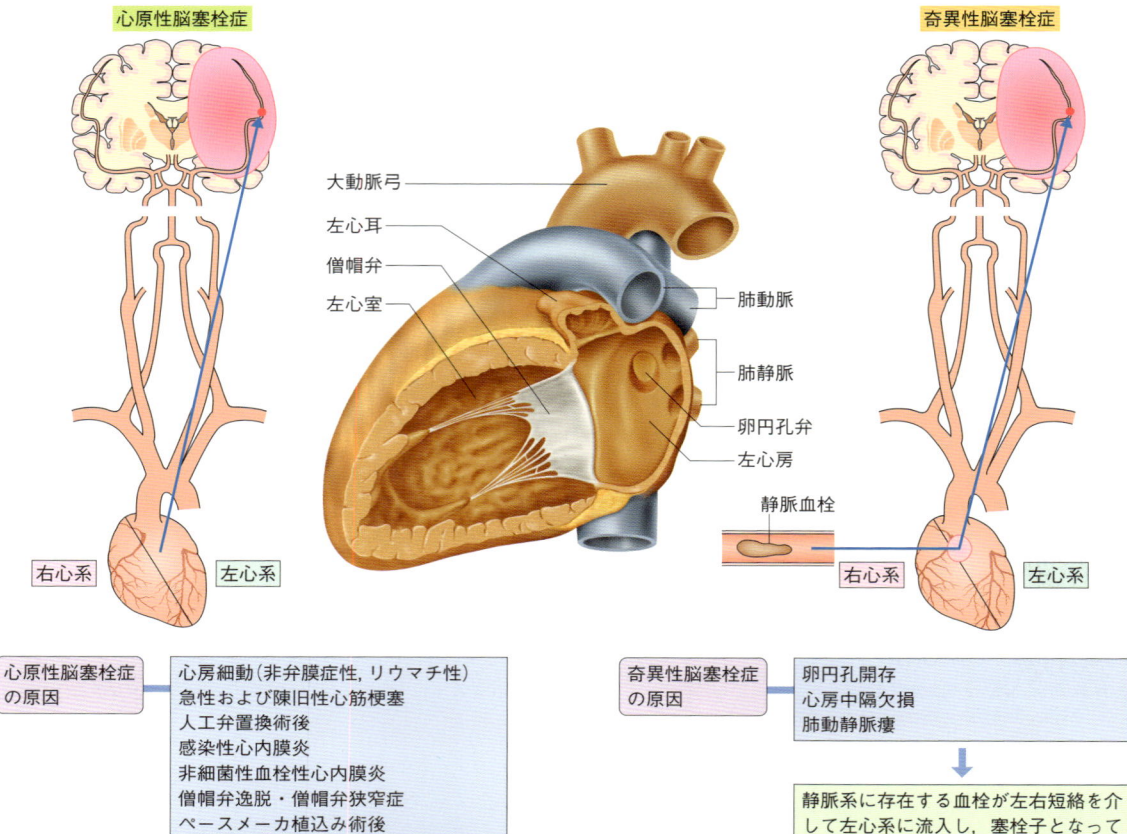

心原性脳塞栓症

大動脈弓
左心耳
僧帽弁
左心室
肺動脈
肺静脈
卵円孔弁
左心房
静脈血栓

右心系　左心系

奇異性脳塞栓症

右心系　左心系

| 心原性脳塞栓症の原因 | 心房細動（非弁膜症性，リウマチ性）
急性および陳旧性心筋梗塞
人工弁置換術後
感染性心内膜炎
非細菌性血栓性心内膜炎
僧帽弁逸脱・僧帽弁狭窄症
ペースメーカ植込み術後
粘液腫（心臓腫瘍）・乳頭状線維弾性腫
洞不全症候群
心筋症 |

↓

心腔内血栓・疣贅・腫瘍が塞栓子となって脳血管に飛来

↓

心原性脳塞栓症

| 奇異性脳塞栓症の原因 | 卵円孔開存
心房中隔欠損
肺動静脈瘻 |

↓

静脈系に存在する血栓が左右短絡を介して左心系に流入し，塞栓子となって飛来

↓

奇異性脳塞栓症

■ 心原性脳塞栓症と奇異性脳塞栓症

Section 2　症状・臨床所見

- 梗塞部位によって症状が異なる．
- 皮質を含む大梗塞であることが多く，梗塞周囲の浮腫も強いため，予後不良例が多い．
  ・大脳皮質の損傷による症状：四肢の麻痺，感覚障害，失語症，半側空間無視など．意識障害も他の脳梗塞と比べて強いことが多い．
- 脳梗塞形成前に血流の再開通があれば症状は劇的な改善がみられるが，梗塞が完成したあとに塞栓子が溶けて再開通が起きると，多量の血液がもろくなった血管に流れ込むために出血（出血性梗塞）が起こる．
- rt-PAの静注により，症状の大幅な改善が得られることもある．

Section 3 検査・診断・分類

- 問診：不整脈（心房細動など），心筋梗塞，心筋症，弁膜症，人工弁置換術などの既往歴のチェック
- 頭部CT・MRI検査：脳梗塞はCTでは低吸収域となり，急性期ではMRI拡散強調画像で高信号となる．
- 頭部MRA，CTアンギオ，脳血管撮影：閉塞血管の同定に有用．脳血管撮影で栓子影の検出
- 心電図・ホルター心電図：（発作性）心房細動の有無を検索
- 経胸壁心エコー：心腔内塞栓源検索．左房径拡大（>45mm）は，左心耳内血栓形成のリスクを高める．
- 経食道心エコー：経胸壁心エコーで評価できない①左心耳内血栓，②微小心臓腫瘍，③右左短絡，④大動脈の塞栓源検索を行うことができる．左心耳血流速度低下は，左心耳内血栓形成のリスクを高める．
- Dダイマー：心腔内血栓存在時に上昇していることが多い．
- BNP：上昇は心負荷を意味し，心房細動や心不全を発症しやすい状態であることを示す．

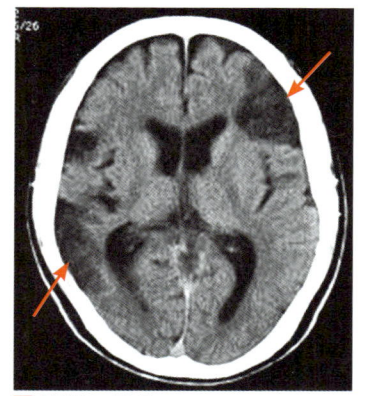

頭部CT所見
左前頭葉と右側頭葉に皮質を含む低吸収域（梗塞巣）が出現（矢印）

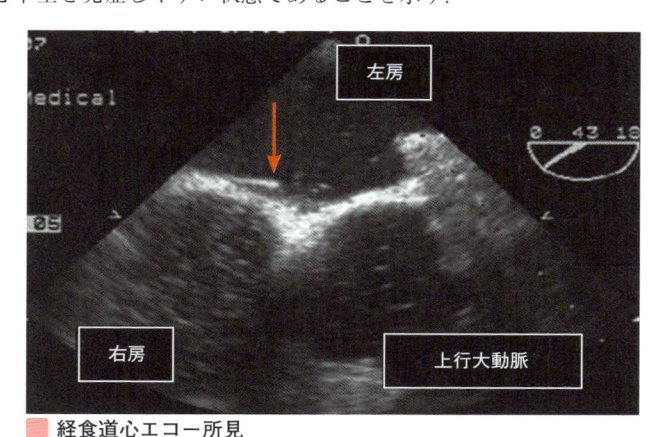

経食道心エコー所見
右肘静脈から注入したマイクロバブルが，心房中隔にある卵円孔（矢印）を通過して左房と大動脈内に出現

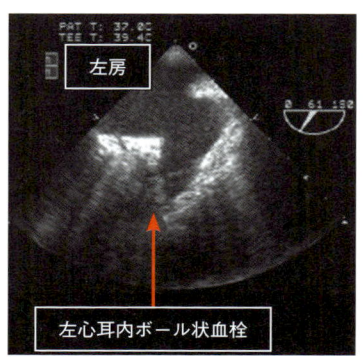

経食道心エコー所見
左心耳内ボール状血栓

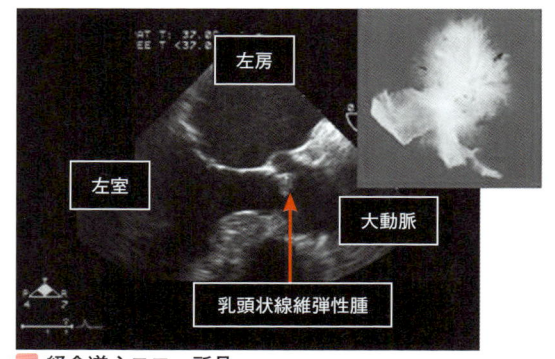

経食道心エコー所見
大動脈弁に付属した乳頭状線維弾性腫（右上に病理組織）

Section 4 発症予防および治療

- 非弁膜症性心房細動に続発する心原性脳塞栓症の発症予防（一次予防）
- CHADS$_2$スコア2点以上でワルファリンカリウムを開始，1点で開始を考慮することが推奨されている（次頁図参照）．
- 急性期治療，再発予防（二次予防）
- 内科的療法：3時間以内ならrt-PA静注．血流再開後の脳保護目的でエダラボン．心腔内血栓が発見された場合はヘパリンの持続静注（目標APTT60秒）．再発予防はワルファリンカリウム（CHADS$_2$スコア2点以上とな

るため）．感染性心内膜炎は抗菌薬大量長期投与（抗凝固禁忌）．非感染性心内膜炎は，原疾患である悪性腫瘍や膠原病の治療が必須
- 外科的治療：心臓腫瘍や左室内血栓・僧帽弁狭窄を伴うか，または左心耳外に飛び出す危険性の高い左心耳血栓などは開心術による摘出を考慮する．

非弁膜症性心房細動のワルファリンカリウム導入に関するガイドラインとCHADS₂スコア

- 2008年に発表された，非弁膜症性心房細動のワルファリンカリウム導入に関するガイドラインを示す．
- CHADS₂スコアでは，C（心不全），H（高血圧），A（年齢75歳以上），D（糖尿病）それぞれ1点，S（脳梗塞や一過性脳虚血発作の既往）のみ2点を与えて合計する．点数が高いほど脳塞栓症発症のリスクが高いことが知られており，2点以上でワルファリンカリウム使用を「推奨」，1点で「考慮可」と判断する．

■ CHADS₂スコア

C：	心不全の既往
H：	高血圧
A：	年齢（75歳以上）
D：	糖尿病
S：	脳梗塞・TIAの既往

※CHADはそれぞれ1点．Sは2点を与えて合計する．

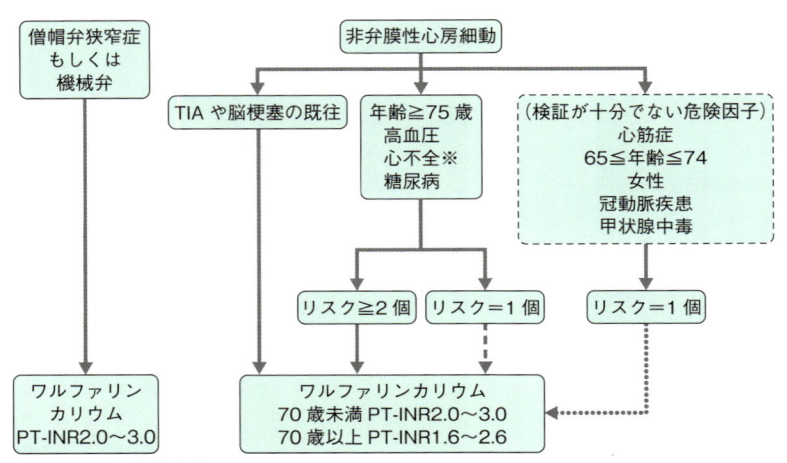

■ 心房細動における抗血栓療法

※心不全の臨床診断．%FS<25％，EF≦35％のいずれかを満足する．
- 実線は「推奨」，破線「考慮可」，点線は「慎重な考慮」を指す．
- 点線枠内の因子は脳梗塞発症因子として十分に検証されていないので，抗凝固療法の適応を慎重に考慮する．
- 心房粗動や発作性心房細動例でも同様に治療する．
- 単独の抗血小板療法はワルファリンカリウム禁忌時に考慮してもよい．
- ワルファリン療法への抗血小板薬の追加は以下の場合に考慮してもよい．
  ① PT-INR*2.0～3.0でのコントロール中に血栓・塞栓症を発症した場合
  ② 非塞栓性脳梗塞やTIAの既往があり，抗血小板薬が必要な場合
  ③ 虚血性心疾患を合併している場合
  ④ ステント療法後

（矢坂正弘：特集・虚血性脳卒中．III．治療．4 慢性期抗血栓療法．日本内科学会誌，98(6)：1287，2009）

■ 非弁膜症性心房細動（NVAF）：nonvalvular atrial fibrillation　■ 脳性ナトリウム利尿ペプチド（BNP）：brain natriuretic peptide　■ 左室内径短絡率（FS）：fractional shortening　■ 左室駆出率（EF）：ejection fraction　■ プロトロンビン時間国際標準化比（PT-INR）：prothrombin time-international normalized ratio

Unit 8 一過性脳虚血発作

G45.8, 45.9

transient ischemic attack（TIA）

疾患概念

一過性で脳局所の神経症状（運動・感覚障害，失語など）が急速に出現するが，24時間以内（多くは1時間以内）に完全に消失するものを一過性脳虚血発作（TIA）という．発症のメカニズムとしては，ラクナ梗塞，塞栓性，血行力学性などがある．TIAは脳梗塞の前駆症状として重要で，治療目的は脳梗塞発症の予防にある．

SUMMARY Map

誘因・原因
- ラクナ梗塞
- 塞栓性：心原性，動脈原性，静脈原性（奇異性脳塞栓症），血液凝固異常〔播種性血管内凝固（DIC）*，多血症*など〕，悪性腫瘍
- 血行力学性
- その他

病態
- 内頸動脈，椎骨動脈，中大脳動脈などに生じたアテローム硬化巣のプラークや血小板血栓が剥離して，あるいは心腔内の血栓が遊離して微小塞栓物となり，一時的に脳血管を閉塞させる場合
- 内頸動脈などにアテローム硬化巣ができるなど高度の狭窄がみられる場合に，ショックや心疾患などに伴う全身血圧低下によって，脳灌流圧がさらに低下して一時的に脳局所神経症状を呈する場合などがある．

症状・臨床所見
- TIAは局所脳・網膜虚血による短時間持続する局所神経症状発作で，通常持続時間は1時間未満であり，急性脳梗塞を示唆する証拠がないものと定義されている．
- 出現する症状は多彩だが，内頸動脈系と椎骨脳底動脈系に大別できる．

検査・診断・分類
- 神経学的診察，頸動脈の血管雑音の聴取，頭部CT・MRI検査，心電図検査，頸動脈超音波検査，心臓超音波検査（経胸壁，経食道），MRA（MR血管撮影），脳血管撮影などを行う．

治療
- 原疾患により異なる．
- 治療の目的は脳梗塞発症の予防

用語解説

播種性血管内凝固（DIC）
本来は出血した個所のみで起こる血液凝固反応が，敗血症，悪性腫瘍，急性白血病，外傷，肝臓疾患，急性膵炎などによって，血管内で無秩序に起こる病態をいう．

多血症
血液中の赤血球数が異常に増加する疾患（相対的増加もあり）で，血液濃度が高くなるために動脈硬化や血栓ができやすく，脳梗塞や心筋梗塞を起こしやすくする．輸血や輸液によっても起こることがある．

一過性黒内障
内頸動脈の狭窄あるいは微小塞栓によって，眼に必要な血液が供給されなくなり，片方の眼に「黒いカーテンが降りてくる」「霧がかかるようになる」などの症状が2～3分ほど続き，20分ほどで元どおりになる状態をいう．内頸動脈系のTIAの1つである．

Chapter 1 脳血管障害 一過性脳虚血発作

Section 1 誘因・原因

- ラクナTIA：ラクナ梗塞がTIAの症状を呈する.
- 塞栓性：脳主幹動脈（内頸動脈，椎骨動脈，中大脳動脈など）に生じたアテローム硬化巣から剝離したプラークや血小板血栓の一部，および心腔内にできた血栓の遊離が微小塞栓物となって末梢の脳内血管を閉塞する（微小栓子は短時間で溶解・粉砕し，症状は消失する）.
- 心原性，動脈原性，静脈原性（奇異性脳塞栓症），血液凝固異常（多血症やDICなど），悪性腫瘍など原因となる.
- 血行力学性：脳主幹動脈に高度の狭窄があって脳の血流が低下している状態に，何らかの原因によって全身の血圧が低下すると，脳血流がさらに低下して局所神経症状を呈する（血圧が回復すると症状は消失する）.
- その他：内頸動脈系の動脈瘤などもTIAを起こす.

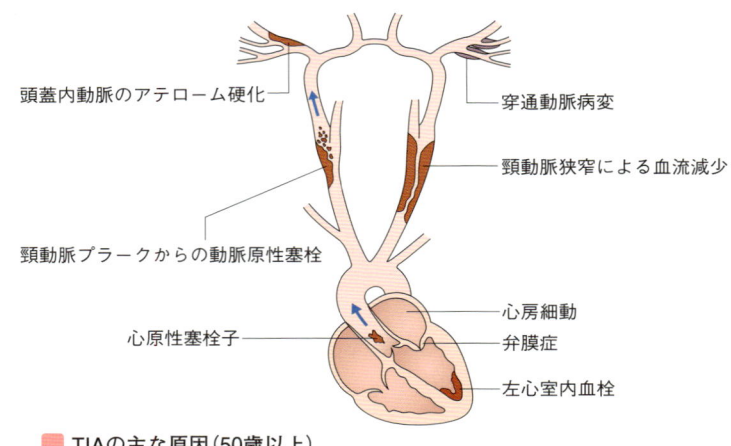

■ TIAの主な原因（50歳以上）

(Feinberg WM, et al : Guidelines for the Management of Transient Ischemic Attacks. Stroke, 25 : 1321, 1994)

Section 2 症状・臨床所見

- 内頸動脈系と椎骨脳底動脈系に分けられる.
- 内頸動脈系：片側の運動障害（片麻痺）や感覚障害，失語，失認，一過性黒内障*など
- 椎骨脳底動脈系：片側または両側の運動麻痺や感覚障害，平衡障害，同側（同名）半盲，複視，嚥下障害，めまいなど
- TIAとは考えられない症状を右表に示す.

  鑑別する疾患には，片頭痛，てんかん，一過性全健忘，過呼吸症候群，低血糖，貧血による失神などがある.

■ TIAとは考えられない症状

①感覚障害のマーチ（身体の一部から全身に広がることがある）
②回転性めまいのみ
③めまい感，ふらつき感のみ
④嚥下障害のみ
⑤構音障害のみ
⑥複視のみ
⑦失禁（尿・便）
⑧意識障害に伴う視力障害
⑨片頭痛に伴う局所神経症状
⑩錯乱のみ
⑪健忘のみ
⑫転倒発作のみ

(NIH分類第3版，NINDS committee, 1990)

Section 3 検査・診断・分類

- 頭部CT検査:器質的脳病変は認められない.
- 頭部MRI検査:虚血病変がみつかることもある.
- 頸動脈超音波検査:頸動脈エコーにて内頸動脈に高度狭窄を認める(血行力学性あるいは動脈原性)ことがある.
- MRA:主幹動脈に狭窄を認める(血行力学性)ことがある.
- TIAの診断基準を次頁に示す.

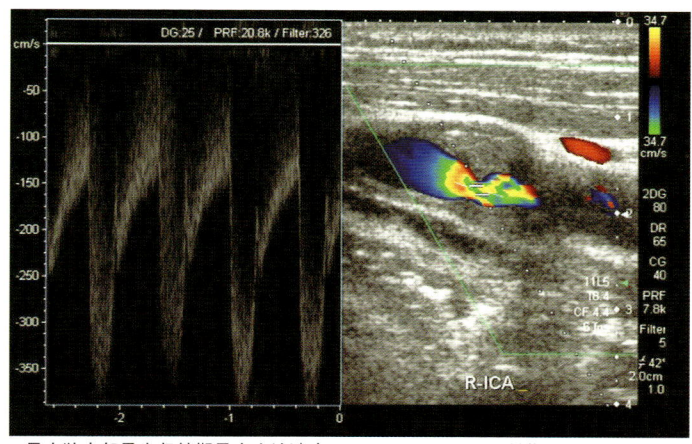

最大狭窄部最大収縮期最大血流速度(max PSV)　　短軸像

■ **頸動脈超音波所見**
狭窄部で流速の亢進を認める.

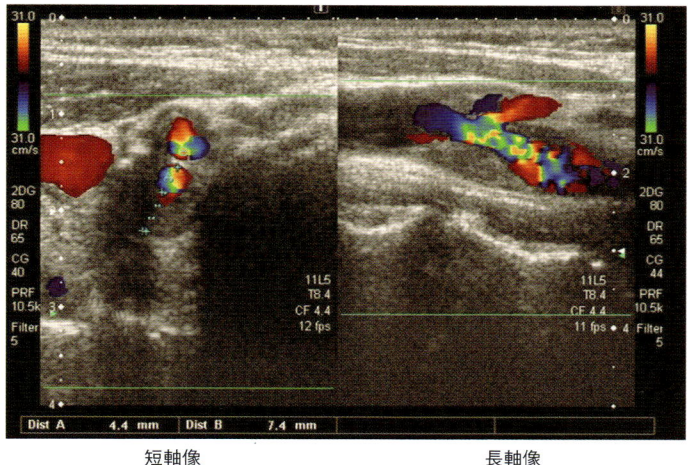

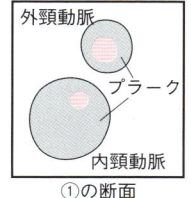

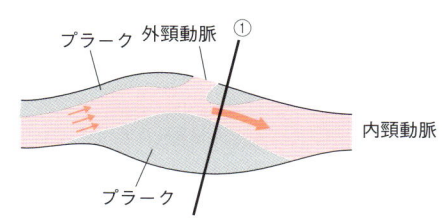

短軸像　　　長軸像

①の断面

■ **頸動脈超音波所見**
狭窄部以遠にモザイク状のエコーを呈しており,乱流が生じている.

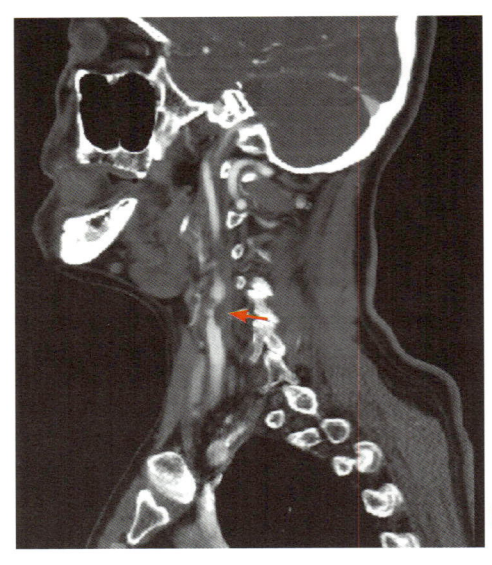

■ 頸部血管CT所見（矢状断）
左内頸動脈起始部に動脈硬化（プラーク）を認める（矢印）．

■ TIAの診断基準

1．TIAの局所神経徴候は24時間以内（多くは1時間以内）に完全に消失する．
2．発作の起こり方は急速（多くは2～3分以内）である．
3．TIAの症候
　（1）内頸動脈系のTIA
　　①症候は身体の半側に現れる（運動・感覚障害，一眼視力消失，失語など）．
　　②発作回数は少なく，発作ごとの症候は同じ．
　　③脳梗塞を起こしやすい．
　（2）椎骨脳底動脈系のTIA
　　①症候は身体の半側，両側など多彩
　　②脳神経症候（複視，めまい，嚥下障害，両側視力消失，半盲など）
　　③発作回数は多く，発作ごとに症候は変動する．
　　④脳梗塞を起こすことは少ない．

注：発作はめまいのみ，意識障害のみのこともある．
（厚生省循環器病研究委託費による"脳卒中の診断基準に関する研究班（班長：田崎義昭）"，1984）

Section 4 治療

- 脳梗塞の予防的治療に主眼におく．
- ラクナTIA：ラクナ梗塞に準じた治療
- 塞栓性
・心原性：抗凝固薬のヘパリン，脳保護薬のエダラボン
・動脈原性：トロンボキサン合成酵素阻害薬のオザクレルナトリウムあるいはフィブリン生成阻害作用をもつアルガトロバン水和物
・静脈原性（奇異性脳塞栓症）：ヘパリン
・血液凝固異常，悪性腫瘍：ヘパリン
- 血行力学性
・主幹動脈（内頸動脈・椎骨動脈・中大脳動脈など）の高度狭窄，あるいはもともと内頸動脈が閉塞しており，側副血行にて対側から血流がまかなわれている場合：オザクレルナトリウムあるいはアルガトロバン水和物，進行する場合は外科的処置（頸動脈内膜剥離術）も検討する．
・頸動脈内膜剥離術（p.109参照）は，内頸動脈に約70％以上の高度狭窄がある場合に絶対適応があるとされている．

■ 播種性血管内凝固（DIC）：disseminated intravascular coagulation　■ 最大狭窄部最大収縮期最大血流速度（max PSV）：maximun peak systolic velocity

Unit 9　I67.4　高血圧性脳症

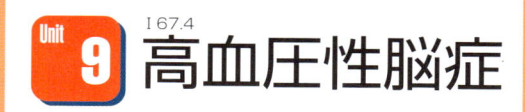

hypertensive encephalopathy

疾患概念
急激で著しく血圧が上昇した場合（とくに拡張期血圧が上昇した場合）に，血管の透過性亢進や血管内皮細胞障害によって脳浮腫が生じ，脳神経症状をきたす疾患である．悪性高血圧（すぐに降圧治療を行わないと致命的となる病態）が原因である．持続性高血圧症，腎性高血圧症，褐色細胞腫，妊娠高血圧症候群などの基礎疾患をもつ場合にみられる．降圧療法で血圧が降下すれば脳症状は消失する．

SUMMARY Map

誘因・原因
- 持続性の高血圧症患者や，急性腎障害や妊娠高血圧症候群*などによって**血圧が著明に上昇**した場合
- reversible posterior leukoencephalopathy syndrome（RPLS）ともよばれる．RPLSは後頭葉皮質下白質の可逆性病変のこと

病態
- 急激な血圧上昇によって脳血流の**自動調節能***が破綻し，血管の透過性亢進や血管内皮細胞障害によって脳浮腫が生じることで発症する．血圧は一般的に200/100mmHg以上になっている．

症状・臨床所見
- **頭痛**，不穏状態，悪心・嘔吐，痙攣，視力障害，意識障害など

検査・診断・分類
- 頭部MRI検査
- 眼底検査
- 鑑別を要する疾患など：**脳血管障害**，腎血管性高血圧，子癇*，免疫抑制薬の服用中など

治療
- 降圧療法を行う．

用語解説

脳血流の自動調節能
脳の血管には，血圧の上昇や下降に対して血管を収縮・拡張して血管抵抗を増減させ，血流を一定に保つ働きがある．これを脳血流の自動調節能という．持続性の高血圧患者は健常者より高い血圧値まで血流は一定に保たれるが，自動調節能を超える血圧上昇が起こると脳浮腫が発生して高血圧性脳症となる．

妊娠高血圧症候群と子癇
妊娠高血圧症候群は，妊娠20週以降，分娩12週まで高血圧がみられる場合，または高血圧にタンパク尿を伴う場合のいずれかをいうが，これらの症状が単なる妊娠の偶発合併症によるものではないこと，と定義されている．子癇とは，妊娠高血圧症候群にタンパク尿が合併して，これが重症化し，痙攣や意識障害などの中枢神経症状が起きた場合をいう．

全身性エリテマトーデス（SLE）
代表的な自己免疫疾患の1つで女性に多い．原因は不明だが，遺伝的素因があり，ウイルスや細菌に感染，妊娠・出産，手術，ストレスなどを契機として自己抗体を産生して発症すると考えられている．原因不明の高血圧を伴うこともあり，また，治療薬の副腎皮質ステロイド薬の副作用でも高血圧がみられる．

Section 1 誘因・原因

- 持続性の高血圧症患者に何らかの要因が加わって、さらに血圧が上昇した場合
- 急性腎障害や妊娠高血圧症候群*などによって血圧が著明に上昇した場合

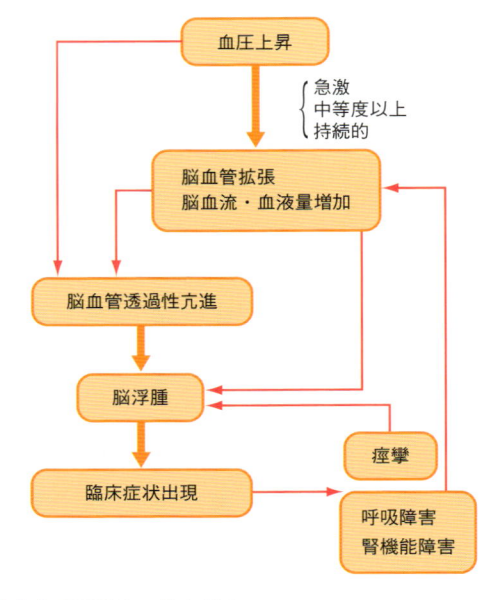

高血圧性脳症の発症機序
(高久史麿ほか監［篠原幸人］：新臨床内科学第8版. p.1488, 医学書院, 2002)

Section 2 症状・臨床所見

- 血圧上昇
- 頭痛
- そのほか悪心・嘔吐、痙攣、視力障害、意識障害、項部痛などがみられる．

Section 3 検査・診断・分類

- 頭部MRI検査：T2強調画像において後頭葉優位の皮質下白質(はくしつ)や基底核を中心に高信号を認める．

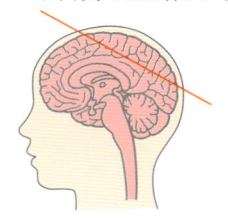

頭部MRI所見
両側前頭葉・頭頂葉にFLAIR画像にて高信号を認める．

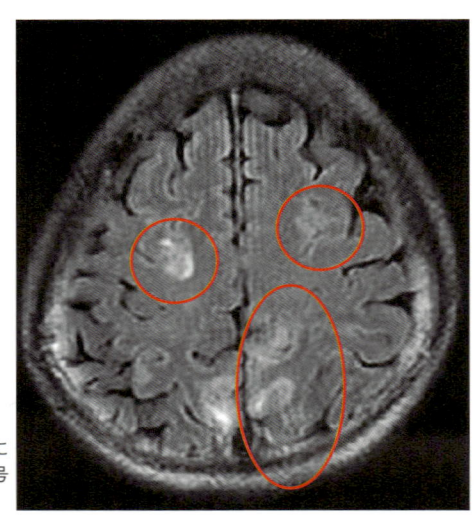

頭部MRI所見（右に高信号域を囲みで示した）
両側頭頂葉・後頭葉にFLAIR画像にて高信号を認めている．

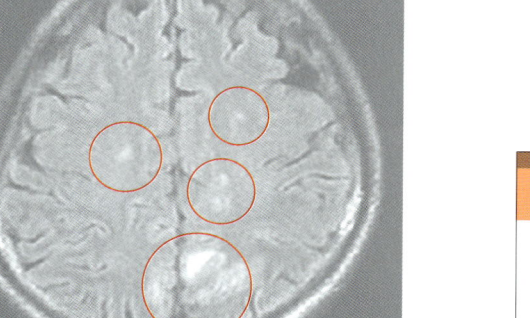

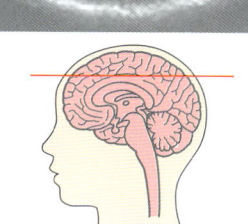

- 眼底検査において高血圧性の眼底所見を呈する．
- 鑑別を要する主な疾患などを示す．

■鑑別を要する主な疾患など

- 脳血管障害
- 子癇
- 腎血管性高血圧
- 尿毒症性脳症
- 糸球体腎炎
- 全身性エリテマトーデス（SLE）*
- 免疫抑制薬の服用：シクロスポリン，タクロリムス水和物などのカルシニューリン阻害薬や副腎皮質ステロイド薬では副作用に血圧上昇がみられる．
- 代謝性脳症：肝性脳症，ウェルニッケ脳症，甲状腺疾患に伴う脳症など

Section 4　治療

- 降圧療法を行う．
- 脳浮腫には抗脳浮腫薬（D-マンニトール，濃グリセリンなど），痙攣には抗痙攣薬（ジアゼパムなど）と，それに対応した治療を行う．

> 脳梗塞，脳内出血，クモ膜下出血などの脳血管障害ではないことを確認する．脳血管障害の急性期には血圧は高くなる．自動調節能自体が障害されているため，わずかな血圧低下でも容易に脳血流の低下をきたす．そのため，原則的に脳卒中急性期には降圧療法は行わない．しかし，平均拡張期血圧が130mmHg以上などあまりに高い場合は，降圧目標を脳梗塞では治療前値の85～90％，脳出血では治療前値の80％として，治療を開始する．

■全身性エリテマトーデス（SLE）：systemic lupus erythematosus

Unit 10 もやもや病（ウイリス動脈輪閉塞症）

I 67.5

moyamoya disease (spontaneous occlusion of the circle of Willis)

疾患概念
原因となる明らかな基礎疾患や誘因なく，頭蓋内内頸動脈からウイリス（Willis）動脈輪にかけて両側性に狭窄がみられ，側副血行路として脳底部の小動脈の拡張をきたす疾患

SUMMARY Map

誘因・原因
- 日本人に多く，年間200人前後が発症
- 進行性の脳動脈閉塞疾患である．
- 原因は不明であるが，発症前に感染症，とくに反復する扁桃腺炎に罹患することが多いといわれている．

病態
- 頭蓋内内頸動脈からウイリス動脈輪にかけて両側性に狭窄がみられ，側副血行路として脳底部の小動脈の拡張をきたす．
- 両側内頸動脈の狭窄により，平均脳血流量は低下している．
- 代償性に拡大した血管には負担がかかりやすく，破綻しやすい．

症状・臨床所見
- 小児では運動麻痺，言語障害，痙攣など脳虚血症状を認めることが多く，知能障害の原因ともなり得る😊．
- 成人では側副血行路である脳底部の穿通枝の破綻により出血をきたすことが多い😊．

検査・診断・分類
- CT，MRI，磁気共鳴血管造影法（MRA），脳血管撮影が用いられるが，病期分類には脳血管撮影が必要

治療

保存的療法	外科的療法	その他
● 抗痙攣薬の投与 ● 抗血小板療法	● 直接的血行再建術：浅側頭動脈－中大脳動脈（STA-MCA）吻合術 ● 間接的血行再建術：脳硬膜血管縫着術（EDAS），脳硬膜動脈・筋血管癒合術（EDAMS）など	● 出血例に対しては，血腫除去術や脳室ドレナージが考慮される．

😊 用語解説

レックリングハウゼン病
神経線維腫症1型ともいう．優性遺伝する遺伝性疾患である（突然変異で生じる場合もある）．全身の皮膚に茶褐色の斑（カフェオレ斑）や皮下に軟らかい神経線維腫（良性腫瘍）を生じる．皮下腫瘤（神経線維腫）は個人差はあるが，通常は身体に数えきれないほどの数が現れる．末梢神経や中枢神経にできるために目，骨，呼吸器，循環器などに病変が現れる．

flow void
p.147参照

Section 1 誘因・原因

- 脳を栄養する内頸動脈の終末部や前大脳動脈，中大脳動脈の近位部が狭窄・閉塞することで，それを補うために脳底部にかけて小動脈が側副血行路として発達することで起こる疾患である．
- 発達した血管が脳血管撮影の所見として「もやもや」としたタバコの煙のようにみえることから，この名前がある．わが国で命名された疾患である（1965年）．
- 原因は不明だが，日本人に多く，男女比は女性にやや多い（1.7〜1.8倍）．初発年齢では，5歳前後の小児型と30〜40歳の成人型の二峰性があり，家族内発生が約10％にみられる．厚生労働省の特定疾患（難病）に指定されている．

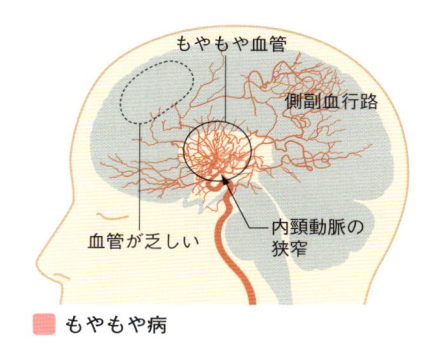

■ もやもや病

Section 2 症状・臨床所見

- 小児では運動麻痺，言語障害，痙攣など脳虚血症状を認めることが多く，知能障害の原因ともなり得る．
- 成人では側副血行路である脳底部の穿通枝の破綻により出血をきたすことが多い．

脳虚血症状と脳内出血
若年者では，運動後や泣いたり興奮したりすると，過換気によって血中の二酸化炭素分圧が低下して脳血管が収縮する．すると，脳の血流が低下して運動麻痺や痙攣などの脳虚血症状を起こす．成人になると，脳虚血とは逆にもやもや血管の破綻による出血を起こす．発症病態の違いについては，まだ十分に解明されていない．

ウイリス動脈輪閉塞症診断の手引き

(1) 1) イ) 発症年齢は各層にわたるが，若年者に多く，また女性に多い傾向がある．孤発例が多いが，ときに家族性に発生することもある．
ロ) 症状および経過については，無症状（偶然発見）のものから，一過性のもの，および固定神経症状を呈するものから軽重・多岐にわたっている．
ハ) 小児例では脳虚血症状を，成人例では頭蓋内出血症状を主体とするものが多い．
2) 小児例では片麻痺，単麻痺，感覚異常，不随意運動，頭痛，痙攣などが反復発作的に出現し，ときに病側が左右交代して現れることがある．さらに知能低下や固定神経症状を呈するものもある．成人例のように出血発作をきたすことはまれである．
3) 成人例では小児例同様の症状を呈するものもあるが，多くは脳室内，クモ膜下腔あるいは脳内出血で突然発症する．これらは多くは軽快し，あるいは固定神経症状を残すが，なかには重症となり死亡するものもある．
(2) 診断上，脳血管撮影は必須であり，少なくとも，次の所見がある．
1) 頭蓋内内頸動脈終末部，前および中大脳動脈近位部に狭窄または閉塞がみられる．
2) その付近に異状血管網が動脈相においてみられる．
3) これらの所見が両側性にある．
ただし，磁気共鳴画像（MRI）と磁気共鳴血管撮影（MRA）により「MRI・MRAによる画像診断のための指針」の1)〜3)のすべてを満たしうる場合は，通常の血管撮影は省いてよい（「MRI・MRAによる画像診断のための指針」を参照のこと）．
(3) 本症は原因不明の疾患であり，下記の特別な基礎疾患に伴う類似の脳血管病変は除外する．
- 動脈硬化，自己免疫疾患，髄膜炎，脳腫瘍，ダウン症候群，レックリングハウゼン病*，頭部外傷，頭部放射線照射など
(4) 診断の参考となる病理学的所見
1) 内頸動脈終末部を中心とする動脈の内膜肥厚と，それによる内腔狭窄ないし閉塞が通常両側性に認められる．ときに肥厚内膜内に脂質沈着を伴うこともある．
2) 前・中大脳動脈，後大脳動脈などウィリス動脈輪を構成する諸動脈に，しばしば内膜の線維性肥厚，内弾性板の屈曲・中膜の菲薄化を伴う種々の程度の狭窄ないし閉塞が認められる．
3) ウイリス動脈輪を中心として多数の小血管（穿通枝および吻合枝）がみられる．
4) しばしば軟膜内に小血管の網状集合がみられる．

診断の基準
(1)に述べられている事項を参考にして，下記のごとく分類する．なお，脳血管撮影を行わず剖検を行ったものについては，(4)を参考として別途に検討する．
【確実例】
(2)のすべての条件および(3)を満たすもの．ただし小児では一側に(2)の1)，2)を満たし，他側の内頸動脈終末部付近にも狭窄の所見が明かにあるものも含む．
【疑い例】
(2)，(3)のうち，(2)の3)の条件のみを満たさないもの

（厚生省新基準，1995）

Section 3　検査・診断・分類

- CT，MRI，MRA，脳血管撮影などにより確定診断される．
- 脳血管撮影により病期は 6 期に分けられる．
    ①carotid fork（内頸動脈の終末部）狭小期──→②もやもや初発期──→③もやもや増勢期──→④もやもや細微期──→⑤もやもや縮小期──→⑥もやもや消失期
- CT：発症 2〜7 日で 50% に皮質・皮質下の低吸収域，大脳基底核付近の点状の造影増強
- MRI：大脳基底核付近にもやもや血管の断面が無信号域（flow void*）として認められる．
- MRA：頭蓋内の内頸動脈終末部，前および中大脳動脈近位部の狭窄・閉塞および脳底部の異常血管網が両側性に認められる．

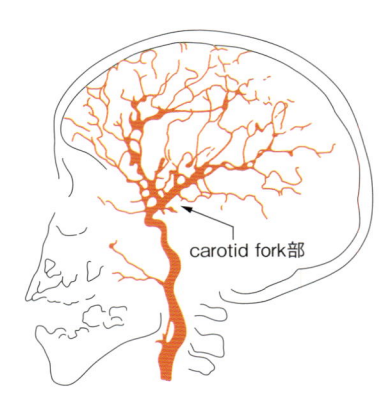

第 1 期：carotid fork 狭小期
carotid fork（内頸動脈の終末部）部の狭窄が認められる以外，全く異常が認められない．

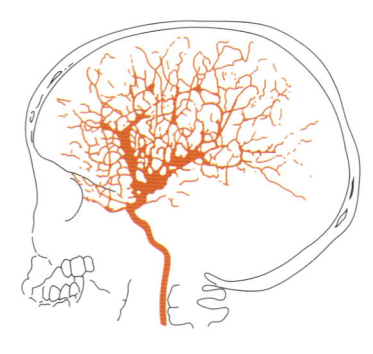

第 2 期：もやもや初発期
carotid fork 部の狭窄およびわずかな basal moyamoya がみられ，脳主幹動脈は拡張像を呈する．

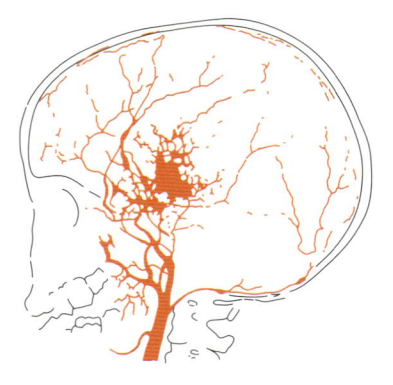

第 3 期：もやもや増勢期
basal moyamoya が発達し，その構成血管は太く粗である．前および中大脳動脈は脱落しはじめる．

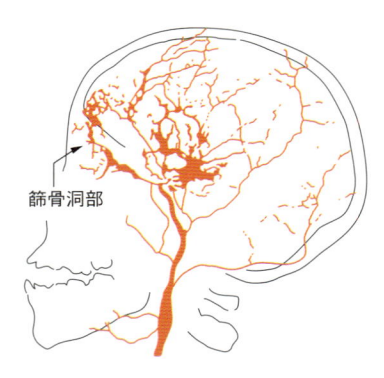

第 4 期：もやもや細微期
moyamoya 血管の 1 本 1 本が細小化し，貧弱で網状となる．前および中大脳動脈は造影されなくなるが，篩骨洞部に moyamoya 血管（ethmoidal moyamoya）が発達してくる．

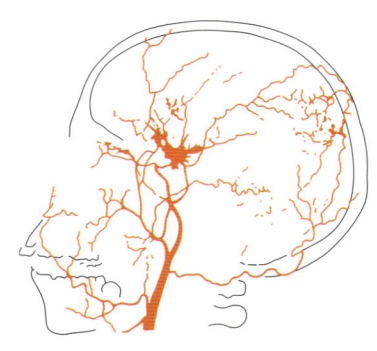

第 5 期：もやもや縮小期
moyamoya 血管の縮小化がさらに進み，その範囲も carotid fork 部直上に限局する．外頸動脈系を介する側副路が増加してくる．

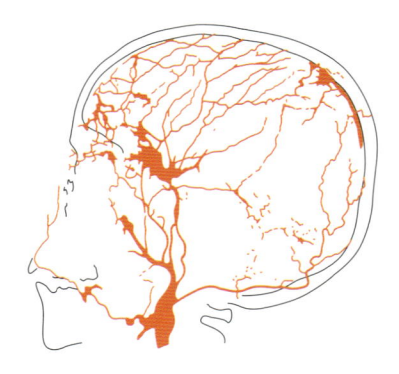

第 6 期：もやもや消失期
頭蓋内内頸動脈系は全く造影されず，moyamoya 血管も完全に消失し，脳内血管は外頸動脈系もしくは椎骨動脈系からだけ灌流される．

■ 小児期における脳血管像の変遷過程の 6 期相分類

（鈴木二郎編［児玉南海雄，関博文］：Moyamoya 病．p.15〜17，医学書院，1983）

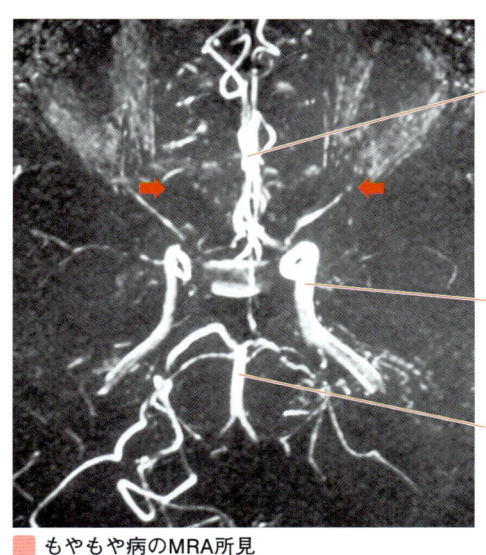

もやもや病のMRA所見
左右の内頸動脈の閉塞により，描出されるはずの中大脳動脈がみられない（矢印）．

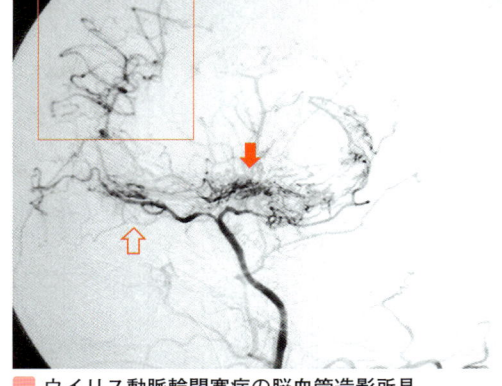

ウイリス動脈輪閉塞症の脳血管造影所見
外頸動脈から灌流されている中大脳動脈の血管（□），前大脳動脈が描出されていない（➡）．中大脳動脈からもやもや血管が描出されている（⇨）．

（左右とも写真提供：聖マリアンナ医科大学横浜市西部病院神経内科・鈴木孝昭氏）

Section 4 治療

内科的療法

- 虚血症状に関しては抗血小板薬の投与，痙攣発作に対しては抗痙攣薬の投与

外科的療法

- 小児や脳虚血症状を呈する成人例に対しては，直接バイパス（浅側頭動脈—中大脳動脈吻合術）のほかに，脳硬膜血管縫着術（側頭筋で脳表を覆う方法），脳硬膜動脈・筋血管癒合術（側頭筋および頭皮の動脈を用いる）を行う．

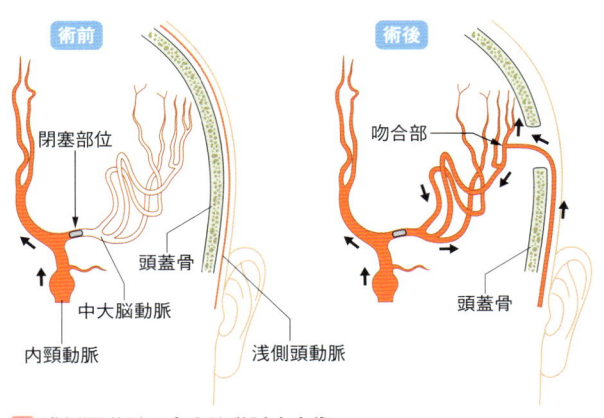

浅側頭動脈—中大脳動脈吻合術
（山浦 晶ほか：標準脳神経外科学第9版．p.248．医学書院，2002を改変）

- 磁気共鳴血管造影法（MRA）：magnetic resonance angiography
- 脳硬膜血管縫着術（EDAS）：encephalo-duro-arterio-synangiosis
- 脳硬膜動脈・筋血管癒合術（EDAMS）：encephalo-duro-arterio-myosynangiosis
- 浅側頭動脈—中大脳動脈（STA-MCA）：superficial temporal artery-middle cerebral artery

Unit 1 脳腫瘍・総論

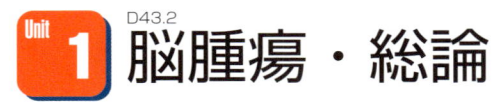

D43.2

brain tumor

疾患概念
頭蓋内に発生する腫瘍のことで，その原因については遺伝子変異などいろいろなものが考えられているが，大部分がいまだ不明である．原発性腫瘍と転移性腫瘍に分けられ，前者は，①中枢神経実質由来，②中枢神経実質外由来，③胎生遺残物由来，の3つに分類され，後者は，脳以外で発生したがんが脳に転移したものである．

SUMMARY Map

誘因・原因
- 原因については遺伝子変異などいろいろなものが考えられているが，大部分が不明
- **原発性**と**転移性**の2つに大きく分類される．転移性は脳以外で発生したがんが脳に転移したもの．原発性はさらに①中枢神経実質由来，②中枢神経実質外由来，③胎生遺残物由来の3つに分類

病態
- 他の臓器に発生する腫瘍と同様に，脳腫瘍でも遺伝子変異などの蓄積が，腫瘍発生に関係しているが，大部分が原因不明
- 多くの種類の腫瘍があり，組織学的な違いや発生部位によって治療法や予後が異なる．

症状・臨床所見
- 急性頭蓋内圧亢進症状
  ・高血圧性脳出血や急性外傷性頭蓋内出血などでみられ，放置すると脳ヘルニアになる．
- **慢性頭蓋内圧亢進症状**
  ・脳腫瘍や慢性硬膜下血腫などでみられ，症状は**早朝頭痛**，**噴射性嘔吐**および**うっ血乳頭**が3徴候
- てんかん：脳腫瘍の3人に1人はてんかん発作（症候性てんかん）をきたす．
  ・テント上腫瘍で多く，前頭，側頭，頭頂部腫瘍で多発する．
  ・**初発症状として痙攣**をみる．
- 局所症状（巣症状）：片麻痺，失語症状や失認など

検査・診断・分類
- 頭部CT，とくに**頭部MRI**による評価が有用
- **造影剤を用いた評価**が必要

治療
- 対処方法
  ・頭位挙上（15～30°）や呼吸管理，脳圧下降薬（濃グリセリンやD-マンニトール）の投与，副腎皮質ステロイド薬の投与，抗痙攣薬の投与
- 手術療法：摘出術（全摘出，亜全摘出，部分摘出など）
- 放射線療法：標準的放射線療法，定位放射線照射
- 化学療法：化学療法薬としては，血液脳関門を通る薬剤のほうが有効

予後
- 脳腫瘍が不完全摘出されると術後再発
- 良性の場合（たとえば神経鞘腫）は再発までに10年以上かかる例もある．
- 腫瘍の部位により全摘出が困難なものも多いが，もし全摘出ができれば永久治癒が可能な腫瘍もある．
- 不完全摘出の場合は，残存腫瘍の再増大は避けられない．
- 神経膠腫などの悪性腫瘍では肉眼的に全摘出が行えても再発，腫瘍死は避けられない．

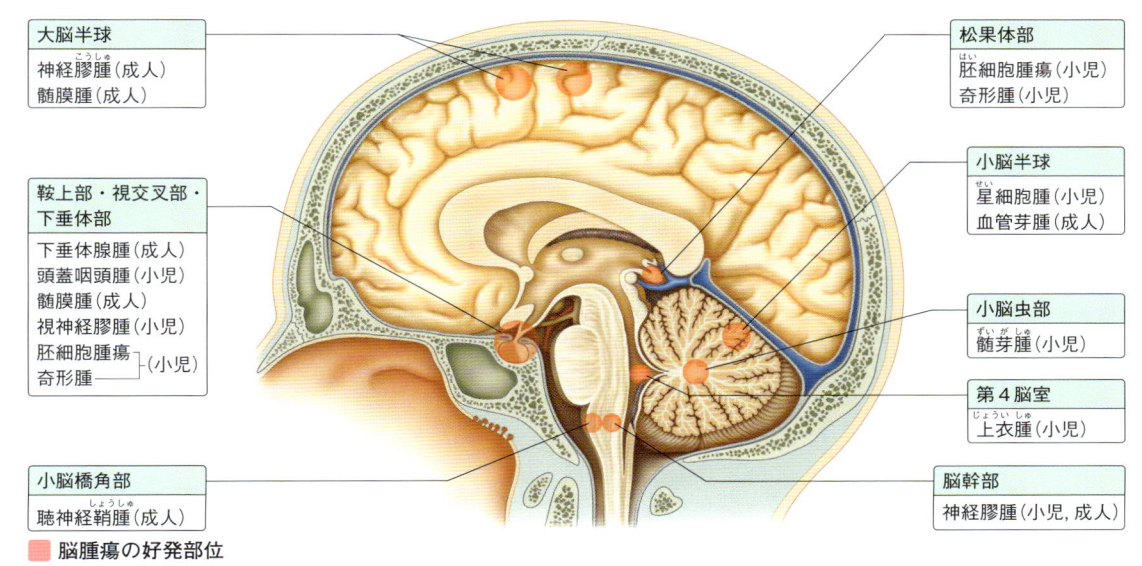

大脳半球
神経膠腫(成人)
髄膜腫(成人)

松果体部
胚細胞腫瘍(小児)
奇形腫(小児)

鞍上部・視交叉部・下垂体部
下垂体腺腫(成人)
頭蓋咽頭腫(小児)
髄膜腫(成人)
視神経膠腫(小児)
胚細胞腫瘍 ┐(小児)
奇形腫   ┘

小脳半球
星細胞腫(小児)
血管芽腫(成人)

小脳虫部
髄芽腫(小児)

第4脳室
上衣腫(小児)

小脳橋角部
聴神経鞘腫(成人)

脳幹部
神経膠腫(小児,成人)

■ 脳腫瘍の好発部位

■脳腫瘍の好発部位と高頻度年齢

部位		小児	成人
大脳半球			神経膠腫, 髄膜腫
トルコ鞍上部 鞍内部		頭蓋咽頭腫 視神経膠腫 胚細胞腫瘍	下垂体腺腫 髄膜腫
松果体部		胚細胞腫瘍	
小脳	半球	星細胞腫	血管芽腫
	虫部	髄芽腫	
第4脳室		上衣腫, 髄芽腫	
脳幹部		神経膠腫	
小脳橋角部			聴神経鞘腫

＊赤字はとくに特徴的なものを示した.

Section 1 誘因・原因

- 脳腫瘍は，<u>原発性</u>と<u>転移性</u>の2つに大きく分類される．
- 転移性はその名のとおり，脳以外で発生したがんが脳に転移したものである．
- 原発性はさらに，①中枢神経実質由来，②中枢神経実質外由来，③胎生遺残物由来，の3つに分類される．その原因については遺伝子変異などいろいろなものが考えられているが，大部分が不明である．

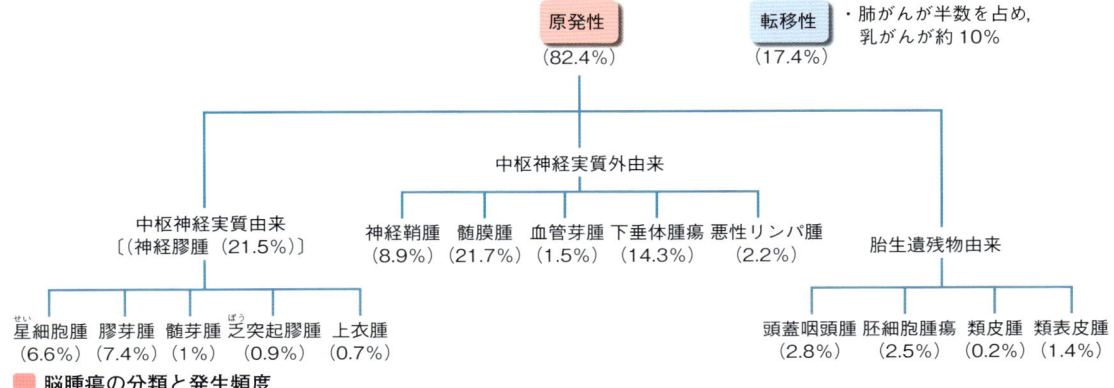

```
                    原発性              転移性      ・肺がんが半数を占め,
                   (82.4%)             (17.4%)       乳がんが約10%
```

原発性(82.4%) の下位分類：

- 中枢神経実質由来〔神経膠腫(21.5%)〕
  - 星細胞腫(6.6%)
  - 膠芽腫(7.4%)
  - 髄芽腫(1%)
  - 乏突起膠腫(0.9%)
  - 上衣腫(0.7%)
- 中枢神経実質外由来
  - 神経鞘腫(8.9%)
  - 髄膜腫(21.7%)
  - 血管芽腫(1.5%)
  - 下垂体腫瘍(14.3%)
  - 悪性リンパ腫(2.2%)
- 胎生遺残物由来
  - 頭蓋咽頭腫(2.8%)
  - 胚細胞腫瘍(2.5%)
  - 類皮腫(0.2%)
  - 類表皮腫(1.4%)

■ 脳腫瘍の分類と発生頻度

Section 2 症状・臨床所見

- 急性頭蓋内圧亢進症状
  - 急激な頭蓋内圧亢進によって起こる症状で，高血圧性脳出血や急性外傷性頭蓋内出血などでみられる．放置すると脳ヘルニア(p.78)になる．
  - 症状は，①徐脈(圧脈→充実した緩徐な脈)，②血圧上昇，脈圧増加，③ゆっくり深い呼吸，④意識障害である．通常，脳ヘルニアにより生じる．
- 慢性頭蓋内圧亢進症状
  - 緩徐な頭蓋内圧亢進によって起こる症状で，脳腫瘍や慢性硬膜下血腫などでみられる．
  - 症状は，早朝頭痛，噴射性嘔吐およびうっ血乳頭(p.76)が3徴候
- てんかん
  - 脳腫瘍の3人に1人はてんかん発作(症候性てんかん)をきたす．
  - テント上腫瘍で多く，前頭，側頭，頭頂部腫瘍で多発する．
  - 初発症状として痙攣をみることが多い．
- 局所症状(巣症状)
  - 脳腫瘍が発生した部位の神経症状(片麻痺，失語症状や失認など)

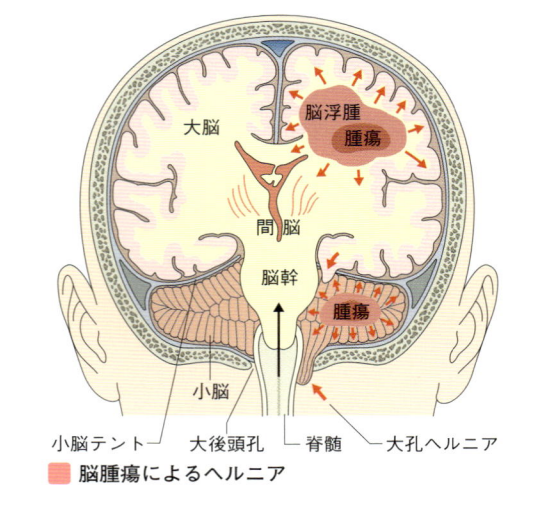

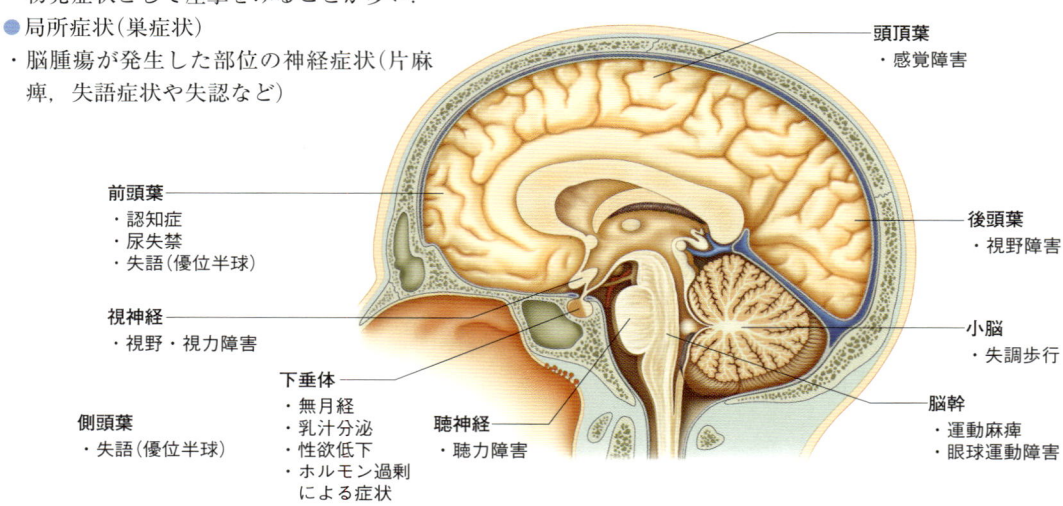

脳腫瘍によるヘルニア

脳腫瘍の局在部位における巣症状
- 前頭葉
  - 認知症
  - 尿失禁
  - 失語(優位半球)
- 視神経
  - 視野・視力障害
- 側頭葉
  - 失語(優位半球)
- 下垂体
  - 無月経
  - 乳汁分泌
  - 性欲低下
  - ホルモン過剰による症状
- 聴神経
  - 聴力障害
- 頭頂葉
  - 感覚障害
- 後頭葉
  - 視野障害
- 小脳
  - 失調歩行
- 脳幹
  - 運動麻痺
  - 眼球運動障害

Section 3 検査・診断・分類

- 一般的に，脳腫瘍の診断には頭部CT，とくに頭部MRIによる評価が有用で，2つとも造影剤を用いた評価が必要である．

■CTによる腫瘍の性状は

高信号(高吸収域＝CTで白色)	髄膜腫，髄芽腫，胚細胞腫瘍，奇形腫，上衣腫
等信号(等吸収域＝CTで脳実質と同じ灰色)	下垂体腫瘍
低信号(低吸収域＝CTで黒色)	星細胞腫，膠芽腫，聴神経鞘腫，類表皮腫
高信号と低信号の混在	頭蓋咽頭腫

MRIでは一般的にT1強調画像にて低信号で，T2強調画像にて高信号，造影効果があることが多いが，腫瘍によってさまざまである．

CTおよびMRI検査

膠芽腫

| 単純CT像 | 造影CT像 | MRI T1強調像 | MRI T2強調像 |

| 造影MRI横断（水平断） | 造影MRI矢状断 | 造影MRI前頭断（冠状断） |

- CTでは，高吸収域と低吸収域の混在する不整形の占拠性病変．周囲は高度な浮腫により低信号（①）となる．リング状の造影効果（②）をもつ．
- MRIでは，出血，嚢胞内容の性状，壊死巣などにより多彩な信号強度を呈する．不規則なリング状造影効果（③）をもつ．

星細胞腫

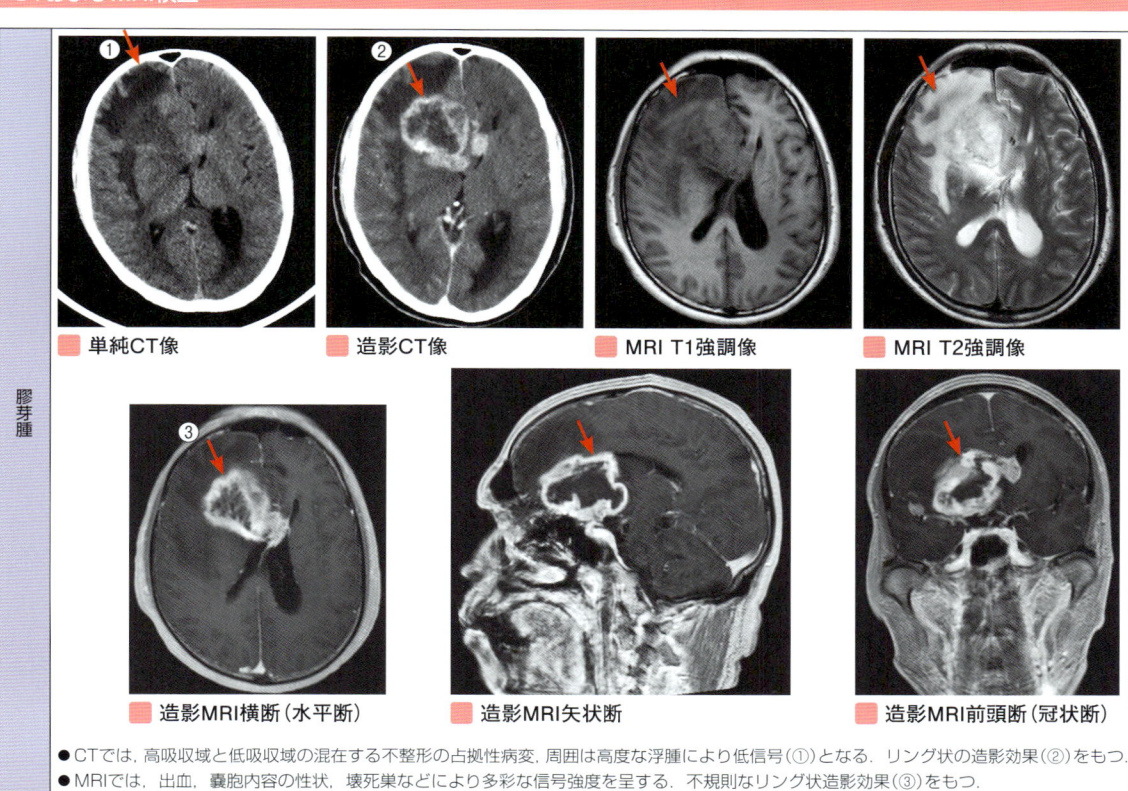

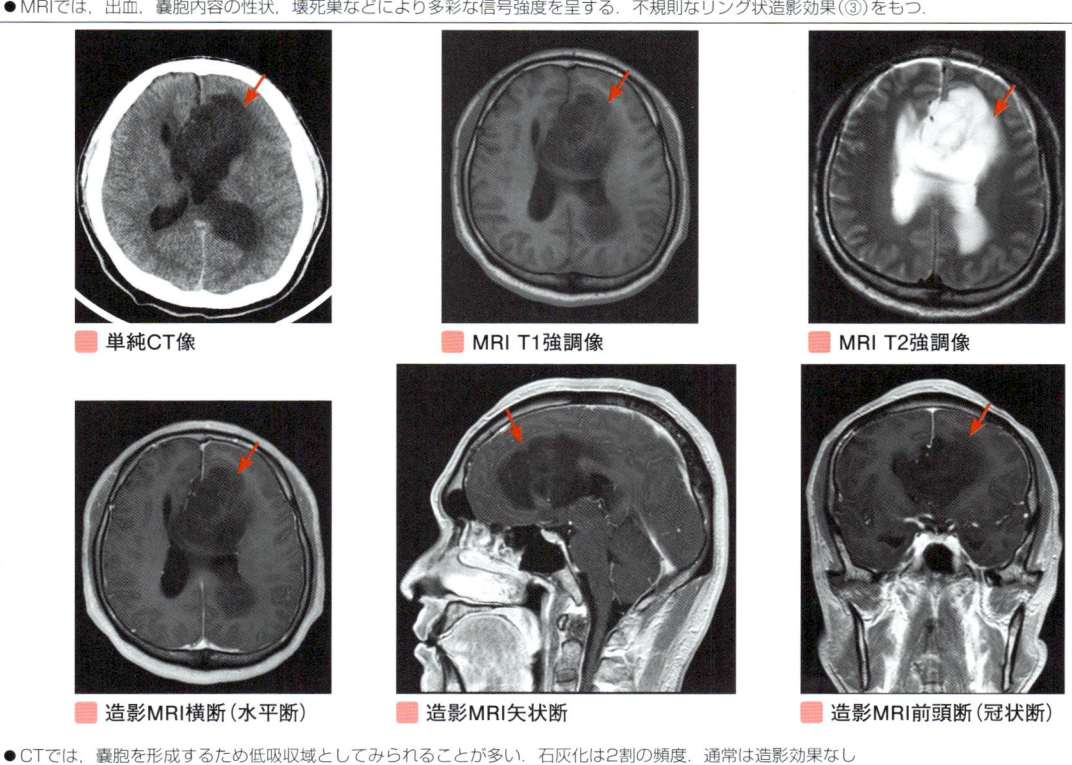

| 単純CT像 | MRI T1強調像 | MRI T2強調像 |

| 造影MRI横断（水平断） | 造影MRI矢状断 | 造影MRI前頭断（冠状断） |

- CTでは，嚢胞を形成するため低吸収域としてみられることが多い．石灰化は2割の頻度．通常は造影効果なし
- MRIでは，T1強調画像で低信号が典型的．T2強調画像で高信号．造影効果は認めない．悪性例では造影効果あり

乏(稀)突起膠腫

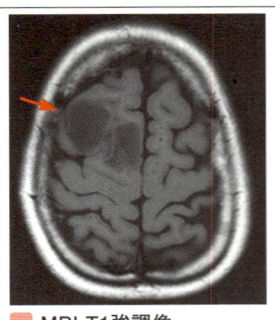

■ MRI T1強調像 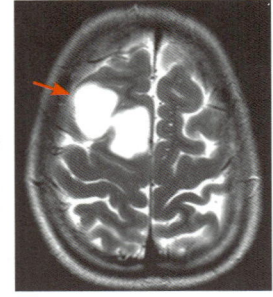　　■ MRI T2強調像 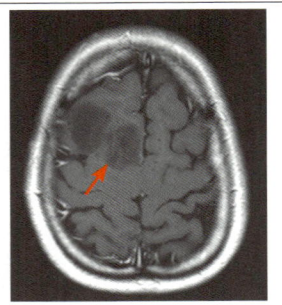　　■ 造影MRI横断（水平断）

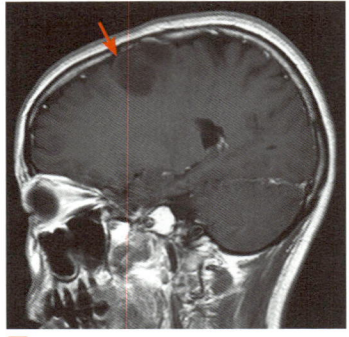

■ 造影MRI矢状断 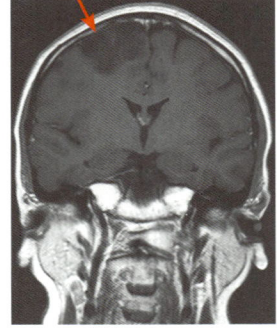　　■ 造影MRI前頭断（冠状断）

- CTでは低吸収域の中に塊状の石灰化像を認める．石灰化の頻度は90％．
- MRIでは，T1強調画像で低信号，T2強調画像で高信号．部分的あるいは斑状に造影効果をもつ．

脳室上衣腫

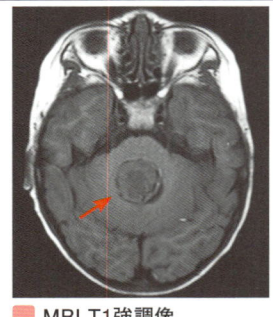

■ MRI T1強調像 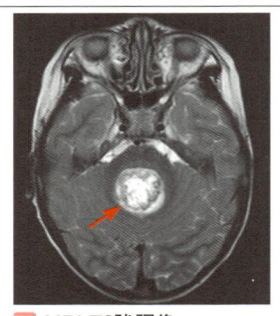　　■ MRI T2強調像

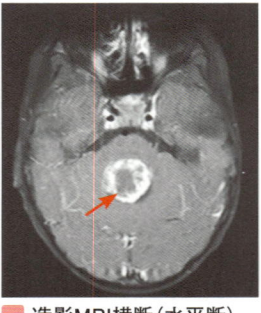

■ 造影MRI横断（水平断） 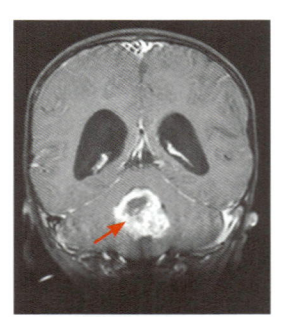　　■ 造影MRI前頭断（冠状断）

- CTでは低～高吸収域．ほぼ均一に造影される．
- MRIでは基本的には，充実部はT1強調画像で低信号．T2強調画像で高信号．均一に，中程度造影される．

髄芽腫

- MRI T1強調像横断（水平断）
- MRI T2強調像横断（水平断）
- 造影MRI横断（水平断）
- 造影MRI矢状断
- 造影MRI前頭断（冠状断）

- CTでは高吸収域，脳室の対称性拡大．造影で均等に増強
- MRIではT1強調画像で低信号．T2強調画像で等～高信号．やや不均一に造影される．

髄膜腫

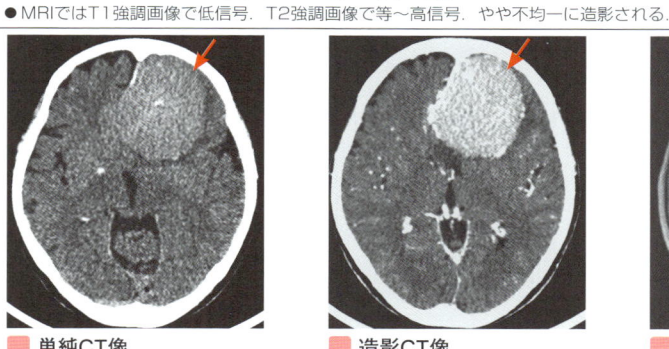

- 単純CT像
- 造影CT像 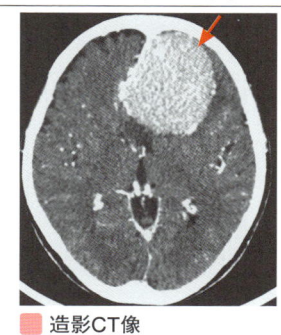
- 造影MRI横断（水平断） 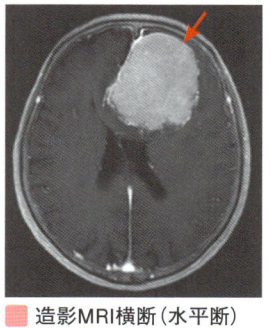
- 造影MRI前頭断（冠状断） 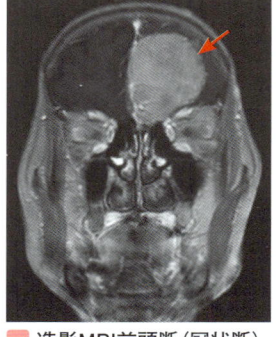
- MRI T1強調像横断（水平断） 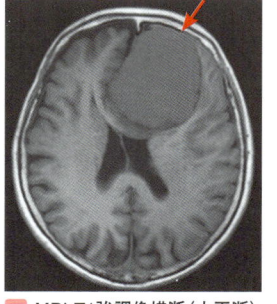
- MRI T2強調像横断（水平断） 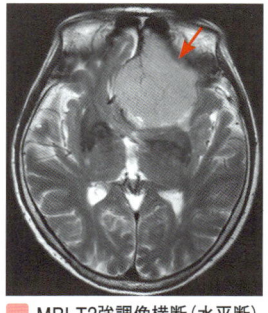

- CTでは境界鮮明，等～高吸収域．均一に造影される．
- MRIではT1強調画像で等信号．T2強調画像で等信号が最も多い．著明に均一に造影される．

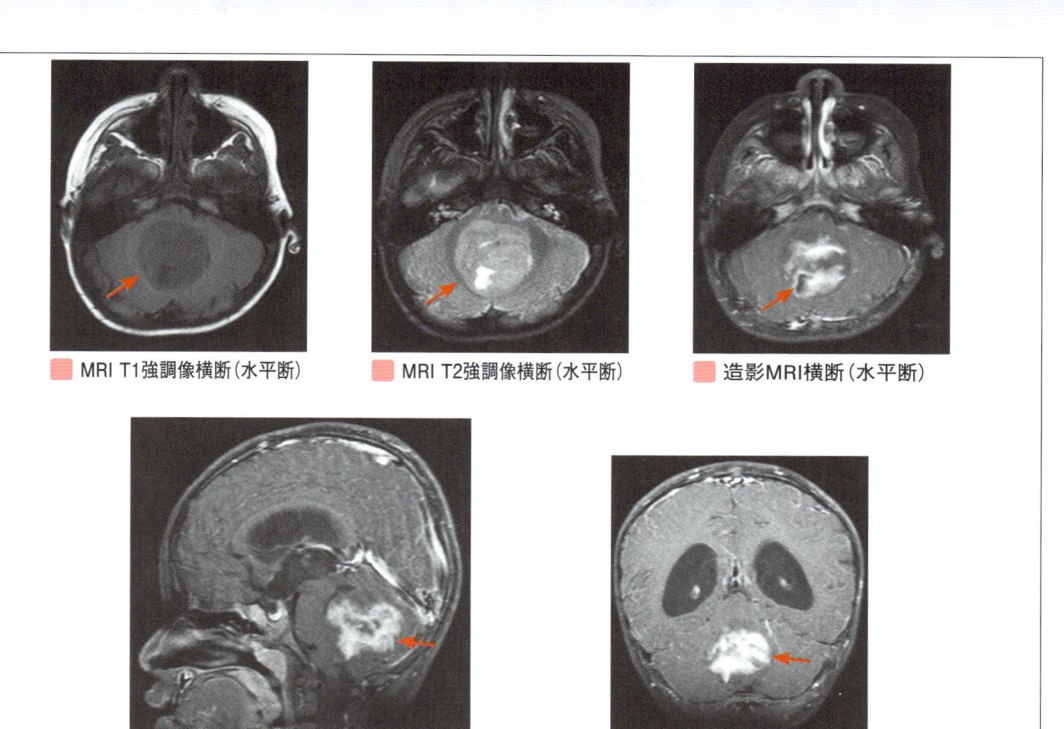

神経鞘腫

| 単純CT像 | MRI T1強調像横断（水平断） | MRI T2強調像横断（水平断） |

| 造影MRI横断（水平断） | 造影MRI前頭断（冠状断） |

三叉神経 — 橋
顔面・聴神経 — 第四脳室
蝸牛
半規管
小脳

- CTでは低〜等吸収域．造影効果あり
- MRIではT1強調画像で低〜等信号．T2強調画像で等〜高信号．均一に造影されることが多い．

下垂体腺腫

| 単純CT像 | 単純CT像（骨条件） | MRI T1強調像前頭断（冠状断） |

| MRI T2強調像前頭断（冠状断） | 造影MRI横断（水平断） | 造影MRI前頭断（冠状断） |

- CTでは等〜高吸収域．均一に造影される．
- MRIではT1強調画像で低信号．T2強調画像で高信号がほとんど．

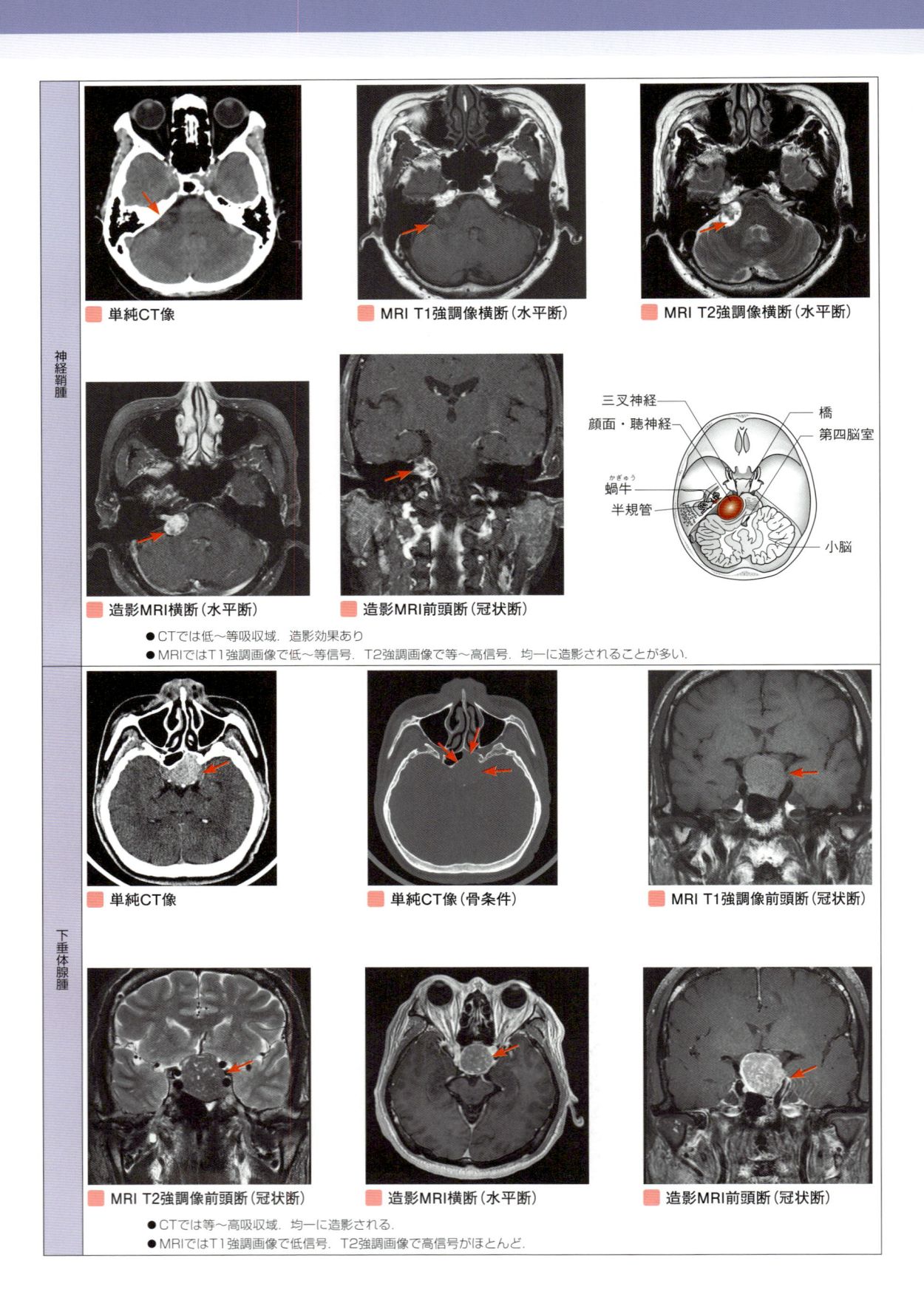

下垂体腺腫

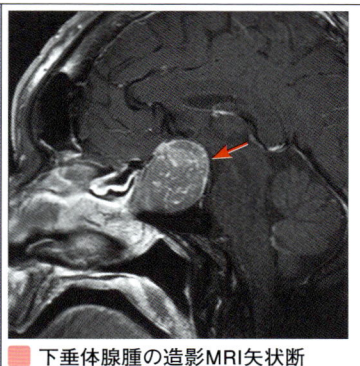

下垂体腺腫の造影MRI矢状断

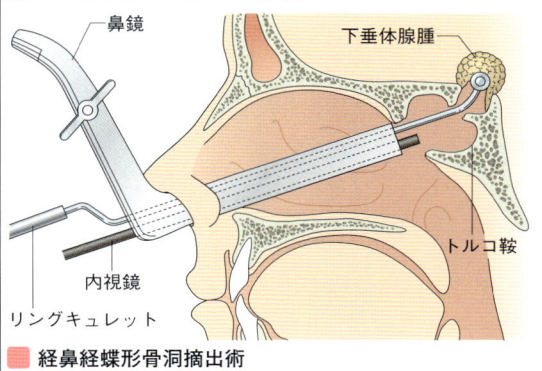

経鼻経蝶形骨洞摘出術
（鼻鏡／下垂体腺腫／内視鏡／リングキュレット／トルコ鞍）

■脳腫瘍の組織学的分類（WHO分類から主要な脳腫瘍を抜粋）

1. 神経上皮性腫瘍
    - 星状細胞腫
    - 退形成性星状細胞腫
    - 膠芽腫
    - 乏（稀）突起膠腫
    - 上衣腫
    - 髄芽腫
    - 脈絡叢乳頭腫
    - 松果体細胞腫
    - 神経細胞系および混合神経細胞膠細胞腫瘍
2. 神経鞘細胞腫瘍
    - 神経鞘腫
3. 髄膜腫瘍
    - 髄膜腫
4. 悪性リンパ腫
5. 血管起源腫瘍
    - 血管芽腫
6. 胚細胞腫瘍
    - 胚腫
    - 奇形腫
    - 混合胚細胞腫瘍
    - 胎児がん
    - 絨毛がん
7. 先天性（奇形性）腫瘍
    - 頭蓋咽頭腫
    - 類表皮嚢胞
    - 類皮嚢胞
    - 脂肪腫
8. 下垂体腺腫
    - 機能性腺腫
    - 非機能性腺腫
9. 周辺腫瘍の進展
    - 頸静脈腫瘍
    - 脊索腫
    - 軟骨肉腫
10. 転移性腫瘍

（山浦 晶ほか監：標準脳神経外科学第9版. 医学書院. p.171, 2002）

分類

- 脳腫瘍の分類は古くからいろいろな研究者により試みられてきたが，現在，最も広く採用されている脳腫瘍の分類はWHOの分類である．
- WHOのグレード分類は組織所見のみにのっとったものではなく，組織所見と臨床悪性度（予後）の両者をあわせた悪性度である．

Section 4 治療

対処方法

- 脳腫瘍に伴って前述の頭蓋内圧亢進で意識障害などをきたしている場合や，痙攣発作，巣症状がある場合は，頭位挙上（15～30°）や呼吸管理，脳圧下降薬（濃グリセリンやD-マンニトール）の投与，副腎皮質ステロイド薬の投与，抗痙攣薬の投与をし，全身状態を改善させることが必要
- 一般的には手術による摘出が原則．ただ，治療効果の特性がある．

■治療効果の特性

手術に追加し，放射線照射と化学療法を行って治癒する腫瘍	胚細胞腫瘍の一部，悪性リンパ腫，髄芽腫
ステロイドによく反応する腫瘍	悪性リンパ腫
化学療法によく反応する腫瘍	胚細胞腫瘍の一部
放射線の感受性が非常に高い腫瘍	胚細胞腫，髄芽腫

手術療法

- 摘出術（全摘出，亜全摘出，部分摘出など）
- 診断目的の生検術〔腫瘍が多発で摘出術が困難な場合や，画像診断で放射線や化学療法がよく効く腫瘍が疑われる場合は診断目的に小さい開頭範囲（手術による負担が小さい）で腫瘍を一部分だけ採取する方法がある〕

放射線療法

● 標準的放射線治療
・X線発生装置である直線加速器(LINAC)を用い，分割照射で行う．(例：1日2グレイ(Gy)，週5日，6～8週間)
・3歳未満の小児では照射すべきではない．
・腫瘍の放射線感受性を記す．

■ 腫瘍の放射線感受性

感受性が高い腫瘍	胚細胞腫，髄芽腫，悪性リンパ腫など
感受性が低いが有効とされている腫瘍	膠芽腫，星細胞腫，上衣腫，下垂体腺腫，頭蓋咽頭腫

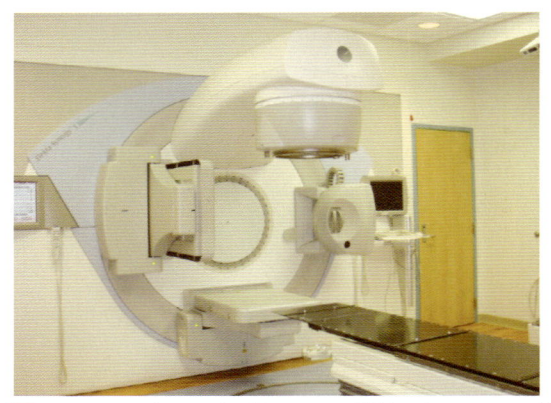

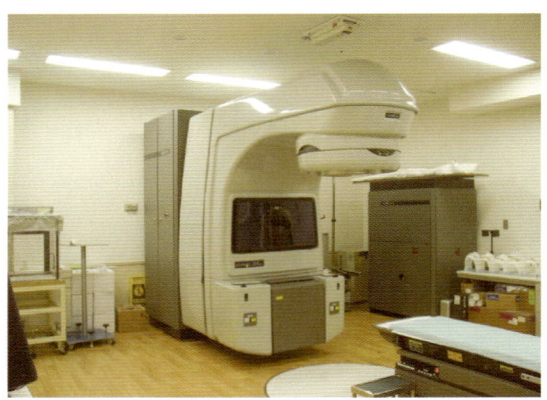

■ リニアック(LINAC)（左はElekta社製，右はVARIAN社製）

● 定位放射線照射
・細い放射線治療ビームを三次元座標で正確に定めた小病変に集中的に照射する方法

■ 定位放射線照射の方法

定位手術的照射（ガンマナイフ治療）	● 放射線を小さな範囲に集中させ，この焦点に目標部位が正確に一致するように定位的手法を用いて位置決めと固定を行って，1回で照射する方法 ● 適応病変は①大きさが直径30mm以内，②適応疾患が良性腫瘍（例：聴神経腫瘍），転移性脳腫瘍．原発性悪性脳腫瘍は第一選択とならない．
定位放射線治療	● 高エネルギーX線発生装置である直線加速器(LINAC)を用いて行う方法． ● 照射時間が長いため分割照射で治療する．LINACを自由に回転させて照射する方法（多門回転照射法）
サイバーナイフ	● ロボットとLINACを組み合わせた定位放射線治療専用機 ● 頭部をフレームで固定せずに治療を行える．

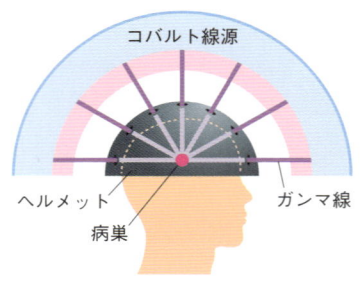

■ ガンマナイフの構造

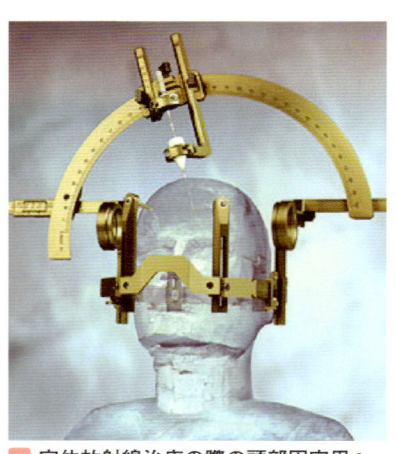

■ 定位放射線治療の際の頭部固定用ヘッドフレーム

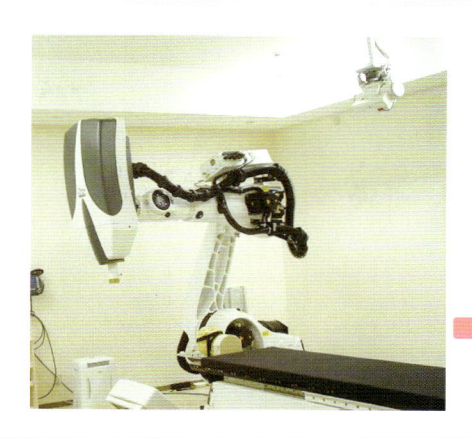

サイバーナイフ
小型リニアックと動体追跡装置を用いた装置

化学療法

- 化学療法薬としては，血液脳関門を通る薬剤のほうが有効．以下の2つに大別される．
① 腫瘍細胞の分裂のある時期にのみ作用する細胞周期特異的薬剤(cell cycle specific drug)，すなわち増殖準備細胞(proliferating pool cell)に選択的に効果のある薬剤
② cell cycle non-specific drug，すなわちproliferating，non-proliferatingの別なく効果のある薬剤

■化学療法の代表的薬剤

薬剤	① テモゾロミド(テモダール®)：悪性神経膠腫に有効．内服薬 ② ニムスチン塩酸塩(ニドラン®)：悪性神経膠腫に有効 ③ ビンクリスチン硫酸塩(オンコビン®)：悪性神経膠腫に有効 ④ 白金製剤(シスプラチン，カルボプラチン)：胚細胞腫瘍に有効 ⑤ メトトレキサート ⑥ インターフェロンβ：膠芽腫，星細胞腫，髄芽腫に適応あり
副作用	① 骨髄障害：白血球の障害が最も早く出現．以下，血小板＞赤血球． ② 口内炎，悪心・嘔吐 ③ 腎障害：シスプラチンがその代表 ④ 出血性膀胱 ⑤ 末梢神経障害：ビンクリスチン硫酸塩がその代表

脳腫瘍の種類による予後

- 脳腫瘍に対する治療効果の判定は，一般活動性の指標を使って行われる．
- 脳腫瘍が不完全摘出されると術後再発するが，良性の場合(たとえば神経鞘腫)は再発までに10年以上かかる例もある．
- 腫瘍の部位により全摘出が困難なものも多いが，もし全摘出ができれば永久治癒が可能な腫瘍がある．
- 小脳星細胞腫，上衣腫などの一部の神経上皮性腫瘍の他，組織学的に良性で脳外腫瘍である髄膜腫，下垂体腺腫，神経鞘腫，頭蓋咽頭腫，類上皮腫などは，手術全摘出により根治が可能である．
- 不完全摘出の場合は，残存腫瘍の再増大は避けられない．

- これに対し，神経膠腫などの悪性腫瘍のほとんどは浸潤性発育のため，たとえ肉眼的に全摘出が行えても再発，腫瘍死は避けられない．

■脳腫瘍患者の一般的活動性の指標
（カルノフスキー・パフォーマンス・スケール）

100%	正常
90	軽い障害があるが，社会生活可能
80	多少の障害があるが，努力して社会生活可能
70	家庭生活(自活)可能
60	家庭生活に介助が時折必要
50	家庭生活における介助と通院が必要
40	特別介助が必要
30	入院が必要
20	入院のうえ積極的治療が必要
10	死期が近い
0	死亡

■直線加速器(LINAC)：linear accelerator

Unit 2 脳腫瘍・各論

神経膠腫

誘因・原因
- 原発性脳腫瘍の25～30％を占める．神経細胞を支えるグリア細胞由来である．近年は神経幹細胞由来であるとされている．
- 病理悪性度によりグレードⅠ～Ⅳに分類．グレードⅣは細胞数，分裂像に富み，核不整形，血管新生，腫瘍壊死などが認められる．
- 特殊染色では膠線維性酸性タンパク(GFAP：glia fibrillary acidic protein)，上皮成長因子受容体(EGFR：epidermal growth factor receptor)，血管内皮細胞増殖因子(VEGF：vascular endothelial growth factor)などが陽性となるものが多い．
- 予後に関連するのがMIB-1 indexである．これは細胞分裂関連タンパクのKi-67をMIB-1抗体で染色したものであり，腫瘍の分裂速度とよく相関する．その他特殊な遺伝子標的として，1p19qの欠損などが病理組織および予後判断に重要な意味をもつようになってきた．

症状
- 発生部位による症状をきたす．痙攣，麻痺，意識障害などが多い．脳に浸潤性に発育するため，広範囲の脳に影響を与える．

検査・診断
- MRI検査が中心で，高悪性度の神経膠腫ではT2やFLAIR像で広範な浮腫を伴い，ガドリニウムでリング状に造影されるものが多い．
- 低悪性度のものは造影されなかったり，T2やFLAIR像で高密度な領域が腫瘍の中心となるが，正常細胞と混合することが多い．
- 毛様細胞性星細胞腫はグレードⅠでも造影されることが多く，腫瘍そのものがT2高信号であるが，周囲の腫脹は少ない．
- CT検査では一般に低吸収で，造影のされ方は病理による．乏突起膠腫は石灰化を伴う場合が多い．

治療・予後
- 治療はまず診断から始まる．切除は浸潤している脳組織の状況と，切除による利点，その他の治療の効果から決定される．切除のメリットの少ない腫瘍は生検術の適応となる．深部の腫瘍の場合は定位手術的やナビゲーションガイド下に生検を行い，診断する．
- 高悪性度の神経膠腫と診断された場合には，生検・切除術のみで治癒することは不可能で，抗がん薬治療，放射線治療を行う．
- 低悪性度の神経膠腫の場合は，全摘出された場合は経過観察，部分的に残存した場合は術直後に放射線照射を行うか，経過をみて拡大傾向にある場合は放射線治療を行う．全摘出された場合も放射線治療を行う場合がある．
- 予後を悪化させる因子として，年齢40歳以上，大きさ6cm以上，正中偏位のあるもの，神経症状のあるもの，発見時のADLの低いもの，腫瘍摘出度の低いものなどである．5年生存率ではグレードⅠが80％超，Ⅱが60％，Ⅲが20％，Ⅳは10％未満である．
- 今後，VEGF標的モノクローナル抗体(アバスチン®など)や遺伝子改変ヘルペスウイルスによる治療，強度変調放射線治療(IMRT：intensity modulated radiation therapy)やボロン中性子捕捉療法などにより悪性の神経膠腫の治療予後が改善されることが期待される．

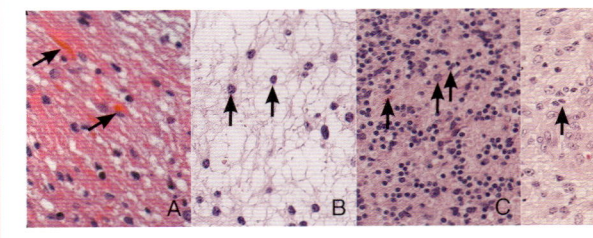

神経膠腫の病理像
- A：毛様細胞性星細胞腫(グレードⅠ)．核異型性少なく，ローゼンタール線維(Rosenthal fiber)が認められる．
- B：散在性の星細胞腫(グレードⅡ)．細胞がまばらで異型性に乏しい．
- C：退形成性星細胞腫(グレードⅢ)．細胞に富む．
- D：神経膠芽腫(グレードⅣ)．細胞異型性，核分裂像(矢印)，血管内皮過増殖などが認められる．
- E：MIB-1染色．茶色の細胞陽性細胞で分裂期にあると想定される．

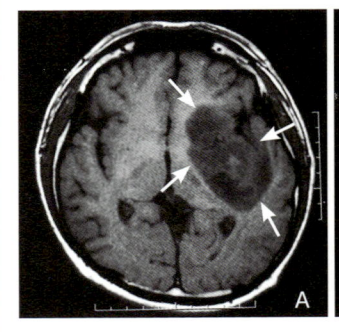

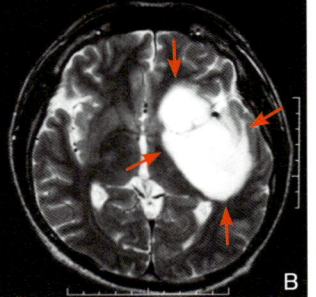

散在性の星細胞腫(29歳男性)
- A：T1強調MRI像
- B：T2強調MRI像．T1の腫瘍範囲とT2高信号の範囲が同様で，腫瘍による浮腫は少ないことがわかる．

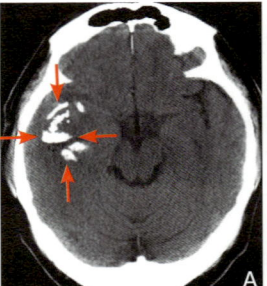

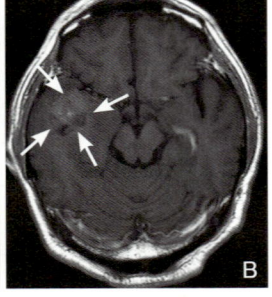

退形成性乏突起膠腫(62歳男性)
- A：CT像．側頭葉内石灰化を認める．
- B：ガドリニウム造影MRI．腫瘍に軽度の造影を認める．

神経膠腫のWHOグレード分類

グレード	腫瘍の型
グレードⅠ	毛様細胞性星細胞腫
グレードⅡ	びまん性星細胞腫，乏突起膠腫，乏突起星細胞腫，上衣腫
グレードⅢ	退形成性星細胞腫，退形成性乏突起膠腫，退形成性上衣腫
グレードⅣ	多形性神経膠芽腫

髄膜腫

誘因・原因
- 原発性脳腫瘍の60％は良性脳腫瘍である．そのなかで最も多発するのが髄膜腫であり，原発性脳腫瘍の20～27％を占める．
- 髄膜腫は髄液を静脈系に吸収する機能をもつクモ膜顆粒から発生するといわれ，頭蓋冠，上矢状静脈洞側方（傍矢状部），大脳鎌，テント，蝶形骨縁，鞍結節，錐体・斜台，大孔，脊髄などに硬膜に沿って発生する．まれに脳室に発生するものもある．
- 本腫瘍は女性の発生率が高く，プロゲステロンによる成長促進レセプターの存在する腫瘍がある．
- 遺伝的に髄膜腫が多発するのはNF2であり，また女性に多くみられることからNF2遺伝子（22q）やX染色体に髄膜腫の発生原因がある可能性が指摘されている．
- 腫瘍はときに大型になると周囲の脳の軟膜に浸潤し，脳浮腫をきたす場合がある．
- 髄膜腫はほとんどが髄膜性（meningotheliomatous）または移行細胞（transitional cell）によるグレードⅠの腫瘍であるが，まれに異型髄膜腫などグレードⅡ，退形成性髄膜腫（anaplastic meningioma）といわれるグレードⅢの腫瘍となる場合がある．グレードⅡ，Ⅲの腫瘍は再発率が高く，転移をきたすこともある．
- 腫瘍の悪性度は前出のMIB-1 indexによく相関し，4％以上の腫瘍は再発の危険性が高いと考えられる．

症状
- 発生部位による局所症状をきたす．麻痺，痙攣，顔面痛，聴覚低下などである．

検査・診断
- MRIによって硬膜に比較的広く付着したガドリニウムで均一に造影される腫瘍を認める．ときに血管に非常に富み，腫瘍内にflow void（p.147参照）の所見を認める．またT2強調画像やFLAIR画像で周囲脳の浮腫を認める場合もある．
- 周囲や腫瘍内にflow voidを認める場合は，腫瘍内・外に血管が密着していることが予測できる．柔らかい腫瘍の場合はT2では高信号，硬い場合は低信号のことが多い．
- 血管撮影では顕著な血流を主に外頸動脈―硬膜枝より受けることが多く．太陽がはじけるような所見からsunburst appearanceとよばれる．
- CTでは腫瘍はよく造影され，骨の肥厚や，浸潤なども認められる．

治療・予後
- 治療は症状を呈している場合は，手術またはガンマナイフなどの定位放射線治療（p.136参照）を行う．
- 手術の予後は，摘出度（Simpson grade），組織像（MIB-1 index），部位（錐体・斜台部，鞍結節部，内側蝶形骨縁，大孔部などはハイリスク）による．ガンマナイフ後や手術後の再発例は治療リスクが高い．無症候の場合は，注意深く経過観察することもよい手段である．
- 治療リスクの高い髄膜腫では頭蓋底や内視鏡手術，定位放射線治療，薬物療法などの開発により少しずつ治療成績が改善しつつある．

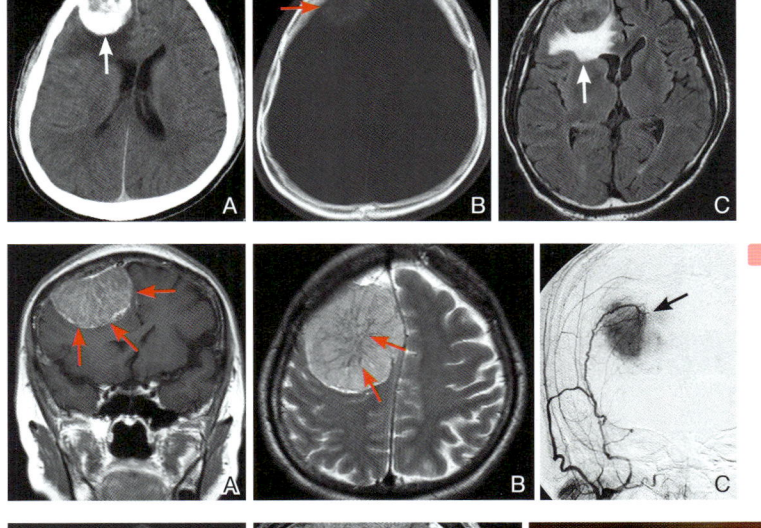

■ 髄膜腫
A：CT画像．石灰化に富む．
B：骨イメージ：骨破壊・浸潤が認められる．
C：MRI FLAIR画像：腫瘍周囲の浮腫が認められる．

■ 大型髄膜腫
A：MRIガドリニウム強調画像：均一に造影される．
B：T2強調MRIで腫瘍内に血管によるflow voidが認められる．
C：外頸動脈撮影：硬膜動脈から腫瘍への栄養血管が造影されsunburst appearanceを示す．

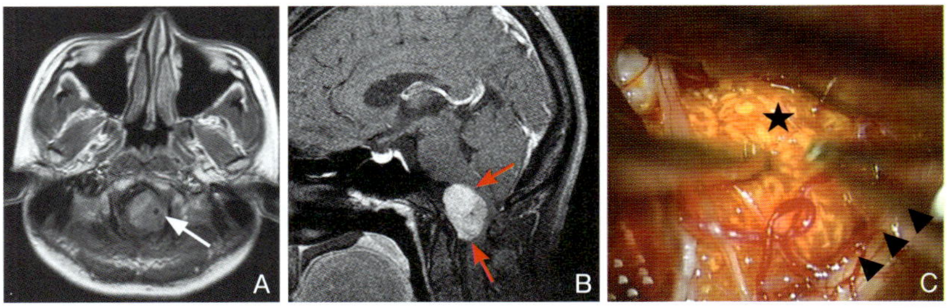

■ 大孔部髄膜腫（歩行障害で来院）
A，B：顕著な延髄の圧迫を認める．腫瘍内に椎骨動脈が貫通しているflow void所見（白矢印）を認める．
C：術中写真で腫瘍（★）は延髄（黒矢頭）を著明に圧迫するが，明瞭に境界されている．

下垂体腺腫と頭蓋咽頭腫

誘因・原因
- 下垂体腺腫は下垂体細胞が腫瘍化して発生する．良性腫瘍のうちで2番目に多く発生し，原発性脳腫瘍の15〜18%を占める．
- ホルモンを過剰に産生するホルモン産生腫瘍（プロラクチン産生腫瘍，成長ホルモン産生腫瘍，副腎皮質刺激ホルモン産生腫瘍，甲状腺刺激ホルモン産生腫瘍など），生体に影響するホルモンを産生しない非ホルモン産生腫瘍がある．
- 非ホルモン産生腫瘍は偶然発見されるもの以外は，視神経や視交叉を圧迫して視野・視力異常をきたして発症するものが多い．トルコ鞍にとどまるものを微小腺腫（microadenoma），トルコ鞍上に進展するものを巨大腺腫（macroadenoma）とよぶ．
- 下垂体とならんで視床下部—下垂体近傍にできる腫瘍の代表は頭蓋咽頭腫である．胎生期の鼻粘膜のひだであるラトケ囊から発生するといわれており，下垂体柄に密着して成長するものが多い．視神経の下面や第3脳室の視床下部の壁への癒着が強いのも特徴である．
- 下垂体腺腫は主に成人に発生するが，頭蓋咽頭腫は小児にも成人にも発症する．

症状
- ホルモン症候（乳汁分泌，月経停止，末端肥大，高血圧，クッシング病など），視力・視野障害，頭痛，意識障害，尿崩症など

検査・診断
- 下垂体腺腫は，MRIで比較的均一にガドリニウムで造影される腫瘍として描出される．
- トルコ鞍内の微小腺腫は，下垂体そのものよりも造影度が低く，相対的に低信号な造影腫瘤として描出される．
- 副腎皮質刺激ホルモン産生腫瘍はごく小型で，正常下垂体の中にまぎれていることも多く，画像で描出できない場合も多い．
- CTや頭蓋単純撮影ではトルコ鞍の拡大像を認める．頭蓋咽頭腫は視床下部付近の石灰化・囊胞を伴う充実性腫瘍として描出される．全体が囊胞性の場合も多い．ガドリニウム造影では不均一にやや造影される．いずれの腫瘍でも内分泌学的精査が重要．また眼科で視神経への影響を確認する．

治療・予後
- 下垂体腺腫は無症候で発見されることも多いが，治療はホルモン症状のある場合，視力・視野障害のある場合に行う．
- プロラクチン産生腫瘍はD2レセプター刺激薬であるCB154（2-brom-α-ergocryptine）などで腫瘍を縮小し，ホルモン産生を抑える．腫瘍が巨大化している場合や，ホルモン値が非常に高い場合は手術による腫瘍摘出が勧められる．
- その他のホルモン産生腫瘍にも腫瘍抑制薬が開発されているが，症候性巨大腺腫の場合も含め治療の主体は経鼻経蝶形骨洞摘出術にある．Knospの分類に応じて安全に腫瘍の摘出ができる範囲で行う．視神経への癒着，第3脳室や海綿静脈洞への伸展を強い癒着を認める場合や，腫瘍が硬く，上方に伸展した腫瘍がトルコ鞍内に下降してこない場合は，腫瘍摘出は部分摘出にとどめ，二期的手術や，ガンマナイフなどの放射線治療，薬物療法などを行う．
- 頭蓋咽頭腫に対しては治療の基本は手術療法である．開頭術，経鼻経蝶形骨手術を行う．小型で視神経から数mm以上離れている場合や，術後再発腫瘍などは定位放射線治療の適応となりうる．
- 下垂体腺腫の予後は一部のホルモン産生腫瘍やきわめて大型の非ホルモン産生腫瘍を除けば一般に良好である．
- 頭蓋咽頭腫は良性腫瘍であるが，周囲組織，視床下部，下垂体柄への癒着が強いために全摘出により重篤な意識・ホルモン障害をきたすリスクが高い．しかし，残存腫瘍は再発をきたしやすいというジレンマがある．

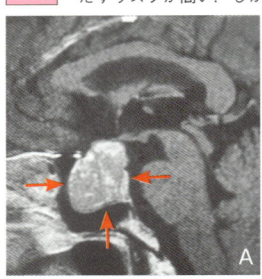

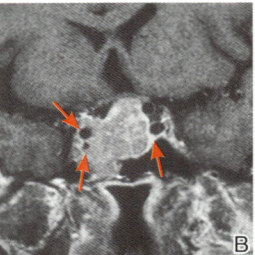

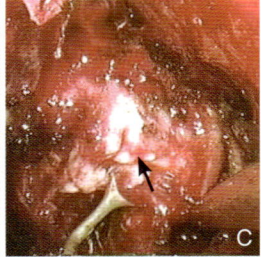

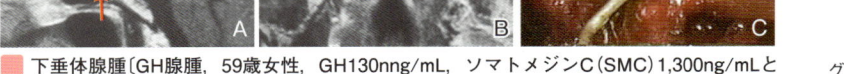

下垂体腺腫〔GH腺腫，59歳女性，GH130nng/mL，ソマトメジンC（SMC）1,300ng/mLと高値を示し，特有の顔貌を認めた〕
A，B：MRIでトルコ鞍が破壊され造影される腫瘍が海綿静脈洞へも浸潤して認められた．
C：術中写真（経鼻内視鏡手術による画像）．腫瘍は白黄色で柔らかい．

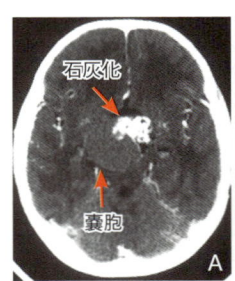

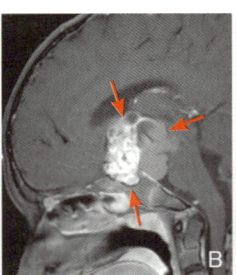

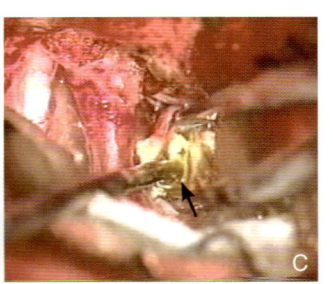

頭蓋咽頭腫症例（8歳男児）
A：CTで石灰化と腫瘍後方右側に囊胞を認める．
B：MRIでトルコ鞍内から第3脳室—視床下部に至る腫瘍を認める．
C：術中写真（腫瘍後方の囊胞を開放したところ）．モーターオイル状の内容が流出している．

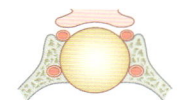

Knosp下垂体腺腫海綿静脈洞浸潤のMRI分類
- グレードⅠ：内頸動脈間ラインを越さない．
- グレードⅡ：内頸動脈間ラインを越す． 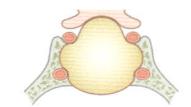
- グレードⅢ：内頸動脈外側ラインを越す． 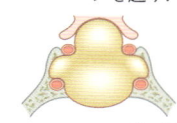
- グレードⅣ：内頸動脈を完全に巻き込む． 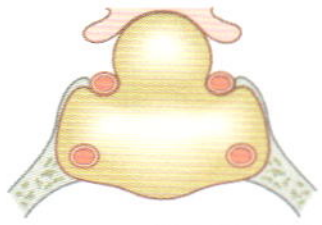

(Knosp, E. et al : Pituitary adenomas with invasion of the cavernous sinus space ; A magnetic resonance imaging classification compared with surgical findings. Neurosurgery, 33 : 610, 1993を改変)

聴神経腫瘍・神経鞘腫

誘因・原因
- 聴神経腫瘍は良性脳腫瘍のうち3番目に多発し（全体の約10％），後頭蓋窩に発生する腫瘍のなかでは最も多い腫瘍である．
- 前庭神経（上あるいは下）の神経鞘細胞から発生する．部位は頭蓋内と内耳道のあいだに発生することが多く，なかには内耳道内や頭蓋内のみに腫瘍があるものがある．
- 両側に同腫瘍ができる遺伝性疾患がNF2（神経線維腫症2型）である．22qにLOH（loss of heterozygosity：ヘテロ接合性の消失）があるとされ，髄膜腫と同様，同部位に原因遺伝子の存在が考えられている．NF2の聴神経腫瘍，また単発の聴神経腫瘍のなかには血管内皮細胞増殖因子（VEGF）が陽性となるものが多い．
- その他，神経鞘腫は三叉神経，下位脳神経など知覚神経中心に発生する．まれに顔面神経，外転神経などからも発生する．

症状
- 聴神経腫瘍の場合，聴覚低下がもっとも多い発症形式である．とくに高音域や100〜2,000Hzに谷状の低下のある谷型低下やC4dipとよばれる特徴的聴覚低下をきたす．
- 耳鳴りも多くみられる．そのほか顔面の知覚低下，バランス障害，顔面神経麻痺，歩行障害などをきたす．眼振も特徴の1つ
- そのほかの神経鞘腫は部位特性の症状を生ずる．

検査・診断
- MRIでT2で高信号，T1ガドリニウムで均一から不均一に造影される腫瘍である．ときに大型嚢胞を形成する場合もある．
- 聴神経腫瘍の場合は内耳道，三叉神経鞘腫の場合はメッケル空洞（Meckel's cave）を中心に神経の走行に沿って成長する．聴神経腫瘍の場合，内耳道を柄としたマッシュルームのような形状となるものが多い．
- 神経の頭蓋内からの出口を境界としてダンベルのような形状も特徴的である．腫瘍が石灰化をきたすことはまれである．

治療・予後
- 治療は手術，ガンマナイフなどの定位放射線治療，小型の場合ですでに聴覚が完全に失われている場合や比較的大型でも聴覚以外に無症候であった場合には，経過観察でもよい．
- 治療の予後は，生命にかかわることは非常に少ない．
- 手術は顔面神経，蝸牛神経を温存するように微細な手術を行う．治療を行う場合のリスクは顔面神経麻痺，聴覚障害，そのほかの脳神経障害である．治療のリスクは腫瘍のサイズ，術前の状態，施設の経験などによって左右される．
- NF2に合併した聴神経腫瘍に関しては，治療の適応や時期の判断が難しい．聴覚が保たれている場合には，手術・治療によって少なくとも片方の聴覚を温存できる可能性が高くないと治療を決定しにくい．
- 今後脳幹インプラント技術が進歩し，聴覚の再建が容易となり，またベバシズマブ（アバスチン®）のような抗VEGF抗体の効果が実証されれば，患者の治療予後を改善するよい手段となるであろう．

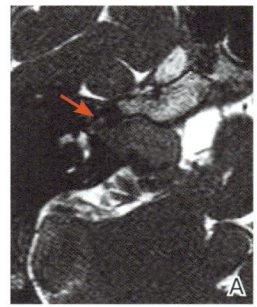

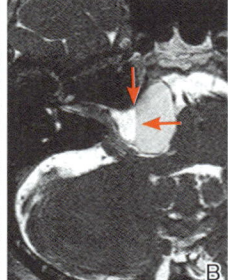

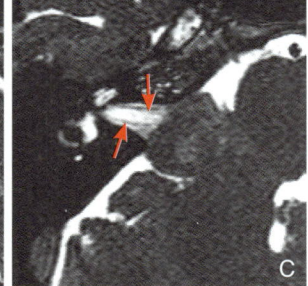

■ さまざまなタイプの聴神経腫瘍
A：内耳道末端まで腫瘍が充実した腫瘍
B：嚢胞を伴う腫瘍
C：内耳道にあまり伸展のないタイプ

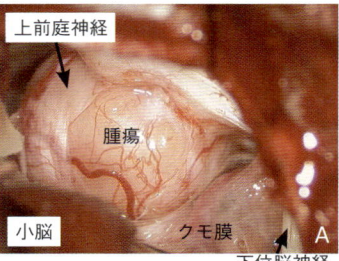

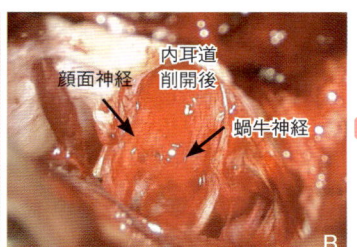

■ 聴神経腫瘍術中写真
A：黄肌色の腫瘍．腫瘍の表面に薄いクモ膜が覆っている．腫瘍上下に白色の前庭神経を認める．
B：摘出後．顔面神経，蝸牛神経を温存している．

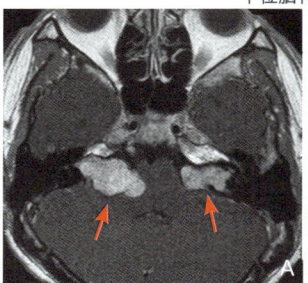

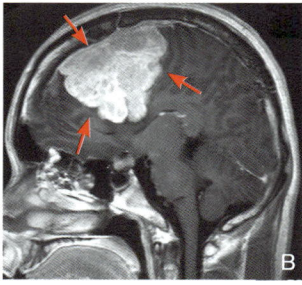

■ NF2症例（22歳男性）
両側聴神経腫瘍ほか大型髄膜腫などを認める．聴覚脱失している．

転移性脳腫瘍

誘因・原因
- 中枢神経系以外の組織に発生した悪性腫瘍が，血行性に頭蓋内に転移したもの．しばしば多発性に生じる．
- 原発巣としては肺がんが最多．脳転移が唯一の遠隔転移であることも少なくない．
- 肺がん以外の悪性腫瘍では，脳転移をきたす前にすでに肺などの他臓器へ遠隔転移を生じていることが多い．
- がん細胞が脳脊髄液を介して髄膜に広がると，がん性髄膜炎（髄膜播種）となる．

症状
- 腫瘍の局在に応じた巣症状
- 腫瘍が増大，増加→頭蓋内圧亢進症状
- てんかん
- がん性髄膜炎の場合には，頭痛・後頸部痛，悪心・嘔吐などの髄膜刺激症状，さらに脳神経への直接浸潤による脳神経麻痺も生じる．

検査・診断
- 単純CTでは，淡い高吸収域を呈する腫瘍の周囲に，脳浮腫が低吸収域として不整形に広がる．
- 造影MRIでは，比較的境界明瞭な腫瘍とその周囲にひろがる広範な脳浮腫が描出される．また，がん性髄膜炎の場合には，脳表・脳溝や脳室壁に線状の増強効果が認められる．
- 脳脊髄液細胞診で腫瘍細胞が確認されれば，がん性髄膜炎の確定診断が得られる．ただし初期における検出頻度は必ずしも高くない．

治療・予後
- 放射線療法
・全脳照射：脳転移巣が多数個，あるいは髄膜播種の場合
・定位放射線治療（ガンマナイフ，サイバーナイフなど）：脳転移巣が寡数個（4個以下）で，それぞれの腫瘍の大きさが直径3cm未満である場合
- 手術療法
・直径3cmを超える脳転移巣で，原発巣の状態として半年以上の生命予後が見込める場合
- 予後
・積極的に治療を行っても，生存期間中央値は1年未満である．死因は頭蓋外病変の悪化による場合が多い．
・がん性髄膜炎はさらに予後は厳しく，全脳照射を行っても余命は2〜6か月である．

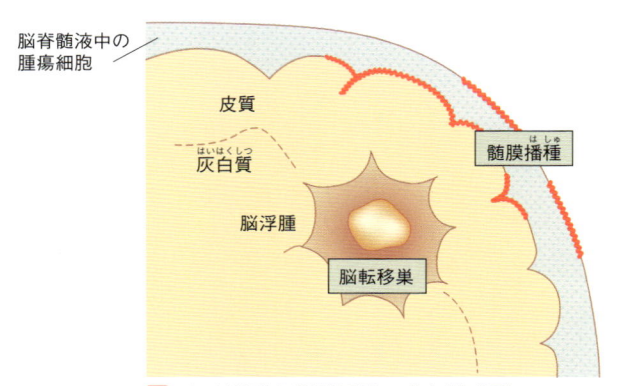

がん性髄膜炎（髄膜播種）の成立（模式図）
転移性脳腫瘍は皮質―白質の境界領域に発生することが多い．多くは境界明瞭で周囲に脳浮腫を伴う．転移が髄膜に及ぶと髄膜播種をきたす．

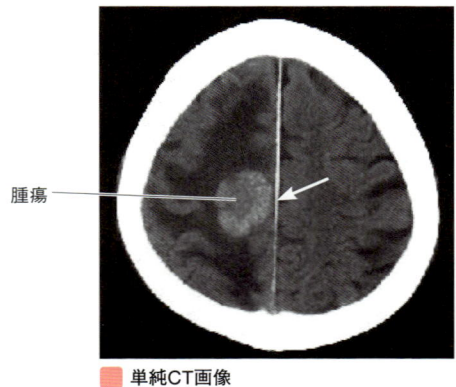

単純CT画像
腫瘍周囲に低吸収域として不整形に広がる脳浮腫を認める（矢印）．

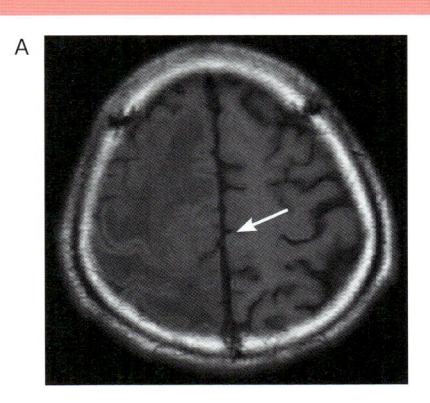

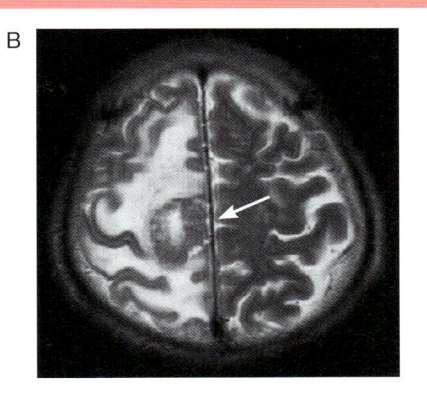

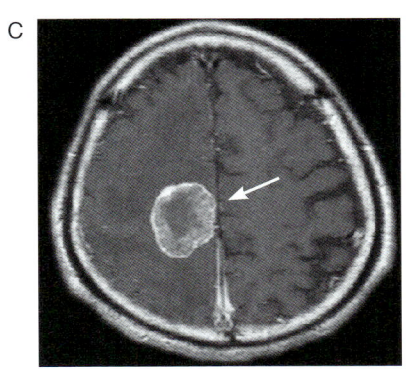

MRI画像
比較的境界明瞭な腫瘍と，その周囲の広範な脳浮腫を認める（矢印）．
A：T1強調画像
B：T2強調画像
C：造影MRI横断（水平断）

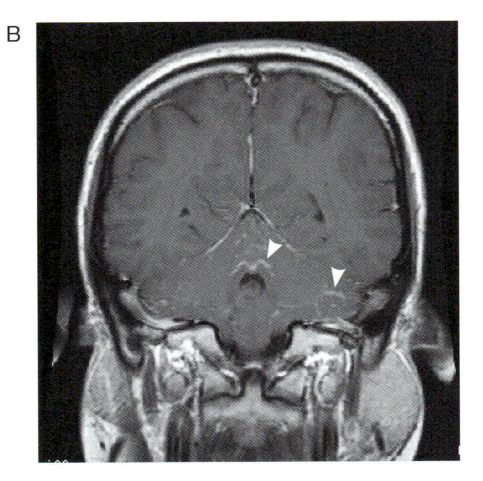

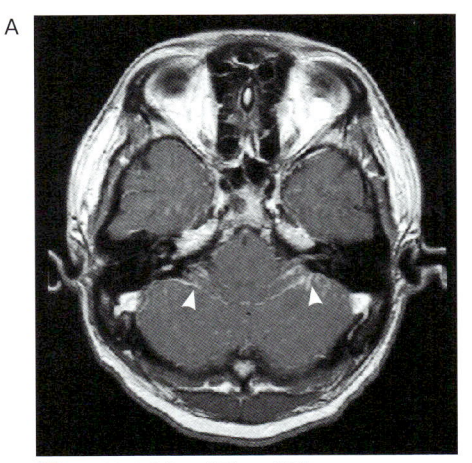

がん性髄膜炎の造影MRI横断
脳表・脳溝や脳室壁に線状の増強効果を認める（矢頭）．
A：横断（水平断）
B：前頭断（冠状断）

Unit 1 脊髄梗塞

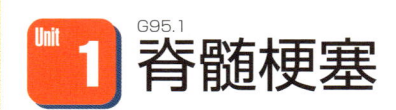

G95.1

spinal cord infarction

疾患概念
血管閉塞に伴う脊髄の虚血により，脊髄組織が不可逆的に破壊・喪失したものである．椎骨動脈（頸椎）や大動脈（胸腰椎）の分枝である根動脈の虚血を起因とする場合が多い．

Summary Map

誘因・原因
- まれな疾患である．50歳以上に多く，性差はない．
- 動脈硬化など，脳梗塞と共通の危険因子の他に，大動脈解離，大動脈手術などが誘因となる．

病態
- 根動脈の虚血に起因する脊髄組織の不可逆的な壊死である．
- 虚血部位により，さまざまな症状（障害高位，運動障害や感覚障害）を呈する．

症状・臨床所見
- 急性発症で，背部痛を伴うことが多い．
- 頸髄で四肢麻痺，胸髄以下で対麻痺を呈する．
- 障害部位により，前脊髄症候群，後脊髄症候群，半側脊髄症候群などを呈する（解離性感覚障害）．
- 膀胱-直腸障害を伴うことが多い．

検査・診断・分類
- 問診が重要
- 神経検査所見とMRI〔T2強調画像（T2WI），拡散強調画像（DWI）〕を行う．
- 手術を要する疾患（占拠性病変，出血，膿瘍など）を除外

治療
- 確立された治療はないが，脳梗塞に準じた治療が行われることが多い．
- 予後不良である．入院中に20～25％が死亡する．
- 急性期を過ぎてからリハビリテーション，療養施設へ転院する例も多い．

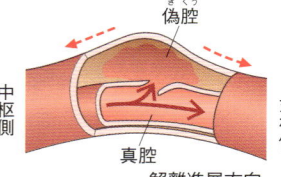

大動脈解離
偽腔／中枢側／末梢側／真腔／解離進展方向

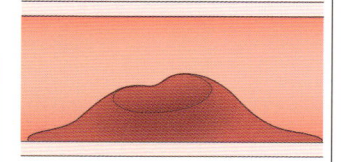

動脈硬化

Section 1 誘因・原因

- 脳梗塞と同様の危険因子として，動脈硬化などがある．
- その他，大動脈解離，大動脈手術，血管炎（梅毒），膠原病，外傷，感染が危険因子である．
- 危険因子を原因とした，根動脈の虚血に起因する脊髄組織の不可逆的な喪失である．

Section 2 症状・臨床所見

- 突然発症（数時間から2日程度で症状完成）する．
- 背部痛を伴うことが多く，疼痛部位は病変部位によく一致する．
- 脳梗塞に頭痛を伴うことは例外的であるのに，脊髄梗塞は背部痛を伴うことが多いのは，明確な理由は不明であるが，次頁表に示す説がある．

- 四肢麻痺または対麻痺は脊髄高位により，解離性感覚障害は脊髄部位による症状の違いがある．
- 膀胱-直腸障害を伴うことが多い．
- 胸髄に好発（脊髄の血液灌流の分水嶺）する．

■ 脊髄梗塞が背部痛を伴う理由

- 後根や後角の刺激 → 皮膚分節（デルマトーム：dermatome）に沿った痛み
- 前根や前角の刺激 → 筋分節（ミオトーム：myotome）に沿った痛み
- 痛覚伝導路の刺激
- 関連痛：自律神経と体性感覚の求心線維間のクロストーク
- 自律神経刺激
- 血管痛，動脈解離

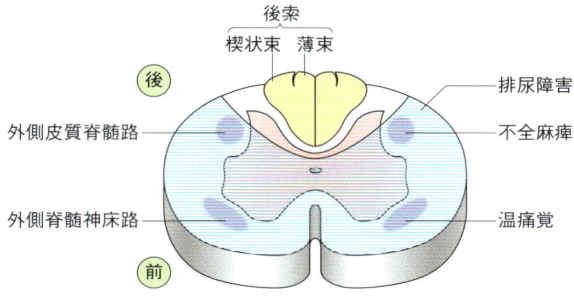

■ 前脊髄症候群（前脊髄動脈障害）

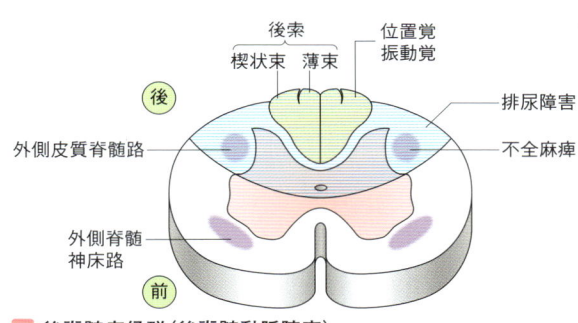

■ 後脊髄症候群（後脊髄動脈障害）

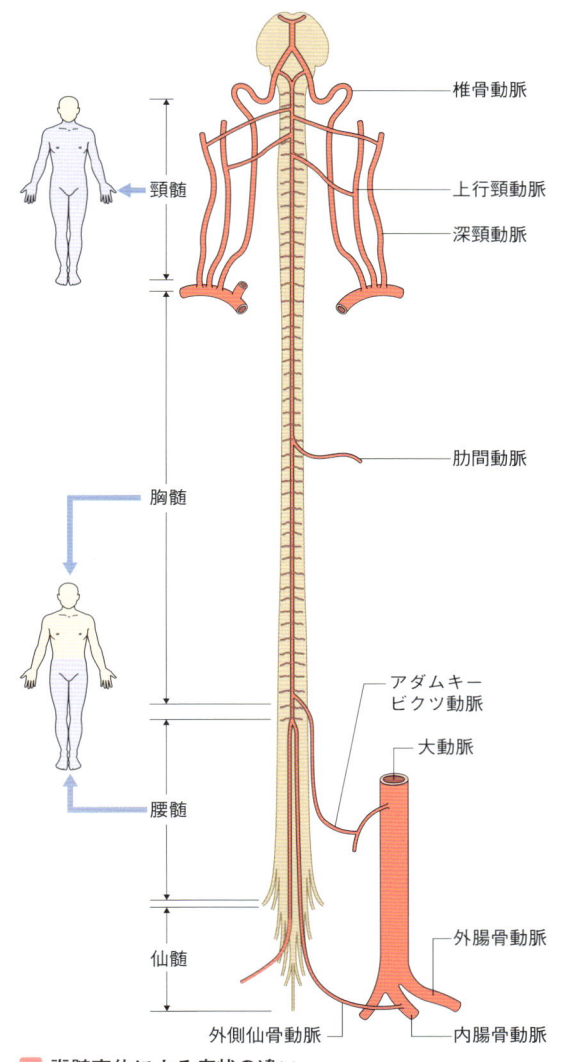

■ 脊髄高位による症状の違い

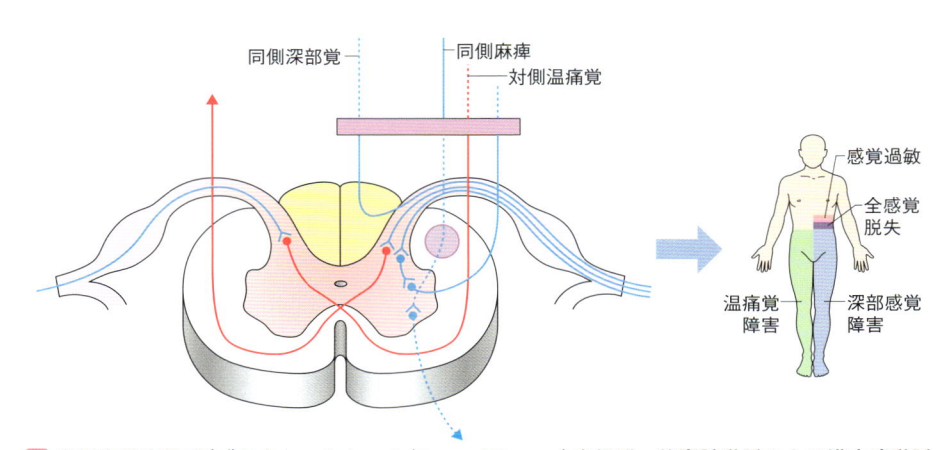

■ 半側脊髄症候群〔ブラウン・セカール（Brown-Séquard）症候群：後脊髄動脈または溝交連動脈の障害〕

Section 3 検査・診断・分類

- MRIが最も有用であるが，血管撮影を行うこともある．
- MRIのT2延長は非特異的所見であるので，他の所見と総合して判断する．
- 椎体梗塞を同じ高位に認める場合は，脊髄梗塞を疑う．
- 大動脈解離を認める場合は脊髄梗塞を疑う．
- 脳にプラークを認める場合は，多発性硬化症を疑う．
- 鑑別すべき疾患を表に記す．

■鑑別すべき疾患
- 手術を要する疾患(腫瘍，膿瘍，血腫，椎間板ヘルニアなど)
- 多発性硬化症
- ギラン・バレー(Guillain-Barré)症候群
- 特発性横断性脊髄炎
- 血管奇形
- 心筋梗塞
- 大動脈解離

必ず鑑別すべき疾患
- 占拠性病変 → 手術
- 出血 → 抗血小板療法などは不可，再発予防に手術が必要なこともある．
- 血管奇形 → 原因血管に対する治療が必要

MRI検査
- T2強調画像(T2WI)：局所的高信号域，軽度の脊髄腫脹(急性期のみ)
- 拡張強調画像(DWI)：拡散係数(ADC)短縮(第2〜7病日)
- 亜急性期には造影効果がある．

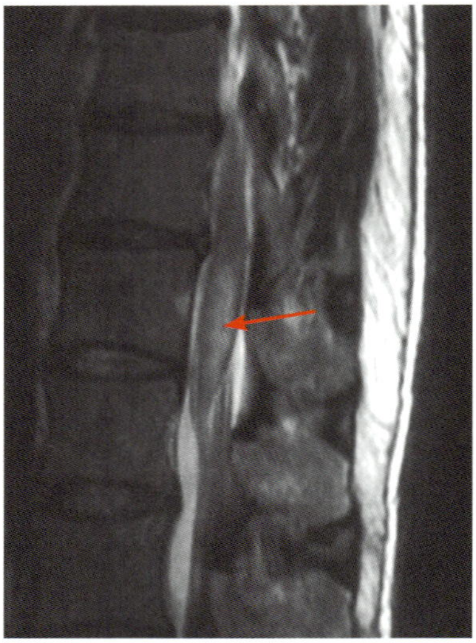

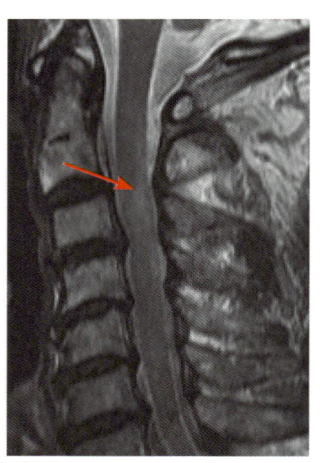

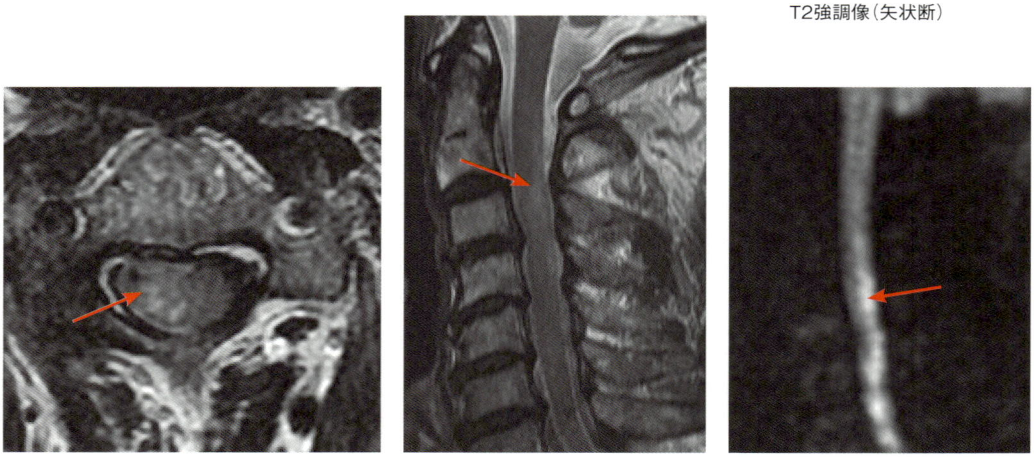

■MRI所見〔腰椎(円錐部)の脊髄梗塞〕
T2強調像(矢状断)

■MRI所見〔頸椎(C3)の脊髄梗塞(矢印部位)〕
左：T2強調像(横断)，中：T2強調像(矢状断)，右：拡散強調像

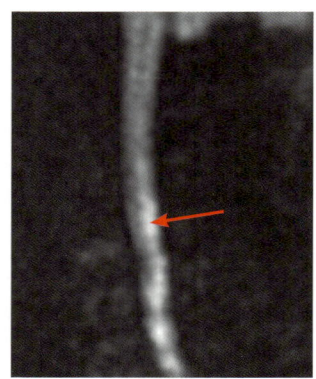

Section 4 治療

- 確立された治療はない．脳梗塞に準じた保存的療法が行われることが多い．
- 抗凝固療法，抗血小板薬投与，副腎皮質ステロイド薬投与，全身血圧の維持，深部静脈血栓症・肺塞栓症に対する予防策

■CT：computer tomography　■核磁気共鳴画像(MRI)：magnetic resonance imaging　■T2強調画像(T2WI)：T2 weighted image　■拡散強調画像(DWI)：diffusion weighted image　■拡散係数(ADC)：apparent diffusion coefficient

Unit 2 脊髄動静脈奇形

Q27.3

spinal arteriovenous malformation（AVM）

> **疾患概念**
> 脊髄動静脈奇形は，異常血管（奇形）が硬膜に存在する硬膜動静脈瘻，脊髄表面に存在する脊髄周囲動静脈瘻，脊髄髄内に存在する脊髄髄内動静脈奇形の3種類に分類され，異常血管によって引き起こされる血流障害により，出血や麻痺，しびれ，痛みなど脊髄由来の症状が出現する．

SUMMARY Map

誘因・原因
- 硬膜動静脈瘻は脊椎手術や外傷後により形成させる（後天的）．中年以降に発症
- 脊髄周囲動静脈瘻と脊髄髄内動静脈奇形は先天的である．若年で発症

病態
- 硬膜動静脈瘻，脊髄周囲動静脈瘻は，根動脈が硬膜あるいは脊髄表面の静脈と吻合（動静脈短絡）することにより，静脈に動脈血が流入し，静脈血のうっ血や，出血により発症
- 脊髄髄内動静脈奇形は，髄内の異常血管（奇形）そのものによる圧迫，出血により発症

症状・臨床所見
- 硬膜動静脈瘻：麻痺，しびれ，痛み
- 脊髄周囲動静脈瘻：クモ膜下出血，麻痺，しびれ，痛み
- 脊髄髄内動静脈奇形：脊髄髄内出血，クモ膜下出血，麻痺，しびれ，痛み

検査・診断・分類
- 神経学的異常所見：反射の異常，運動障害，感覚障害
- MRI：異常血管像（flow void*），静脈のうっ血
- 脊髄血管撮影：異常血管の描出

治療
●硬膜動静脈瘻 短絡部位の遮断（凝固切断）	●脊髄周囲動静脈瘻 短絡部位の遮断（凝固切断），血管内治療（短絡部位の閉塞）	●脊髄髄内動静脈奇形 血管内治療（短絡部位の閉塞），異常血管の摘出

用語解説

T2強調画像
MRIによる撮像の1つ．画像のコントラストなどを決めるパラメータを調整することで，T1強調画像とT2強調画像が得られる．脳脊髄液がT1強調画像では黒くみえる低信号，T2強調画像では白くみえる高信号として描出される．

flow void
動脈など流れの速度が速いものが無信号としてうつること

Chapter 3 脊髄疾患 — 脊髄動静脈奇形

Section 1 誘因・原因

- 脊髄動静脈奇形は異常血管の発生部位により3種類（硬膜動静脈瘻，脊髄周囲動静脈瘻，脊髄髄内動静脈奇形）に分類される．
- 脊髄周囲動静脈瘻，脊髄髄内動静脈奇形は，脳動静脈奇形と同様に血管が動脈・毛細血管・静脈に分かれる胎生期に，一部の異常な動脈と静脈が毛細血管を介さず直接つながって発生する生まれつきの血管奇形である（先天的）．
- 硬膜動静脈瘻は，脊椎手術や外傷に起因し血管異常が形成させる（後天的）．

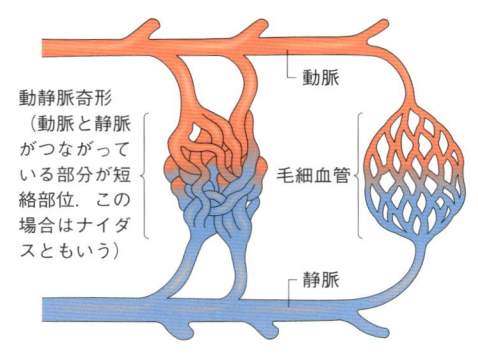

■ 短絡（シャント）部位

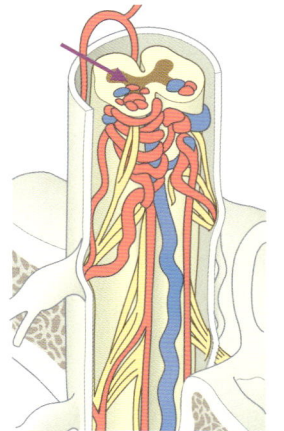

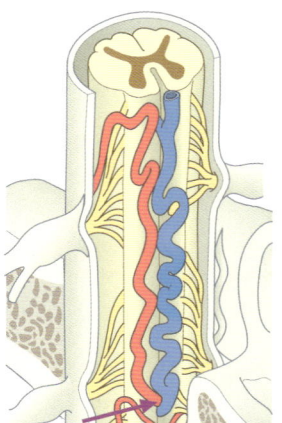

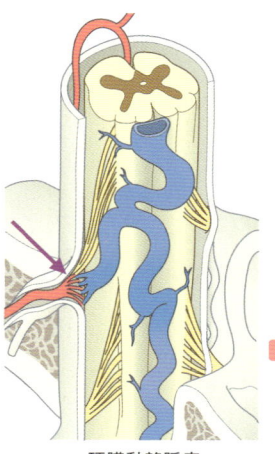

■ 脊髄動静脈奇形の分類
赤：動脈，青：静脈
矢印は動静脈短絡部位
（松谷雅生ほか監［上野俊昭］：脳・神経・脊髄イラストレイテッド．月刊ナーシング，29(5)：160, 2009）

脊髄髄内動静脈奇形　　脊髄周囲動静脈瘻　　硬膜動静脈瘻

Section 2 症状・臨床所見

- 発症原因として血流障害（灌流障害）や出血，奇形血管本体による圧迫に大別される．
- 脊髄の障害部位により出現症状が異なるが，出血による症状は突然発症が多い．

クモ膜下出血の原因
頸髄レベルで出血を起こした場合，クモ膜下出血となり頭痛にて来院する場合がある．頭部検査のみ施行され，動脈瘤は否定されるが，原因不明のまま頸髄に対する精査は行われず放置され，再出血する例がある．

■ 脊髄動静脈奇形にみられる症状

障害レベル		発症原因	血流障害，圧迫	出血
C1〜C8		頸髄	上肢のしびれ，痛み、上肢の運動麻痺、歩行障害	頭痛（クモ膜下出血）、上肢のしびれ，痛み、運動麻痺、四肢麻痺
Th1〜Th12		胸髄	体幹のしびれ，痛み、歩行障害	体幹のしびれ，痛み、歩行障害，両下肢麻痺
L1〜L5		腰髄	下肢のしびれ，痛み、歩行障害，排尿・排便障害	下肢のしびれ，痛み、歩行障害，排尿・排便障害，両下肢麻痺

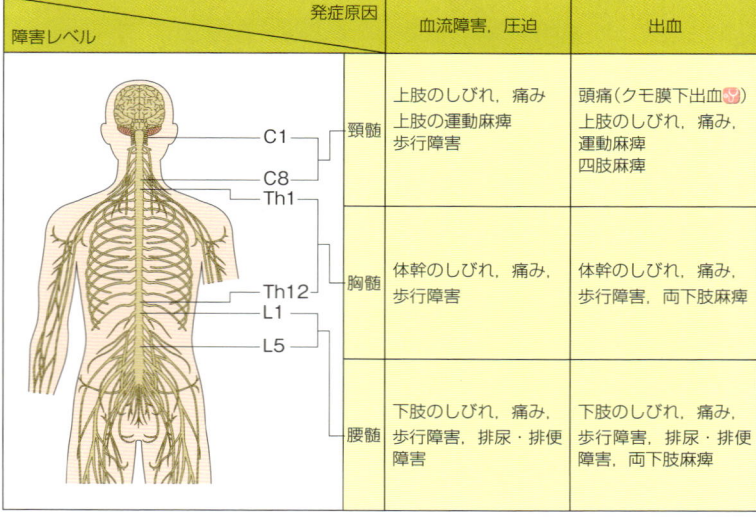

Section 3 検査・診断・分類

MRI検査

● MRIにて脊髄表面の異常血管（flow void）や，髄内の静脈のうっ血（髄内のHIA）を認める．

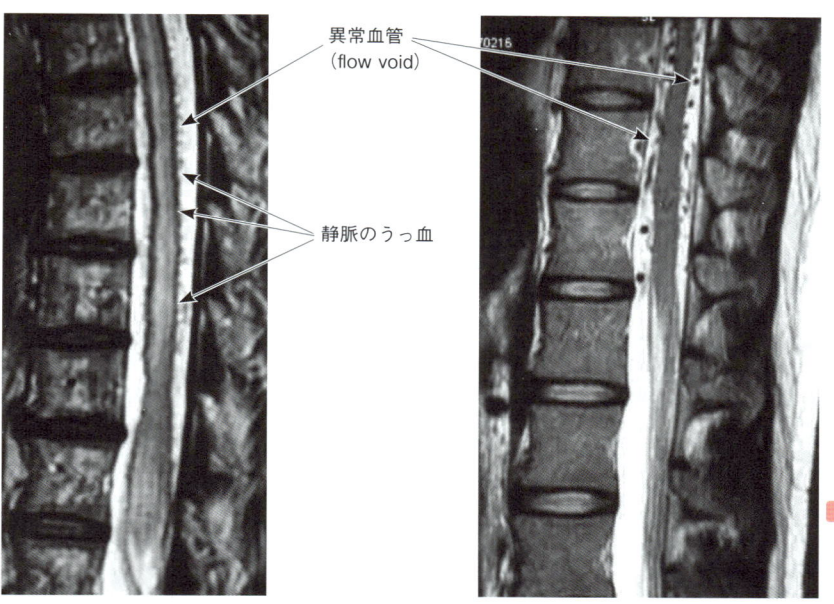

MRI上，髄内のHIA（静脈のうっ血により髄内がT2強調画像*にて白くみえる）が，一見すると脊髄腫瘍，空洞症，脊髄変性疾患に類似しており，副腎皮質ステロイド薬の投与など必要のない治療が先行して行われることがあるので，診断にはまず疑うことが必要である．

MRI所見
脊髄表面の異常血管（flow void）や髄内の静脈うっ血（髄内のHIA）を認める．

脊髄血管撮影

● 脊髄表面を上行性あるいは下行性に走行する異常血管や，1か所に奇形血管の固まりを認める．

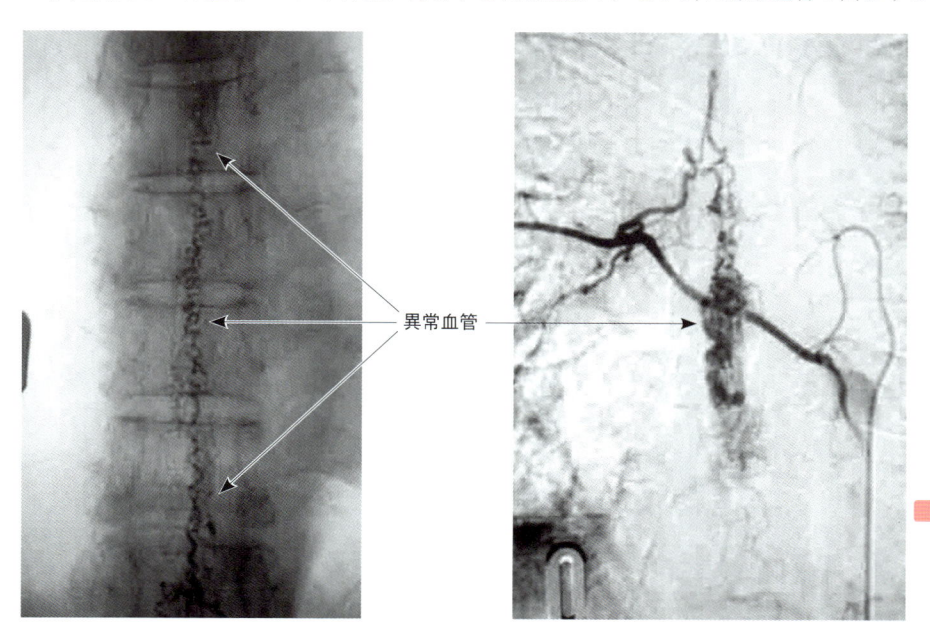

脊髄血管撮影
脊髄表面を上行性あるいは下行性に走行する異常血管や，1か所に奇形血管の塊を認める．

Chapter 3 脊髄疾患　脊髄動静脈奇形

Section 4 治療

- 治療法には外科的治療と血管内治療の2種類がある．
- 外科的治療では直接短絡部位を遮断(凝固切断)し，根治することができる．
- 脊髄深部に血流を送っている血管に対し，外科的治療によって遮断すると，脊髄梗塞などの重篤な合併症が出現する．そのような症例は選択的に血管内治療で短絡部位に対して塞栓術を行い，合併症が出現しないように遮断する．

髄内動静脈奇形に対する治療

前脊髄動脈(脊髄の主要血管)から直接異常血管に血流が流入している例が多く，遮断あるいは閉塞してしまうと脊髄梗塞，出血を引き起こす可能性が高い．したがって，事前に閉塞する血管に対しリドカイン(局所麻酔薬)を注入し，神経症状の増悪の有無を確認してから，処置を行う．

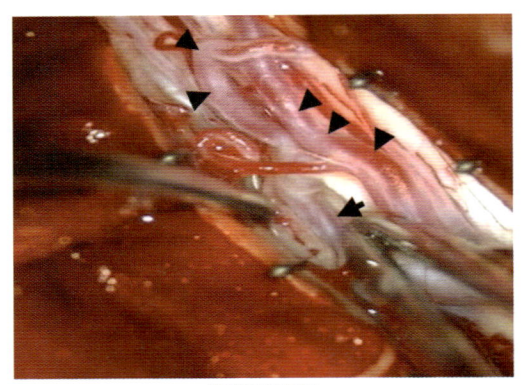

硬膜動静脈瘻／動静脈瘻切断

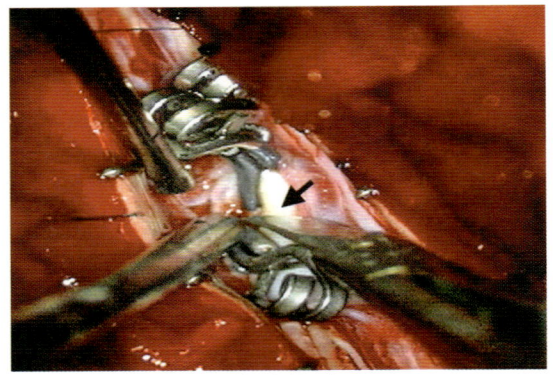

■ 外科的治療
(左)拡大した脊髄静脈(矢頭)と動静脈瘻(矢印)を認める．
(右)クリップで一次遮断しMEP(運動誘発電位)などモニタリングに変化のないことを確認後，動静脈瘻切断

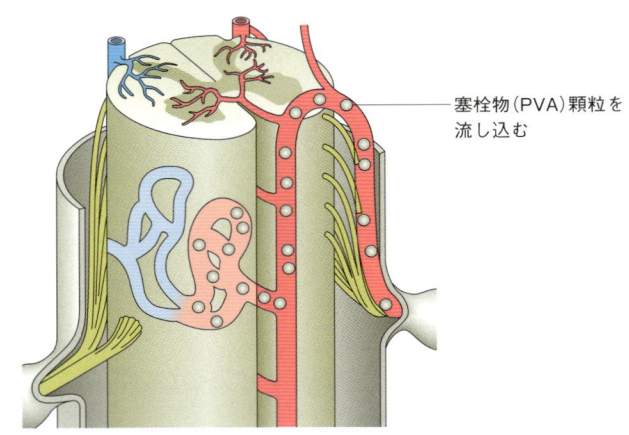

塞栓物(PVA)顆粒を流し込む

■ 血管内治療(塞栓術)
顆粒状の塞栓物(PVA)を流し込む．
(飛騨一利ほか：イラストレイテッド・サージェリー手術編Ⅱ-33．脊髄血管奇形①最新の分類と髄内動静脈奇形の治療法について．脊椎脊髄，21(8)：865，2008)

■高信号域(HIA)：high intensity area　　■ポリビニルアルコール(PVA)：polyvinyl alcohol　　■運動誘発電位(MEP)：motor evoked potential

Unit 3 横断性脊髄炎

G37.3

transverse myelitis

疾患概念
脊髄に数分節にわたり急性の炎症をきたし、病変部以下に両側性の麻痺、感覚障害、膀胱-直腸障害をきたす病態を横断性脊髄炎という。急性炎症をきたした原因としては、ウイルスをはじめとする種々の感染症や膠原病、多発性硬化症などが知られているが、原因が不明のものに関しては、特発性横断性脊髄炎（idiopathic transverse myelitis）といわれ、免疫学的機序が病態に関連しているものと考えられている。

SUMMARY Map

＊とくに断りのない箇所は特発性横断性脊髄炎について述べている。

誘因・原因

- **特発性横断性脊髄炎**は、年に人口100万人あたり1～4人とまれで男女差はない。
- 10歳代と30歳代に2峰性のピークがあるが、すべての年代で発症は観察される。
- 原因は不明であるが、**免疫学的機序が関係している**と考えられている。
- 横断性脊髄炎が**全身性エリテマトーデス**（SLE）、**シェーグレン症候群**、**抗リン脂質抗体症候群**＊などの膠原病に伴って発症する場合もあるので鑑別に注意。アトピーに伴う脊髄炎（アトピー性脊髄炎）の報告もある。
- 横断性脊髄炎が**多発性硬化症**（p.246参照）の初発症状として発症する場合がある。

病態

- 脊髄の炎症は**胸髄レベル**の1～2分節に限局して生ずることが多い。
- 何らかの免疫学的機序がかかわっていると考えられている。

症状・臨床所見

- **病変レベル以下の両側性の運動麻痺、表在ならびに深部感覚障害、膀胱-直腸障害**が特徴。
- とくに表在感覚障害は頭側にはっきりとした境界を有していることが多い。
- 症状は数時間で急速に進行するが、24時間以内にピークとなる症例が多い。
- 症状が急速に進行し、脊髄ショックの症状を呈した特発性横断性脊髄炎では、重篤な後遺症を残す可能性が高い。

検査・診断・分類

- 横断性脊髄障害をきたす圧迫性の病変や、動静脈奇形などの血管傷害除外のため、脊髄MRIを含む画像診断が必須。
- 病変部はT2強調画像で高信号、**ガドリニウム造影＊T1強調像では造影効果が陽性**として描出。
- 髄液検査所見では、**タンパクの上昇と細胞数の増加**
- 膠原病に伴って横断性脊髄炎をきたすこともあるため、各種自己抗体を測定することが必要。
- 感染に伴う横断性脊髄炎の否定のため各種ウイルスなどの抗体チェック
- 多発性硬化症の初発症状として横断性脊髄炎を呈した場合には、脳MRIで脳内病巣の有無を検査する。

治療

- **ステロイドパルス療法**が行われることが多いが、エビデンスのあるデータは乏しい。
- ステロイド治療に抵抗性であった場合には、シクロホスファミド水和物などの免疫抑制薬の使用やガンマグロブリン製剤の静脈内投与、血漿交換も行われる。その効果については検討が必要。

Chapter 3 脊髄疾患 — 横断性脊髄炎

用語解説

全身性エリテマトーデス（SLE），シェーグレン症候群，抗リン脂質抗体症候群

SLEは，自己の免疫機構によって身体の血管，皮膚，筋肉，内臓などの結合組織にいろいろな炎症を起こす膠原病の代表疾患．SLE患者のほとんどが抗核抗体という細胞の核に反応する抗体をもつ．シェーグレン症候群も自己免疫疾患の1つと考えられ，唾液腺や涙腺などの分泌障害を起こす．関節リウマチ，SLEなどの膠原病に合併するものもある．抗リン脂質抗体症候群も自己免疫疾患の1つで，抗リン脂質抗体という自己抗体ができることで血栓ができやすくなる．その結果，脳梗塞をきたしたり，習慣性流産を生ずる．抗リン脂質抗体症候群はSLEに合併することがある．

ガドリニウム造影

MRIの造影剤には，ガドリニウム（gadolinium, Gd）とキレート剤（金属イオン封鎖剤ともいわれ，品質の劣化を防ぐなどのために金属イオンを不活性化させる物質）であるDTPAを結合させたGd-DTPAなどがある．炎症によって血液脳関門の破綻した部分は造影剤が漏れ出すことで陽性所見を呈する．

サルコイドーシス

全身のいろいろな臓器に類上皮細胞肉芽腫ができる疾患．肉芽腫ができる臓器により目のかすみ，咳，呼吸苦，皮膚発疹，不整脈などが出現する．血清ACEの高値はサルコイドーシスの活動性の指標となる．

Section 1 誘因・原因

- 横断性脊髄炎は脊髄のあるレベルの横断面全体に炎症を生ずる疾患で，原因が特定できる場合と特発性横断性脊髄炎と称する原因が不明の一群がある．
- 特発性横断性脊髄炎では約1/3の症例で上気道炎のような先行感染を認めるとされており，感染後の免疫反応が発症にかかわっている可能性が示唆されている．

> 特発性横断性脊髄炎は通常単相性の経過をとり，再発をみることは少ない．したがって脊髄炎を再発するような場合には，多発性硬化症を考慮する必要がある．とくに視神経と脊髄の炎症で発症する型は視束脊髄型あるいは視神経脊髄型といわれる．

■ 横断性脊髄炎を起こしうる原因疾患

●膠原病		全身性エリテマトーデス，シェーグレン症候群，抗リン脂質抗体症候群，関節リウマチなど
●感染症	ウイルス性	サイトメガロウイルス，EBウイルス，水痘・帯状疱疹ウイルス，単純ヘルペスウイルス（1型および2型），エンテロウイルス，HIVおよびHTLV-1感染症など
	細菌性	マイコプラズマ，ライム病，梅毒，結核など

- 多発性硬化症
- サルコイドーシス*
- 腫瘍随伴症候群（急性壊死性脊髄症）
- 放射線性脊髄炎

> 梅毒でも髄膜に感染後，周囲の脊髄に感染が及ぶと亜急性脊髄障害をきたすことがある．

Section 2 症状・臨床所見

特発性横断性脊髄炎

- 症状は発症後数時間から数週で急速に進行するが，24時間以内にピークとなる症例が多い．数週にわたってゆっくりと症状の悪化をみる場合もまれに存在する．

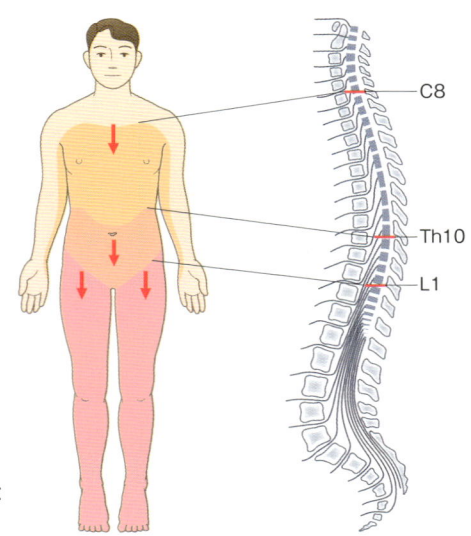

C8
Th10
L1

■ 脊髄における炎症性病変のレベルと表在感覚障害の関係

- 炎症は胸髄レベルに生ずることが多く，この場合，対麻痺，病変レベル以下の表在覚ならびに位置覚障害，膀胱-直腸障害をきたす😊．
- 通常症状は両側性で，炎症の存在するレベルにより症状の広がりは異なるが，表在覚障害の上縁は明瞭なことが多く，病巣のレベルを知るうえで役立つ．
- 症状の進行が急激な場合には，錐体路が障害されているにもかかわらず深部反射は当初亢進がみられず，弛緩性麻痺を呈することがある．
- 自律神経障害として，麻痺性イレウスや便秘，尿閉，インポテンツなどが重要である．

> 💠 胸髄部の脊髄炎では体幹に締めつけ感を伴ったり，背部痛を伴うことがある．

Section 3 検査・診断・分類

造影MRI検査と髄液検査

- 感覚障害のレベルから病変の位置を推定し，脊髄MRIを撮影することが重要である．この際に脊髄炎のある部位はT2強調像で高信号に描出され，しばしば脊髄の腫大を伴う．また同部位はガドリニウム造影T1強調像で造影陽性所見として描出され，炎症が存在することの傍証となる．
- 炎症性の病巣であることを示すためには髄液検査も必要である．髄液中の単核球優位の細胞数増多なら

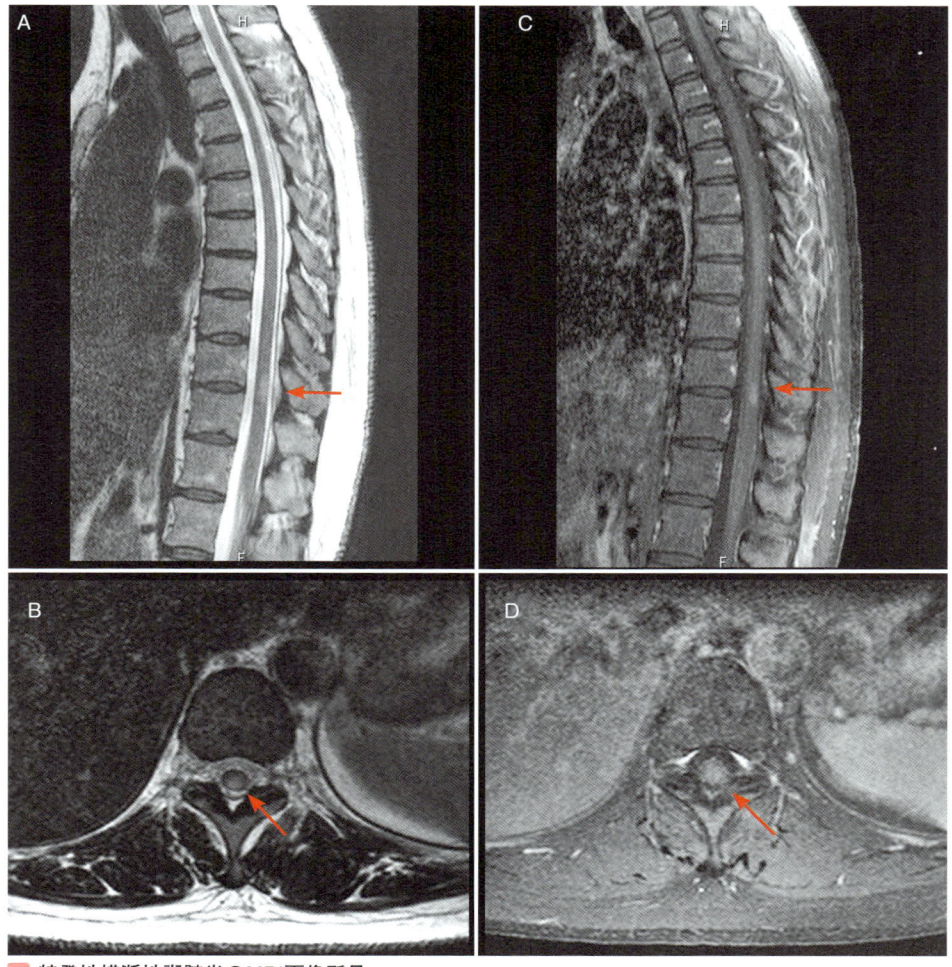

■ 特発性横断性脊髄炎のMRI画像所見
　A，BはT2強調像．C，Dはガドリニウム造影T1強調像．矢印は病変部を示す．
　病変部はT2強調像では高信号に描出できる．急性期の炎症病巣はガドリニウム造影で，造影効果陽性となる．

びにタンパクの増多とIgGインデックス（中枢神経系でのIgG産生の指標で，0.6未満が基準値，p.170参照）の上昇を認める．

- 発症直後に造影MRIおよび髄液検査で陽性所見が得られなかった場合には，発症後1週間以内の再検査が有用である．

脊髄炎の鑑別

- 特発性以外の原因の明らかな脊髄炎を鑑別するためには，膠原病の各種自己抗体🩺，各種ウイルスならびにマイコプラズマやボレリア抗体値（ボレリアはスピロヘータの一種で，ダニやシラミを媒介として感染する回帰熱やライム病の病原体），結核菌や梅毒検査，サルコイドーシス否定のための血清アンジオテンシン変換酵素（ACE）/リゾチームや胸部X線検査，悪性腫瘍の検索などが必要である．
- 多発性硬化症の可能性も考慮して脳MRIを撮影し，脳内にプラークを疑わせる所見がないかどうか検討する．

> 🩺 自己抗体としては，抗核抗体（ANA），抗DNA抗体，抗RNP抗体，抗SSA抗体，抗SSB抗体，抗リン脂質抗体などがあげられる．

Section 4 治療

- 特発性や膠原病に伴う脊髄炎や多発性硬化症に伴うものなど，炎症の発症機序に免疫学的機序がかかわっていると考えられているため，副腎皮質ステロイド薬の大量投与による治療が行われる．とくにメチルプレドニゾロン1,000mg/日，静注3日間というステロイドパルス療法が行われることが多いが，効果がエビデンスをもって示されているのは多発性硬化症のみで，その他の場合には確実な根拠はまだ得られていない🩺．

> 🩺 最近の報告では，ステロイドパルス療法に血漿交換を追加することでより良好な治療成績が得られるとするものもある．

- ステロイド抵抗性の症例ではシクロホスファミド水和物やアザチオプリンなどの免疫抑制薬の使用やガンマグロブリン製剤の静脈内投与，血漿交換なども考慮される．
- 感染症に伴う脊髄炎では，一部は病原体の脊髄への直接感染が原因となっているため病原体自体を標的とした治療を行うが，一部は感染症に伴い免疫系の変調をきたしたことが原因と考えられるため，副腎皮質ステロイド薬による治療を行う場合もある．

予後

- 特発性横断性脊髄炎では，予後として，1/3は良好に回復，1/3は障害を一部残して回復，1/3は回復に乏しく重大な後遺症を残すとされている．
- 発症後3か月以内に回復がみられない場合には，その後の回復は難しい．したがって，後遺症を残す場合にはリハビリテーションが不可欠である．

■頸髄の（C）：cervical　■胸椎の（Th）：thoracic　■腰椎の（L）：lumbar　■仙髄の（S）：sacral　■アンジオテンシン変換酵素（ACE）：angiotensin converting enzyme　■全身性エリテマトーデス（SLE）：systemic lupus erythematosus　■EBウイルス：Epstein-Barr virus　■抗核抗体（ANA）：anti-nuclear antibody　■抗デオキシリボ核酸抗体（抗DNA抗体）：anti deoxyribonucleic acid antibody　■抗リボ核タンパク抗体（抗RNP抗体）：anti ribonucleoprotein antibody　■シェーグレン症候群の抗体（抗SSA抗体，抗SSB抗体）：anti-Sjögren syndrome A, B antibody

Unit 4 脊髄腫瘍

C72.0, 72.1, 79.4

spinal cord tumor

疾患概念
脊髄実質内に発育する髄内腫瘍と，脊髄の実質外に発育する髄外腫瘍に分類される．髄外腫瘍は硬膜外のものと硬膜内のものに分類することもできるが，実際には硬膜の内外に発育することも多い．また，脊髄・脊椎原発のものと多臓器から転移・播種したものにも分けられる．

SUMMARY Map

誘因・原因
- 脊髄・脊椎原発のものと他臓器から転移・播種したものがある．
- 遺伝的に多発性腫瘍を伴いやすい疾患で，脊髄腫瘍を合併することがある．
- 髄膜腫が女性に多いなど，腫瘍の種類によっては頻度に性差がある．

病態
- 解剖学的由来の違いにより違いはあるが，多くの症状は脊髄の圧迫による．
- 髄内腫瘍の場合，合併する脊髄空洞症による症状が加わることがある．

症状・臨床所見
- 背部痛または該当する神経根支配領域の疼痛
- 病変位置(レベル)以下の対麻痺や感覚障害，膀胱-直腸障害

検査・診断・分類
- 神経学的診察，脊髄造影MRI，CT，X線造影
- 血管芽腫では血管撮影が有用なこともある．
- 髄内腫瘍と髄外腫瘍に大別．髄外腫瘍は，硬膜外のものと硬膜内のものとに分類することがある．
- 転移性のものについては原発巣や他の転移巣の全身検索が必要

治療
- 手術が原則
- 病変箇所によっては術後放射線治療，化学療法が必要
- 多発性転移，播種の場合は手術適応にならないことがあり，疼痛管理などを行う．

用語解説

フォン・ヒッペル・リンドウ病
いろいろな臓器で血管腫/血管芽腫，嚢胞形成，腫瘍性病変を起こす遺伝性の病気．血管腫/血管芽腫は脳や脊髄，網膜に，嚢胞は腎臓，肝臓，脾臓にてできやすい．腫瘍としては褐色細胞腫や腎細胞がんの頻度が高い．

神経線維腫症
皮膚，神経を中心に多くの器官に神経線維腫をはじめとするさまざまな異常を生じる遺伝性の病気．大きく分けて2つのタイプがあり，Ⅰ型は神経線維腫とよばれる腫瘍や色素斑など皮膚症状が強く，Ⅱ型は両側聴神経腫瘍を主体に皮膚病変の少ないタイプである．Ⅰ型のほうが頻度は高い．

Section 1 誘因・原因

脊髄腫瘍の一般的な分類

- 脊髄，脊椎原発のもの，他臓器のがんからの転移，悪性脳腫瘍・脊髄腫瘍からの播種が含まれる．
- フォン・ヒッペル・リンドウ病*や神経線維腫症*など，遺伝的に多発性腫瘍を伴いやすい疾患の一部として脊髄腫瘍を合併することがあるが，頻度は比較的低い．

脊髄腫瘍の存在部位による分類

- 脊髄実質内に発育する髄内腫瘍と脊髄の実質外に発育する髄外腫瘍に分類される．
- 髄外腫瘍は硬膜外のものと硬膜内のものに分類することもできるが，実際には硬膜の内外に発育することも多い．

■脊髄腫瘍の分類

硬膜外腫瘍		● 転移性硬膜外腫瘍 ● 転移性脊髄腫瘍 ● 原発性脊髄腫瘍
硬膜内腫瘍	髄内腫瘍	● 大部分が神経膠腫 (glioma) 　・上衣腫 (ependymoma)：神経膠腫の50〜60% 　・星細胞腫 (astrocytoma)：神経膠腫の30〜40% ● 血管芽腫 (hemangioblastoma)
	髄外腫瘍	● 転移性腫瘍 ● 神経鞘腫 (neurinoma) ● 髄膜腫 (meningioma)

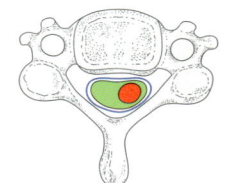

硬膜内髄内腫瘍　　硬膜内髄外腫瘍　　硬膜外腫瘍

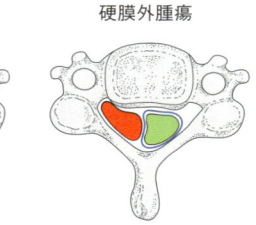

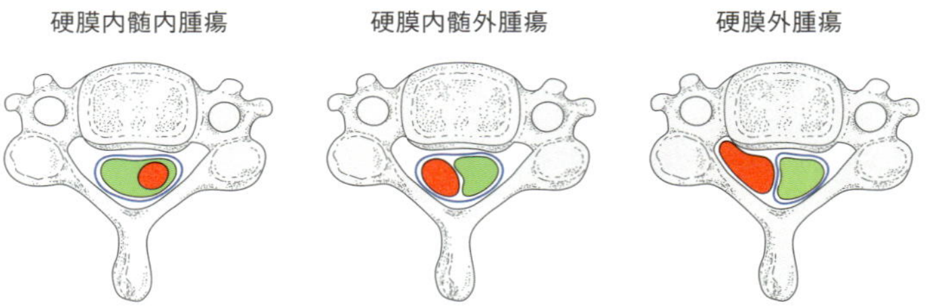

赤が腫瘍，青が硬膜，緑が脊髄を示す．

■脊髄腫瘍の分類（模式図）
（脊髄腫瘍の分類の図と表は，松谷雅生監ほか：脳・神経・脊髄イラストレイテッド．月刊ナーシング．29(5)：159, 2009を改変）

腫瘍の脊椎占拠高位

- 頸椎，胸椎，腰椎いずれのレベルにも発生する．
- 脊髄は，成人では通常第1または第2腰椎レベルで終わっており，それ以下では馬尾に移行するため，それ以下のレベルに発生した硬膜内腫瘍のことを馬尾腫瘍とよぶ (p.69)．

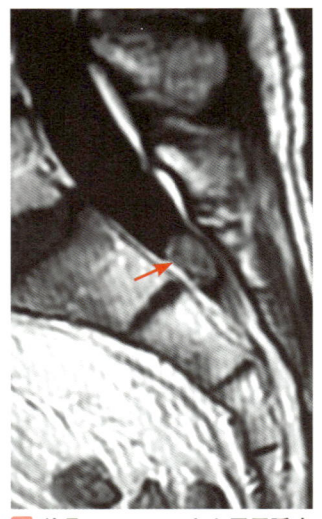

■仙骨レベルにできた馬尾腫瘍
40歳代男性．主訴は夜間に強い殿部痛．神経鞘腫であった．

Section 2 症状・臨床所見

解剖学的由来の違いによる臨床症状の相違

- 髄外腫瘍
・脊椎（骨）や神経根周囲から発生した腫瘍が脊髄を圧迫して症状をきたす．背部痛または該当する神経根支配領域の疼痛が初発症状であることが多い．続いて病変レベル以下の対麻痺や感覚障害，膀胱-直腸障害をきたす．
・腫瘍が脊髄を側方から圧迫するとブラウン・セカール症候群様の症状を呈する．

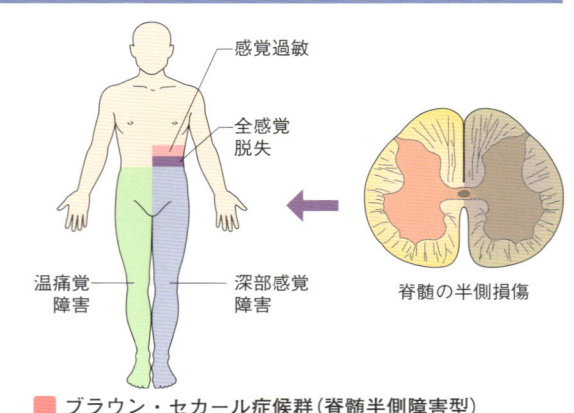

感覚過敏／全感覚脱失／温痛覚障害／深部感覚障害／脊髄の半側損傷

■ブラウン・セカール症候群（脊髄半側障害型）

- 髄内腫瘍
  - 症状自体は髄外腫瘍と共通した点も多いが，神経根性の痛みはまれである点，比較的早期から知覚解離，膀胱-直腸障害を起こしやすい点などが異なる．
  - 髄内腫瘍では腫瘍の上下に脊髄空洞症をきたすことがしばしばあり，これによる症状が加わることがある．

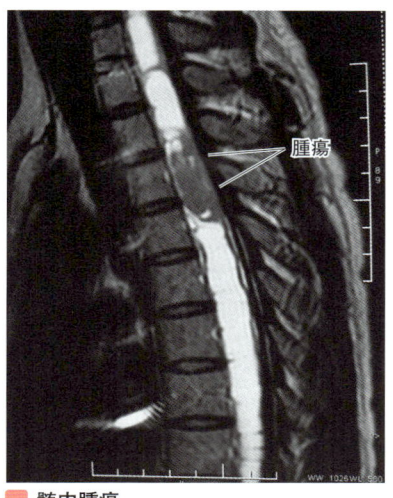

Section 3 検査・診断・分類

- MRIが重要である．髄内か髄外かの判定，腫瘍の高さ，左右前後の偏り，脊髄空洞の合併の有無などの診断を行う．
- 造影も行い，造影効果の程度，造影される範囲も評価する．
- CTやX線では骨破壊像・石灰化の有無，椎間孔の拡大の有無などを確認する．
- 脊髄造影法（ミエログラフィー，myelography），脊髄造影CT（ミエロCT，myelo CT）を行うこともある．
- 血管芽腫では血管撮影などで導入動脈が確認できる．
- 転移性腫瘍については，原発巣や他の転移巣を同定するための全身の検査も必要になる．

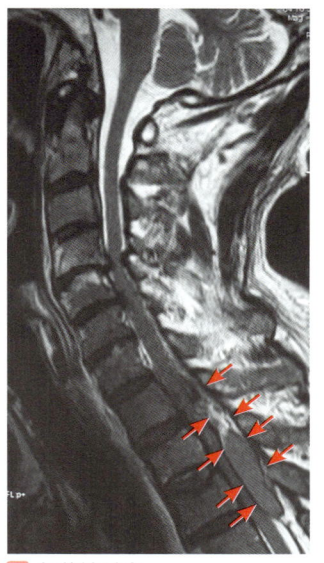

髄内腫瘍
胸髄レベルの髄内腫瘍とその上下に大きく広がる空洞

転移性腫瘍
硬膜外から脊髄を圧迫していた．

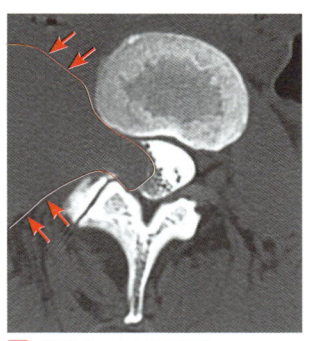

腰椎ミエロCT所見
椎間孔が拡大し，その内外に腫瘍が存在

Section 4 治療

外科的療法

- 髄内腫瘍のうち，上衣腫，血管芽腫は多くの場合肉眼的全摘出が可能である．逆に星細胞腫では全摘出が困難なことが多い．
- 髄外腫瘍は原則的に全摘出が可能である．

化学療法

- 病理診断の結果，化学療法が適応になることがある．脊髄原発髄内腫瘍の多くは脳腫瘍に準じたプロトコールで行われる．グレード（悪性度）の高い神経膠腫に対するテモゾロミド（テモダール®）内服が代表的である．
- 転移性のものについては原疾患の治療として化学療法の適応となることもある．

放射線療法

- 残存腫瘍に対しては病理診断の結果ともあわせて検討し，放射線療法を併用することがある．
- 転移性のものについては放射線療法が第一選択となることがある．

対症療法

- 膀胱機能低下により尿が出にくい場合，薬物投与を行う．それでも残尿が多い場合は間欠導尿や尿道カテーテル留置が必要になることもある．
- 疼痛に対する治療が必要になることがある．通常の解熱鎮痛薬では不十分で，麻薬や神経因性疼痛に対する薬物が必要なことがある．

Unit 1 T90 頭部外傷

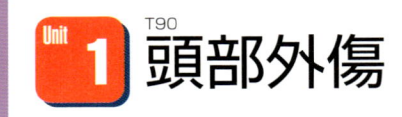

head injury

疾患概念
脳に損傷をもたらす外力が直接加わったものを直撃損傷とよび，加わった外力と反対の部位に生ずる損傷を対側損傷という．脳挫傷など，脳そのものに損傷が加わる場合と，急性硬膜下血腫など，血腫が脳を圧迫し，二次的に脳損傷が引き起こされる病態がある．高齢者の転倒・転落による頭部外傷が増加しており，また外傷後の後遺症として高次脳機能障害が注目されている．

SUMMARY Map

誘因・原因
- 重症頭部外傷の**原因は交通事故**が最多であるが，死亡者数は減少傾向
- 社会の高齢化に伴い，高齢者の転落や転倒による頭部外傷が増加

病態
- 損傷の種類や程度は多様であるが，外力が頭部へ作用した結果として起こった頭蓋内外組織の器質的，機能的損傷である．

症状・臨床所見
- 頭痛，悪心・嘔吐，運動麻痺（片麻痺），失語症，痙攣，意識障害など外傷の重症度や出血部位などにより多様で重複する．
- 脳が外界と交通する**開放性脳損傷**では，髄液漏や感染，てんかんのリスクが高い．
- びまん性脳損傷では，受傷直後より意識障害がみられる．

検査・診断・分類
- バイタルサイン，意識障害の原因，多発外傷の有無，頭部CTをチェックする．
- 病態による重症度，意識障害の程度による重症度を判定する．
- 分類
  ・一般的に開放性脳損傷と閉鎖性脳損傷に分類され，脳の損傷程度によって**局所性脳損傷**（硬膜外血腫，硬膜下血腫，脳内血腫，脳挫傷）と**びまん性脳損傷**（脳振盪，びまん性軸索損傷）に大別される．
  ・**CTによる分類**：初期診断に必要不可欠．脳挫傷，脳内血腫，硬膜下血腫，硬膜外血腫を描出する．
- また，受傷時の直接損傷を**一次性脳損傷**といい，その後に生じる脳浮腫や出血，虚血や低酸素などを**二次性脳損傷**という．

治療
- 陥没骨折：1cm以上の陥没で，美容的な問題が残る場合や硬膜損傷がある場合などが手術適応
- 急性硬膜外血腫：緊急開頭手術が必要
- 急性硬膜下血腫：大開頭を行い血腫を除去．必要に応じて外減圧
- 脳挫傷：血腫が少量の場合は脳圧降下薬の点滴静注．頭蓋内圧亢進がある場合は外減圧術，低体温療法，バルビツレート療法
- びまん性軸索損傷：有効な治療法はない．脳への酸素や血液の供給につとめて二次性脳損傷の予防

合併症・後遺症
- 多発外傷，外傷性てんかん，高次脳機能障害などがある．

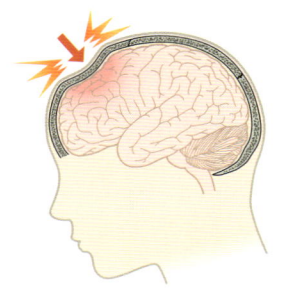

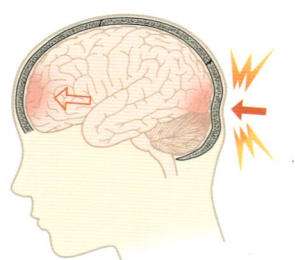

■ 直撃損傷（上）と対側損傷（下）

Section 1 誘因・原因

- 重症頭部外傷の原因の第1位は交通事故である[1]．ヘルメットやシートベルトの着用義務化，エアバッグなどの安全装置の充実，飲酒運転の罰則強化などにより，交通事故による死亡者は減少している．
- 一方で，社会の高齢化に伴い，転落や転倒による高齢者の頭部外傷が多くなってきている．

Section 2 症状・臨床所見

開放性脳損傷と閉鎖性脳損傷の起こり方

- 開放性脳損傷とは頭皮，頭蓋骨および硬膜が断裂し，脳が外界と交通するもので，穿通性頭部外傷がこれに含まれる．髄液漏や感染，てんかんのリスクが高くなり，臨床的に初期診断・治療が重要である．

- 閉鎖性脳損傷は，脳が外界と交通していないもので頭皮に裂創や頭蓋骨骨折があっても，外界と交通していないものをいう．

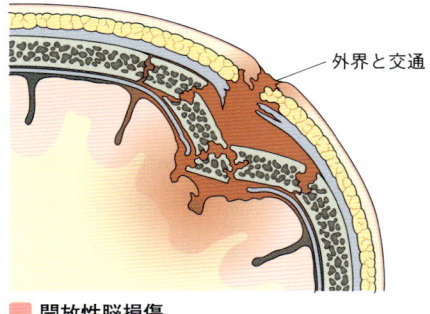

■ 開放性脳損傷（外界と交通）

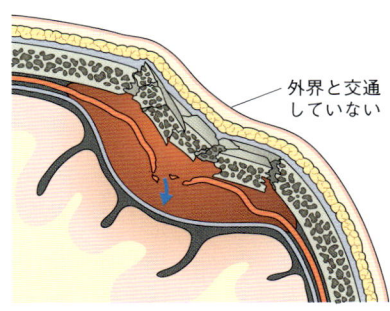

■ 閉鎖性脳損傷（非開放性脳損傷）（外界と交通していない）

臨床的分類

- 頭部単純X線写真のみが主な画像診断手段であった時代では，意識レベルと局所症状の有無により，頭部外傷の重症度を分類してきた（荒木の分類）[2]．
- 今日では初期診断にCTが有益な情報をもたらしてくれるため，この分類が用いられることは少なくなっている．

■ 荒木の分類

Ⅰ型（単純型）	脳からの症状をまったく欠如しているもの
Ⅱ型（脳振盪型）	意識障害が6時間以内に消失，その他の局所症状なし
Ⅲ型（脳挫傷型）	①受傷直後より意識障害が6時間以上続くか ②意識障害の有無にかかわらず脳よりの局所症状あり
Ⅳ型（頭蓋内出血型）	受傷直後の意識障害，局所症状が軽微か欠如していたものが時間経過で出現したり，悪化してくるもの

Section 3 検査・診断・分類

- 一次性脳損傷は，頭皮の裂創から頭蓋骨骨折，脳挫傷やびまん性軸索損傷が含まれ，受傷時の直接損傷をさす．
- いったん生じた脳損傷は，脳の腫れ（浮腫）や出血，虚血や低酸素などによりさらなる脳損傷が引き起こされる．これが二次性脳損傷で受傷後の生体反応の結果として生じる．

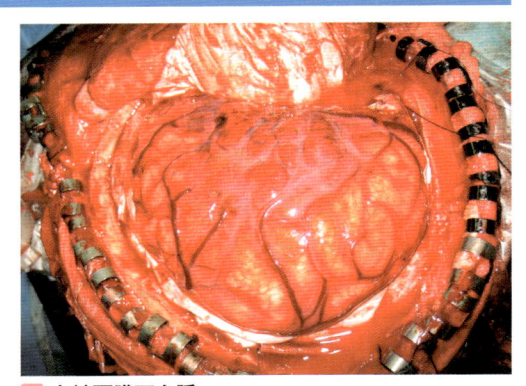

■ 急性硬膜下血腫
血腫除去後の著しい脳腫脹

Chapter 4 頭部外傷

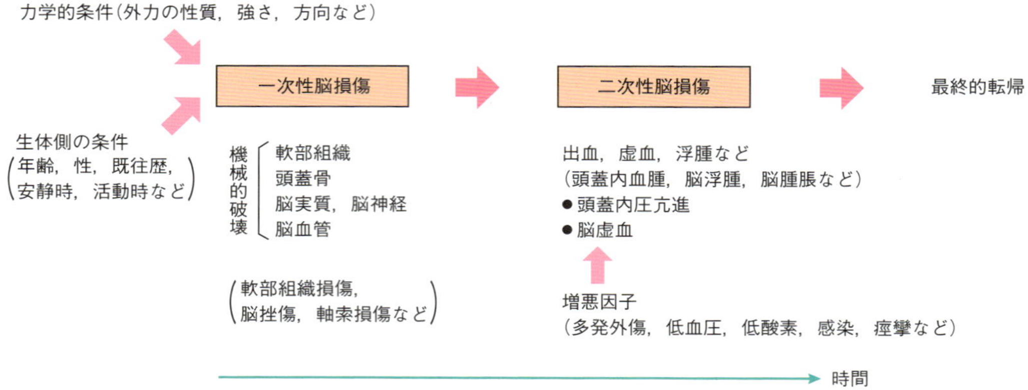

力学的条件(外力の性質，強さ，方向など)

```
                    ↓
                ┌─────────┐      ┌─────────┐
                │ 一次性脳損傷 │ ⇒  │ 二次性脳損傷 │ ⇒ 最終的転帰
                └─────────┘      └─────────┘
                    ↑
```

生体側の条件
(年齢，性，既往歴，安静時，活動時など)

機械的破壊｛軟部組織／頭蓋骨／脳実質，脳神経／脳血管

(軟部組織損傷，脳挫傷，軸索損傷など)

出血，虚血，浮腫など
(頭蓋内血腫，脳浮腫，脳腫脹など)
● 頭蓋内圧亢進
● 脳虚血

↑
増悪因子
(多発外傷，低血圧，低酸素，感染，痙攣など)

→ 時間

■ 頭部外傷時の一次性脳損傷と二次性脳損傷

(山浦 晶ほか編：標準脳神経外科学第9版．p.259．医学書院，2002)

解剖学的分類(開放性，閉鎖性に関する分類)

- 頭部外傷は，解剖学的分類として，①頭皮軟部組織の損傷(挫創や打撲)，②頭蓋骨骨折，③頭蓋内損傷・脳損傷に大きく分けられる．
- ゼネレリ(Gennarelli)は，頭蓋内損傷・脳損傷を局所損傷とびまん性脳損傷に大別し，病態により重症度を分類している[3]．
- 頭蓋内損傷・脳損傷は局所損傷として，硬膜外血腫，硬膜下血腫，脳内血腫，脳挫傷に，そしてびまん性脳損傷として，意識喪失が6時間以内を脳震盪，6時間以上をびまん性軸索損傷に分ける．

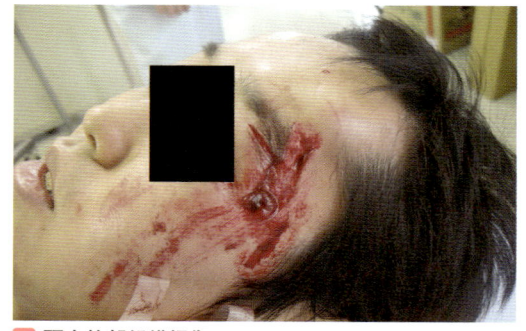

■ 頭皮軟部組織損傷

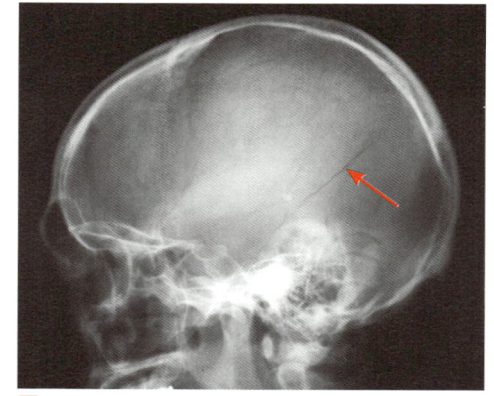

■ 頭蓋骨骨折
側頭部に線状骨折を認める(矢印)．

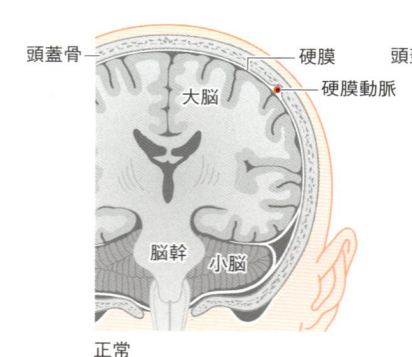

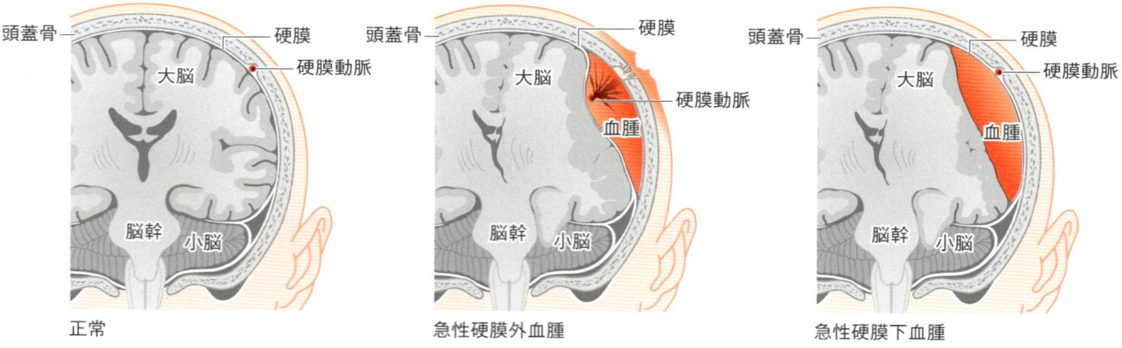

■ 頭蓋内血腫の発生機序(冠状断)
硬膜動脈は頭蓋内面の血管溝にはまり込んで走行している．頭蓋骨骨折が血管溝に及べば，硬膜動脈が出血した結果，硬膜と頭蓋骨のあいだに硬膜外血腫を形成．脳表に近い脳挫傷では血腫は丈夫な硬膜の下に貯留し，急性硬膜下血腫となる．

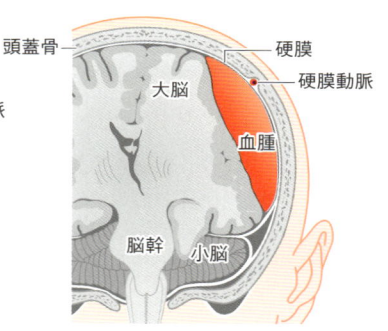

(松谷雅生ほか監：脳・神経・脊髄イラストイラストレイテッド．月刊ナーシング，29(5)：113，2009)

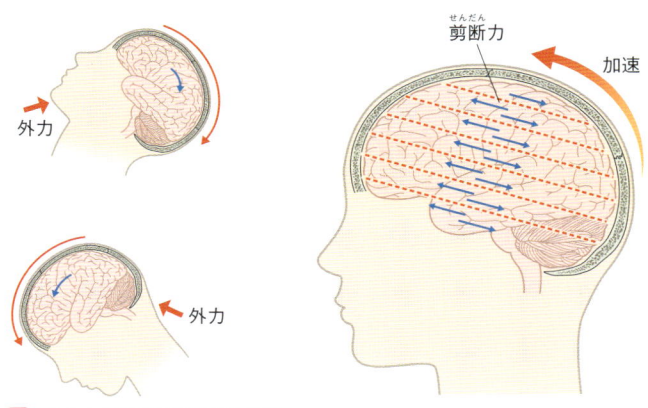

■ びまん性脳損傷の発生機序
頭部に回転加速度が加わった場合に発生する.

■頭部外傷の重症度分類（Gennarelliの分類をもとに作成）

①頭皮軟部組織の損傷		挫創や打撲
②頭蓋骨骨折		円蓋部骨折，線状骨折，陥没骨折，頭蓋底部骨折
③頭蓋内損傷・脳損傷	局所損傷	硬膜外血腫，硬膜下血腫，脳内血腫，脳挫傷
	びまん性脳損傷	脳振盪，びまん性軸索損傷

CT検査

- CTは外傷の初期診断に欠かすことのできない検査である．
- 脳そのものに損傷が加わった脳挫傷や脳内血腫，硬膜外血腫，硬膜下血腫による圧迫の有無を鋭敏に描出する．

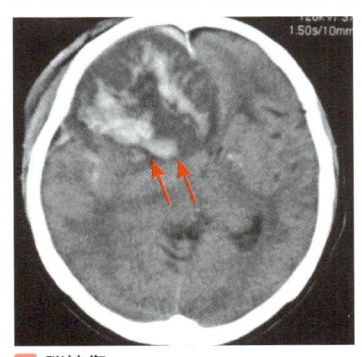

■ 脳挫傷
脳挫傷による正中構造の偏位（矢印）

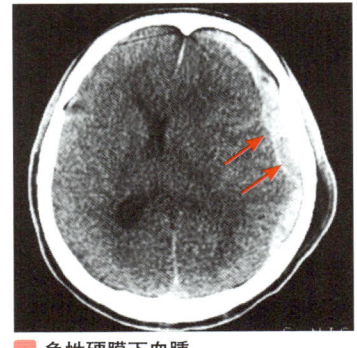

■ 急性硬膜下血腫
硬膜下血腫による正中構造の偏位（矢印）

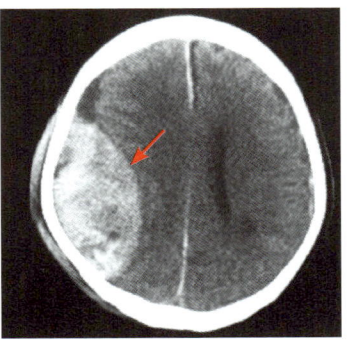

■ 急性硬膜外血腫
凸レンズ型の血腫により正中構造が偏位している（矢印）．

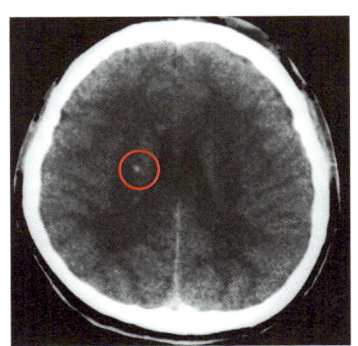

■ びまん性脳損傷
脳室周囲の点状出血（丸囲み）

重症度の判定と評価

- 意識障害の程度から重症度の判定を行う．
- 日本で広く普及しているジャパン・コーマ・スケール（JCS）(p.42)では，Ⅱ-30からⅢ-300が重症頭部外傷にあたる．一方，グラスゴー・コーマ・スケール（GCS）(p.42)では以下の3群に分類する．

■グラスゴー・コーマ・スケール（GCS）の3群の分類(p.42を参照)

軽症	GCS 13～15
中等症	GCS 9～12
重症	GCS 3～8

重症頭部外傷患者の診断手順

■重症頭部外傷患者の診断手順

①血圧，呼吸，酸素飽和度測定などバイタルサインのチェックを行う．
②意識障害の原因検索を行い，低血糖や心疾患，脳卒中や痙攣の除外診断を行う．
③頭部以外に外傷がないか，多発外傷の有無をチェックする．
④バイタルサインが安定したら頭部CTを行う．移動の際には頸椎損傷の可能性を考慮して頸部を固定する．

Section 4　治療

■頭部外傷の手術適応

陥没骨折	● 1cm以上の陥没で美容的な問題が残る場合や硬膜損傷がある場合，静脈洞を圧迫している場合が手術適応となる． ● 陥没骨折の整復を行っても，外傷性てんかんの発生頻度は変わらない．
急性硬膜外血腫	● 骨折によって硬膜動脈が損傷したり，板間静脈や静脈洞が損傷し，硬膜と頭蓋骨内板のあいだに血腫がたまる．清明期を伴う意識障害が典型である． ● 急激な意識障害の悪化は血腫の増大を意味しており，緊急開頭手術が必要である．
急性硬膜下血腫	● 脳と硬膜のあいだに血腫がたまる．脳挫傷に伴う血腫形成と脳表の動脈・静脈の破綻により，血腫が形成されるタイプがある． ● 血腫による圧迫が脳の広汎な虚血や浮腫を引き起こすため，予後は非常に不良である． ● 架橋静脈の処理ができるような大開頭を施行し，血腫の除去を行い，必要に応じて外減圧を追加する．
脳挫傷	● 脳組織そのものが挫滅し，小出血を伴う． ● CTでは霜降り(salt and pepper)様の混合吸収域を呈する． ● 重症例では著明な浮腫が進行し，急激に意識障害が進行する． ● 血腫が少量の場合には，脳圧降下薬（濃グリセリンやD-マンニトール）の点滴静注を行う． ● 頭蓋内圧亢進には外減圧術，低体温療法やバルビツレート療法が行われることもある．
びまん性軸索損傷	● 外傷直後より昏睡状態が続いているにもかかわらず，CTではそれを説明しうる占拠性病変がみられない外傷 ● 脳幹部や脳梁に多く発生し，重症頭部外傷の半数でみられ，頭部外傷による全死亡例の35%を占める．手術の適応となることはあまりない．
外傷性クモ膜下出血	● 脳挫傷やびまん性脳損傷，橋・延髄部横断損傷などに伴って起こることが多い． ● 通常手術は行わない．頭蓋内圧が亢進している場合は除圧治療を行う．

頭部外傷の合併症，後遺症

多発外傷

- 交通事故や転落外傷では頭部のみの単独外傷は少なく，他の臓器障害や骨折を伴うことが多い．

外傷性てんかん

- 直後てんかん，受傷1週間以内に発症する早期てんかん，受傷8日以降に出現する晩期てんかんに分類される．ほとんどの晩期てんかんは受傷1年以内に出現する．
- 脳内血腫はてんかんを起こすリスクが高く，30分以上続く意識障害や外傷後健忘もリスクファクターとなる．
- 早期てんかんは脳損傷を悪化させるため，抗痙攣薬の予防投与が望ましいが，晩期てんかんに対する予防効果は明らかでない[4]．

高次脳機能障害

- 重症頭部外傷の後に運動麻痺など身体的機能が回復したにもかかわらず，人格変化や知的能力が低下し，社会復帰が困難となる事例が知られている．
- 具体的には注意・覚醒障害や行動，パーソナリティの変化，学習・記憶障害といった症状が代表的である．
- 現状では治療法はなく，社会問題の1つとして注目されている．画像上では障害の程度によるが脳萎縮に伴った脳室拡大を認める[5]．

Unit 2 慢性硬膜下血腫・水腫

I 62.0

chronic subdural hematoma・hygroma

疾患概念
硬膜とクモ膜のあいだに新生被膜（外膜，内膜）がつくられ，それに包まれ流動性が保たれた血液，もしくは髄液が貯留した状態である．多くは外傷が原因であるが，明らかな外傷歴がなく発症する特発性もある．早期治療により多くは後遺症なく改善するが，放置すると脳に不可逆的変化をきたし，最終的には死に至る．

SUMMARY Map

誘因・原因
- 高齢者に多く，平均年齢は63歳
- 軽微な外傷によるものが90％を占める．特発性は10％で大酒家に多い．
- 危険因子として，脳萎縮のある場合，アルコール多飲者，肝機能障害や血液凝固異常（抗凝固薬内服者），痙攣，髄液シャント術後（p.169参照）

病態
- 外傷による微小な急性硬膜下血腫から始まり，血腫から炎症反応が起き，新生被膜が形成される．
- 新生血管増生・血腫酵素分解により液状化へ．血腫の分解産物が止血を阻止し，液状血腫の産生，吸収のバランスによって血腫が増大する．

症状・臨床所見
- 頭重感，頭痛，嘔吐などの頭蓋内圧亢進症状，片麻痺，痙攣，歩行障害，認知症症状，言語障害，意識障害などさまざま😊

検査・診断・分類
- 症状と頭部外傷のエピソードから疾患を疑う．
- 頭部CT（頭蓋骨直下に混合吸収域，正中偏位，脳溝消失徴候），頭部MRI（血腫の時期により信号はさまざま，一般にT1，T2強調画像で高吸収域の三日月型の血腫）

治療

保存的に経過観察
- 無症状で少量の血腫を認める症例

外科的療法
- 何らかの症状を有し，画像上明らかな所見を認める症例
- 穿頭血腫ドレナージ術（局所麻酔），開頭術（石灰化例，全身麻酔），硬膜下腔‐腹腔シャント（繰り返す再発例）

補助療法
- 止血凝固能障害に対する術前の血小板輸血，抗凝固薬の拮抗薬の投与
- 抗痙攣薬の内服

😊 用語解説
巣症状
何となく歩きにくい．じゅうたんの端などにつまづきやすい．はしが使いにくい．字が書きにくい．書字が乱れるなど

Chapter 4 頭部外傷
慢性硬膜下血腫・水腫

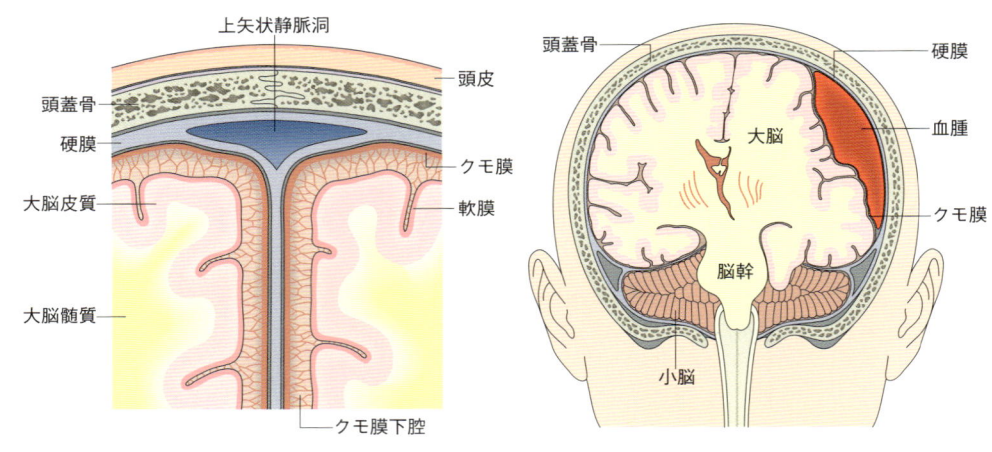

慢性硬膜下血腫

Section 1 誘因・原因

- 脳萎縮を伴う高齢の男性に多い．アルコール多飲者，肝機能障害による凝固障害
- エストロゲンは被膜の形成を促進し，被膜内出血を防止しているので女性に患者が少ない理由の1つである．

Section 2 症状・臨床所見

- 血腫の量が限界を超えたときに臨床症状が出現する．
- 年齢により脳萎縮の度合いが違うため，また症状出現時の血腫量に差があるために症状にも差がでる．
  - 若年(60歳以下)では，頭痛，嘔吐などの頭蓋内圧亢進症状．血腫量は少ない．
  - 高齢(60歳以上)では，記銘力障害・片麻痺などの巣症状＊．血腫量は多い．
- 高齢者の場合，老人性認知症や脳血管障害と混同しないように鑑別する．

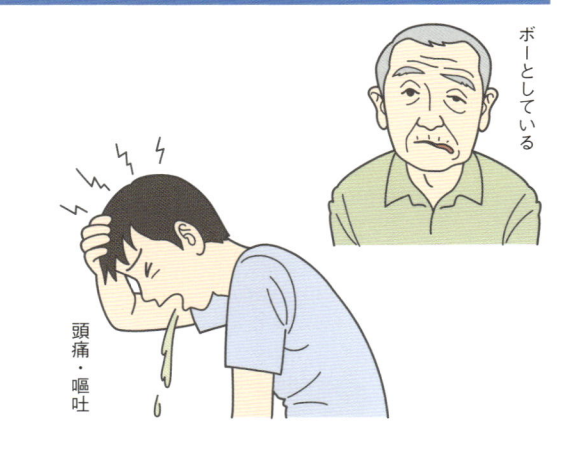

Section 3 検査・診断・分類

頭部CT検査

- 脳表と骨のあいだにさまざまな吸収値の血腫がみられる．高吸収値は最近の出血を示す．
- 高吸収と低吸収のあいだに鏡面形成(ニボー)をみることもある．
- 血腫による圧迫により，脳表の脳溝脳回(脳のしわ)が観察できなくなる(脳溝消失徴候)．頭蓋内圧が高いことのサインの1つである．
- 左右対称の側脳室が圧迫により対側へ偏位する．

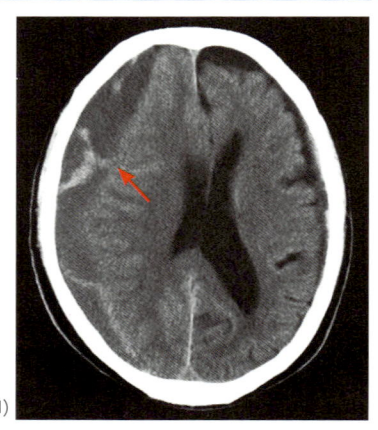

頭部CT(術前)所見
右慢性硬膜下血腫(矢印)

頭部MRI検査

- CTと同様の部位にさまざまな輝度を示す血腫がみられる．CTに比べて解像度に優れている．
- とくに頭蓋底部の血腫の評価に有効である．

血液検査

- 血球計算，生化学，凝固能，感染症の有無，血液型の評価は必要
- とくに凝固能，出血時間，血小板数，肝機能障害を術前に評価する．

■ 頭部CT（術後）所見
右慢性硬膜下血腫術後，血腫腔内にドレーンがある．

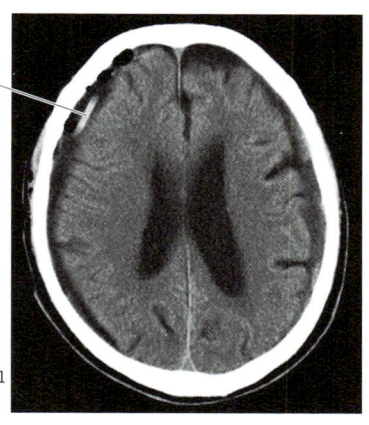

Section 4 治療

保存的療法

- 症状が軽微な場合，止血薬の内服で経過をみることがある．

外科的療法

- 穿頭(せんとう)血腫ドレナージ術
・一般的に行われている手術で，局所麻酔にて行う．
・円蓋部頭蓋骨にドリルで孔を開け，硬膜・血腫外膜に割を入れ，流動性の血腫を洗浄する．
・血腫腔にドレーンを留置し，圧迫されていた脳の盛り上がりとともに残存した洗浄血腫をドレナージする（24〜48時間留置）．
・術後は脳を盛り上がらせるために，点滴を多くすることがある．
・再発は10％程度，脳萎縮例や凝固能異常では20％程度
- 開頭術
・石灰化・器質化（発症から長期間経ったもの）した慢性硬膜下血腫に適応がある．
・大開頭し，器質化した血腫，肥厚した膜を切除する．
- 硬膜下腔—腹腔シャント術
・再発を繰り返す症例に適応があるが，非常にまれである．
- 術後の合併症
・急性硬膜下血腫：骨や皮膚，皮下からの出血が内部へ垂れ込むことで発生する．
・硬膜下膿瘍・髄膜炎・脳炎：創部の発赤を観察し，早期に診断する．
・緊張性気脳症(きのう)：血腫腔が空気に置き換わり，脳を圧迫する．
・その他，痙攣，脳出血，脳腫脹など

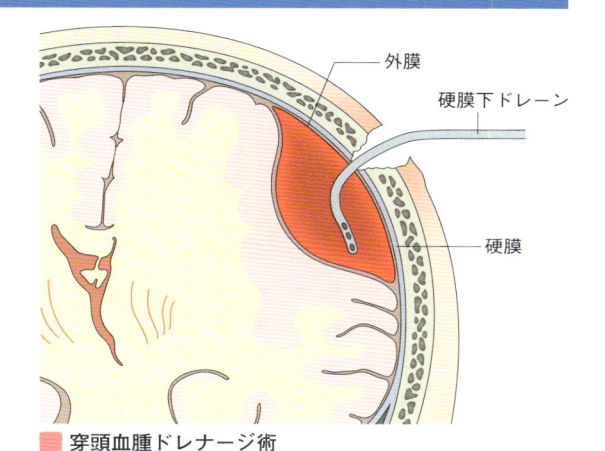

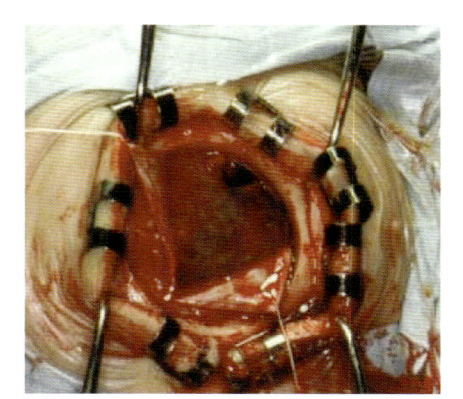

■ 穿頭血腫ドレナージ術

■ 開頭術
硬膜を切開すると，新生被膜（外膜）が現れた．
（写真提供：慶應義塾大学医学部脳神経外科・堀口崇氏）

補助療法

- 止血凝固能障害に対しては，術前に血小板の輸血，抗凝固薬の拮抗薬の投与などを行う場合がある．
- 抗痙攣薬を内服することもある．

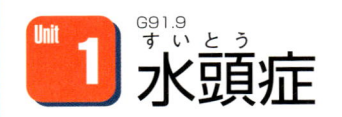

Unit 1 水頭症 (すいとう) G91.9

hydrocephalus

疾患概念

水頭症とは，脳脊髄液(CSF)が脳室やクモ膜下腔に余分に貯留した状態をいい，単一の疾患名ではない．CSFは脳室の脈絡叢で生成され，脳表のクモ膜下腔に達してクモ膜顆粒から吸収される．乳児の水頭症がよく知られているが，どの年齢にも発症し，高齢化の進んだわが国では高齢者の水頭症が注目されている．

SUMMARY Map

誘因・原因
- CSFの産生過剰（きわめてまれ：脈絡叢乳頭腫）
- CSFの吸収障害
- CSFの通過障害

病態
- CSFが通過・吸収障害によって貯留し，そのために拡大した脳室が頭蓋骨内面に大脳を押しつけることによって種々の脳障害を引き起こす．
- 通過障害には，脳室とクモ膜下腔が交通している水頭症（交通性水頭症）と，脳室の閉塞によって生じる水頭症（非交通性水頭症）の2タイプがある．

症状・臨床所見
- 水頭症のタイプや閉塞部位，年齢により異なってくる．
- 乳児期，幼小児期，学童期，成人，高齢者の特発性正常圧水頭症(iNPH)

検査・診断・分類
- 頭部CT，MRIでほとんどは診断できる．
- CT脳槽造影，持続頭蓋内圧測定，髄液排除試験（タップテスト）
- 脳循環代謝の検査としてSPECTやPETを行うこともある．
- 分類Ⅰ
  - 先天性水頭症
  - 後天性水頭症
- 分類Ⅱ
  - 交通性水頭症
  - 非交通性水頭症

治療

●一時的治療	●交通性水頭症	●非交通性水頭症	●原疾患の治療
・利尿薬投与 ・大泉門穿刺 ・髄液ドレナージ 　├脳室ドレナージ 　└スパイナルドレナージ*	V-Pシャント V-Aシャント L-Pシャント	V-Pシャント V-Aシャント ETV	脳腫瘍，血腫など

シャント後の合併症
- 流量過多：頭痛，悪心，硬膜下血腫など
- 流量不足：症状不変
- 機能不全：閉塞，チューブ断裂
- 感染

用語解説

二分脊椎
脊椎の左右の骨癒合（ときに皮膚も）が未完成で開いた状態であるために，本来脊柱管にあるべき脊髄が脊椎の外に出て障害を受け神経障害を引き起こす疾患である．先天性疾患の1つ．主に腰椎，仙椎に発生するために下肢の運動や知覚麻痺，排泄障害が起こる．脊髄と脳を循環する髄液が脳に貯まる水頭症を併発することも多い．

正常圧水頭症（二次性と特発性）
成人にみられる疾患で，クモ膜下出血や髄膜炎の治療後にみられることが多い（二次性）．認知症状，歩行障害，尿失禁の特徴的な症状と脳室拡大がみられるが，腰椎穿刺において測定した脳脊髄圧が200mmH₂O以下と基準値範囲であり，髄液短絡術を行うと症状が改善する水頭症をいう．特発性は原因不明をいう．

落陽現象
乳幼児水頭症の症状の1つで，両方の目の黒目の部分が太陽が沈むように下まぶたの中に入り込んでしまう現象をいう．

スパイナルドレナージ
脳脊髄圧の減圧を目的に，脊椎と脊椎のあいだに穿刺して髄液を排出する方法

Section 1 誘因・原因

- CSFの吸収障害，通過障害，産生過剰（きわめてまれ：脈絡叢乳頭腫）．CSFの流れはp.12参照

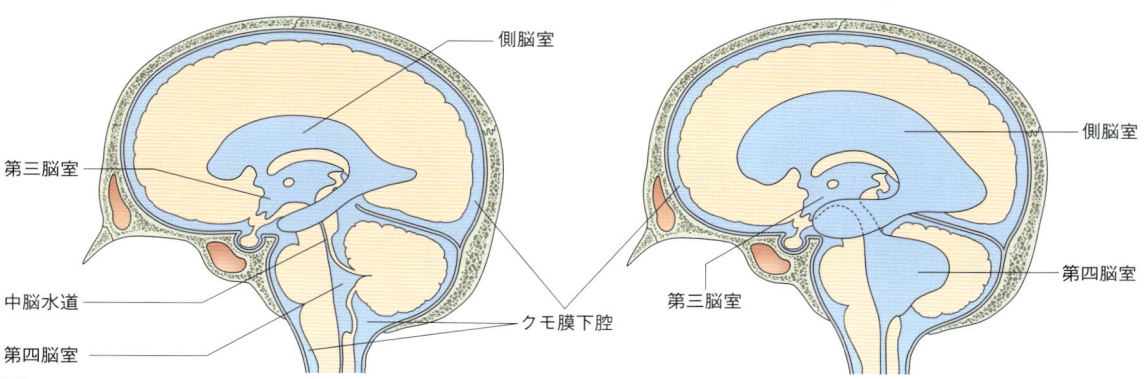

正常脳室（左）と水頭症にみられる拡大した脳室（右）

病態からみる分類：先天性か後天性か

- 先天性
・原因が出生前にあるもの．水頭症は出生後に現れることもある．
・多くは成因不明
・先天性中脳水道狭窄症，二分脊椎*などの奇形性病変に伴うもの
・胎内感染（トキソプラズマなど）や遺伝性疾患
- 後天性
・脳腫瘍，脳出血によるCSFの通過障害による．
・クモ膜下出血，髄膜炎などのあとに続発する二次性正常圧水頭症*（sNPH）
・高齢者にみられる原因不明の特発性正常圧水頭症（iNPH）

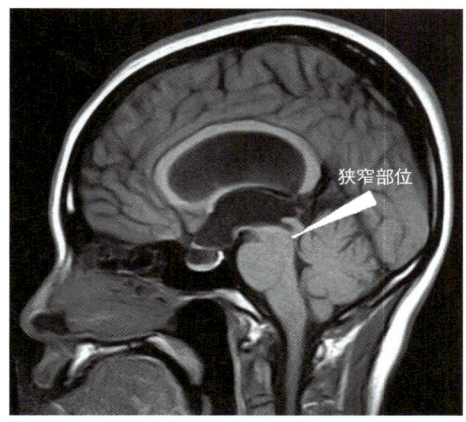

中脳水道狭窄症による水頭症

治療面からみる分類：交通性か非交通性か

- 交通性水頭症
・脳室とクモ膜下腔が交通している水頭症
・すべての脳室が均等に拡大
・先天性水頭症の45％は交通性．正常圧水頭症（NPH）は交通性である．
- 非交通性水頭症
・脳室の閉塞によって生じる水頭症
・閉塞部位より上の脳室が拡大
・脳室内腫瘍，先天性あるいは炎症性閉塞，腫瘍や血腫など占拠性病変による直接閉塞や圧迫

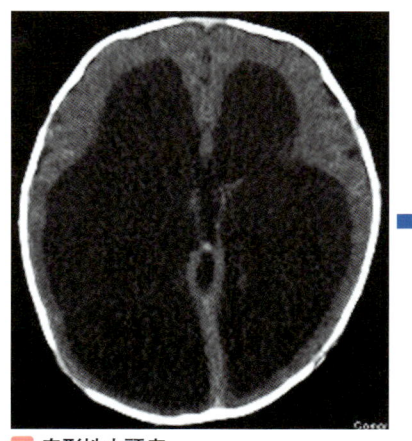

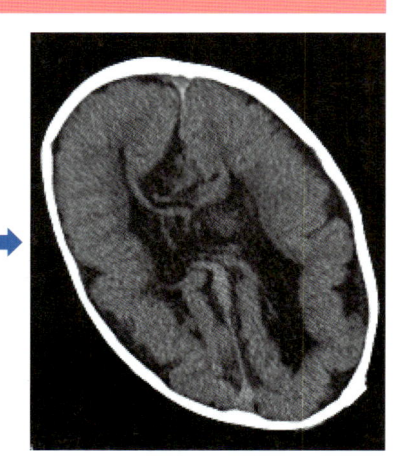

奇形性水頭症
シャント手術前（左）と手術後（右）

Section 2 症状・臨床所見

- 頭蓋縫合が癒合する前（乳児期）：大泉門膨隆（大泉門についてはp. 5参照），縫合離開，頭囲拡大，頭皮静脈怒張，落陽現象*
- 縫合閉鎖後（幼小児期）：頭蓋内圧亢進症状（頭痛，嘔吐，意識障害，上方注視障害，外転障害など）で発症するため緊急処置を要することが多い．学童になると精神発達遅延，身体のバランスの悪化や痙攣など
- 成人期：原疾患の症状と閉塞部位により症状が異なってくる🩺．
  - 🩺 高齢者のNPHは歩行障害，認知症，尿失禁の3主徴が多い．iNPHでは，同様な症状がみられる他の老人性認知症との鑑別が重要となるが，診断は困難を伴う．

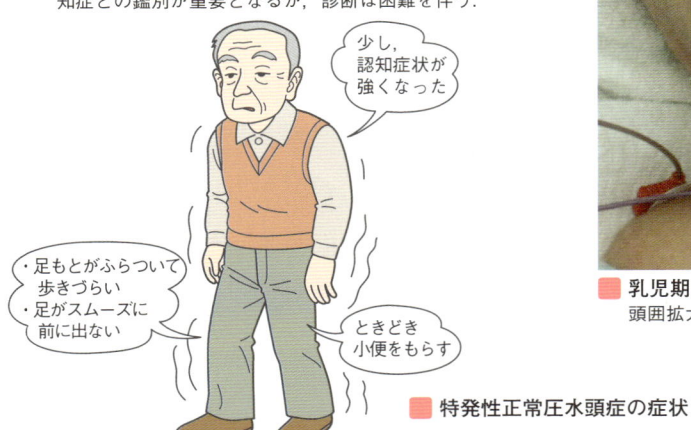

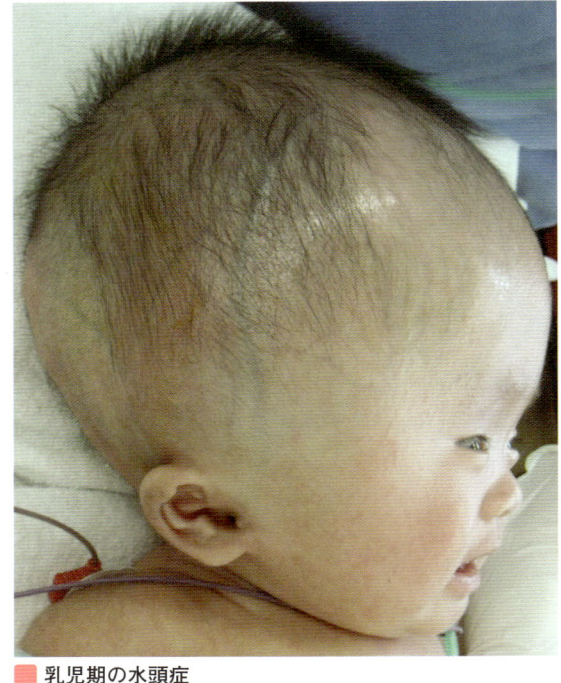

吹き出し：
- 少し，認知症状が強くなった
- 足もとがふらついて歩きづらい
- 足がスムーズに前に出ない
- ときどき小便をもらす

■ 特発性正常圧水頭症の症状

■ 乳児期の水頭症
頭囲拡大，頭皮静脈怒張，落陽現象がみられる．

Section 3 検査・診断・分類

- 小児では大泉門膨隆や頭囲曲線などを参考にすることもあるが，画像診断が有用である．
- MRIは矢状断，冠状断の画像も可能で，各脳室の構造がきれいに抽出され，閉塞部位や脳槽の状態がよくわかる．

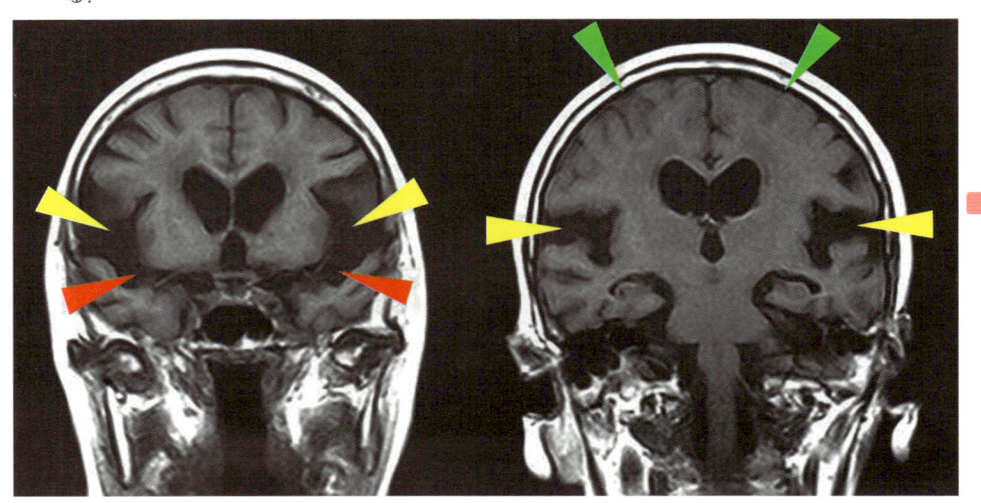

■ iNPHのMRI冠状断所見の特徴
MRI冠状断では診断において重要な3つの所見がわかりやすい．
- 高位円蓋部の脳溝とクモ膜下腔の狭小化（▼部分）
- シルビウス裂の拡大（▼部分）
- 脳底部クモ膜下腔の拡大（▼部分）

- 水頭症の程度を比較する際はEvans' indexなどの計測値を用いる．0.3以上を水頭症としている．
- CSF循環機能の評価には脳槽造影を行う．
- iNPHの補助検査として髄液排除試験（タップテスト）やSPECT，PETを行うこともある．

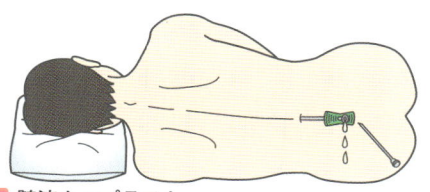

髄液タップテスト
腰椎穿刺によりCSFを20〜30mL排出させる．症状の改善がみられたら手術が有効であると判断できる．

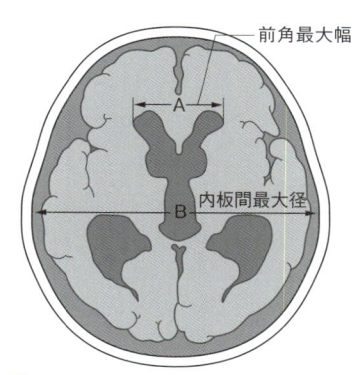

Evans' index（前角最大幅/内板間最大径）

Section 4 治療

- 脳腫瘍，脳出血などに伴う水頭症では，髄液路を閉塞する原疾患に対する処置が水頭症の治療に結びつくが，原因療法が困難なこともある．その場合，姑息的に脳室内の髄液を誘導除去することも多い．
- 最も一般的な治療法は，脳室内へシリコンチューブを挿入し，圧可変バルブをつないで腹腔内へ導くV-Pシャントである．ときにV-AシャントやL-Pシャントも行われる．
- 非交通性水頭症の診断が明らかな場合は，異物である短絡管（チューブ）を用いない神経内視鏡下第三脳室底開窓術（ETV）もよい適応である．

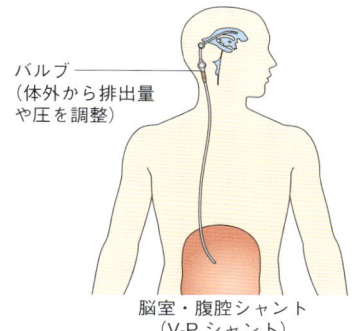

水頭症に対するシャント手術
- 脳室・腹腔シャント（V-Pシャント）
- 脳室・心房シャント（V-Aシャント）
- 腰椎・腹腔シャント（L-Pシャント）

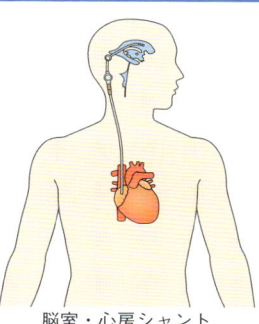

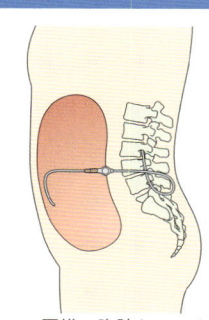

バルブ（体外から排出量や圧を調整）

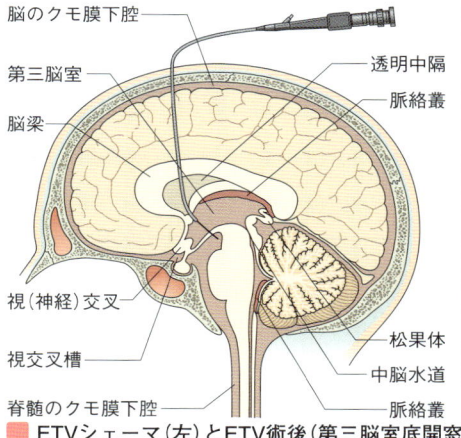

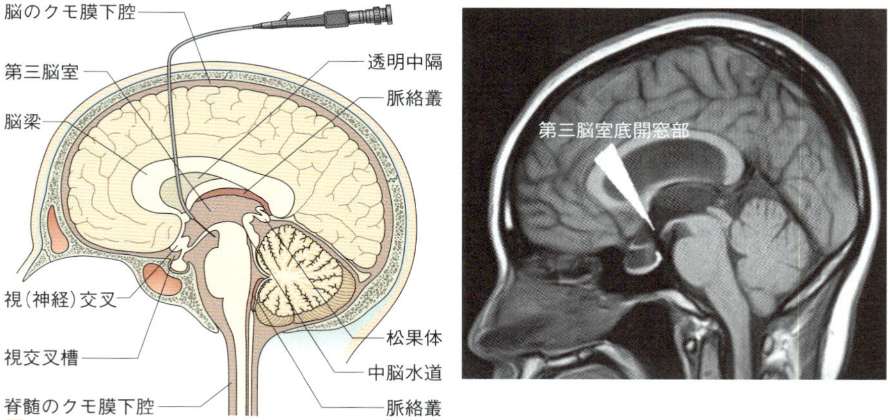

ETVシェーマ（左）とETV術後（第三脳室底開窓術）
脳のクモ膜下腔，第三脳室，脳梁，視（神経）交叉，視交叉槽，脊髄のクモ膜下腔，透明中隔，脈絡叢，松果体，中脳水道，脈絡叢，第三脳室底開窓部

- L-Pシャントは交通性水頭症のみに適応があり，NPHでは普及してきている．
- ETVは十分に普及してはいない．

■脳脊髄液（CSF）：cerebrospinal fluid　■正常圧水頭症（NPH）：normal pressure hydrocephalus　■二次性正常圧水頭症（sNPH）：secondary NPH　■特発性正常圧水頭症（iNPH）：idiopathic NPH　■脳室腹腔短絡術（V-P shunt）：ventriculo-peritoneal shunt　■脳室心房短絡術（V-A shunt）：ventriculo-atrial shunt　■腰部クモ膜下腔腹腔短絡術（L-P shunt）：lumbar-peritoneal shunt　■神経内視鏡下第三脳室開窓術（ETV）：Endoscopic third ventriculostomy　■シングルフォトンエミッションCT（SPECT）：single photon emission computed tomography　■ポジトロン断層撮影（PET）：positron-emission tomography

Unit 1 総論

髄液とIgG index

- 髄液（脳脊髄液）は主に脳室内脈絡叢で産生され，その産生量は約500mL/日とされる．
- 髄液は，側脳室，モンロー(Monro)孔，第三脳室，中脳水道，第四脳室を経て，ルシュカ(Luschka)孔，マジャンディー(Magendie)孔から脊髄クモ膜下腔へと至り，脳，脊髄，末梢神経根部を循環する（髄液の産生と循環はp.12参照）．
- 髄液は主に上矢状静脈洞周囲のクモ膜顆粒で吸収され，5, 6時間でその半分が入れ替わる．
- 髄液の作用には，中枢神経系に対する物理的保護や生化学的恒常性の維持のほか，中枢神経系における物質輸送や免疫反応の場の提供などがある．
- 脳，脊髄，神経根などの炎症反応や免疫反応の結果，髄腔内で抗体が産生され髄液IgG*が増加する．髄液IgG増加をきたす主な疾患を下にあげる．
- 髄腔内でのIgG増加の判定には，血清からの移行と髄腔内での免疫反応に伴う増加とを鑑別するため，IgG indexを指標として用いることが有用である．

$$\text{IgG index} = \frac{(\text{髄液 IgG} / \text{血清 IgG})}{(\text{髄液アルブミン} / \text{血清アルブミン})} \quad (\text{正常値} < 0.7)$$

■髄液IgG増加をきたす主な疾患

疾患群	疾患
感染性疾患	脳炎，髄膜炎，神経梅毒，帯状疱疹，ライム病
非感染性炎症性疾患	多発性硬化症，急性散在性脳脊髄炎，神経ベーチェット病，神経サルコイドーシス，ギラン・バレー症候群，肥厚性硬膜炎，中枢神経系血管炎
その他	POEMS症候群*，傍腫瘍性神経症候群

用語解説

IgG
免疫グロブリンの1つで，免疫グロブリンGという．ヒト血清中でみられる最も多い免疫グロブリンで，感染防御に大きな役割を担っている．

POEMS症候群
多発性神経炎(polyneuropathy)，肝脾腫などの臓器腫大(organomegaly)，甲状腺機能異常などの内分泌異常(endocrinopathy)，Mタンパク(M-protein)血症，色素沈着，血管腫などの皮膚症状(skin changes)などの症状をあわせもつ症候群で，それぞれの頭文字からきている．Crow-Fukase症候群ともいう．

髄膜炎と脳炎の分類

- 脳を保護する軟膜，クモ膜，硬膜の3層のうち，軟膜，クモ膜に炎症が起きた場合を髄膜炎という（硬膜に起こった場合を硬膜炎という）．脳炎とは脳実質に炎症をきたしたものをいう．
- 髄液の循環障害や脳圧亢進によって二次性の脳実質の障害も起こりうるため，髄膜炎と髄膜脳炎（髄膜炎と脳炎が併発した病態）の区別が困難な場合がある．
- 髄膜炎
  ① 病因による分類
  ・感染症：細菌性，ウイルス性，真菌性，結核性，寄生虫など
  ・悪性腫瘍：がん性髄膜炎
  ・膠原病など
  ② 起炎体による分類
  ・細菌性，ウイルス性，真菌性，結核性，スピロヘータ性，リケッチア性，原虫および寄生虫性など
  ③ 実地臨床ではウイルス性髄膜炎が圧倒的に多く，次いで細菌性髄膜炎が多い．

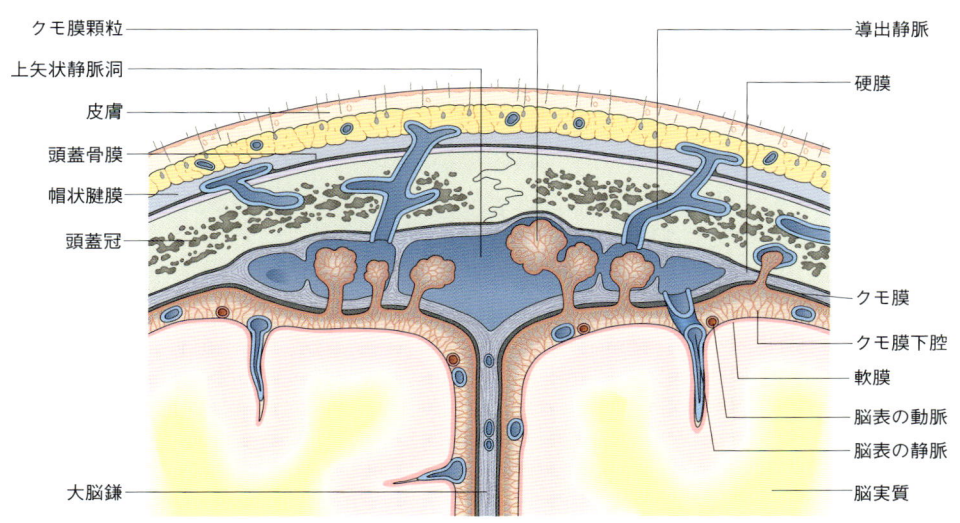

■ 硬膜，クモ膜，軟膜の3層

● 脳炎
　① 分類
　・急性・亜急性・慢性脳炎のように臨床経過に基づく分類
　・一次性，二次性脳炎のようにウイルスによる直接侵襲か，感染後の免疫学的機序かといった障害機序による分類
　② 病原
　・主な起炎ウイルス：単純ヘルペス，水痘・帯状疱疹，風疹，麻疹，インフルエンザ，ムンプス，日本脳炎ウイルスなど

臨床像

- 多くは発熱，頭痛，嘔吐などで発症し，進行すると意識障害，痙攣などを呈する．
- 頭を左右に振ると頭痛が増強する徴候（jolt accentuationという），項部硬直，ケルニッヒ（Kernig）徴候などの髄膜刺激徴候がみられることが多いが，軽微なものでは判断が難しく，髄膜脳炎を疑った場合は積極的に髄液検査を行う．
- ウイルス性髄膜炎では通常意識は正常だが，細菌性髄膜炎では頭蓋内圧の亢進に伴い初期から意識障害をみることがある．
- 脳底部を侵す結核性髄膜炎では，末梢性の脳神経障害（視力障害，顔面神経麻痺，聴力障害，嚥下障害）をきたしやすい．

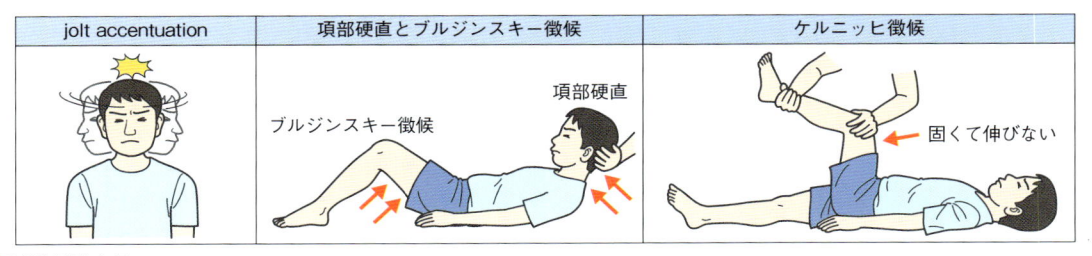

■ 髄膜刺激症状
　・jolt accentuation："いやいや"をする要領で頭を数回水平方向に回旋させると，頭痛が増強する場合を陽性とする．
　・項部硬直とブルジンスキー徴候：仰臥位で患者の頭部を挙上前屈させる際に抵抗を感じ，高度になると頭部と一緒に体幹も挙上される．これが項部硬直である．項部硬直の診察時に，股関節と膝関節が屈曲する反応をブルジンスキー徴候という．
　・ケルニッヒ徴候：仰臥位で膝関節を90°屈曲させ，膝関節を押さえながら下腿を伸展させた際，膝屈曲群の筋緊張により伸展不能となるものをいう．

髄液所見からの主要髄膜炎の鑑別要点

- 髄液の外観，圧，細胞数および分画，糖低下の有無などから病原に関する鑑別を行う．
- 細菌性髄膜炎では好中球が著増し，髄液は肉眼的にも白濁し，糖は低下する．
- ウイルス性，真菌性，結核性の髄膜炎では細胞増加は中等度で主体はリンパ球，髄液は肉眼的に透明．糖はウイルス性では不変だが，真菌性や結核性では低下．結核性髄膜炎では，髄液を放置するとフィブリンの析出がみられる．

■髄液所見からの主要髄膜炎の鑑別要点

疾患	外観	細胞数（/μL）	タンパク（mg/dL）	糖（mg/dL）	その他
正常	水様透明	0～5，リンパ球	15～40	50～80	
細菌性	混濁	500～10,000，好中球	50～1,000	0～40	肺炎球菌，ブドウ球菌など
ウイルス性	水様透明	30～300，リンパ球	10～500	50～80	エンテロウイルスが多い．
真菌性	軽度混濁	30～500，リンパ球	50～500	0～40	クリプトコッカスが多い，ときに黄色透明（キサントクロミー）
結核性	日光微塵	30～500，リンパ球	50～1,000	0～40	アデノシンデアミナーゼ（ADA）↑，クロール（Cl）↓フィブリン析出

髄液からの病原検査法

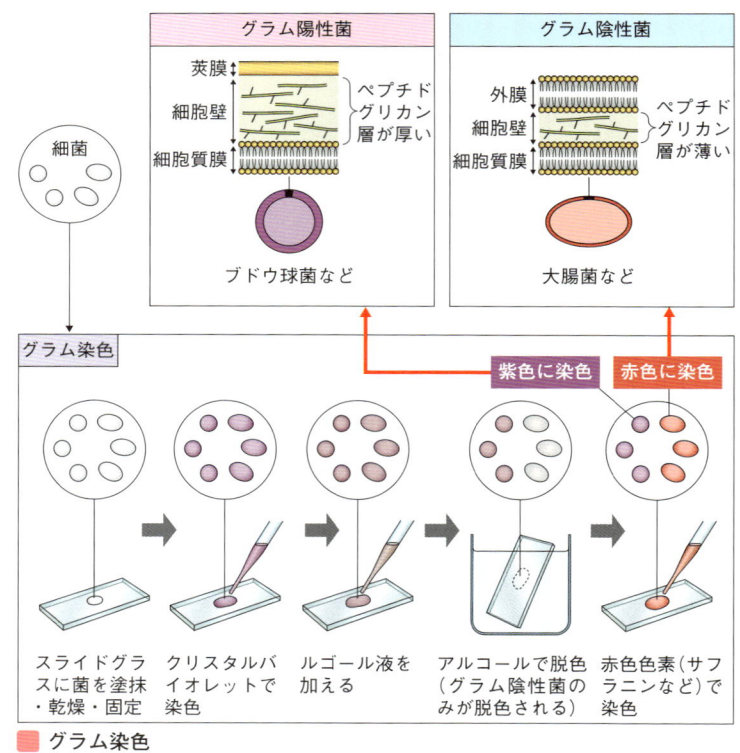

（河村伊久雄ほか編：ナースのための図解感染の話．p.155，学習研究社，2008を改変）

グラム染色

- 細菌の同定法としては，グラム染色に代表される塗抹鏡検法，肺炎球菌やインフルエンザ桿菌などの病原体由来抗原検査法，結核菌PCRに代表されるDNA診断法，分離培養法などがある．
- ウイルス分離法は検出までの時間や分離率・陽性率などに問題があり，実地臨床では，ペア血清によるウイルス抗体価*の上昇の有無や，単純ヘルペスウイルス1，2型や水痘・帯状疱疹ウイルスなどでのPCR法*が多用される．
- 真菌の同定法には，クリプトコッカスの同定で用いられる墨汁法（p.187参照）やサブロー寒天培地*などでの分離培養法がある．
- がん性髄膜炎では，細胞診やがん胎児性抗原（CEA）などの腫瘍マーカーの検索を行う．

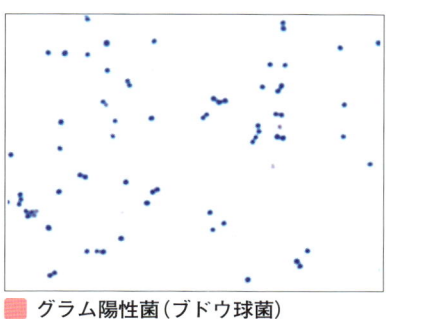

■ グラム陽性菌（ブドウ球菌） 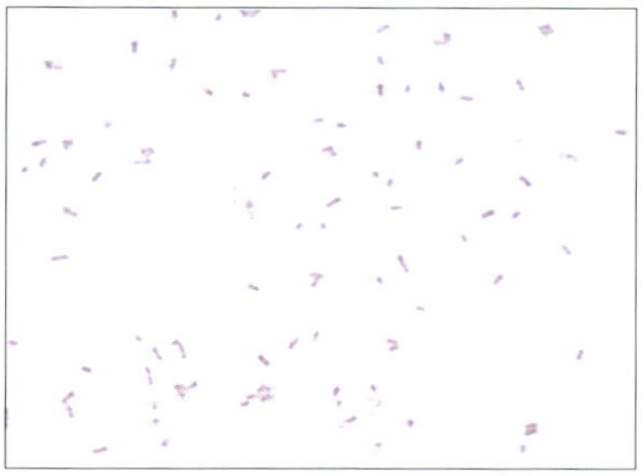　　　　　■ グラム陰性菌（大腸菌）

（左右ともに写真提供：北里大学医学部皮膚科学大学院医療系研究科・三沢友紀，藤村響男氏）

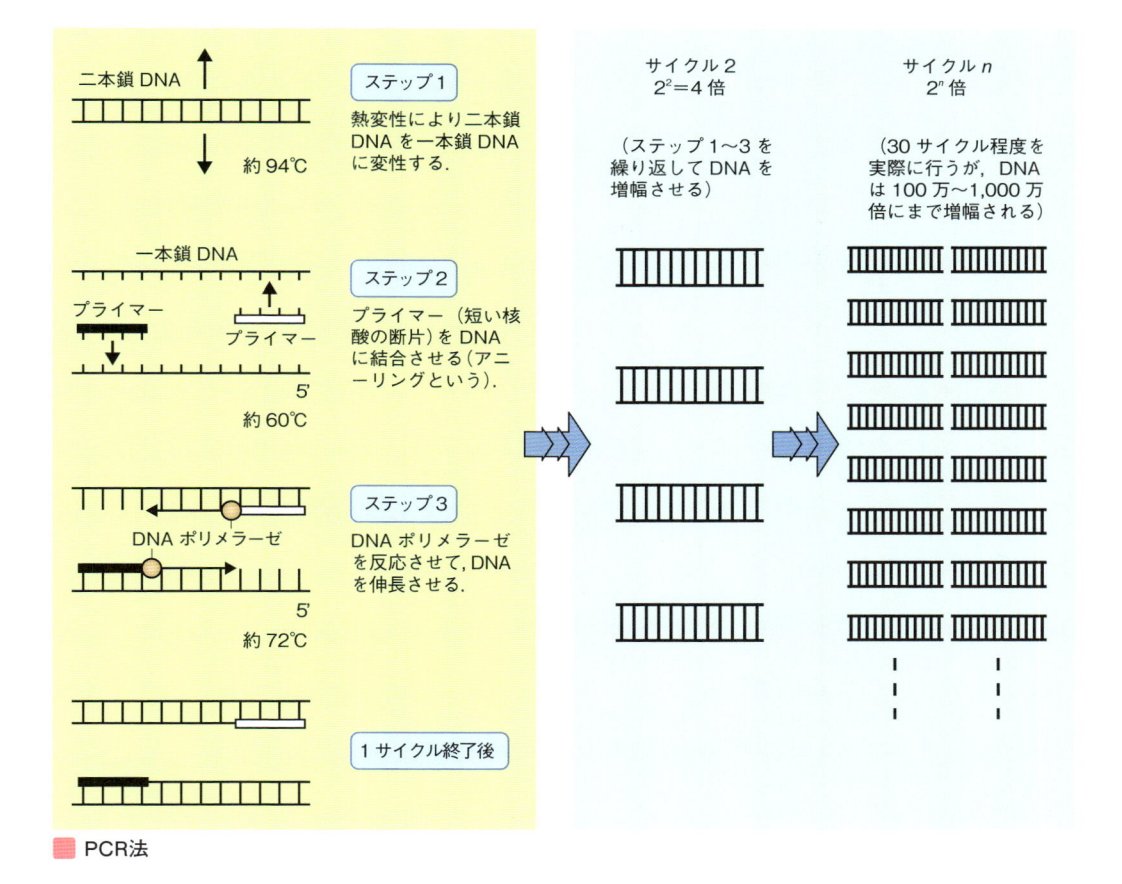

PCR法

ステップ1：熱変性により二本鎖DNAを一本鎖DNAに変性する．（約94℃）

ステップ2：プライマー（短い核酸の断片）をDNAに結合させる（アニーリングという）．（約60℃）

ステップ3：DNAポリメラーゼを反応させて，DNAを伸長させる．（約72℃）

1サイクル終了後

サイクル2　$2^2=4$ 倍（ステップ1〜3を繰り返してDNAを増幅させる）

サイクルn　2^n 倍（30サイクル程度を実際に行うが，DNAは100万〜1,000万倍にまで増幅される）

用語解説

ペア血清によるウイルス抗体価
感染直後と感染後10〜14日を経たときの血清を採取し，抗体の量を調べること

PCR法
DNAポリメラーゼによる酵素反応を利用して，DNAの一部分を選択的に増幅させること

墨汁法とサブロー寒天培地
・墨汁法は，菌体を直接染色するのではなく，背景を墨汁で黒くすることで細菌の輪郭を観察する方法
・サブロー（Sabouraud）寒天培地（組成：ペプトン10g，グルコース40g，寒天15g，水1L，pH5.6）は，真菌の分離培養用に使われる．ブドウ糖の濃度を高くしてあるために真菌の増殖に適している．

■免疫グロブリンG（IgG）：immunoglobulin G　■ポリメラーゼ連鎖反応（PCR）：polymerase chain reaction

Unit 2 ウイルス性髄膜炎
A87.9

viral meningitis

疾患概念
無菌性髄膜炎ともいわれ，髄膜炎のなかでは最も多い．小児に好発するが，多くが自然に治癒するため，対症療法と安静以外に特別な治療を要しない．痙攣や意識障害を伴う場合には脳炎が合併していることがある．発熱，嘔吐，髄膜刺激症状（ない場合も多い）などの初期症状だけで本疾患を判別するのは難しいが，五類感染症定点把握疾患のため，流行の情報が入手しやすくなり，診断がつきやすくなった．

SUMMARY Map

誘因・原因
- 全体の約85％が**エンテロウイルス属***によるもので，夏から秋にかけて流行
- わが国ではエンテロウイルス属の**エコーウイルス**と**コクサッキーB群ウイルス**が多い．

病態
- 通常，人はエンテロウイルスが腸管やその近辺の組織にある場合は無症状で経過し，免疫を得て感染は終わる（**不顕性感染**）．感染が進み，ウイルス血症を起こして体内の諸組織や中枢神経系に及ぶと種々の臨床症状を起こす．
- 最も軽い場合は発熱で，上気道に炎症を起こすと**夏かぜ**となる．ウイルスが中枢神経系に侵入すれば髄膜炎を起こす．
- 感染経路は病原体保有者からの糞便を介した経口感染，飛沫感染である．

症状・臨床所見
- 発熱，頭痛，羞明（通常の光に異常なまぶしさを感じること），悪心・嘔吐，腹痛，下痢などを認める．
- 乳幼児の場合は発熱，不機嫌，だっこを嫌うなど明確でない場合がある．
- 項部硬直，ケルニッヒ徴候などの髄膜刺激症状がみられることがある．

検査・診断・分類
- 髄液検査：**リンパ球優位**の中等度の髄液細胞数の増加，タンパクは軽度上昇，糖は正常範囲内．
- 髄液の塗抹標本鏡検，細菌培養ともに陰性
- ウイルスの遺伝子領域を増幅するRT-PCR*検出法

治療
- 細菌性髄膜炎や単純ヘルペスウイルス脳炎などとの鑑別
- 脱水などの改善や安静目的に入院のうえ対症療法を行う．

用語解説

エンテロウイルス属
腸管で増殖するウイルスの総称で，1本鎖RNAをゲノム（染色体）とするウイルス．

ヘルパンギーナ (herpangina)
子どもの急性熱性伝染性疾患（いわゆる夏かぜ）で，コクサッキーA群ウイルスによる．糞便を介する経口感染ないし飛沫感染で感染する．高熱後（38℃以上）まもなく咽頭が著明に発赤し，小水疱が数個でき，それが破れて潰瘍（ただれ）となる．咽頭の痛みのために飲食が不十分となって脱水症を起こすことがある．まれに髄膜炎を合併することがあるため，頭痛がひどいときや嘔吐を繰り返したりする場合には注意する．

RT-PCR（逆転写酵素-ポリメラーゼ連鎖反応）
逆転写酵素（RNAを鋳型としてDNAを合成する酵素）を使って，DNAの合成とPCR法を組み合わせた遺伝子の増幅法

手足口病 (hand, foot and mouth disease)
幼児を中心に流行する急性ウイルス性感染症で，エンテロウイルス属（コクサッキーA16など）による．経口・飛沫・接触感染する．口腔粘膜や四肢に水泡性の発疹が特徴である．発熱は一般に軽度であるが，まれに髄膜炎を合併することがあるため，頭痛がひどいときや嘔吐を繰り返したりする場合には注意する．

Section 1 誘因・原因

- 夏から秋にかけて地域でヘルパンギーナ*，手足口病*，発疹性熱性疾患の流行があればエンテロウイルスによる可能性が高い．
- 海外渡航歴によりアルボウイルス，ウエストナイルウイルスも考慮する．

> アルボウイルスとは，蚊やマダニ(節足動物)などによって脊椎動物に伝播されるウイルス群をいう．その中の約80種が人に疾患を引き起こすことが知られているが，そのほとんどが人を終末宿主としている．ウエストナイルウイルスは，アフリカのウガンダの女性から初めて分離されたウイルスで，カラスやスズメなどの鳥の体内で増殖し，蚊を介して人に感染するが，人から人への感染は起こらないとされている．

Section 2 症状・臨床所見

- 急性の経過で，発熱，頭痛，悪心・嘔吐などの頭蓋内圧亢進症状や，項部硬直などの髄膜刺激症状を呈す．

> 起因ウイルス種が多彩なこともあり，咽頭炎症状，腹痛，下痢，発疹など，さまざまな非特異的な症状を呈しうる．また，jolt accentuation，項部硬直，ケルニッヒ徴候などの髄膜刺激徴候(p.171参照)がみられるが，軽微で判断が難しい場合もある．jolt accentuationとは，「いやいや」をする動作で頭を数回振ることをいうが，そうすることで頭痛が増す場合を陽性としている．

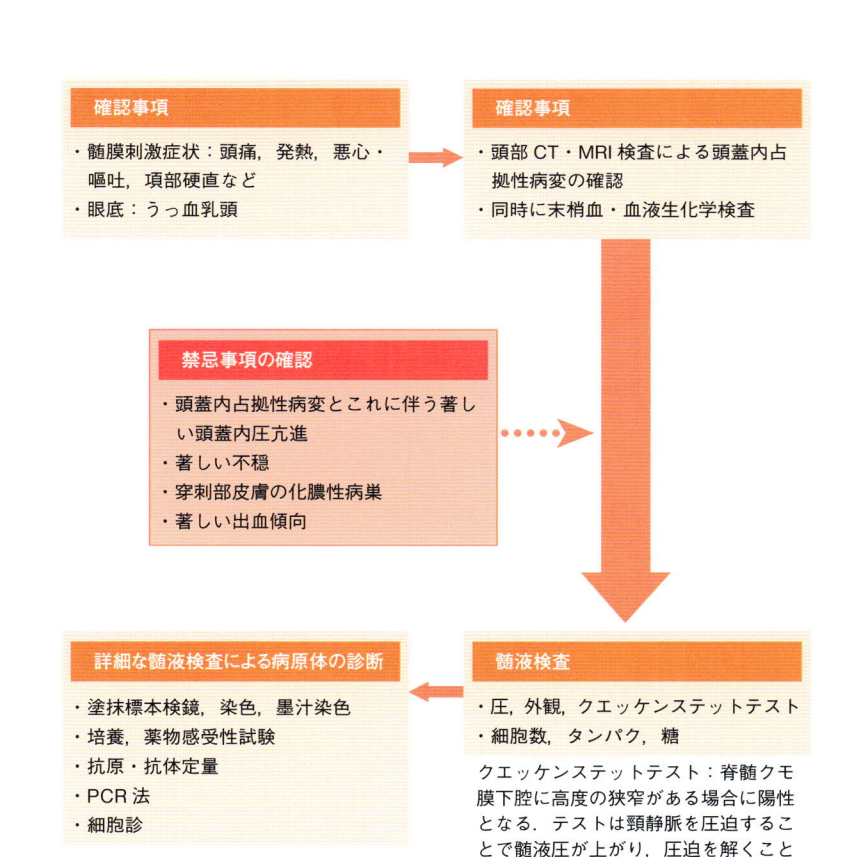

確認事項
- 髄膜刺激症状：頭痛，発熱，悪心・嘔吐，項部硬直など
- 眼底：うっ血乳頭

確認事項
- 頭部CT・MRI検査による頭蓋内占拠性病変の確認
- 同時に末梢血・血液生化学検査

禁忌事項の確認
- 頭蓋内占拠性病変とこれに伴う著しい頭蓋内圧亢進
- 著しい不穏
- 穿刺部皮膚の化膿性病巣
- 著しい出血傾向

詳細な髄液検査による病原体の診断
- 塗抹標本検鏡，染色，墨汁染色
- 培養，薬物感受性試験
- 抗原・抗体定量
- PCR法
- 細胞診

髄液検査
- 圧，外観，クエッケンステットテスト
- 細胞数，タンパク，糖

クエッケンステットテスト：脊髄クモ膜下腔に高度の狭窄がある場合に陽性となる．テストは頸静脈を圧迫することで髄液圧が上がり，圧迫を解くことですみやかに戻れば陰性となる．頭蓋内の病変が疑われる場合は行わない．

■ 髄膜炎診断のプロセス

(関野宏明ほか監：脳・神経疾患．Nursing Selection 6，p.209，学習研究社，2002を改変)

Section 3 検査・診断・分類

- 髄液所見ではリンパ球優位の中等度の髄液細胞数の増加がみられる．おおむね100～500/μL程度が多い．
- タンパクは軽度上昇することが多いが，糖は通常正常範囲内
- 起因ウイルスの分離・同定は特殊な設備や技術を必要とするため，高感度かつ特異的にウイルスRNAを検出する方法として，エンテロウイルスなどではRT-PCR法*による検査が可能

> 病初期には好中球優位の髄液細胞増多を認めることもあるが，その後はリンパ球優位となる．好中球とは，白血球全体の約60%を占めている顆粒球（好中球の他に好酸球，好塩基球がある）の仲間で，リンパ球とは，白血球全体の20～40%を占めている比較的小さな白血球．白血球にはその他，単球がある．

無菌性髄膜炎とは

- 細菌感染以外の原因による髄膜炎をいう．ウイルス，リケッチア，肺炎マイコプラズマ，真菌，原虫などの感染や，自己免疫反応，化学物質の刺激によるものなどがある．
- 大部分がウイルス性感染であるため，ウイルス性髄膜炎と同義に使われることが多い．
- 髄膜炎の種類を下記に示すが，細菌性・真菌性髄膜炎はそれぞれの該当頁も参照されたい．

■髄膜炎の種類

	ウイルス性髄膜炎	細菌性髄膜炎	真菌性髄膜炎	結核性髄膜炎
好発年齢	2～10歳前後	5歳未満	免疫機能が低下している人	5歳未満
主な原因菌	エンテロウイルス属	年齢により異なる（B群レンサ球菌，大腸菌，インフルエンザ菌，肺炎球菌など）	クリプトコッカス	結核菌
症状	発熱軽度（37～38℃），頭痛，嘔吐などの頭蓋内圧亢進症状，項部硬直などの髄膜刺激症状	発熱（40℃前後），激しい頭痛，悪心などの頭蓋内圧亢進症状，項部硬直などの髄膜刺激症状，水頭症などが生じることがある．	発熱，頭痛，嘔吐，髄膜刺激症状，水頭症を合併することがある．	発熱（軽度），頭痛，食欲低下など．脳底部の炎症のために脳神経，視床下部，下垂体が障害されることがある．高率（50～80%）に水頭症を合併する．
治療	発熱，頭痛に対する対症療法	抗菌薬の大量投与，発熱，頭痛に対する対症療法	抗真菌薬の投与，発熱，頭痛に対する対症療法，水頭症に対する脳室ドレナージ	抗結核薬の投与，発熱，頭痛に対する対症療法，水頭症に対する脳室ドレナージ
予後など	予後は比較的良好で，後遺症を残すことはほとんどない（まれに乳児に発達の遅れやてんかんがみられる）．	予後不良．死亡率は約30%，約30%に後遺症（知能障害，聴力障害，片麻痺，てんかん，硬膜下水腫など）がみられる．	死亡率は20～30%	死亡率は約30%，後遺症（てんかん，知能障害など）も約30%にみられる．

Section 4 治療

- 細菌性髄膜炎や単純ヘルペスウイルス脳炎（p.177参照）などとの鑑別
- 発熱・頭痛に対する対症療法が中心
- 必要に応じて頭蓋内圧降下薬や抗痙攣薬なども使用する．

> 単純ヘルペスウイルス，水痘・帯状疱疹ウイルスによる髄膜炎では，アシクロビルを投与する．

■逆転写酵素-ポリメラーゼ連鎖反応（RT-PCR）：reverse-transcriptase polymerase chain reaction

Unit 3 B00.4 単純ヘルペス脳炎

herpes simplex encephalitis

疾患概念
単純ヘルペスウイルス*(HSV)1型あるいは2型の初感染時または再活性化時に，ウイルスが中枢神経系に移行した際に起こる．新生児，小児（6歳未満に多い），成人（50～60歳に多い）とどの年代にもみられる．単にヘルペス脳炎ともよばれるが，五類感染症全数把握疾患である急性脳炎の1つで，約10％の致命率，約30％に重度の後遺障害を残す重篤な疾患である．

SUMMARY Map

誘因・原因
- HSV-1（口唇ヘルペス）によるものがほとんどである．HSV-2（性器ヘルペス）では脊髄炎や髄膜炎が一般的である（ただし，新生児ヘルペス脳炎の原因ウイルスは，HSV-2がHSV-1の半数ほどといわれている）．
- 新生児ヘルペス脳炎では，産道感染や新生児との接触者からの感染も起こりうる．
- 感染は，HSVによる皮疹や口唇ヘルペスを発症した患者の唾液との濃厚な接触，性器ヘルペスからの母子感染あるいは性的接触によると考えられる．

病態
- HSVが中枢神経系に移行する経路は，上気道感染から嗅神経を介する経路，血行性の経路，感染した神経節からの経路が考えられている．新生児の場合は，産道感染後に血行性に広がり，血液脳関門を通過して中枢神経系に到達するが，小児，成人の場合は神経行性に中枢神経系に到達して病変が起こると考えられる．
- 病変は側頭葉，大脳辺縁系に起こりやすく，出血壊死傾向が強い．神経細胞にCowdry A型封入体*を認めることがある．
- 発症は，中枢神経系での潜伏・再燃という機序が有力である．

症状・臨床所見
- 新生児：発疹，発熱，哺乳力低下，痙攣，呼吸障害，出血傾向など
- 小児・成人：発熱，倦怠感，髄膜刺激症状，意識障害，脳局所症状，痙攣など

検査・診断・分類
- 脳波における全般的徐波，周期性一側てんかん型放電（PLEDs）
- 頭部CTでは，側頭葉の低吸収域，脳浮腫
- 頭部MRIでは，側頭葉内側面，海馬，扁桃体，直回などに病巣
- リアルタイムPCR法による髄液中のヘルペスウイルスDNAの検出

治療
- 死亡例や重篤な後遺障害などのリスクがあるため，早期からアシクロビルによる治療を開始する．

用語解説

単純ヘルペスウイルス
世界的に広く浸透したウイルスで，抗原的に1型と2型に分けられる．1型は口唇周辺などに，2型は外陰部に水疱をつくる．1型による初感染は乳幼児期に起こるが大部分は不顕性に終わる．その後，神経節（末梢神経系の神経細胞体の集団，知覚神経節と自律神経節がある）に潜伏し，疲労などにより再活性化する．2型は主に性的接触により感染し，1型同様に神経節（腰髄・仙髄神経節領域に多い）に潜伏し，妊娠などにより再活性化する．

Cowdry A型封入体
封入体とはウイルス感染細胞内にみられる小体のことで，ウイルス感染症の病理組織学的診断に用いられる．コードリー（Cowdry）A型は，大きな好酸性封入体で核周囲が淡明な明暈で囲まれている．

Section 1　誘因・原因

- HSV-1型に伴う角膜炎や口唇ヘルペスなどの先行はまれで，同ウイルスの中枢神経系での潜伏・再燃という機序が有力である．
- 新生児ヘルペス脳炎の発症は，母親の性器ヘルペスから産道感染することが最も多いが，新生児との接触者（家族，医療従事者など）も感染源となりうる．

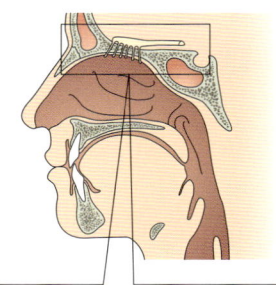

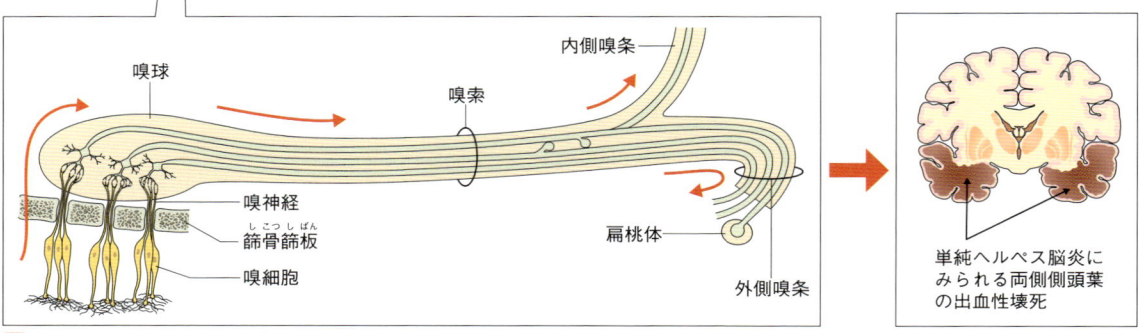

■ 小児，成人のHSV-1の感染経路の1つ（可能性）

Section 2　症状・臨床所見

- 新生児
・発疹，発熱，哺乳力低下，痙攣，呼吸障害，出血傾向など
- 小児・成人
・発熱，頭痛，倦怠感，意識障害（覚醒度の低下，幻覚・妄想，錯乱など），人格変化，見当識障害，痙攣など
・髄膜刺激症状：頭痛，悪心・嘔吐，項部硬直，ケルニッヒ徴候など
・脳局所症状：失語症，聴覚障害，味覚障害，嗅覚障害，記銘力障害，運動麻痺，視野障害，異常行動など

Section 3　検査・診断・分類

- 側頭葉，大脳辺縁系を好発部位とし，MRIにて側頭葉内側面，島回皮質，角回，前頭葉眼窩などに病巣を検出することが多い．
- 多くの症例で局在性の異常を認め，周期性一側てんかん型放電（PLEDs）を認めることもある．
- 中枢神経症状が認められる場合には，ヘルペス脳炎を念頭に置くことが大切である．
- 髄液検査では，出血壊死病変に対応して赤血球，キサントクロミー（髄液所見が黄色）がしばしば認められ，リンパ球優位の細胞増加，タンパク増加がみられる．
- 髄液からのHSV-DNAの検出（リアルタイムPCR法によるDNAの定量測定）

　定量的PCRの1つで，PCR法による増幅を経時的に測定し，その増幅率に基づき鋳型となるDNA量の定量を行う方法．これにより，髄液中に既感染や潜伏のレベルを超えたHSV-DNAが検出されることで迅速な診断が可能となる．

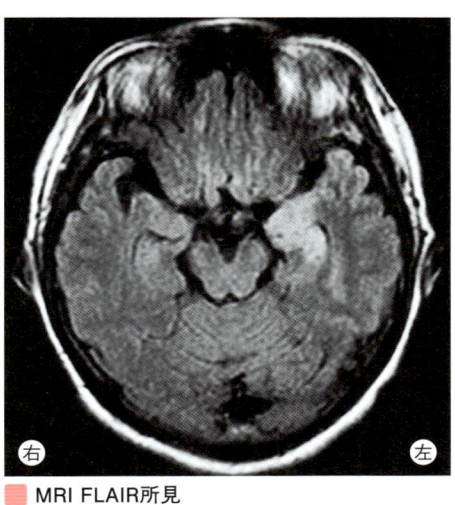

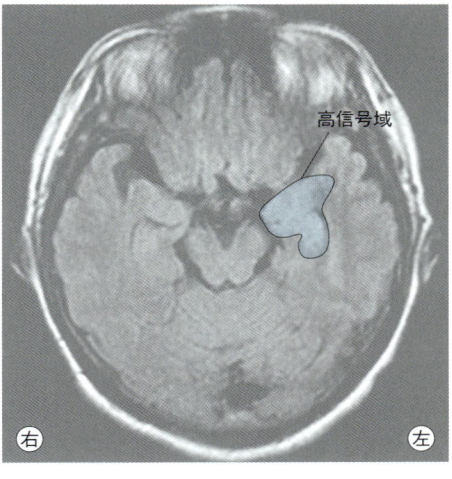

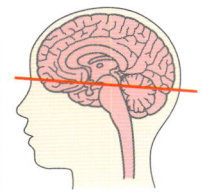

■ MRI FLAIR所見
50歳代女性（自験例）．左側頭葉海馬および海馬傍回に高信号域を認める．

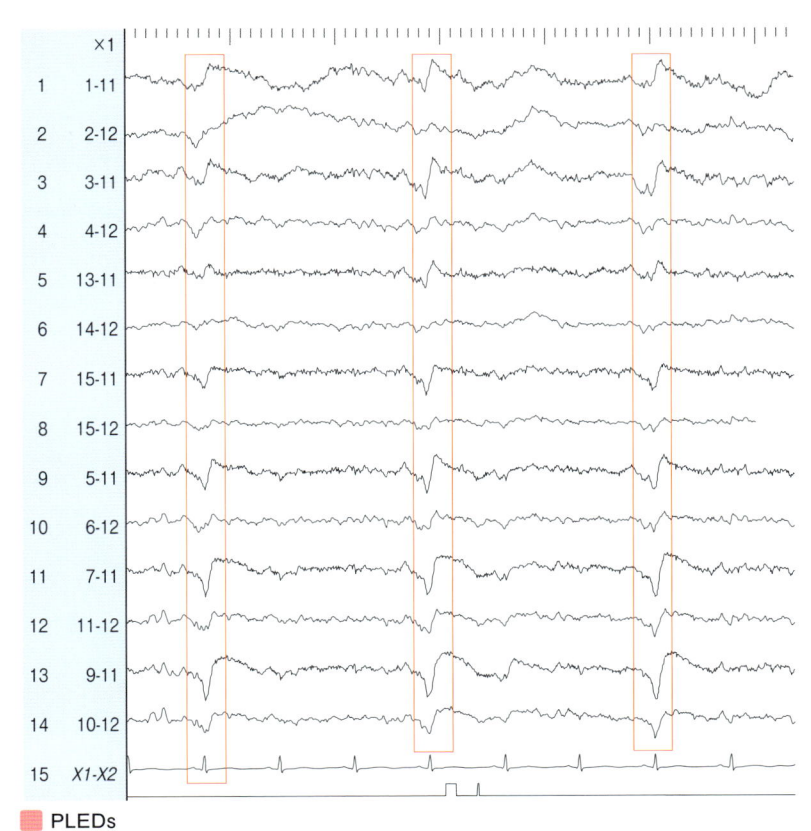

■ PLEDs
同一症例に認められた周期性一側性てんかん型放電（PLEDs）．高振幅の突発異常波が約2秒周期で出現している．

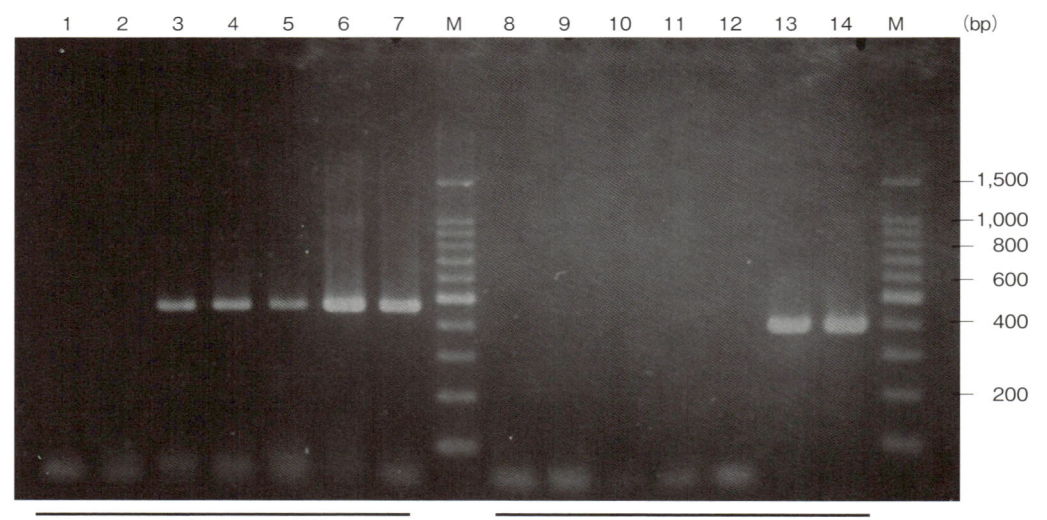

HSV髄膜炎患者の髄液のPCR結果の電気泳動

ここではPCR法によるHSV-1 DNAおよびHSV-2 DNAの電気泳動を示す．レーン3，4，5がレーン6，7のバンドの位置と同じであることから，この患者はHSV-1による髄膜炎であることがわかる．

M：マーカー（分子量の基準）（100bp DNA Ladder, Takara Bio）
レーン1，2，8，9：コントロール（陰性）
レーン3，4，5，10，11，12：HSV髄膜炎患者の髄液
レーン6，7：HSV-1 DNAのコントロール（陽性）
レーン13，14：HSV-2 DNAのコントロール（陽性）

（写真提供：北里大学医学部神経内科・宮川沙織氏）

Section 4 治療

- 単純ヘルペス脳炎を疑った段階で早期からアシクロビルによる治療を開始する．
- アシクロビル不応例や遷延例にはビダラビンを使用する．抗ウイルス薬投与中止後の再燃に注意する．
- 痙攣発作にはジアゼパム，フェノバルビタール，フェニトインを使用
- 脳浮腫に対しては濃グリセリン，D-マンニトールの点滴静注

> 腎機能低下例では，薬物の血中濃度が高くなりすぎるため，クレアチニンクリアランスに応じて投与量の減量が必要である．

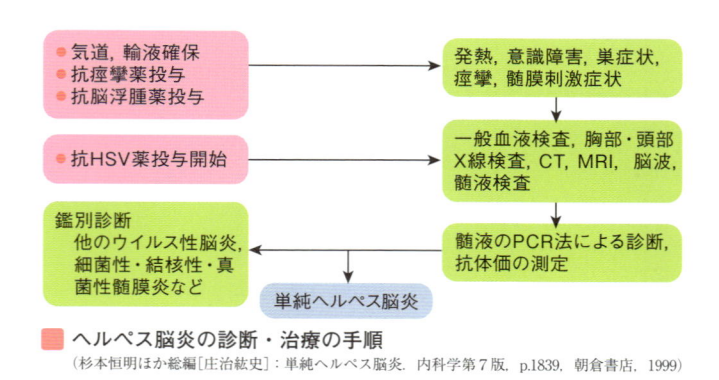

ヘルペス脳炎の診断・治療の手順

（杉本恒明ほか総編［庄治紘史］：単純ヘルペス脳炎．内科学第7版，p.1839，朝倉書店，1999）

■単純ヘルペスウイルス（HSV-1, -2）：herpes simplex virus type 1, type 2　■周期性一側てんかん型放電（PLEDs）：periodic lateralized epileptiform discharges

Unit 4　脳膿瘍　G06.0

cerebral (brain) abscess

疾患概念
主にブドウ球菌，緑膿菌，レンサ球菌，肺炎球菌などの化膿菌の感染によって脳実質内に膿がたまった状態である．頭蓋内の腫瘤として頭蓋内圧亢進症状が出現し，髄膜炎を合併すると髄膜刺激症状が起こる．

SUMMARY Map

誘因・原因

- 原因
  ・頭頸部感染巣からの**直接波及**
  ・頭部開放性外傷後
  ・他臓器からの**血行性感染**
  ・先天性心疾患における右左シャントを介した感染，など
- 起炎菌は，**レンサ球菌**，**ブドウ球菌**，**肺炎球菌**，緑膿菌など多様
- 近年，**嫌気性菌***の頻度が増加している．
- 免疫能低下例では真菌や結核菌も考慮する．

病態

- 原因菌による違いはあまりなく，脳実質内に化膿巣をつくる化膿性脳炎として始まり，進行してくると被膜に覆われる腫瘤を形成し膿瘍となる．
- 頭頸部感染巣からの直接波及では近接した**側頭葉**，**小脳**，**前頭葉**に，血行性感染では**中大脳動脈領域**に膿瘍を形成することが多い．

症状・臨床所見

- 亜急性に経過する発熱などの炎症症状に続き，膿瘍に伴う**頭蓋内圧亢進症状**や**脳局所症状**がみられる．

検査・診断・分類

- 頭部造影CTにおける被膜部分のリング状増強効果
- 造影MRI，MRI拡散強調画像*などは早期から膿瘍を検出する．

治療

- 長期にわたり抗菌薬を投与
- 膿瘍に対する外科手術（穿刺吸引やドレナージ排膿）
- 脳浮腫に対する頭蓋内圧降下薬や抗痙攣薬投与

用語解説

嫌気性菌
空気のない条件下で生育する細菌を嫌気性菌という．空気があると増殖できない菌を偏性嫌気性菌といい，ほとんどの腸内細菌叢はこの偏性嫌気性菌である．

拡散強調画像（diffusion weighted image：DWI）
生体内の水分子の拡散現象（ブラウン運動といって空気あるいは水の粒子が衝突することによって起こる不規則な運動）を観察している画像で，運動の大きなものを低信号で表している（黒く描出される）．これまでは急性脳梗塞の検出（拡散しにくい水分子として高信号となり白く描出される）に利用されてきたが，装置の高性能化と撮像法の改良により，全身のがんや膿瘍（ともに高信号として白く描出）の検出に利用できるようになった．

ADC値
拡散強調画像でわかる水分子の動きの大きさをはかるのが見かけ上の拡散係数（ADC値）である．ADC値が高い→拡散強調画像で低信号（画像では黒），ADC値が低い→拡散強調画像で高信号（画像では白）となる．したがって，悪性腫瘍は細胞密度が高いため，「ADC値が低い→拡散強調画像で高信号」となる．

Chapter 6　感染性疾患　脳膿瘍

Section 1 誘因・原因

- 耳鼻科および歯科領域の感染などからの直接的波及
- 頭部の開放性外傷後
- 膿胸や心内膜炎など他臓器からの血行性の感染
- 先天性心疾患における右左シャントを介した感染
- 起炎菌はレンサ球菌，ブドウ球菌，肺炎球菌，緑膿菌など多様で，近年，嫌気性菌の頻度が増加している．また，HIV感染者など免疫能低下例では，原虫，真菌，結核菌なども考慮する．

> 免疫が低下した例では，ネコ科の動物を宿主とするトキソプラズマ原虫による脳膿瘍がみられることがある．ペットの有無などの情報収集も重要となる．

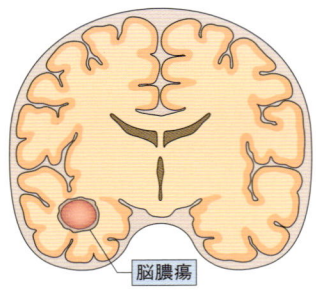

■ 被膜に覆われた脳膿瘍

Section 2 症状・臨床所見

- 頭蓋内圧亢進症状：頭痛，嘔吐，意識障害など（p.76参照）
- 脳への圧迫，壊死による脳局所症状：痙攣，片麻痺，失語など

Section 3 検査・診断・分類

- 頭部造影CTでは被膜のリング状増強効果を伴う低吸収域として描出される．
- MRI拡散強調画像では高信号を呈し，ADC値*は低値を示すことから，腫瘍などとの鑑別上有用である．
- MRI画像では，体内の組織が固有のT1値，T2値をもつため，通常，T1とT2の強調画像をセットとして撮影する．脳膿瘍はT1強調画像では低信号（黒い）を示し，T2強調画像では高信号（白い）を示す．

> **リング状増強効果**
> 膿瘍は低吸収域であるが，被膜はよく造影されるためにリング状の増強効果を示す．このリング状増強効果をリングエンハンスメント（ring enhancement）という．ただし，脳腫瘍，多発性硬化症，神経有鉤嚢虫症などでも同様の画像を呈しうる．

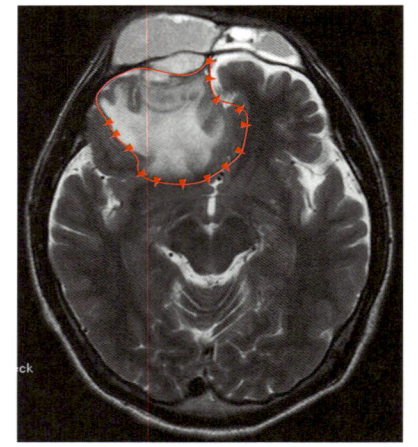

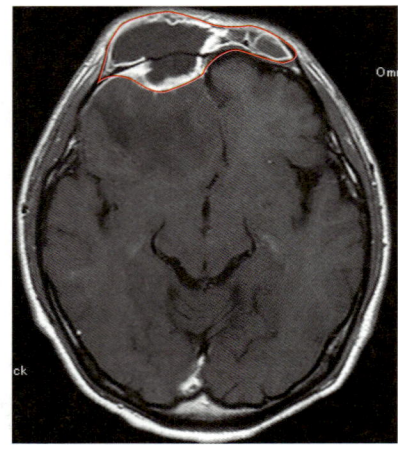

■ 脳膿瘍のMRI T2強調像　　■ MRIガドリニウム造影T1強調像

自験例．30歳代男性．右前頭洞は粘膜肥厚と液体貯留にて著明に拡大．直下に硬膜外膿瘍を認め，右前頭葉皮質下白質には髄膜炎や脳膿瘍に伴う浮腫性変化（囲み部分）を認め，mass effect（圧迫効果）を伴っている（圧迫効果▲）．ガドリニウム造影T1強調画像にて膿瘍辺縁と右前頭部髄膜に増強効果を認める（囲み部分）．

Section 4 治療

- 通常4〜6週の抗菌薬投与を行う．
- 膿瘍に対する外科手術（穿刺吸引や開頭ドレナージ排膿）
- 頭蓋内圧亢進に対しては，副腎皮質ステロイド薬や利尿薬のD-マンニトールなどを投与する．

■ 見かけ上の拡散係数（ADC）：apparent diffusion coefficient

Unit 5 細菌性髄膜炎
bacterial meningitis

疾患概念
軟膜，クモ膜に炎症が起きた場合を髄膜炎というが，病原性の細菌によって引き起こされた髄膜炎である．(急性)化膿性髄膜炎ともいう．年齢により主な起炎菌に違いがあるため，年齢別の対応が必要となる．髄膜炎のなかでは最も症状が強く出現し，致死率も10〜30%と高い．そのため，迅速診断と早期治療がかぎとなる．感染症法による五類感染症の定点把握疾患に指定されている．

SUMMARY Map

誘因・原因
- 原因菌には多種類あるが，**年齢による特徴**がある．
- 免疫能低下例では，肺炎球菌，緑膿菌などのグラム陰性桿菌，リステリア菌，黄色ブドウ球菌などがみられ，脳室シャント後であれば黄色ブドウ球菌，表皮ブドウ球菌などがみられる．

病態
- 多くが飛沫感染*により上気道を経由して血行性に感染する．血中で増殖した細菌が血液脳関門を通過して髄液に侵入すると，髄液中は免疫機構が弱いために容易に菌が増殖する．
- 菌成分のエンドトキシン(内毒素)などが，生体に腫瘍壊死因子(TNF)や炎症性サイトカイン(インターロイキン-1(IL-1)など)の産生を促し，それが白血球や凝固系の活性化をもたらすことで起こる生体防御反応である炎症が，脳実質や脳血管に波及することで重症化する．

症状・臨床所見
- 発熱，頭痛，嘔吐などを認め，進行すると頭蓋内圧の亢進に伴い**意識障害**や**痙攣**などもみられる．
- 一般的には**髄膜刺激症状**が認められることが多い．

検査・診断・分類
- **好中球優位(幼若な好中球)***の著明な髄液細胞数増多，**タンパク高値，糖著減**．
- 抗菌薬使用前に血液培養，髄液培養などを行う．
- 髄液のグラム染色は，安価，短時間で結果判定が可能．起炎菌の推定や迅速な抗菌薬選択などの点で有用
- 迅速診断としてラテックス凝集法による細菌抗原診断キットが利用可能

治療
- 細菌性髄膜炎の疑いがある場合，起炎菌の同定前から経験的に抗菌薬療法を開始する．
- 起炎菌の種類や薬剤感受性試験の結果判明後，必要に応じて適当な抗菌薬に変更する．

用語解説

飛沫感染
咳，くしゃみ，会話などによって，微生物を含む飛沫が空気を通って短距離にある口腔，結膜，鼻粘膜などに付着して感染を起こすことをいう．

核の左方移動を伴う白血球(幼若な好中球)
細菌を貪食，殺菌などの役目を担う白血球を好中球という．感染や熱傷などで組織が破壊された場合に好中球が増加し，活発に活動して消費されるので，好中球の寿命は短縮する．そのために血液中では幼若な好中球(桿状核球)の比率が増え，成熟した好中球の比率が減少する．幼弱な桿状核球の比率が全好中球数の15%以上となった場合を核の左方移動という．

Chapter 6 感染性疾患 — 細菌性髄膜炎

Section 1　誘因・原因

■細菌性髄膜炎の発症年齢と起炎菌分類

年代	起炎菌
新生児～3か月	大腸菌，B群レンサ球菌，リステリア菌
3か月～6歳	インフルエンザ菌，肺炎球菌，黄色ブドウ球菌
6歳～成人	肺炎球菌，インフルエンザ菌，髄膜炎菌
高齢者	肺炎球菌，髄膜炎菌，大腸菌，緑膿菌，クレブシエラ，セラチア

- 年代により起炎菌が異なり，新生児～3か月では大腸菌，B群レンサ球菌，3か月～6歳ではインフルエンザ桿菌，肺炎球菌，黄色ブドウ球菌，6歳～成人では肺炎球菌，インフルエンザ菌，髄膜炎菌，高齢者では肺炎球菌，髄膜炎菌，大腸菌，緑膿菌，クレブシエラ，セラチアなどが多い．
- 多くの場合，感染経路は飛沫感染で，呼吸器感染病巣を経由して血行性に髄膜に到達する．ほかに，リステリア菌が腸管から侵入したり，皮膚の黄色ブドウ球菌がカテーテルを介して血行性に髄膜に到達することもある．

Section 2　症状・臨床所見

- 細菌性髄膜炎では頭蓋内圧亢進に伴い病初期から意識障害をみることがある．
- 脳実質への波及に伴い意識の変容や痙攣をきたすこともある．
- Waterhouse-Friderichsen症候群とよばれる劇症型（髄膜炎菌性）髄膜炎では，出血傾向，ショック，急性副腎不全，多臓器不全などを呈し，予後不良である．
- 後遺症が15～30％にみられる．痙攣，水頭症，難聴などの合併症が後遺症の原因となる．

Section 3　検査・診断・分類

- 髄液検査所見
- ・核の左方移動を伴う白血球数増多*，CRP高値，髄液圧上昇，タンパク増加，糖減少など

> 髄液中の糖の減少は，細菌などによって消費されたと考えられるが，白血病の中枢神経浸潤，脳腫瘍，マイコプラズマ，結核性・真菌性髄膜炎などでも糖の減少はみられる．また，髄膜炎患者がすでに前医で抗菌薬などを投与されていた場合，髄液細胞分画がリンパ球優位であることもある．

- 血液・髄液の培養検査は必須
- ・髄液のグラム染色は安価で所要時間も短く，感度・特異度が高く，起炎菌の推定や迅速な抗菌薬選択などの点で有用
- ・肺炎球菌，B群レンサ球菌，インフルエンザ菌（Hib），髄膜炎菌A，B，C群，K1抗原陽性大腸菌などでは，迅速診断としてラテックス凝集法による抗原診断キットが実用化されている．
- 頭部造影CT・MRI検査
- ・髄膜が造影される．感染が進行すると脳実質内に炎症の波及がみられることがある．

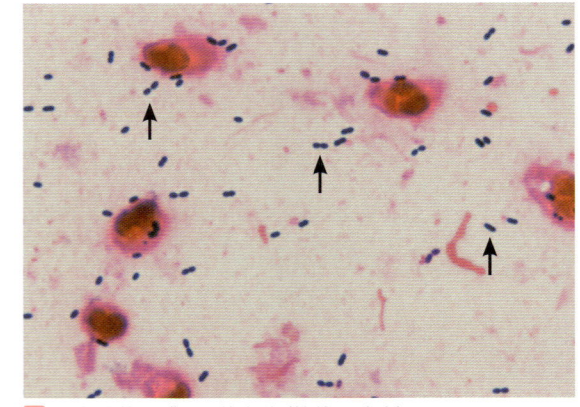

■肺炎球菌のグラム染色像（検体は喀痰）
グラム陽性菌であり，紫色に染まっている．

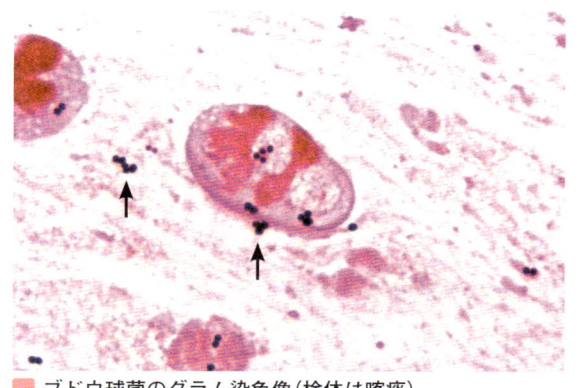

■ ブドウ球菌のグラム染色像（検体は喀痰）
好中球とともにグラム陽性双球菌が認められる．ブドウの房状を呈するグラム陽性球菌が多数認められる．一部は好中球に貪食されている．

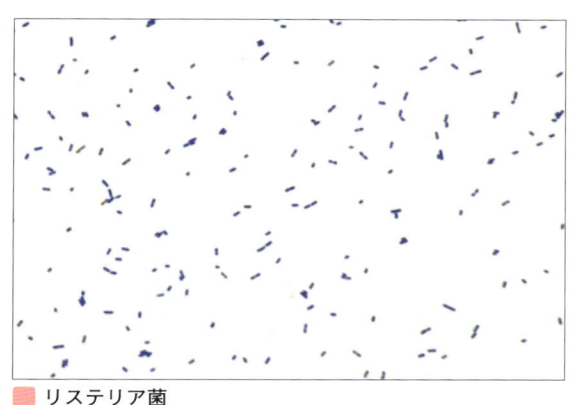

■ リステリア菌
グラム陽性桿菌が認められる．
（写真提供：北里大学医学部皮膚科・藤村響男氏）

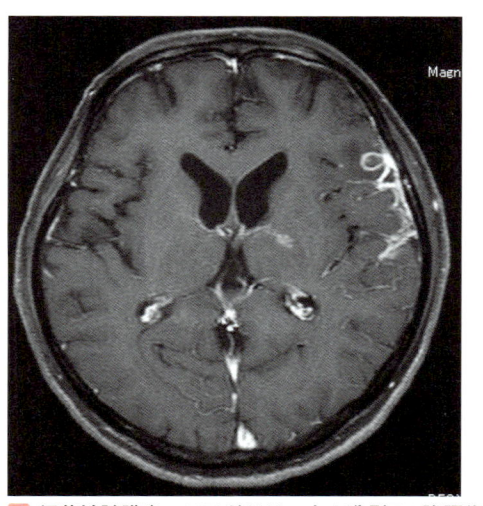

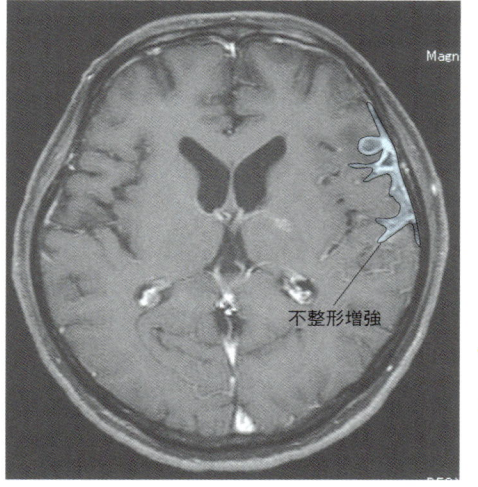

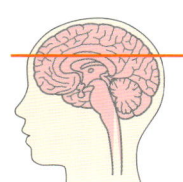

■ 細菌性髄膜炎：MRIガドリニウム造影T1強調像
自験例，50歳代男性．慢性副鼻腔炎から細菌性髄膜炎を発症．左前頭側頭葉において，脳表に沿うように不整形増強効果を認め，一部脳実質にも信号変化を認める．

Section 4 治療

- 第三世代のセフェム系抗菌薬のうち，セフォタキシムナトリウム（CTX）やセフトリアキソンナトリウム水和物（CTRX）は髄液移行性が良好だが，高齢者に多いリステリア菌性髄膜炎には無効であり，起炎菌の同定前からの経験的治療として，リステリア菌にも有効なアンピシリン水和物（ABPC）とCTXやCTRXを併用する．
- 最近はペニシリン耐性を示す肺炎球菌が分離される頻度が増加していることから，最初からパニペネム・ベタミプロン配合（PAPM/BP）を投与したり，耐性肺炎球菌を考慮してバンコマイシン塩酸塩（VCM）とCTRXを使用する考えもある．
- 副腎皮質ステロイド薬（デキサメタゾン）には，抗炎症作用や炎症性サイトカイン放出抑制作用があり，髄膜炎における血管原性浮腫や酸化窒素の産生抑制などの機序により，その予後を改善する可能性がある．

■腫瘍壊死因子（TNF）：tumor necrosis factor　■インターロイキン（IL）：interleukin　■インフルエンザ菌B型（Hib）：*Haemophilus influenzae* type B　■セフォタキシムナトリウム（CTX）：cefotaxime sodium　■セフトリアキソンナトリウム水和物（CTRX）：ceftriaxone sodium hydrate　■アンピシリン水和物（ABPC）：ampicillin hydrate　■パニペネム・ベタミプロン配合（PAPM/BP）：panipenem/betamipron　■バンコマイシン塩酸塩（VCM）：vancomycin hydrochloride

Unit 6 G02.1 真菌性髄膜炎

fungal meningitis

疾患概念
真菌による髄膜炎で，免疫不全をきたす疾患，副腎皮質ステロイド薬・免疫抑制薬の長期使用例などに発症する．起因菌のほとんどはクリプトコッカスによる．ただ，真菌性髄膜炎は，空気中に浮遊する真菌の粒子を吸入することで，健常者にも感染することがある．未治療のままでは死に至る感染症であるため，迅速診断と早期の適切な治療が必要となる．

SUMMARY Map

誘因・原因
- 血液疾患やHIV感染症の患者，副腎皮質ステロイド薬・免疫抑制薬使用例など**免疫能低下例における日和見感染**
- 起因菌は**クリプトコッカス***のほか，カンジダ*，アスペルギルス*，ムコール*など

病態
- 口からほこりとともに病原体を吸い込み，肺で初感染巣がつくられる．
- 生体の感染防御能に障害があると，肺から**血行性**に**髄膜腔に播種**する．
- 脳への浸潤性が高く，結核性髄膜炎と同様に脳底部に炎症が強く**脳底髄膜炎**の病態を呈し，脳神経，視床下部，下垂体が障害されることがある．

症状・臨床所見
- 発症は比較的緩徐で，**亜急性**，**慢性髄膜炎**として経過
- 発熱，頭痛，嘔吐，髄膜刺激症状
- 脳実質内に肉芽腫を形成したり，**水頭症**を合併することがある．

検査・診断・分類
- クリプトコッカスの莢膜の証明には**墨汁染色による検出**が有用

治療
- **抗真菌薬**〔アムホテリシンB（AMPH-B）またはフルシトシン（5-FC）との併用が第一選択薬〕の投与
- 発熱，頭痛には対症療法，必要に応じて頭蓋内圧降下薬や抗痙攣薬
- 水頭症には脳室ドレナージ

髄膜炎にみられる炎症の範囲（ウイルス性，細菌性，結核性，真菌性）
細菌性髄膜炎では進行すると脳実質内にも及び，結核性髄膜炎では脳底部に炎症が激しい．

用語解説

クリプトコッカス（Cryptococcus neoformans）
鳥類とくに鳩の糞から高率に検出される．莢膜（菌体周囲の多糖体の粘稠な層のことで，墨汁染色，莢膜染色で鏡検できる）を有していることで知られている．

カンジダ
カビの一種で，人からみつかったもののうち，人に危害を加えるものがカンジダアルビカンス（Candida albicans）．通常，人の口腔，消化管，気道，外陰部，皮膚などに常在し，免疫能の低下などによって血行性に伝播する．髄膜炎，敗血症，口腔カンジダ症，気管支・肺カンジダ症などの感染症を起こす原因菌となる．

アスペルギルス（Aspergillus）
自然界に広く分布している糸状真菌の一種．大気中に浮遊し，免疫能低下例が吸引することで感染を起こす．

ムコール（Mucor）
藻類の1つで，ケカビといわれる．土壌，果実，野菜，でんぷんなどに広く分布し，長期間低温で保存した食品，野菜，果実などに発生する．アスペルギルス菌と同様に感染すると血管炎や血栓形成を起こしやすく重篤となる．

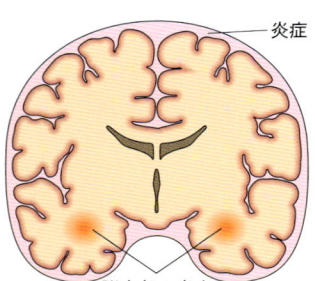

Section 1 誘因・原因

- クリプトコッカス：鳩の糞などに常在し，日和見感染症として発症する．わが国ではこのクリプトコッカスによるものがほとんどである．
- カンジダ：消化管，尿路，肺からの血行性伝播により発症し，院内感染などでみられる．脳実質内に出血性壊死巣や膿瘍を認めることがある．
- アスペルギルス：肺からの血行性伝播により，多発性化膿性病巣やアスペルギルス菌腫（aspergilloma）を形成．脳実質内に出血壊死性病巣が散在し，ときに脳出血や脳梗塞などを発症する．
- ムコール：血管侵入をきたしやすく，血管炎および血栓形成のため脳血管障害を発症する．

Section 2 症状・臨床所見

- 微熱や食欲不振などの非特異的な症状で発症し，亜急性，慢性髄膜炎として経過する．
- 脳実質内に肉芽腫を形成したり，水頭症を合併することもある．
- 髄膜炎だけでなく，血管炎による脳梗塞，真菌性脳動脈瘤によるクモ膜下出血を起こすことがある．

> 徐々に頭蓋内圧上昇による症状が出現し，脳実質内の肉芽腫形成例では片麻痺などの脳局所症状も呈する．

Section 3 検査・診断・分類

- 髄液検査：リンパ球優位の中等度髄液細胞増多を示し，タンパク増加，糖減少
- 頭部CT，MRIでは，ときに水頭症の所見や肉芽腫を反映した信号異常を呈す．
- 墨汁染色によるクリプトコッカス莢膜の証明が有用

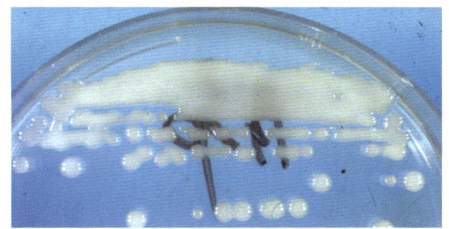

■ クリプトコッカスの培養

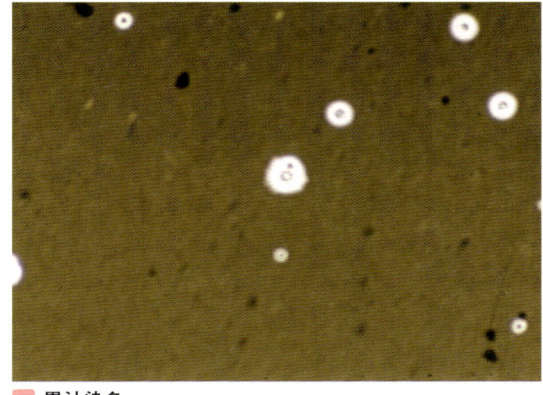

■ 墨汁染色
クリプトコッカスは菌体の周囲に莢膜を有するため，球型の酵母様菌体周囲に非染性の白く抜けた像がみられる．
（左右とも写真提供：北里大学医療衛生学部検査学科・阿部美知子氏）

Section 4 治療

- 起炎菌別の治療法を示す．
- 外科的療法
  ・神経症状を呈する肉芽腫に対しての穿刺排膿や外科切除，慢性期の水頭症に対するシャント手術などを行うこともある．

■起炎菌別の治療法

起炎菌	治療法
クリプトコッカス	● アムホテリシンBの点滴静注が有効．フルシトシンとの併用療法も行われる． ● 軽症例ではフルコナゾール（FLCZ）が用いられることが多い． ● アムホテリシンBの副作用である腎障害などのために，アムホテリシンBが投与できない場合は，フルコナゾールに切り替える．
アスペルギルス	● アムホテリシンBあるいはイトラコナゾール（ITCZ）
カンジダ	● フルコナゾール

■ アムホテリシンB（AMPH-B）：amphotericin B　■ フルシトシン（5-FC）：flucytosine　■ フルコナゾール（FLCZ）：fluconazole
■ イトラコナゾール（ITCZ）：itraconazole

Unit 7 F02.4 HIV-1関連認知症

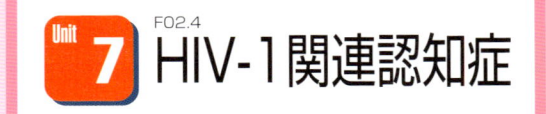

HIV-1-associated dementia (HAD)

疾患概念

AIDSの原因ウイルスであるHIV-1により生じる脳の高次機能障害は，AIDS痴呆症候群，HIV脳症などさまざまな名称でよばれてきた．しかし2007年以降，HIV-1関連神経認知障害(HAND)と総称されるようになった．HANDは重症度別に3段階に分類され，その中でもっとも重症の病型が，HIV-1関連認知症(HAD)である．

SUMMARY Map

誘因・原因
- HIV-1（ヒト免疫不全ウイルスタイプ1）感染により中枢神経が直接障害されることが原因であるが，その正確な機序は明らかではない．

病態
- 大脳皮質下の大脳基底核や白質が早期から障害される．
- 病理学的には血管周囲の炎症性細胞浸潤と白質の変性・ミエリン淡明化が主体で，特徴的な巨細胞も出現する．

症状・臨床所見
- 初期症状は精神・運動活動の遅延
- 進行期の異常神経所見は，認知症，精神運動遅滞，運動失調，筋緊張亢進，失禁など多彩である．

検査・診断・分類
- 血液検査では，HIV-1抗体陽性とCD4陽性リンパ球*減少
- 髄液検査では，軽度の白血球増加およびタンパク増加
- 頭部画像検査では，MRIのT2強調画像にて大脳白質びまん性高シグナル域を呈する．

治療
- 多剤併用療法（HAART）が基本となっている．その主な有害事象は肝・膵障害，末梢神経障害，脂質異常症などである．

用語解説

CD4陽性リンパ球

細胞表面にCD4抗原を発現しているTリンパ球．ヘルパーT細胞として機能し，細胞性免疫の役割を果たしている．HIVはこのCD4陽性Tリンパ球にとりついて免疫機構を破壊する．したがって，このCD4陽性Tリンパ球の数が免疫状態を示している．通常は1μL中に500〜1,000個ほどだが，200/μL以下になると免疫不全状態となる．

皮質下性認知症

認知症は大脳皮質の広範な病変によって起こるもの（皮質性認知症といい，アルツハイマー病，ピック病などがある）だが，パーキンソン病，ハンチントン病，進行性核上麻痺など皮質下の変性疾患でも認知症が起こることがわかり，皮質性の対概念として皮質下性認知症とよばれるようになった．

プロテアーゼ阻害薬

感染したCD4陽性Tリンパ球内でプロテアーゼの活性を選択的に阻害して，HIVの殻になるタンパクの成熟を抑制する働きをする．

FDG-PET

FDG（フルオロデオキシグルコース）は陽電子を放出するPET検査用放射性医薬品で，ブドウ糖とよく似た構造を有している．PETは陽電子放出断層撮影のこと．FDG-PET検査では，まずFDGを静注して，細胞のブドウ糖代謝を画像化する．がん細胞は，正常な細胞と比べてブドウ糖を大量に消費するため，がん細胞にFDGが集積することを利用してがんを検出している．一方，脳は血流によって運ばれたブドウ糖や酸素を大量に消費する．エネルギー代謝は神経細胞の活動が盛んな部位では高く，衰えた部位では低くなる．FDGや酸素代謝の低下をみることで脳の局所機能を判別している．わが国では悪性腫瘍，脳・心臓の虚血，梗塞，てんかんの焦点診断が保険適用となっている．

逆転写酵素阻害薬

HIVの遺伝子は，分裂，増殖していくために感染したCD4陽性Tリンパ球内でRNAからDNAに転写する逆転写酵素をもっている．この働きを阻害するのが逆転写酵素阻害薬で，核酸系と非核酸系がある．

Section 1 誘因・原因

- HIV-1感染による中枢神経障害の原因は，以下の2つが考えられる．
- ・中枢神経内のマクロファージやグリア細胞へのHIV-1感染
- ・放出される神経毒性をもつサイトカイン〔インターロイキン6(IL-6)，腫瘍壊死因子α(TNF-α)など〕
- その頻度は，HIV-1感染に対する多剤併用療法(HAART)の開始に伴い約1/10に減少した．わが国でもHAART開始前(1985～1994年)はAIDS患者の41.0%にHADを認めたが，HARRT開始後(2002～2003年)には14.4%に低下したと報告されている．

■ HIV-1関連神経認知障害の分類

1) HIV関連無症候性神経認識障害	● 注意情報処理，言語，抽象概念理解，運動技能，記憶，感覚認識のうち2項目以上の障害
2) HIV-1関連軽度神経認識障害	● 1)に加え日常生活における障害は軽度で，認知症やせん妄にあてはまらない． ● 上記の障害が併存する病態では説明できない．
3) HIV-1関連認知症	● 1)に加え日常生活における障害が重度で認知症に該当するが，せん妄はない． ● 上記の障害が併存する病態では説明できない．

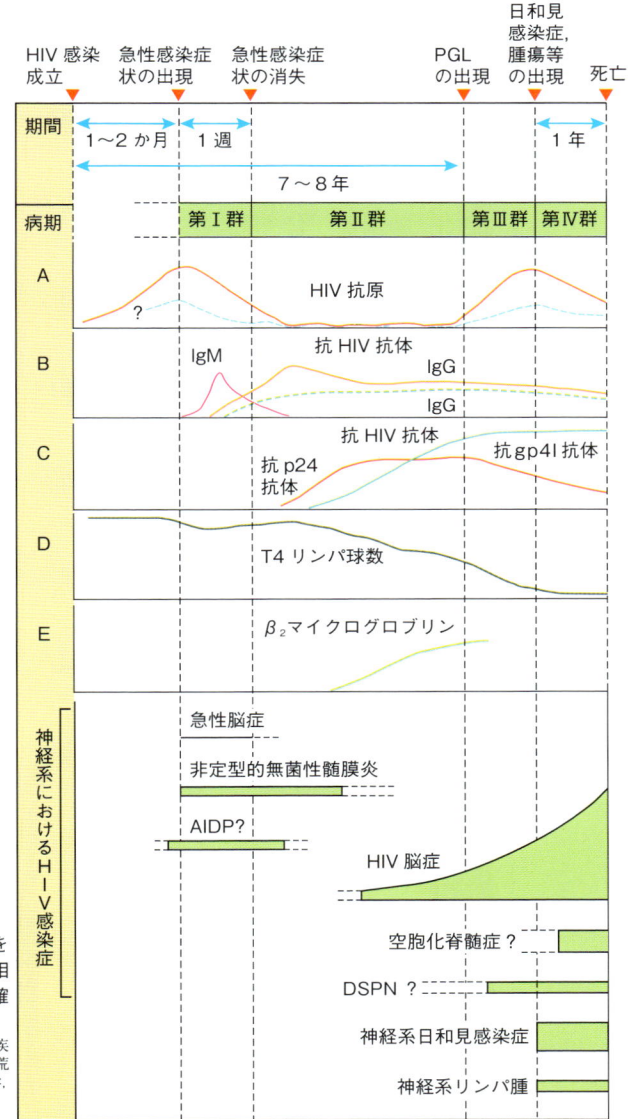

■ HIV感染による免疫異常の自然経過とHIV感染症の病期と随伴する神経系疾患

A～Eのグラフ中，実線は血中，破線は髄液中の変化を示す．各疾患の出現時期を示す棒の幅は，その疾患の相対的頻度を示す．?はその疾患とHIVとの病因関係が確立されていないことを示す．

(荒崎圭介：神経疾患と免疫．AIDS―HIV感染による免疫異常と神経疾患．CLINICAL NEUROSCIENCE，7(2)：156～159, 1989) および (荒崎圭介：Leoung GS. AIDSに伴う神経障害―臨床面から．臨床神経学，29(12)：1541～1545, 1989)

- PGL (persistent generalized lymphadenopathy)：3か月以上持続し鼠径部以外の2か所以上に認められる直径1cm以上のリンパ節腫大
- AIDP (acute inflammatory demyelinating polyneuropathy)：急性炎症性脱髄性多発神経炎＝ギラン・バレー症候群
- DSPN (distal symmetric polyneuropathy)：遠位対称性多発神経炎．遠位・感覚障害優位の対称性症状を呈する多発神経炎の一種．糖尿病性神経症における最も頻度の高い病型である．

Section 2 症状・臨床所見

- 初期の症状
  ・認識機能異常（記憶力低下，集中力低下，昏迷），運動機能異常（平衡障害，筋力低下），行動異常（無関心）など
  ・神経学的異常所見：運動言語活動の遅延のみのことが多く，皮質下性認知症*の特徴的所見と一致する．
- 進行期の症状：認知症，運動失調，筋緊張亢進，失禁，異常な不随意運動（振戦，ミオクローヌスなど）など多彩な症状・所見を呈する．

他の原因による認知症との鑑別
HIV-1感染症患者には，本疾患以外にも感染症や腫瘍など多種の脳障害が合併することが多い．したがって，それらのうちどれが認知症の原因となっているかを判断するには，注意深い鑑別診断が必要である．

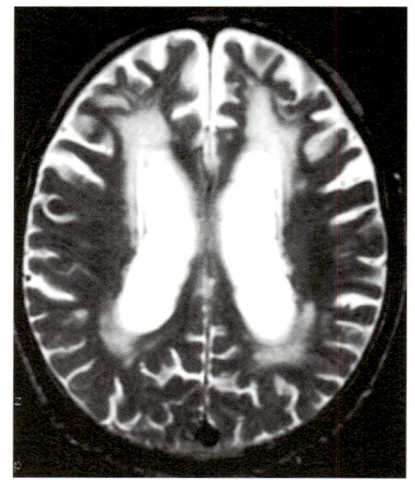

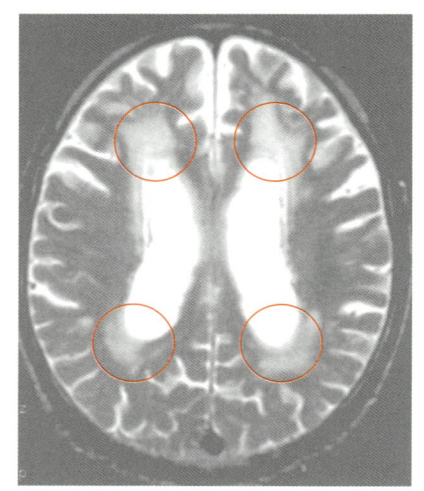

Section 3 検査・診断・分類

■ T2強調像〔びまん性の高シグナル（赤色の囲み）を呈した白質〕

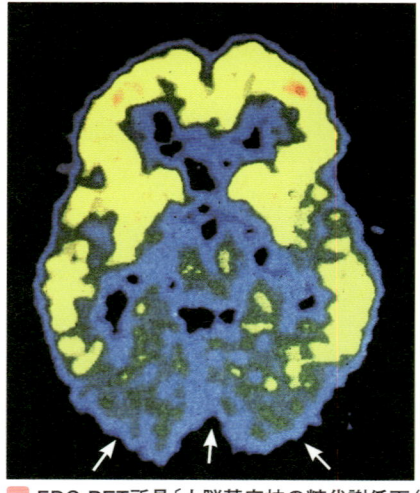

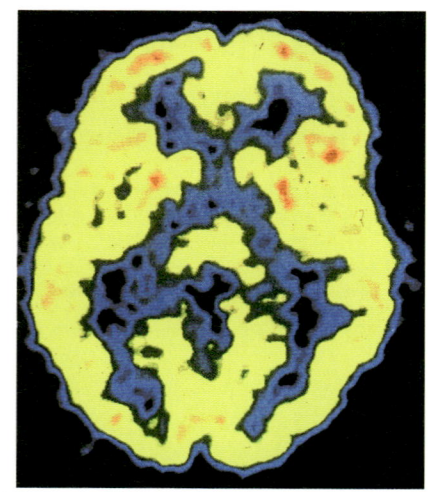

■ FDG-PET所見〔大脳基底核の糖代謝低下（左矢印部分），右は正常〕

- 血液検査：HIV-1抗体陽性，CD4陽性Tリンパ球減少が診断に重要である．その他，B型肝炎ウイルス抗体，サイトメガロウイルス抗体も高率に陽性となる．
- 髄液検査：単核球主体の50/μL以下の白血球増加および軽度のタンパク増加（200mg/dL以下）がみられる．
- 頭部画像検査では，MRIにおける大脳白質のT2延長が特徴的で，T2強調画像では白質はびまん性高シグナルを呈する．
- FDG-PET*を用いると大脳基底核（尾状核，被殻，淡蒼球などの核群で構成）の糖代謝低下が明らかとなる．
- 病理学的には血管周囲の炎症性細胞浸潤と白質の変性・ミエリン淡明化が主体で，特徴的な巨細胞も出現する．

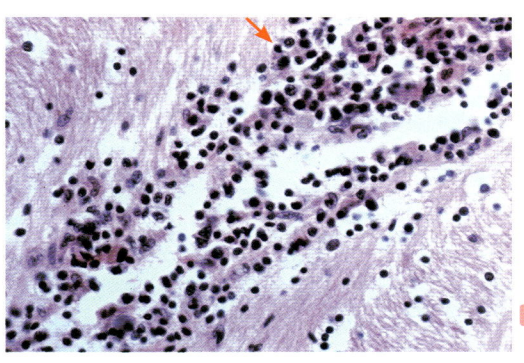

■ 血管周囲にみられる炎症性細胞浸潤（矢印）

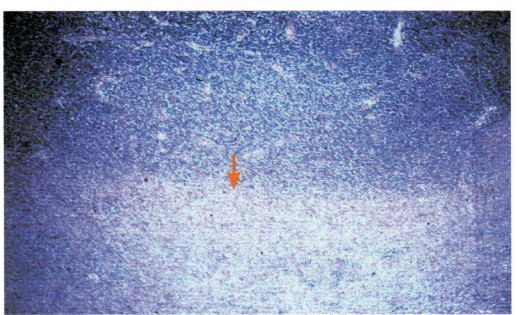

■ 白質の変性・ミエリン淡明化（矢印）

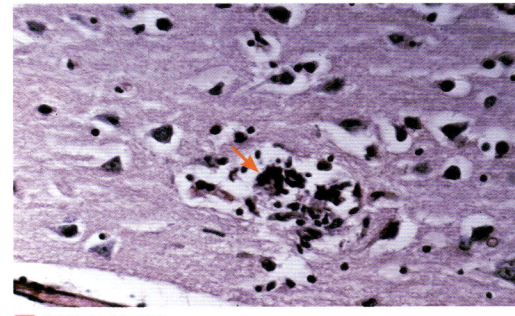

■ 巨細胞（矢印）

Section 4 治療

- HIV-1感染の治療対象
  - 急性感染症患者
  - 症候性およびCD4陽性Tリンパ球数350/μL以下の無症候性慢性感染症患者
  - 感染機会後の発症予防
- 治療の基本はHAARTで，中心となる薬剤は非核酸型および核酸型逆転写酵素阻害薬*，プロテアーゼ阻害薬*の3種類である．初回に推薦される組み合わせを示す．
- 本疾患の短期生命予後はHAARTにより改善するが，社会生活の障害を改善する効果は不十分である．
- 今後，HIV-1関連認知症自体に対する治療が求められている．

■ HIVの抗ウイルス療法（初回に推薦される組合わせ）

併用療法	薬剤
非核酸型逆転写酵素阻害薬 ＋ 核酸型逆転写酵素阻害薬	エファビレンツ＋ラミブジンまたはエムトリシタビン＋ジドブジンまたはテノホビルジソプロキシルフマル酸塩
プロテアーゼ阻害薬 ＋ 核酸型逆転写酵素阻害薬	ロピナビル・リトナビル配合＋ラミブジンまたはエムトリシタビン＋ジドブジン
核酸型逆転写酵素阻害薬3剤（代替の組合わせ）	アバカビル硫酸塩＋ラミブジン＋ジドブジン

■ 後天性免疫不全症候群（AIDS）：acquired immunodeficiency syndrome　■ ヒト免疫不全ウイルスタイプ1（HIV-1）：human immunodeficiency virus type-1　■ HIV-1関連神経認知障害（HAND）：HIV-1-associated neurocognitive disorders　■ 多剤併用療法（HAART）：highly active anti-retroviral therapy　■ フルオロデオキシグルコース（FDG）：fluoro-2-deoxy-D-glucose　■ 陽電子放射断層撮影（PET）：positron emission tomography　■ インターロイキン6（IL-6）：interleukin 6　■ 腫瘍壊死因子α（TNF-α）：tumor necrosis factor-α

Unit 8 プリオン病
A81

prion disease

疾患概念
プリオン病は，変異型プリオンタンパクが中枢神経に蓄積し，神経細胞死を引き起こす感染性の疾患で，ヒトではクロイツフェルト・ヤコブ病(CJD)が有名である．急速に進行する精神症状やミオクローヌスなどの多彩な神経症状が特徴であるが，現段階では特異的な治療法はない．

SUMMARY Map

誘因・原因
- プリオンは，proteinaceous infectious particleの略で，プリオン病の感染物質として名づけられた．
- プリオン病は，**変異型プリオンタンパクが中枢神経に蓄積**し，神経細胞死を引き起こす感染性の疾患
- ヒトではクロイツフェルト・ヤコブ病(CJD)が有名だが，狂牛病としてウシ海綿状脳症(BSE)，ヒツジのスクレイピーなど人畜共通感染症としても関心がもたれている．
- 特発性CJDは50〜70歳ころに発症し，人口100万人当たり年間で約1人が罹患

病態
- 感染型プリオンタンパク質が正常型プリオンタンパク質の立体構造を感染型へと変化させる．
- タンパク分解酵素で消化されにくい**感染型プリオンタンパク質の凝集塊が神経細胞内に蓄積**し，神経細胞死を引き起こすとするプリオン説が有力

症状・臨床所見
- 急速に進行する精神症状やミオクローヌスなどの**多彩な神経症状**

検査・診断・分類
- 脳波での**周期性同期性放電(PSD)**は，CJDに特徴的だが特異的ではない．
- MRI拡散強調画像検査で**基底核や後頭葉に病変**を認めることが多い．
- 髄液中の神経特異性エノラーゼ(NSE)および14-3-3タンパクの増加を認めることが多い

治療
- 現段階では特異的な治療法はない．

予後
- 発症から数か月という急性の経過で無動・無言状態となり，全身衰弱や呼吸器合併症などにて1〜2年で死亡する．

用語解説

クールー
パプアニューギニアのフォーレー族における食人習慣(故人の弔いにその組織を親族が食べる)に伴い発症したプリオン病．故人の脳が与えられた女性と小児に多発したという．これらの儀式がすたれるとともに，クールー病の発生もなくなっている．

GSS
プリオンタンパク遺伝子の変異に伴う家族性プリオン病のひとつで，進行性小脳失調，痙性対麻痺，認知障害等を主症状とし，数年後に無動・無言状態となる．神経病理学的に異常プリオンタンパクから構成されるアミロイド斑を多数認める．

FFI
プリオンタンパク遺伝子の変異に伴う家族性プリオン病のひとつで，視床の障害に伴い，進行性の不眠，興奮状態，幻覚，高体温，発汗過多，頻脈などから，その後認知障害やミオクローヌスを呈するようになり，1年前後で無動・無言状態となる．

ウエスタンブロット法
検体を電気泳動によって分画し，タンパク質を電気的に疎水性の紙(メンブレン)に転写したあと，標的とするタンパク質に特異的な抗体と反応発色させることで，標的を確認する方法

Section 1 誘因・原因

- 感染型プリオンタンパク質が，正常型プリオンタンパク質の立体構造を感染型へと変化させ，タンパク分解酵素で消化されにくい感染型プリオンタンパク質の凝集塊が神経細胞内に蓄積し，神経細胞死を引き起こすとしたプリオン説が有力である．

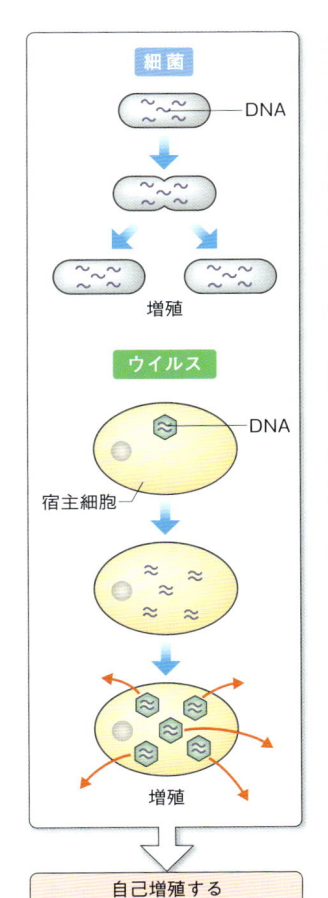

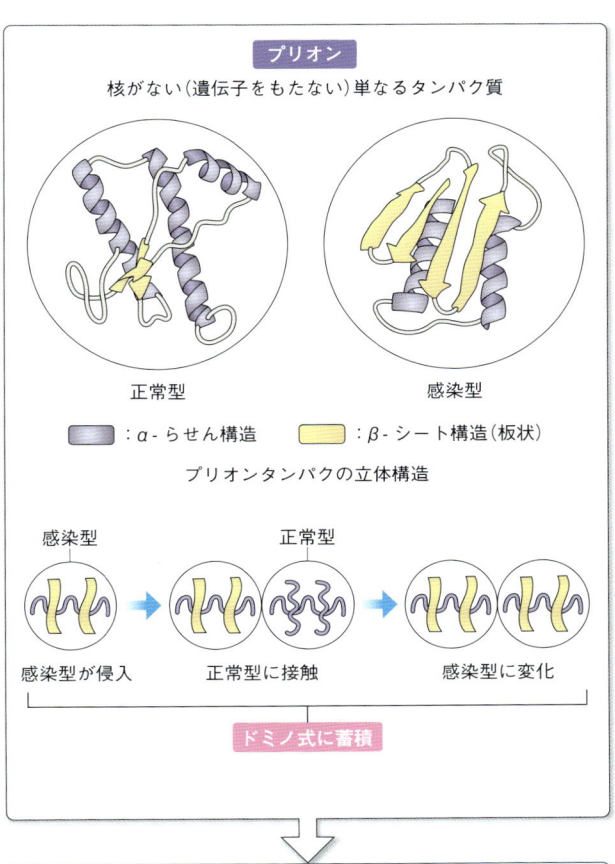

ヒトにおけるプリオン病の代表的疾患である特発性CJDは，人口100万人あたり年間で約1人が罹患する致死的な神経変性疾患．

通常の生命体は必ず遺伝子をもって増殖するが，プリオンは単なるタンパク質で，細菌のように単独で増殖せず，ドミノ式に感染型が蓄積されていく．

（河村伊久雄ほか編［藤村響男］：ナースのための図解感染の話．p.94，学習研究社，2008を改変）

Section 2 症状・臨床所見

- ヒトにおけるプリオン病としては，孤発性のものでは特発性CJD，感染性のものでは医原性CJD，変異型CJD(vCJD)，クールー(kuru)*が，また遺伝性では，家族性CJD，GSS(ゲルストマン・シュトロイスラー・シャインカー病)*，致死性家族性不眠症(FFI)*などがある．
- 特発性CJDは50～70歳ころに発症し，急速に進行する精神症状や認知障害で始まることが多く，失調，巧緻運動障害，視覚障害，ミオクローヌスなどの多彩な神経症状を呈しつつ急速に進行する．

■ヒトプリオン病の分類

孤発性	● 特発性CJD	原因不明
感染性	● 医原性CJD ● 変異型CJD ● クールー(kuru)	ヒトまたは動物からの感染
遺伝性	● 家族性CJD ● ゲルストマン・シュトロイスラー・シャインカー病(GSS) ● 致死性家族性不眠症(FFI)	プリオンタンパク遺伝子の変異

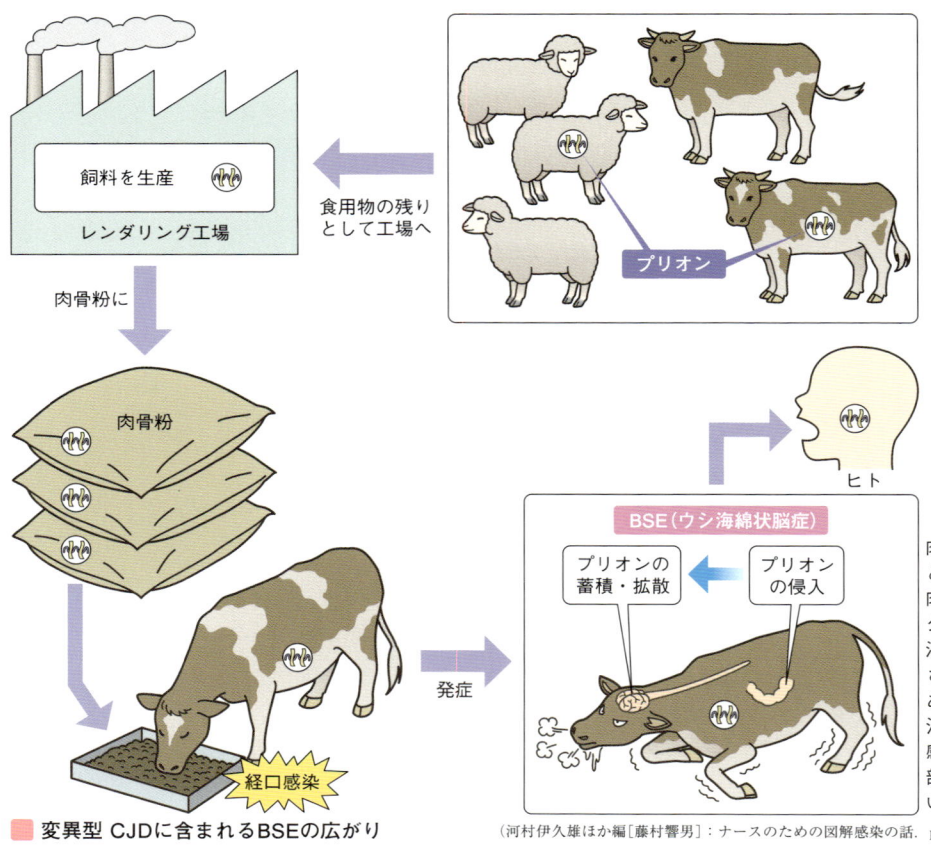

■ 変異型CJDに含まれるBSEの広がり

(河村伊久雄ほか編［藤村響男］：ナースのための図解感染の話．p.92，学習研究社，2008を改変)

Section 3 検査・診断・分類

- 早期に髄液中の神経特異性エノラーゼ(NSE)，および14-3-3タンパクの増加が認められることがある．
- 疾患特異的プリオンタンパク遺伝子変異を証明する．
- 異常プリオンタンパクの存在をウエスタンブロット法*や酵素免疫吸着法(ELISA)により同定する．
- 頭部MRI拡散強調画像における信号変化により早期診断が可能なこともある．

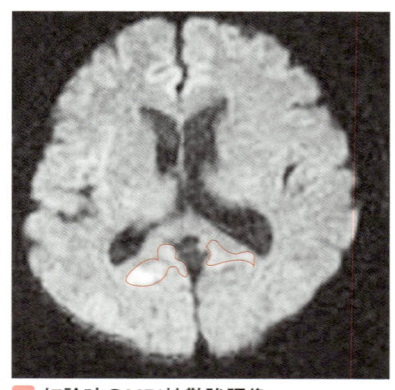

■ 初診時のMRI拡散強調像
両側後頭葉に高信号域を認める．自験例60歳代男性．歩行時のふらつきと視野障害で発症し，数週間後には話の辻褄が合わなくなり初診．左視野欠損，複視，変形視，体幹失調を認めた．その後，約1〜1.5か月の経過で，急速に認知障害が進行するとともに，ミオクローヌス，四肢体幹失調が進行した．

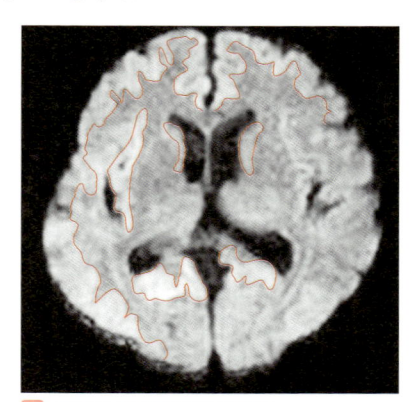

■ 5週後のMRI拡散強調像
右側頭葉皮質を中心に両側頭頂葉内側下部に及ぶ大脳灰白質の高信号域が拡大．左前頭葉皮質にも前部を中心に同様の高信号域を認める．また両側尾状核に新たに高信号を認める．

脳波所見

- 周期性同期性放電（PSD）とよばれる一定周期で，規則的に反復する左右同期性の突発性異常波を認めることが多い．変異型CJDでは異常波は認められない．

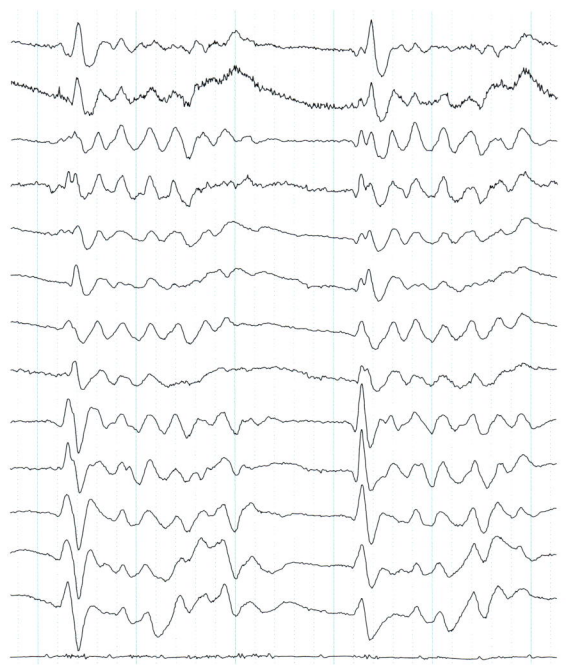

CJDにおける周期性同期性放電（PSD）
発症3か月．基礎波の平坦化と，3秒に1回程度の周期で全誘導に同期した高振幅徐波（PSD）の出現を認める．

- 孤発性CJD診断基準および鑑別すべき疾患を記す．あわせてCJDとvCJDとの差異を示す．

（本頁の表は，厚生労働省遅発性ウイルス感染調査研究班：クロイツフェルト・ヤコブ病診療マニュアル改訂版．p.18〜19, 34, 2002を改変）

鑑別診断と診断基準

■ CJDと鑑別すべき疾患

1. 認知症（アルツハイマー型，脳血管障害型）
2. 前頭葉・側頭葉型認知症（ピック病，認知症を伴う運動ニューロン疾患など）
3. パーキンソニズム・パーキンソン症候群
   - びまん性レビー小体病
   - 皮質基底核変性症
   - 多系統萎縮症
   - 進行性核上性麻痺
4. 悪性症候群（抗精神病薬などによる）
5. 脊髄小脳変性症
6. 単純ヘルペス脳炎などのウイルス性脳炎，エイズ脳症，神経梅毒
7. 脳原発性リンパ腫
8. 代謝性脳症（ウエルニッケ脳症，橋本病脳症など），中毒性脳症
9. 低酸素性脳症
10. その他の病因による認知症

■ CJDとvCJDとの差異

	CJD	vCJD
発症年齢	44〜70（平均63）歳	12〜74（平均29）歳
発現様式と経過	急性，急速に進行	insidious onset，緩徐な進行
症状	食欲低下，倦怠感，進行性認知症，ミオクローヌス	抑うつ，しびれ，行動異常，性格変化，舞踏運動，小脳失調，ミオクローヌス
脳波上のPSD	ほぼ100%	なし
MRI	基底核	pulvinar
病理・病変分布	大脳皮質，小脳	基底核，視床に強い
クール一斑	シナプス型（びまん性）	クール一斑，無数に出現（florid plaque）
プリオンタンパク	1型	2B型，4型

■ 孤発性CJD診断基準

診断確実例（definite）
- 特徴的な病理所見を有する症例，または
- ウエスタンブロット法，免疫染色法で脳に異常プリオンタンパクを検出し得た症例

診断ほぼ確実例（probable）
- 病理所見がない例で，進行性認知症を示し，
- 脳波で周期性同期性放電（PSD）を認める．さらに
  1. ミオクローヌス 2. 錐体路，錐体外路症状
  3. 小脳症状または視覚異常
  4. 無動性無言のうち2項目以上を示す症例

診断疑い例（possible）
- 診断ほぼ確実例と同じ臨床像を示すが，PSDを欠く症例

Section 4 治療

- 現段階では特異的な治療法はなく，発症から数か月という急性の経過で無動・無言状態となり，全身衰弱や呼吸器合併症などにて1〜2年で死亡することが多い致死的疾患である．

- 抗マラリア薬（キナクリン，キニーネ塩酸塩水和物），血栓予防薬（ペントサン・ポリサルフェート），変異プリオンタンパクに対する抗体や異常プリオン分解酵素などによる治療法の開発が注目されている．

■ クロイツフェルト・ヤコブ病（CJD）：Creutzfeldt-Jacob disease　■ 変異型クロイツフェルト・ヤコブ病（vCJD）：variant-Creutzfeldt-Jacob disease　■ 牛海綿状脳症（BSE）：bovine spongiform encephalopathy　■ ゲルストマン・シュトロイスラー・シャインカー症候群（GSS）：Gerstmann-Sträussler-Scheinker syndrome　■ 致死性家族性不眠症（FFI）：fatal familial insomnia　■ 周期性同期性放電（PSD）：periodic synchronous discharge　■ 酵素免疫吸着測定法（ELISA）：enzyme-linked immunosorbent assay　■ 神経特異性エノラーゼ（NSE）：neuron specific enolase

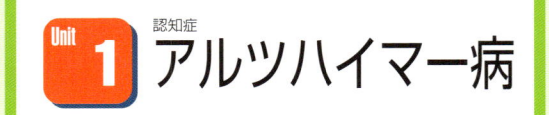

Unit 1 認知症
アルツハイマー病
Alzheimer disease (AD)

疾患概念
緩徐進行性の記憶障害を呈し，老年期の認知症性疾患のなかで最大の要因を占める．頭頂葉および海馬を含む側頭葉内側が侵されやすく，病理組織学的には，アミロイドβタンパクが凝集した老人斑の出現と，異常リン酸化タウタンパクからなる神経原線維変化(NFT)の出現，アセチルコリン作動性細胞の脱落(消失・減少)によって特徴づけられる．

SUMMARY Map

誘因・原因
- 環境要因(加齢，性別，頭部外傷，喫煙，教育など)と遺伝子要因が複合した多因子型疾患といわれている．
- 遺伝子要因にはアポリポタンパクE(ApoE)のApoE-ε4遺伝子などがある．
- ADは，老年期認知症の30〜40%を占める最も頻度の高い疾患で，65歳以上の有病率は1〜3%で，年齢とともに増加(85歳以上で約20%)する．
- 家族性はまれで，大半は孤発性である．

病態
- アミロイド仮説：アミロイドβ(Aβ)タンパクという異常なタンパクからなる老人斑(SP)の出現が病態の主体である．
- そのほか，変性した神経原線維の出現，アセチルコリン*作動性神経細胞の顕著な脱落により，脳細胞が急激に減少して脳が萎縮し，知能低下や人格崩壊が起こる．

症状・臨床所見
- 前駆状態としての軽度認知機能障害(MCI)
- 緩徐進行性の近時記憶障害と時間や場所の失見当識が主体
- 後期には人格/行動変化，精神症状が現れる．これらを認知症随伴心理行動異常(BPSD)という．

検査・診断・分類
- 臨床診断は病歴や臨床像による．
- 神経心理検査
- 画像検査(MRI，SPECT，FDG-PET，アミロイドPET)
- 脳脊髄液のバイオマーカー(アミロイドβ42タンパク，リン酸化タウタンパクなど)
- 確定診断は剖検での病理組織

治療
- アセチルコリンエステラーゼ阻害薬(ドネペジル塩酸塩：アリセプト®)
- BPSDに対しては向精神病薬，漢方など
- 非薬物療法
- 根本的治療法の開発(ワクチン，酵素阻害薬など)

用語解説

アセチルコリン
神経伝達物質の1つ．コリン作動性神経(副交感神経節後線維や自律神経節前線維，運動神経など)内に蓄えられている．ニコチン受容体に作用し，神経節における情報伝達や骨格筋の収縮作用などの働きをする．

FDG-PETとPIB-PET
FDG(フルオロデオキシグルコース)とはブドウ糖によく似た微量の放射線を出す検査薬で，FDG-PETはFDGを注射してポジトロン断層撮影法(PET)で画像化すること．転移の診断では，がん細胞がブドウ糖を取り込む性質があることを利用している．また，FDGは脳のグルコース代謝の低下部位を画像表示できるため，認知症の診断にも使われている(本邦，保険適応外)．
PIBはPittsburgh Compound-Bの略で，米国ピッツバーグ大学でアミロイドマーカーとして開発されたPET用放射性薬剤で，PETを使ってアルツハイマー病のアミロイドβタンパクの蓄積を描出する画像検査法である．

Section 1　誘因・原因

- アミロイド仮説を示す.

①アミロイドβタンパクが脳に沈着し老人斑を形成
↓
②異常リン酸化タウタンパクによる神経原線維変化の形成
↓
③アセチルコリン作動性神経細胞の神経細胞死
↓
④臨床症状（物忘れなど）出現

> アミロイドβタンパクの沈着と臨床症状の出現には時間的なギャップがある．物忘れが出現したときには病理的にはすでに完成されてしまっているため，早期（①，②）では診断・治療が必要

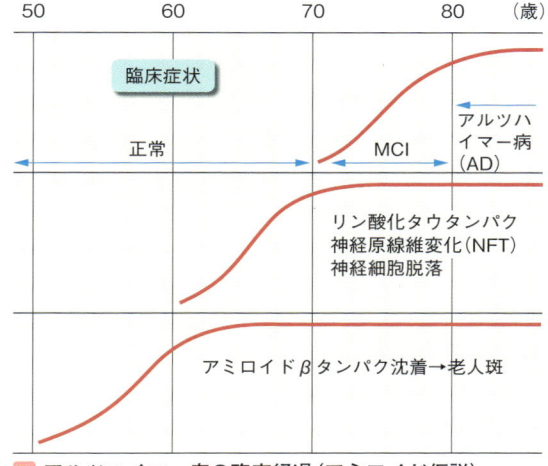

■ アルツハイマー病の臨床経過（アミロイド仮説）

- 早期に海馬や海馬傍回，嗅内野皮質などの側頭葉内側が侵され，進行すると大脳皮質に病変が及ぶ．
- アポリポタンパクE（ApoE）のApoE-ε4遺伝子の保有が最大の危険因子となる（発症リスクを増加させる）．

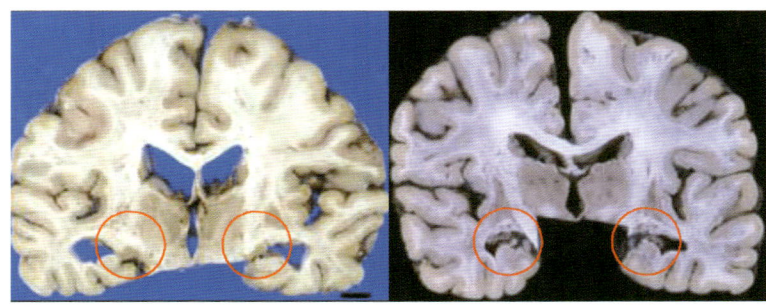

■ アルツハイマー病の剖検所見
アルツハイマー病の脳所見（左）と正常脳（右）．海馬を含む側頭葉内側部中心に全般的な萎縮を認める．

Section 2　症状・臨床所見

- 徐々に進行する近時記憶障害（最近の出来事は忘れるが，若いころのことは覚えている）が中核症状である．
- 前駆状態としての軽度認知機能障害（MCI）とは，軽い物忘れがあるが日常生活には目立った支障がない状態をいう．
- MCIの一部がアルツハイマー病に移行する．物忘れが進み，日常生活のさまざまな場面で支障がでる．
- 時間や場所の感覚が曖昧になる．日付や場所がわからなくなる．
- MCIや早期アルツハイマー病の状態では物忘れの自覚がある場合もあるが，進行すると病識がなくなる（忘れたことを忘れる）．
- 進行すると被害妄想（もの盗られ妄想），暴言・暴力，徘徊，失禁などの周辺症状（BPSD）も出現する．
- 入院などの環境の変化に適応できず，混乱が強くなることがある（入院が必要な場合は最小限の期間にとどめて可能であれば家族に付き添ってもらう）．

Chapter 7　認知症　アルツハイマー病

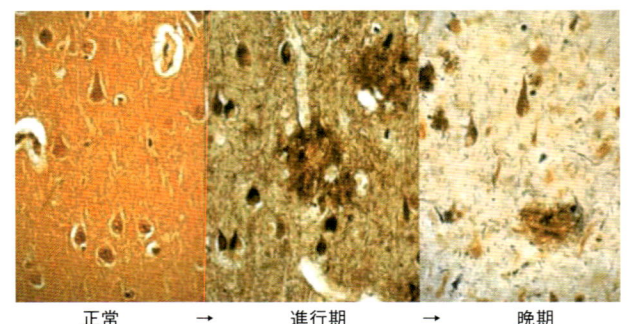

進行期には老人斑や神経原線維変化が多数観察され，晩期になると神経細胞の脂質（神経細胞死）が目立つようになる．

正常　→　進行期　→　晩期
アルツハイマー病の時間経過

Section 3 検査・診断・分類

- 臨床診断は病歴と臨床像から行う．
- 確定診断は，剖検での病理組織像（老人斑と神経原線維変化）
- 画像などの検査は補助診断として用いられる．

神経心理検査

- スクリーニング検査としてのミニメンタルステートエグザム（MMSE→p.46参照）やHDS-R（改訂長谷川式簡易知能評価スケール→p.47参照）
- 認知症重症度評価スケール（CDR），ウェクスラー記憶検査改訂版（WMS-R），ウェクスラー成人知能検査Ⅲ（WAIS-Ⅲ），アルツハイマー病評価スケール日本語版（ADAS-Jcog）などでの記憶などの詳細な認知機能の評価

アミロイドPET（PIB-PET）*

- 老人斑を構成するアミロイドβタンパクを可視化
- アルツハイマー病で高い感度を示す．
- MCIや正常でもPIB-PET陽性になることがあり，これらの群では最終的にアルツハイマー病を発症する可能性がある（前述のアミロイドβタンパク蓄積と臨床症状の時間的ギャップ）．

脳脊髄液（髄液）バイオマーカー

- 脳脊髄液中のアミロイドβ42タンパクの低下および（リン酸化）タウタンパクの上昇，これらがアルツハイマー病の早期診断に有用である可能性が考えられている．

MRI検査

- 早期より海馬および海馬傍回の萎縮がみられる．早期診断のために統計処理した早期アルツハイマー病診断支援システム（VSRAD）で評価する．
- 通常のMRI画像では早期には萎縮ははっきりしない（VSRADを用いることでより早期の変化をとらえる）．
- 進行すると脳全体に萎縮が及ぶ．

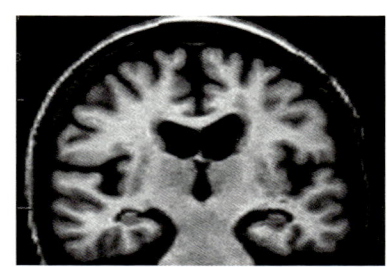

通常のMRIでは海馬の萎縮ははっきりしない．

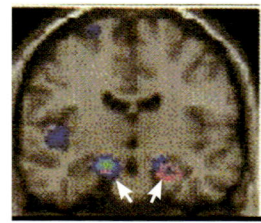

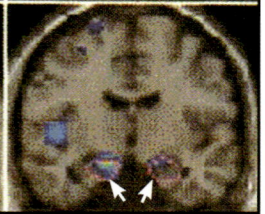

統計処理されたVSRADでは海馬・海馬傍回（矢印）に青色で示される萎縮を認める．早期のアルツハイマー病の可能性がある．

早期アルツハイマー病の診断

SPECT/FDG-PET*

- 統計処理を用いたSPECT画像〔eZIS（脳血流統計解析ソフト）/3D-SSP（三次元定位脳表投射法）〕やFDG-PETは脳の血流や代謝を反映し，病理学的な病変の進展と対応する．
- 初期には，後部帯状回や楔前部（海馬傍回や嗅内野と連絡）の集積低下，および進行に伴って頭頂葉から側頭葉の連合野皮質に集積低下が拡大している様子を観察できる．

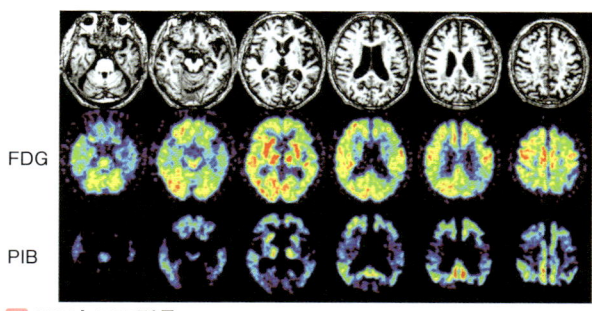

MRIとPET所見
上段：MRI，中段：FDG-PET（色が薄い部位の糖代謝（脳の活動性）が低下）
下段：PIB-PET（赤色がアミロイドβタンパクが蓄積していることが疑われる部位）

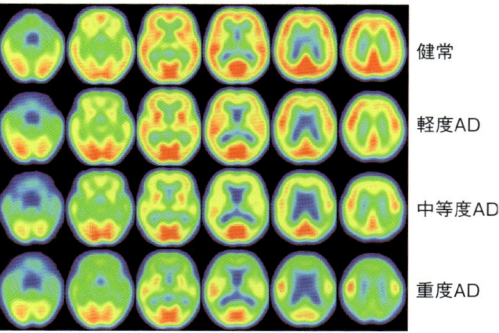

進行に伴うFDG-PETの変化
側頭葉頭頂葉～後部帯状回を主体とした集積の低下がみられる（色調が淡くなる）．

Section 4 治療

- 服薬管理は本人に任せず，家族もしくは医療従事者が行う．
- とくに，ワルファリンカリウムなど一部の薬は過量投与や飲み忘れで致命的になりうる．

薬物療法
- 右表に示す．

非薬物療法
- 家に引きこもらず，デイケアや趣味のサークルなど社会とのかかわりをもつことが重要となる．
- 運動療法，回想法，レクリエーション，行動療法なども有効である．

（本稿の画像は，高齢者ブレインバンク責任者の村山繁雄先生の了承を得て，高齢者ブレインバンクホームページ（http://www.mci.gr.jp/BrainBank/）を引用）

薬物療法

記憶障害などの認知機能障害	コリンエステラーゼ阻害薬 ● 現在，わが国ではアルツハイマー病治療薬として使用可能なものは，コリンエステラーゼ阻害薬であるドネペジル塩酸塩（アリセプト®）のみである． ● アルツハイマー病で起こる脳内のアセチルコリンの減少を緩和する． ● 軽度から高度のすべてのアルツハイマー病で使用可能であるが，MCIでの有効性は確定していない． ● 記憶障害などの認知機能障害には有効だが，顕著な効果は期待できない．対症療法にとどまる． ● 副作用としての消化器症状（悪心，消化管潰瘍，肝障害）を予防するため，まず，3mgを2週間投与し，問題なければ5mgに増量する． ● 中等度から高度のアルツハイマー病では10mgまで増量可能である．
周辺症状	向精神病薬，抑肝散，チアプリド塩酸塩（グラマリール®） ● 精神症状，行動異常などのBPSDに対して使用する．
根本的治療薬	治験中：ワクチン療法，γ/βセクレターゼ阻害薬 ● アミロイド仮説に従い，病態の根本的原因であるアミロイドβタンパクの生成，蓄積を防ぐことを主眼とした薬物が根本的治療法として期待される． ● アミロイドβタンパクに対するワクチン療法，アミロイドβタンパクを産生する酵素を阻害する薬剤（γ/βセクレターゼ阻害薬）など多くの薬剤が現在治験中である．

■アミロイドβ（Aβ）：amyloid beta　■老人斑（SP）：senile plaque　■神経原線維変化（NFT）：neurofibrillary tangle　■軽度認知機能障害（MCI）：mild cognitive impairment　■認知症随伴心理行動異常（BPSD）：behavioral and psycological symptoms dementia　■ミニメンタルステート試験（MMSE）：mini mental state examination　■改訂版長谷川式簡易知能評価スケール（HDS-R）：Hasegawa dementia scale revised　■認知症重症度評価スケール（CDR）：clinical dementia rating　■ウェクスラー記憶検査改訂版（WMS-R）：Wechsler memory scale revised　■ウェクスラー成人知能検査Ⅲ（WAIS-Ⅲ）：Wechsler adult intelligence scale Ⅲ　■アルツハイマー病評価スケール日本語版（ADAS-Jcog）：Alzheimer's disease assessment scale-cognitive subscale Japanese　■早期アルツハイマー病診断支援システム（VSRAD）：voxel-based specific regional analysis system for Alzheimer's disease　■eZIS：easy Z-score imaging system　■3D-SSP：three dimensional stereotactic surface projection　■FDG-PET：fluorodeoxyglucose positron emission tomography　■前頭側頭葉型認知症（FTD）：frontotemporal dementia　■意味性認知症（SD）：semantic dementia　■進行性失語（PA）：progressive aphasia

Unit 2　前頭側頭葉変性症

G31.0

frontotemporal lobar degeneration (FTLD)

疾患概念
前頭葉，側頭葉前部からなる大脳前方部を主体とした変性により，人格変化や行動異常，失語症状を臨床像の中核とする非アルツハイマー型の変性性認知症疾患群を包括的にとらえた疾患概念で，Pick病などがこの範疇に含まれる．一部は筋萎縮性側索硬化症(ALS)などの運動ニューロン疾患(MND)との関連が知られる．

SUMMARY Map

誘因・原因
- タウタンパクおよびTDP-43タンパクの異常蓄積(蓄積する原因は不明)
- 欧米に比べて家族性は少なく大半は孤発性である．
- アルツハイマー病(AD)，認知症を伴うパーキンソン病/レヴィー小体型認知症(PDD/DLB)，血管性認知症に次ぎ，初老期認知症の10%程度を占める．
- 65歳以前の発症例では頻度が高い．
- Pick病自体は初老期認知症の1%程度とまれ

病態
- 前頭葉および側頭葉前部といった大脳の前方領域に，変性の首座が存在する変性性認知症疾患群を包括的にとらえた概念である．
- 約半数が，Pick病でのPick球形成など，タウタンパクの異常蓄積によるタウオパチー*〔Pick病，進行性核上性麻痺(PSP)，皮質基底核変性症(CBD)など〕
- 残りの半数は，タウ陰性ユビキチン陽性封入体を伴うTDP-43タンパクの蓄積によるTDP-43プロテイノパチー*(一部にALSなど運動ニューロン疾患*合併)

症状・臨床所見
- 暴言，暴力，盗みなど対人関係のトラブル(脱抑制)
- 気力がなくなる，周囲に無関心(自発性の低下)
- 同じことを繰り返す(常同行動)．
- 人格/行動変化が目立たず，失語症状が主体の型もある．
- 一部に筋萎縮性側索硬化症(ALS)など運動ニューロン疾患(MND)の合併による運動機能障害

検査・診断・分類
- 特徴的な臨床像
- MRIでの前頭葉/側頭葉の萎縮
- PET/SPECTでの前頭葉/側頭葉の集積低下
- 神経心理検査での前頭葉機能低下

治療
- 根本的治療はない．
- 行動障害に対して，向精神病薬などの対症療法
- 環境整備，作業療法などの非薬物療法が重要

用語解説

タウオパチー
アルツハイマー病にみられる老人斑の蓄積を前提とせず，神経細胞やグリア細胞内に異常リン酸化タウタンパクの蓄積がみられる神経変性疾患をいう．

TDP-43プロテイノパチー
TDP-43は，アルツハイマー病や前頭側頭葉変性症，パーキンソン病などの神経変性疾患患者の多くの細胞核に局在するタンパク質で，変性する運動神経に出現する異常構造物(ユビキチン陽性封入体)の構成タンパク質．最近，ALSにFTLDを合併する患者の脳細胞にもこのタンパクがみつかり注目されている．このTDP-43が原因となる神経変性疾患をTDP-43プロテイノパチーという．

運動ニューロン疾患
上位・下位運動神経が選択的かつ進行性に変性・消失していく通常原因不明の変性疾患．筋萎縮と筋力低下が主症状で，進行するにつれて歩行障害，嚥下障害，呼吸障害などが現れる．ALSが代表的疾患で，ほかに進行性球麻痺，進行性筋萎縮症などがある．

FAB，WCST，TMT
3者とも前頭葉機能を評価する検査法．FABは「バナナとみかんはどこが似ていますか」と聞いて口頭で答えさせるなど，6項目からなる面接形式の検査法．WCSTは4種類(赤，緑，黄，青色)の1〜4個の図形カード(三角形，丸，星型，十字型)を示しながら被検者の反応をみる検査法．TMTは遂行機能をみるためにランダムに配置された数字や仮名を順につないでいく時間を測定する検査法

Section 1 誘因・原因

- Pick病，進行性核上性麻痺（PSP），皮質基底核変性症（CBD），第17染色体遺伝子に連鎖しパーキンソニズムを伴う家族性前頭側頭葉認知症（FTDP-17）などのタウタンパクの異常蓄積が原因のものを総称してタウオパチーという．
- 近年，FTLDの半数がタウ陰性ユビキチン陽性の封入体を伴い（FTLD-U），原因物質がTDP-43タンパクであることが判明した．一部はALSなど運動ニューロン疾患（MND）と合併する．

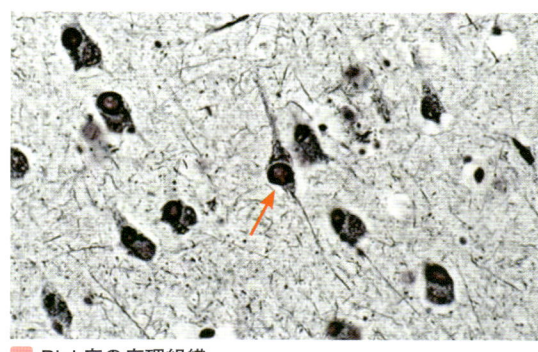

■ Pick病の病理組織
Pick球（矢印）の散在がみられる．

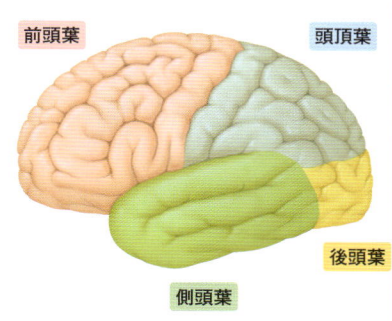

前頭葉　頭頂葉　後頭葉　側頭葉

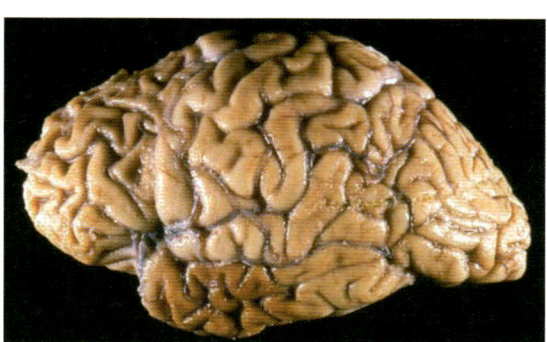

■ 前頭側頭葉変性症の剖検所見
前頭葉・側頭葉に萎縮がみられる．
〔画像は高齢者ブレインバンク責任者の村山繁雄氏の了承を得て，高齢者ブレインバンクHP（http://www.mci.gr.jp/BrainBank/）より転載〕

Section 2 症状・臨床所見

- FTLDは，前頭葉機能障害による人格/行動変化が主体の前頭側頭葉型認知症（FTD），失語症状が主体の進行性非流暢性失語（PA）と意味性認知症（SD）の3タイプに分類される．
- 進行性非流暢性失語：言葉がスムーズに出なくなる状態
- 意味性認知症：スムーズに話せるが，たとえば，眼鏡をみせて「これは何？」と尋ねても何かわからない状態

アルツハイマー病と異なり，記憶障害は軽度である．

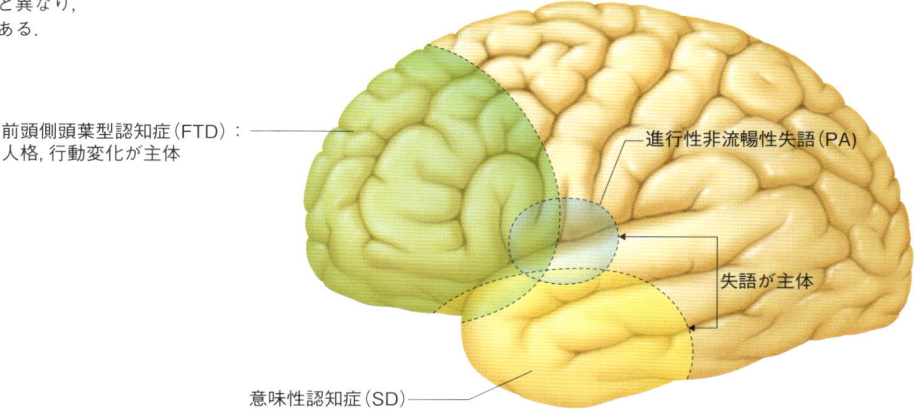

前頭側頭葉型認知症（FTD）：人格，行動変化が主体
進行性非流暢性失語（PA）
意味性認知症（SD）
失語が主体

■ FTLDの臨床診断

■前頭側頭葉変性症とアルツハイマー病の鑑別点

	前頭側頭葉変性症(FTLD)	アルツハイマー病(AD)
変性の中心	前頭葉・側頭葉前部	頭頂葉・側頭葉内側(海馬)
記憶障害	軽度	初期から強い
人格/行動変化	初期から強い	初期には目立たない
病識	ない	早期にはあることも
ドネペジル塩酸塩(アリセプト®)の効果	無効	記憶障害などに有効
ALSの合併	一部にある	ない

- 早期には脱抑制や常同行動などの陽性症状が主体で，進行に伴い自発性の低下，無関心などの陰性症状が目立つようになる．
- 脱抑制：暴言，暴力，盗みなど対人関係のトラブルが多い．万引きや他人の畑の作物を盗っても，本人に犯罪の自覚はない．通常，入院での生活は困難(入院が必要な場合は精神科専門病棟が望ましい)．
- 常同行動：毎日同じ時刻に何かをしたり(時刻表的生活)，同じ物ばかり食べ続けたり(常同的食行動異常)，同じ場所に行く(常同的周遊)．
- ・時刻表的生活：毎日決まった時刻に同じ行動をとる．
- ・常同的食行動異常：買い物に行くと必ず同じ物(とくに甘い物に固執する傾向がある)を買ったり，食事の献立が毎日同じものになったりする．
- ・常同的周遊：天候に左右されず，毎日同じコースを歩くなど．アルツハイマー病とは異なり，出かけていっても迷わず戻ってくることができる．
- 自発性の低下，無関心：無気力になって何もしなくなることもある．
- 病識欠如：通常，病識(自分がおかしいという自覚)はない．

Section 3 検査・診断・分類

- 診断はあくまでも臨床像によって行われる．画像検査や心理検査は補助診断として用いられる．
- 頭部MRI検査
- ・前頭葉/側頭葉皮質主体の萎縮
- ・前頭葉/側頭葉の萎縮が強く脳回は薄菲化するためにknife-blade(ナイフの刃)とよばれる．
- PET/SPECT：脳血流所見の特徴として，萎縮部位と一致した前頭葉/側頭葉の集積低下がみられる．
- 神経心理検査
- ・前頭葉機能低下による遂行機能障害，注意障害，抑制障害などがみられる
- ・これらを反映する前頭葉機能検査(FAB)，ウィスコンシンカード分類テスト(WCST)，トレイルメイキングテスト(TMT)*などの心理検査での成績低下が認められる．
- 脱抑制のため検査の途中で怒り出して，施行困難なことも多い．

Section 4 治療

アルツハイマー病で用いられるドネペジル塩酸塩(アリセプト®)は無効

- 有効な根本的治療はない．暴言/暴力など問題行動に対しては，対症療法として向精神病薬などの薬物療法と環境調整や作業療法などの非薬物療法を併用する．

■前頭側頭葉変性症(FTLD)：frontotemporal lobar degeneration　■前頭側頭葉型認知症(FTD)：frontotemporal dementia　■進行性非流暢性失語(PA)：progressive nonfluent aphasia　■意味性認知症(SD)：semantic dementia　■筋萎縮性側索硬化症(ALS)：amyotrophic lateral sclerosis　■運動ニューロン疾患(MND)：motor neuron disease　■進行性核上性麻痺(PSP)：progressive supranuclear palsy　■皮質基底核変性症(CBD)：cortico basal degeneration　■認知症を伴うパーキンソン病(PDD)：Parkinson's disease with dementia　■レヴィー小体型認知症(DLB)：dementia with lewy body　■FTDP-17：frontotemporal dementia and parkinsonism linked to chromosome 17　■タウ陰性ユビキチン陽性封入体を有するFTLD(FTLD-U)：FTLD ubiquitinated type　■TDP-43：TAR DNA-binding protein of 43 kDa　■前頭葉機能検査(FAB)：frontal assessment battery　■ウィスコンシンカード分類テスト(WCST)：Wisconsin card sorting test　■トレイルメイキングテスト(TMT)：trail making test

Unit 3 F01.0 脳血管性認知症

vascular dementia

疾患概念
脳血管性認知症とは，血管障害により脳の実質に障害が惹起され，その結果として認知症状をきたした状態である．本症は認知症の原因としてアルツハイマー病に次いで頻度が高いとされており，わが国ではとくに高血圧や糖尿病を基盤とした脳の小動脈の閉塞・虚血による脳血管性認知症の頻度が高いのが特徴である．

SUMMARY Map

誘因・原因
- 脳血管性認知症の危険因子は**脳血管障害の危険因子**と共通している．すなわち，**高血圧**，**脂質異常症**，**糖尿病**，**心房細動**，**喫煙**，**飲酒**などが重要である．
- 有病率でみると，女性と比べやや男性に頻度が高い．

病態
- **記憶障害**を中核として，**失語・失行・失認・実行機能障害**などをきたすために，社会的または職業的機能の低下を生ずる．
- 局所神経徴候を有し，画像あるいは病理学的診断で**脳の血管障害**が確認される．

症状・臨床所見
- 発症は**通常急速**であり，症状は**階段状に悪化ないし動揺する傾向**がある．
- 発症前から脳血管障害の危険因子を有している場合が多い．
- 認知症のみでなく，構音障害，失語，片麻痺，歩行障害などの症状や，深部反射の亢進，病的反射の出現など脳血管障害によると思われる**局所神経症状**を伴うことが多い．

検査・診断・分類
- 脳の画像検査（CTないしMRI）にて**脳血管障害による病巣**が確認されることが重要である．また脳血流SPECTも補助診断として有用である．
- 「脳血管障害の発症から3か月以内に認知症が出現」といった時間的関連性が明らかな場合には比較的診断は容易であるが，多発ラクナ梗塞などでは脳血管障害の発症時期が不明な場合も多く，アルツハイマー病との鑑別は必ずしも容易ではない．
- アルツハイマー病と脳血管性認知症の鑑別診断の補助としてハチンスキー（Hachinski）の**ischemic score**（虚血性の評価）が参考になる．
- **NINDS-AIREN**の脳血管性認知症の分類によれば，わが国では小血管病変を基礎とした**多発ラクナ梗塞性認知症**ないしビンスワンガー（Binswanger）病*型脳血管性認知症に遭遇する頻度が高い．

治療
- **脳血管障害の再発予防**が最も重要である．
- 不整脈の管理，とくに**心房細動**においては血栓予防のために**ワルファリンカリウム**などの**抗凝固療法**を行う必要がある．
- 小血管病変に関しては，高血圧，糖尿病，脂質異常症の厳重な管理と，喫煙や飲酒に対する**生活指導**を行う．

用語解説

ビンスワンガー病
進行性皮質下性脳症ともいわれ，コントロール不良の持続性高血圧症を基盤とし，大脳の灰白質と白質の境界を栄養する細動脈に内腔狭窄が生じて白質に変性を起こす疾患．多発性ラクナ梗塞が関与していると考えられている．

Chapter 7 認知症　脳血管性認知症

Section 1 誘因・原因

- 脳血管性認知症の原因は，血管障害による脳実質の障害である．
- 血管障害の原因としては，心房細動に伴った脳塞栓症，アテローム血栓性あるいは動脈壁のプラーク破綻による塞栓性の動脈閉塞，高血圧や糖尿病，脂質異常症を基盤とした小動脈閉塞，アミロイドアンギオパチーよる出血性病変などがある．
- 血管性病変の大きさと分布から6つの亜型に分けるのが一般的である．
- 通常は大脳皮質レベルの梗塞の多発や皮質下のラクナ梗塞の多発，大脳白質のびまん性虚血などにより生ずるが，脳内の部位によっては単発の血管障害でも認知症を呈することがある．
- わが国では，小血管病変による多発ラクナ梗塞性認知症とビンスワンガー病型脳血管性認知症が多い．

> 最も頻度が高いのは多発ラクナ梗塞性認知症である．

■ 脳血管性認知症の分類（NINDS-AIREN）
1) 多発梗塞性認知症（皮質性脳血管性認知症）
　● 多発性の太い血管の梗塞によるもの
2) 小血管病変による梗塞に伴う認知症
　● 多発ラクナ梗塞性認知症
　● ビンスワンガー病型
3) 認知症の成立に重要な部位の単発梗塞
　● 角回，後大脳・前大脳・中大脳動脈領域などの皮質性梗塞
　● 視床などの皮質下性梗塞
4) 脳の低灌流によるもの（低血圧，心停止によるもの）
5) 脳出血によるもの（脳内出血やクモ膜下出血）
6) その他（遺伝性脳血管性認知症など）

Section 2 症状・臨床所見

- 認知症の発症は通常急性で，血管障害のエピソードから3か月以内の場合には診断上参考になる．
- 血管障害の発症時期が明らかではなくても，症状が階段状に進行したり，動揺性の経過をたどる場合には，脳血管性認知症の可能性が高い．
- 高血圧，脂質異常症，糖尿病，心房細動，喫煙，飲酒などの危険因子を有していることが多い．
- 神経学的診察で，歩行障害，構音障害，片麻痺，失語症，深部反射の亢進，病的反射の出現などの神経症状をしばしば伴う．
- わが国に多い多発ラクナ梗塞性認知症では記憶障害は比較的軽度で，注意障害，実行機能障害，認知過程の遅延，うつ状態，自発性の低下などが目立つ．
- 診察の場面での「もの盗られ妄想（自分でものを置いた場所を忘れたにもかかわらず誰かにとられたと表現する）」や「質問に対する答えができないことに対して理由をつけて盛んに言いわけする態度」はアルツハイマー病にしばしばみられるが，脳血管性認知症ではそれほど頻度は多くない．

> 大脳白質の広範な変性を特徴とするビンスワンガー病型脳血管性認知症では，急性発症の神経脱落症状などは伴わず，緩徐進行性の経過をたどる場合もあるので注意する．

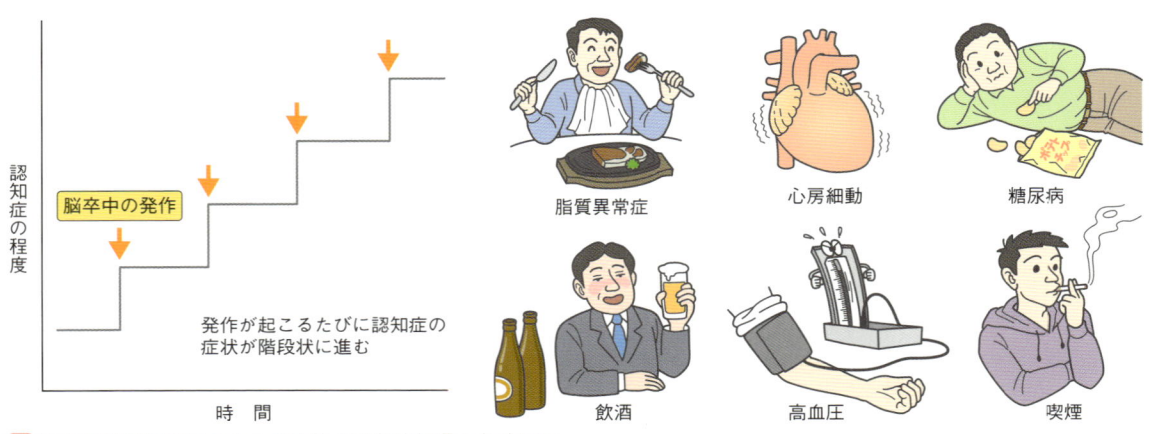

■ 脳血管性認知症にみられる症状の階段的経過と危険因子

（認知症の程度／脳卒中の発作／発作が起こるたびに認知症の症状が階段状に進む／時間）

脂質異常症　心房細動　糖尿病　飲酒　高血圧　喫煙

Section 3 検査・診断・分類

- ベッドサイドでの認知機能低下の検査には，改訂長谷川式簡易知能評価スケール（HDS-R）やミニメンタルステートエグザム（MMSE）が有用である（p.46，47参照）．
- 認知症の存在が確認できたなら，神経学的診察で脳血管障害を疑わせる所見の有無を検討するとともに，脳のCTやMRIなどの画像にて脳血管障害病変をチェックする．
- わが国では小血管病変による認知症が多いので，ラクナ梗塞や白質病変の検出に優れたMRIがとくに有用．

> 近年脳MRや脳血流SPECTの画像解析により，アルツハイマー病に特徴的な海馬傍回の萎縮や，後部内側帯状回および頭頂葉の血流低下をより客観的にとらえることが可能となり，脳血管性認知症との鑑別を考えるうえで役立っている．

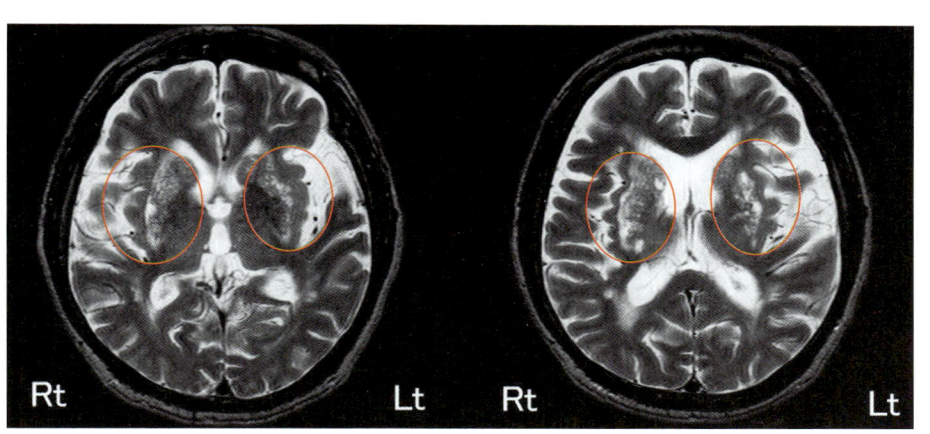

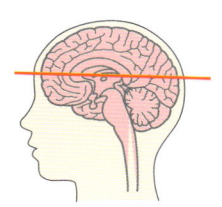

■ 多発ラクナ梗塞性認知症の脳MRI T2強調像
両側の大脳基底核に小梗塞を示すスポット状のT2高信号の多発がみられる（赤色の囲み）．

脳血管性認知症の診断基準

- 脳血管性認知症の診断基準としては，DSM-IVを始めとして複数の基準が作成されているが，NINDS-AIRENの診断基準がよく知られている．
- NINDS-AIRENの診断基準では，確定（definite vascular dementia）のためには病理学的診断が必要とされているので，通常の臨床の場での診断はprobable vascular dementiaが主体となる．
- 除外項目として，意識障害，せん妄，精神病，重度の失語，神経心理学的検査の妨げになるような感覚運動障害，記憶や認知機能に影響を与えうる全身性疾患やアルツハイマー病の存在があげられている．

■脳血管性認知症の診断基準（NINDS-AIREN）

1）認知症の存在
- 記憶障害および認知機能の障害
- 神経心理学検査の裏づけと診察による証明
- 脳卒中による身体的ハンディキャップが原因でない．

2）脳血管障害の証明
- 神経学的検査で局在徴候あり
- 画像検査で対応する脳血管性病変あり

3）認知症と脳血管障害の関連
- 脳卒中発症後3か月以内の認知症の発症
- 認知機能の急激な低下，あるいは認知機能障害の動揺性/階段状の進行

アルツハイマー病との差異

- アルツハイマー病と脳血管性認知症を臨床的に鑑別するための補助診断として，ハチンスキー（Hachinski）のischemic scoreが知られている．
- ischemic scoreが7点以上であれば脳血管性認知症の可能性が高く，4点以下であればアルツハイマー病の可能性が高いとされている．

■脳虚血スコア（Hachinski）

特徴	点数	特徴	点数
急激な発症	2	アテローム硬化合併の証拠	1
情動失禁	1	人格は比較的保たれる	1
段階的な増悪	1	局所的神経症状	2
高血圧の既往	1	抑うつ	1
動揺性の経過	2	局所的神経徴候	2
脳卒中の既往	2	身体的訴え	1
夜間の錯乱	1		

脳血管性認知症：7点以上，アルツハイマー病：4点以下

- アルツハイマー病と脳血管性認知症の鑑別のポイントを示す．とくに最近ではアルツハイマー病において，脳血流SPECTの画像解析により特徴的な血流低下パターン（側頭葉・頭頂葉・後部帯状回における血流低下）が観察されることが知られ，診断の補助に役立っている．
- 実際の臨床では，高齢者においてはCTやMRIなどの画像上，脳血管障害の所見がみられ，かつ認知症があっても，単純に血管性認知症と診断できないことはしばしば経験され，アルツハイマー病の合併を考えるべき症例もまれならず存在する．

■アルツハイマー病と脳血管性認知症の鑑別点

	アルツハイマー病	脳血管性認知症
認知症と関連した脳血管障害（病歴および画像）	なし	あり
Hachinski ischemic score	4点以下	7点以上
経過	徐々に悪化	階段状に悪化 進行停止
局在的神経徴候	なし	あり
脳循環代謝所見	側頭葉・頭頂葉・後部帯状回で低下	病巣に一致した低下/広範な低下

Section 4 治療

- 脳血管障害の再発予防が最も重要である．
- 心房細動では，脳塞栓による多発性皮質梗塞をきたし認知症を生ずるため，ワルファリンカリウムなどの抗凝固療法を行う必要がある．
- 危険因子に対する介入として，高血圧，糖尿病，脂質異常症の厳重な管理と，喫煙や飲酒に対する生活指導を行う．
- 現在，脳血管性認知症の症状に対し，有効な薬物療法はない．しかし，脳循環・代謝改善薬のニセルゴリン，アマンタジン塩酸塩は脳血管障害による意欲や自発性低下に適応があり，抗精神病薬のチアプリド塩酸塩は精神的興奮に適応があるので，症例によっては使用する場合もある．

■NINDS-AIREN：National Institute of Neurological Disorders and Stroke-Association Internationale pour la Recherche et l'Enseignement en Neurosciences　■ミニメンタルステートエグザム（MMSE）：Mini-Mental State Examination

Unit 1 F10 アルコール性神経障害

alcoholic neuropathy

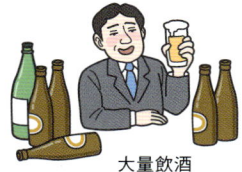

疾患概念
アルコールの大量摂取により，急性ではアルコール血中濃度上昇による中枢神経系の抑制が起こる．大量常習飲酒は各種臓器障害の原因となるが，神経障害の多くは栄養バランス不良によるビタミン欠乏が原因である．

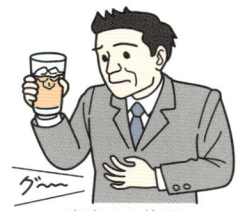

SUMMARY Map

誘因・原因
- 長期にわたるアルコール多飲による直接毒性のほか，それに合併する栄養バランス不良（ビタミンB_1，ナイアシン欠乏）や電解質異常によっても生じる．

病態
- 経口摂取されたアルコールは消化管（主に上部小腸）より吸収され，すみやかに脳・肝臓へ高濃度に分配される．
- 脳では神経の細胞膜受容体に作用し，中枢神経系を非特異的に抑制する．神経毒性の程度は，血中濃度上昇のスピード，アルコールに対する耐性に関連し，胃切除後やいっき飲みでは障害を受けやすい．
- 肝臓では，アルコール性肝硬変とそれに伴う門脈大循環短絡*によって肝性昏迷・昏睡などの神経障害が出現する．

症状・臨床所見

アルコール血中濃度
- 低濃度では脳幹網様体が抑制され，脱抑制のため見かけ上は興奮状態となる．小脳抑制で運動失調が起こる．
- 高濃度では呼吸中枢を含めたすべての機能が抑制され，昏睡から死に至る．

離脱（禁断）症状
- 大量常習飲酒者でみられる．
- 禁酒後数時間〜2日で起こる早期離脱症状（振戦，幻覚，痙攣）
- 禁酒後3〜5日で起こる後期離脱症状（振戦せん妄）

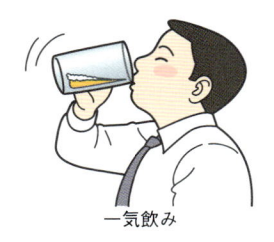

検査・診断・分類
- アルコール血中濃度
- 動脈血ガス分析，電解質，血糖値，血漿浸透圧測定
- 意識障害を伴うような他の原因も考慮する．

治療
- 血圧管理，輸液によるアシドーシス*，電解質の補正
- 呼吸抑制では人工呼吸器管理，深昏睡では血液浄化療法を考慮

大量飲酒

空腹での飲酒

一気飲み

用語解説

門脈大循環短絡
肝硬変により門脈の圧が亢進し，門脈大循環短絡路（門脈-下大静脈シャント）が形成され，腸管内で発生したアンモニアなどの毒素が肝臓を通らずに，すなわち肝臓によって毒素が分解されずに，直接下大静脈を通って脳に達することで，昏迷，昏睡などの神経障害が出現する．

アシドーシス
動脈血ガス分析測定により，血液の酸塩基度であるpH（水素イオン濃度）が7.45〜7.35より下がる方向に変動する過程をいう．つまり，酸性側に傾いている状態．塩基性側に傾いている状態をアルカローシスという．

Chapter 8 代謝・中毒性疾患

アルコール性神経障害

Section 1 誘因・原因

- 小腸で約80%が吸収され，吸収速度も最も早い．
- 胃切除後では吸収が早まる．

Section 2 症状・臨床所見

アルコール血中濃度

- アルコール血中濃度による症状の相違
  - 低濃度では脳幹網様体が抑制され，脱抑制のために興奮状態となる．小脳抑制で運動失調が起こる．
  - 高濃度では呼吸中枢を含めたすべての機能が抑制される．
- 血中濃度の急激な上昇により，短い酩酊期から昏睡に至るケースもある．

■ アルコール血中濃度とそれに伴う症状

血中濃度(mg/dL)	症状
50～150	多幸的，注意力・判断力低下
50～250	構音障害，失調歩行，悪心，頻脈，易怒的
300	昏迷，支離滅裂，嘔吐
400	昏睡
500	呼吸筋麻痺

(Rowland LP : Merritt's textbook of Neurology. 9th edition, p.968, Williams & Wilkins, 1997)

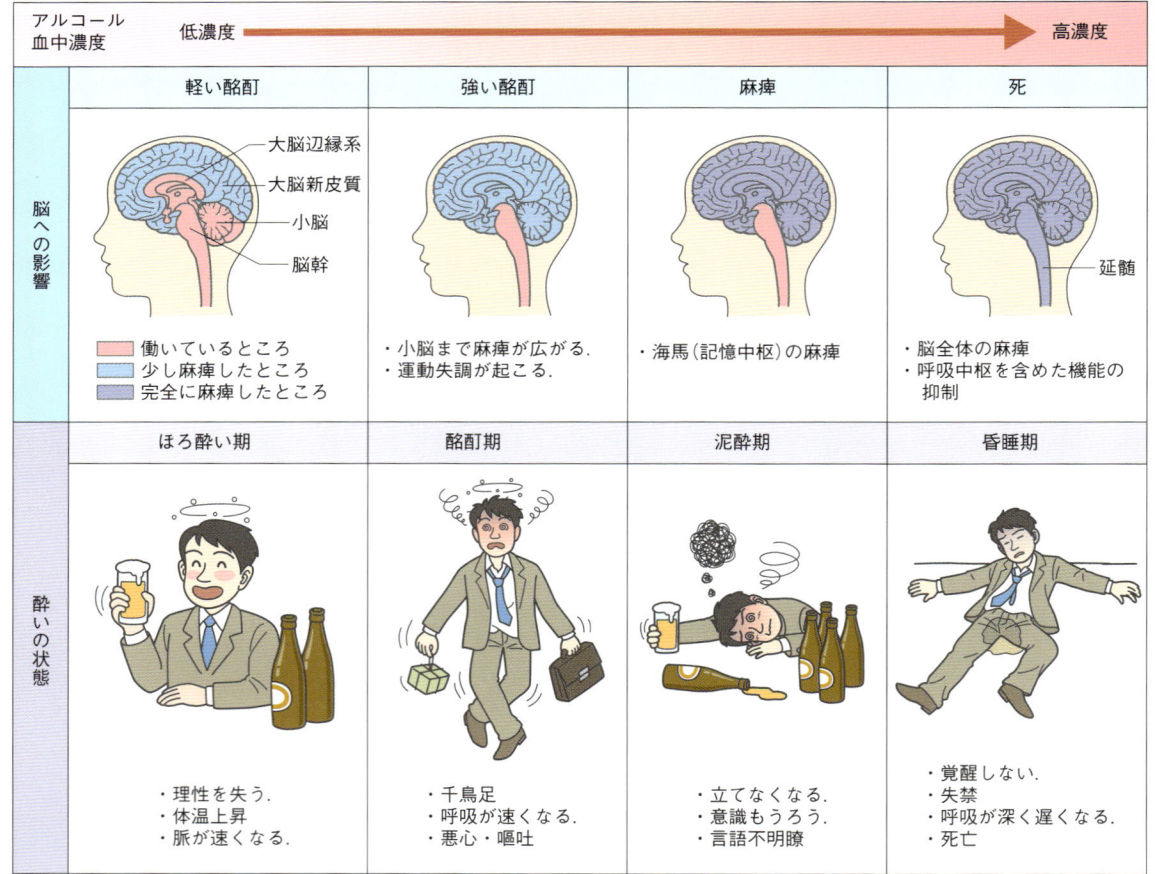

	軽い酩酊	強い酩酊	麻痺	死
脳への影響	大脳辺縁系／大脳新皮質／小脳／脳幹 ■働いているところ ■少し麻痺したところ ■完全に麻痺したところ	・小脳まで麻痺が広がる． ・運動失調が起こる．	・海馬（記憶中枢）の麻痺	延髄 ・脳全体の麻痺 ・呼吸中枢を含めた機能の抑制
	ほろ酔い期	酩酊期	泥酔期	昏睡期
酔いの状態	・理性を失う． ・体温上昇 ・脈が速くなる．	・千鳥足 ・呼吸が速くなる． ・悪心・嘔吐	・立てなくなる． ・意識もうろう ・言語不明瞭	・覚醒しない． ・失禁 ・呼吸が深く遅くなる． ・死亡

(社団法人アルコール健康医学協会ホームページを参考にして作成)

■ アルコールの脳への作用

離脱（禁断）症状

- 幻覚は幻聴が多い．
- 痙攣（アルコール性てんかん）は全般発作だが，多くは数回で治まるため，長期的な抗痙攣薬投与は不要である．
- 振戦せん妄は数時間から数日持続し，致死率は15％以上と高い．ベンゾジアゼピン系薬で予防，治療を行う．

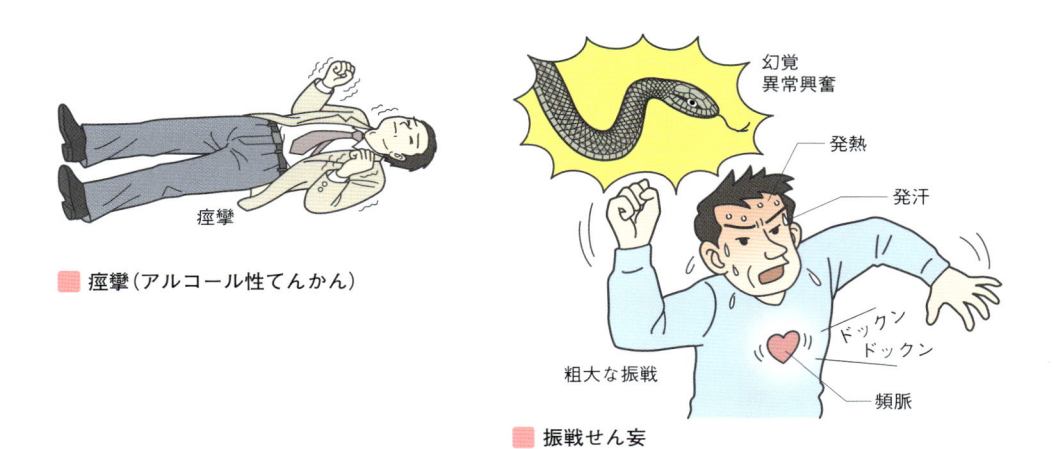

痙攣（アルコール性てんかん）

振戦せん妄

Section 3 検査・診断・分類

- アルコール血中濃度，血液検査（動脈血ガス分析，電解質，血糖値，血漿浸透圧測定）
- 頭部CT検査
- アルコール臭があっても他疾患を疑う必要がある．

> クモ膜下出血や脳梗塞の合併などを検査するほかに，意識障害を伴う場合には，アルコール臭があっても頭部外傷，薬物服用，低血糖，髄膜炎，代謝性脳症などの他疾患を疑う必要がある．

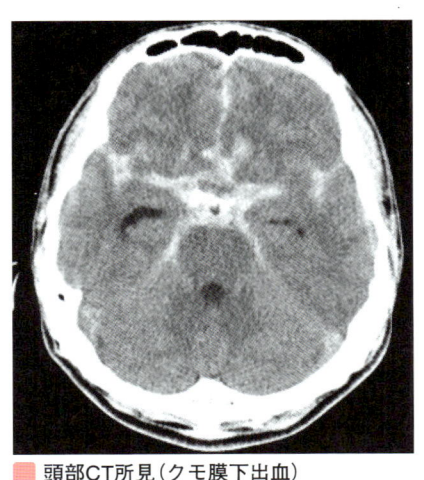

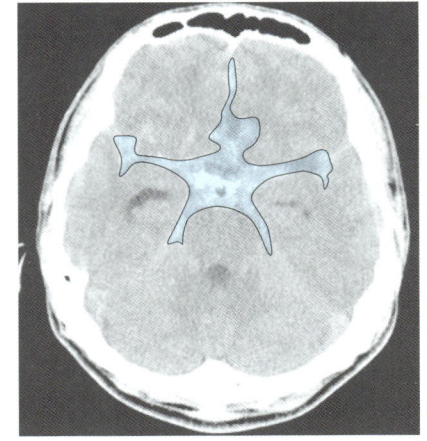

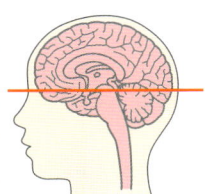

頭部CT所見（クモ膜下出血）
脳漕に出血があり，脳溝に出血による高吸収を認める．

Chapter 8 代謝・中毒性疾患
アルコール性神経障害

アルコールの神経系に及ぼす影響

● 大量常習飲酒者ではアルコールによる直接毒性のほか，栄養障害（ビタミンB_1，ナイアシン欠乏など）や電解質異常によっても神経障害が生じる．

■ アルコールの神経系に及ぼす影響

原因		疾患
ビタミン欠乏や電解質異常によるもの	ビタミンB_1欠乏	ウェルニッケ・コルサコフ脳症
	ナイアシン欠乏	ペラグラ脳症
	電解質異常	橋中心髄鞘崩壊
アルコールの毒性ないしは複合的な原因によると考えられるもの		マルキアファーヴァ・ビニャミ病，アルコール性小脳変性症，アルコール性ニューロパチー，アルコール性ミオパチー

- ウェルニッケ・コルサコフ(Wernicke-Korsakoff)脳症：p.211参照．ビタミンB_1欠乏により乳頭体，第3脳室，中脳水道，第4脳室周囲灰白質が左右対称性に侵され，急性症状（意識障害，運動失調，眼球運動障害）であるウェルニッケ脳症と慢性症状（コルサコフ健忘症候群）であるコルサコフ症候群が生じる．
- ペラグラ(pellagra)脳症：ナイアシン（ニコチン酸）欠乏による．皮膚炎，腹部症状，精神症状が出現する．精神症状は精神衰弱状態，抑うつ，せん妄，幻覚など多彩．皮膚炎などがみられない場合もあり，診断は難しい．放置すれば致命的になる．
- 橋中心髄鞘崩壊：電解質異常によるが，電解質異常がみられない場合もある．橋中心部の脱髄による四肢麻痺，錐体路症状，知覚異常などの神経症状を特徴とする．病因は低ナトリウム血症を伴う低栄養状態の患者への急激なNaの補正と考えられ，急速なNaの補正は行わない．
- マルキアファーヴァ・ビニャミ(Marchiafava-Bignami)病：脳梁などの脱髄による．かつては赤ワインとの関係がいわれたが，日本酒でも起こりうる．昏睡と痙攣発作を起こし，数日で死亡することが多い．
- アルコール性小脳変性症：アルコールそのものより，栄養障害よって起こるという考え方が強い．歩行障害が主症状で構音障害を伴う．
- アルコール性ニューロパチー：アルコールによる末梢神経障害．下肢の異常知覚→筋力低下，筋萎縮→上肢の感覚・運動障害と，四肢末端に強く左右対称性に起こる．
- アルコール性ミオパチー：筋肉の障害で，大量飲酒による急性と，飲酒とともに徐々に進行する慢性とがある．筋痛，筋脱力，歩行障害，四肢麻痺などの症状がでる．筋肉から血液に溶け出したミオグロビンが尿中に排泄される（横紋筋融解症）．

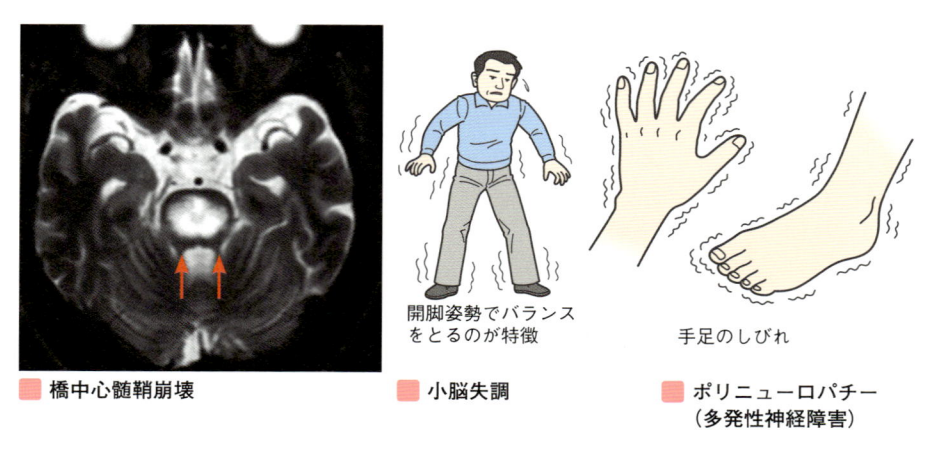

■ 橋中心髄鞘崩壊　　■ 小脳失調　　■ ポリニューロパチー（多発性神経障害）

開脚姿勢でバランスをとるのが特徴　　手足のしびれ

Section 4 治療

- 輸液によるアシドーシス，電解質の補正，ビタミン投与
- 呼吸抑制，深昏睡では血液浄化療法を行う．

Unit 2 E51.2 ウェルニッケ脳症

Wernicke encephalopathy

疾患概念
ビタミンB_1欠乏により起こる意識障害，眼球運動障害，運動失調を3主徴とする疾患である．慢性アルコール中毒，長期の低栄養状態，ビタミンB_1を欠いた持続点滴などが原因となる．乳頭体，中脳水道周囲灰白質，視床が障害されやすい．後遺症として記銘力障害と作話を残すものをコルサコフ症候群という．

SUMMARY Map

誘因・原因
- 慢性アルコール中毒，長期の低栄養状態，ビタミンB_1を欠いた持続点滴など
- ビタミンB_1の摂取不足，腸管からの吸収障害，アルコール代謝によるビタミンB_1消費の増大などによってビタミンB_1が欠乏する．

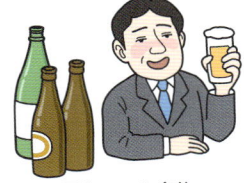

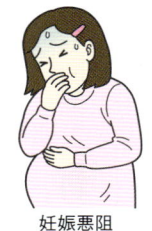

病態
- ビタミンB_1の欠乏により脳内の糖・エネルギー代謝が障害される．
- 乳頭体，中脳水道周囲灰白質，視床などが左右対称性に侵され，血管増生や小出血を伴う．

症状・臨床所見
- 意識障害，眼球運動障害，運動失調が3徴
- 慢性アルコール中毒によるものではアルコール性ニューロパチー*の合併が多い．
- 一部はコルサコフ症候群*に移行

検査・診断・分類
- 血中ビタミンB_1低値
- MRI検査で約半数に異常を認める．

治療
- すみやかにビタミンB_1を非経口的に投与
- ビタミンB_1以外のビタミン（ビタミンB_{12}，ニコチン酸）が欠乏していることもあり，併用投与する．

（アルコール多飲／飢餓状態／妊娠悪阻）

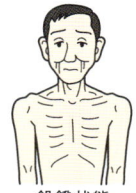

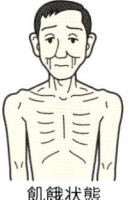

用語解説

アルコール性ニューロパチー
p.210参照

コルサコフ症候群
側頭葉のウェルニッケ野の障害によって健忘，記銘力障害，失見当識，作話などがみられる症候群で，慢性アルコール中毒，頭部外傷，脳腫瘍，脳炎などに随伴してみられる．海馬，乳頭体，視床など記憶回路の障害をきたすものと考えられている．とくにアルコール依存症が原因と考えられるものは，急性の錯乱状態（ウェルニッケ脳症）と慢性の健忘症（コルサコフ症候群）の2つが組合わさったものを同一疾患の急性期と慢性期に相当するとされ，ウェルニッケ・コルサコフ脳症といわれている（p.210参照）．

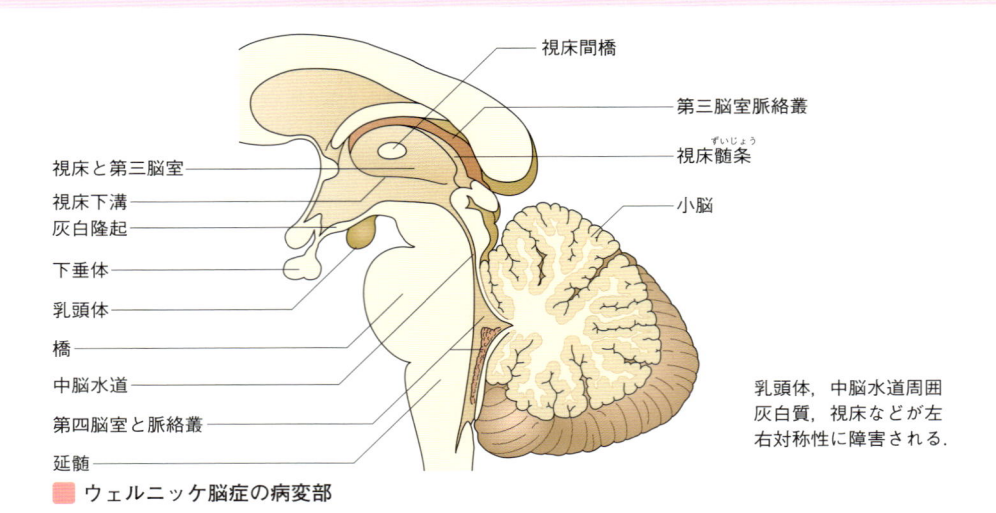

ウェルニッケ脳症の病変部

乳頭体，中脳水道周囲灰白質，視床などが左右対称性に障害される．

主な部位：視床間橋，第三脳室脈絡叢，視床髄条，小脳，視床と第三脳室，視床下溝，灰白隆起，下垂体，乳頭体，橋，中脳水道，第四脳室と脈絡叢，延髄

Section 1 誘因・原因

- ビタミンB_1欠乏の原因
- ・不適切な食事，消化管手術後，吸収不良症候群，血液透析，高カロリー輸液
- ビタミンB_1は糖・エネルギー代謝に深くかかわる．

> 絶食での長期点滴にはビタミンB群を必ず加える．

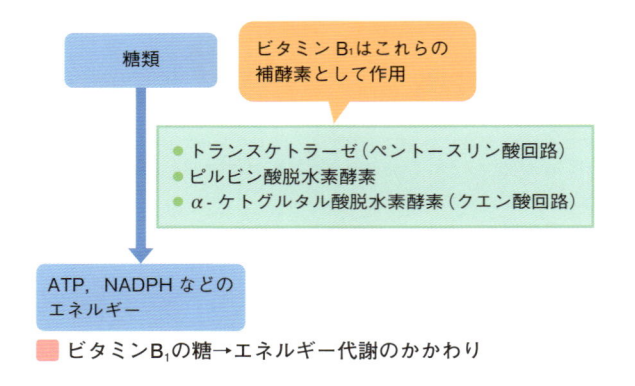

ビタミンB_1の糖→エネルギー代謝のかかわり

糖類 → ATP，NADPHなどのエネルギー

ビタミンB_1はこれらの補酵素として作用：
- トランスケトラーゼ（ペントースリン酸回路）
- ピルビン酸脱水素酵素
- α-ケトグルタル酸脱水素酵素（クエン酸回路）

Section 2 症状・臨床所見

- 意識障害では，混乱状態が数日から数週で出現する．
- ・注意障害，自発言語の減少，見当識障害，記銘力障害などが起こるが，昏睡に至ることはまれである．
- 眼球運動障害は眼振，外眼筋麻痺，協調運動障害などが起こり，進行すると完全な外眼筋麻痺に至る．
- 運動失調は体幹に認め，多くは立位・歩行の障害が起こる．構音障害や四肢，とくに上肢の失調症状は目立たない．

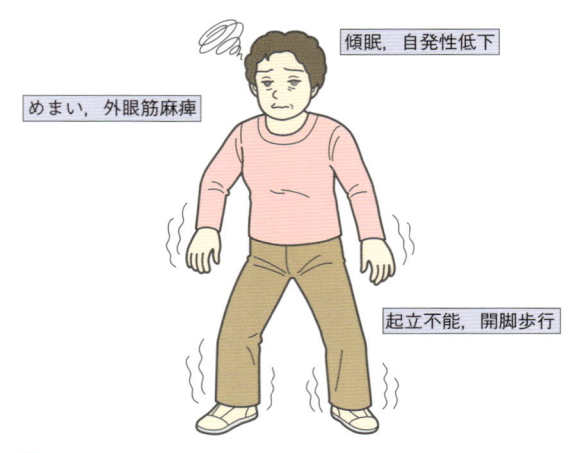

ウェルニッケ脳症

- 傾眠，自発性低下
- めまい，外眼筋麻痺
- 起立不能，開脚歩行

コルサコフ症候群

- ウェルニッケ症候群に続いて亜急性に失見当識，健忘，作話をきたす状態である．
- 前向きの健忘（発症からのことを忘れてしまう），後ろ向きの健忘（発症以前のことを忘れてしまう）の両方を生じる．
- 病理像はウェルニッケ症候群と同一である．

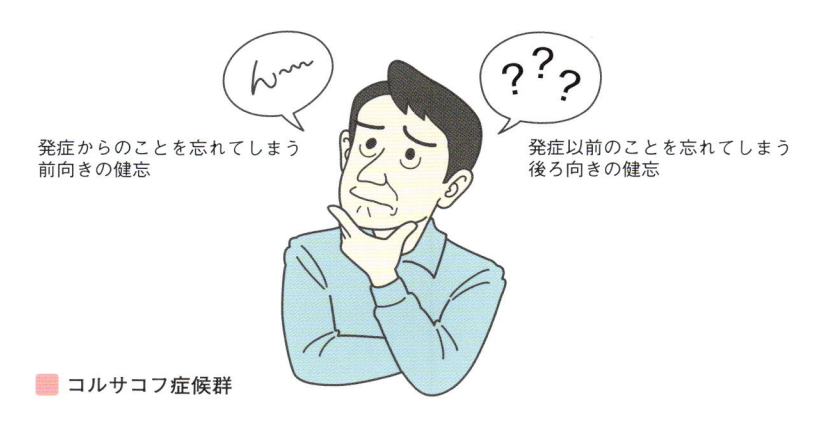

発症からのことを忘れてしまう
前向きの健忘

発症以前のことを忘れてしまう
後ろ向きの健忘

■ コルサコフ症候群

Section 3 検査・診断・分類

- MRI検査において約半数に異常（乳頭体，中脳水道周囲，視床，第四脳室周囲にT2で高信号）を認める．

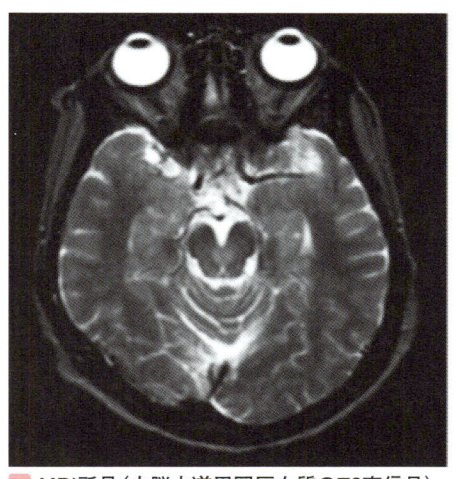

T2高信号
中脳水道

■ MRI所見（中脳水道周囲灰白質のT2高信号）

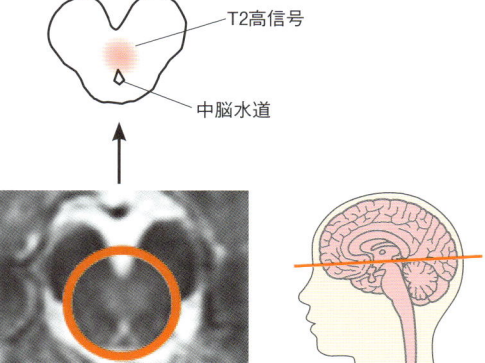

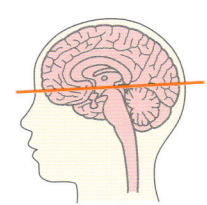

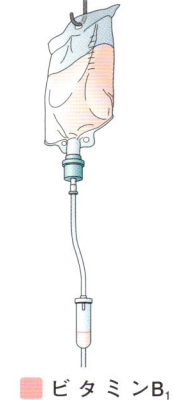

Section 4 治療

- ビタミンB_1を1日100〜300mg点滴投与を行う．
- 意識障害は24時間以内，眼球運動障害，運動失調は数日以内に改善し始める．
- 経口投与よりも確実に，かつすみやかに欠乏が改善する．

■ ビタミンB_1の点滴投与

■ アデノシン三リン酸（ATP）：adenosine triphosphate　■ 還元型ニコチンアミドアデニンジヌクレオチドリン酸（NADPH）：reduced nicotinamide adenine dinucleotide phosphate

Unit 3 一酸化炭素中毒

T58

carbon monoxide poisoning

疾患概念

中毒死中最多である．原因は火災，自殺，事故などによる．年間自殺総数の約15％が自動車の排気ガスなどの一酸化炭素中毒である．症状は頭痛，めまい，痙攣，昏睡，死亡と多彩である．発見初期から十分な通常圧純酸素療法が必要で，状況が許せば早期に高気圧酸素療法を開始する．救命し得てもパーキンソン症候群や自律神経症状を残すことがある．

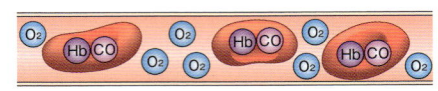

SUMMARY Map

HbにCOが結合し，組織にO_2が運ばれなくなる．

誘因・原因

- 火災，事故（ストーブ，湯沸かし器などの不完全燃焼，トンネル内や高炉での作業中など），自殺目的（自動車の排気ガスの吸入など）
- 約3万人の年間自殺総数の約15％が一酸化炭素中毒である．

病態

- 一酸化炭素はヘモグロビンに対する親和性が酸素の200～250倍であるために，動脈血の酸素運搬能が著しく低下し，さらに酸素解離曲線が左方移動するので，組織での酸素の放出が悪化する．
- 低酸素血症によって中枢神経系に障害が生じる．とくに両側の淡蒼球に壊死をきたすのが特徴的であるが，さまざまな臓器にも低酸素性障害が出現する．
- いったん意識障害から回復したのちに再び認知症症状や意識障害から死亡に至ったり，筋固縮や無動などのパーキンソン様症状や自律神経症状を残すことがある．これを間欠型一酸化炭素中毒という．

症状・臨床所見

- 一般には血中COヘモグロビン（CO-Hb）濃度と急性期の中枢神経症状のあいだにはほぼ一定の関係がある．

検査・診断・分類

- 血中CO-Hb濃度の増加，代謝性アシドーシス*などがみられる．
- 治療経過が不良な場合に，CT・MRI検査で低酸素に対して脆弱な淡蒼球に低吸収域がみられる．
- 意識障害の状態で発見された場合は，脳血管障害，脳腫瘍，てんかん，低血糖発作など，他の意識障害をきたす疾患を除外したうえで診断する．

治療

- 軽症例では，純酸素吸入，重症例では高気圧酸素療法

用語解説

代謝性アシドーシス

生体では酸塩基平衡といわれる調節機能の働きで，水素イオン濃度（pH），二酸化炭素分圧（PCO_2），血漿重炭酸イオン濃度（HCO_3^-）が一定の値に保たれている．代謝性変化に伴って血漿重炭酸イオン濃度が低下するとpH値が低下する方向に変化する過程を代謝性アシドーシスという．

Section 1 誘因・原因

- 一酸化炭素ガスの吸入による．火災などの災害，自殺企図，ガス器具の故障，排気装置の不具合が原因のことが多い．
- 年間自殺総数(約3万人)の約15％が一酸化炭素中毒．従来自動車排気ガスでの自殺が多かったが，最近はインターネットを通じて集団での煉炭自殺の事例も増加し，社会問題になっている．

Section 2 症状・臨床所見

- 中枢神経症状が主体であるが，多臓器不全の形態をとることもある．一般には血中CO-Hb濃度と急性期の中枢神経症状のあいだにはほぼ一定の関係がある．
- 急性CO中毒症状は，主に脳や心臓などの多量に酸素を消費する組織で生じる．また，典型的な症状に乏しく，SpO_2は正常を示すことが多い．
- 急性期を脱していったん意識障害から回復し，2〜3週間の無症状期のあとに再び，認知症状や意識障害をきたして死亡に至ったり，回復しても筋固縮や無動などのパーキンソン症状や自律神経症状を残すことがあり，間欠型一酸化炭素中毒という．
- 意識障害で発見され，心電図変化から虚血性心疾患と診断され，のちに一酸化炭素中毒と訂正された報告もあるので，救急例ではCO-Hbのチェックを習慣化する必要がある．

> 原因不明の意識障害の場合，血中CO-Hb濃度の測定を忘れない．

■血中CO-Hb濃度と主な症状

血中CO-Hb濃度	主な症状
〜10%	無症状(喫煙歴のある人ではこの程度の値も起こりうる)
10〜30%	頭痛やめまい感
30〜50%	頭痛，悪心・嘔吐，視力障害
50%〜	痙攣発作，昏睡状態，死亡

Section 3 検査・診断・分類

- 血中CO-Hb濃度と急性期の中枢神経症状のあいだには，ほぼ一定の関係がある．
- 治療経過が不良な場合，CTやMRIで低酸素に対して脆弱な淡蒼球に異常が出現することがある．
- とくにMRIの拡散強調画像は後遺症出現の予測に有用である．

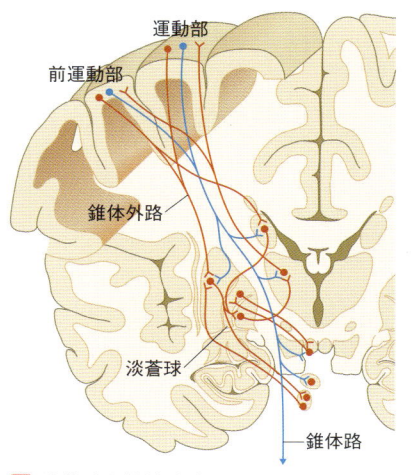

■ 淡蒼球と錐体外路

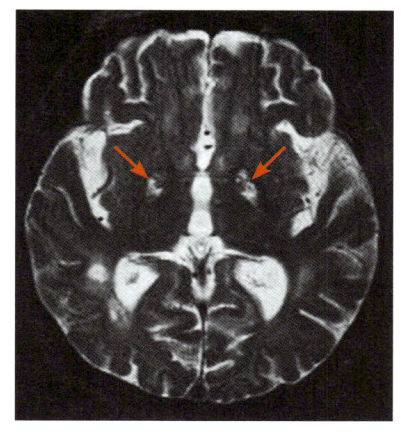

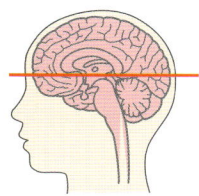

■ MRI(淡蒼球の異常信号)
(写真提供：三重大学医学部神経内科・伊井裕一郎氏，内藤 寛氏提供)

Section 4 治療

- 病院前救急処置としての呼吸管理や心肺蘇生が重要で，搬送中から十分な通常圧の酸素吸入（リザーバー付きマスクで純酸素10L/分以上）が必要である．
- 全身状態が安定すれば，すみやかに高気圧酸素療法の開始あるいは可能な施設への搬送を行う．
- 高気圧酸素療法は24時間以内に開始することが望ましいとされているが，呼吸状態の不安定や全身熱傷など全身状態が不安定な場合は，通常圧酸素吸入下での全身状態改善，救命のための治療が優先される．

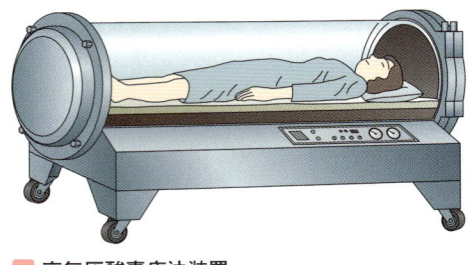

発見初期からの十分な通常圧純酸素療法が重要で，高気圧酸素療法は全身状態や搬送条件が許せば早めに開始する．

■ 高気圧酸素療法装置

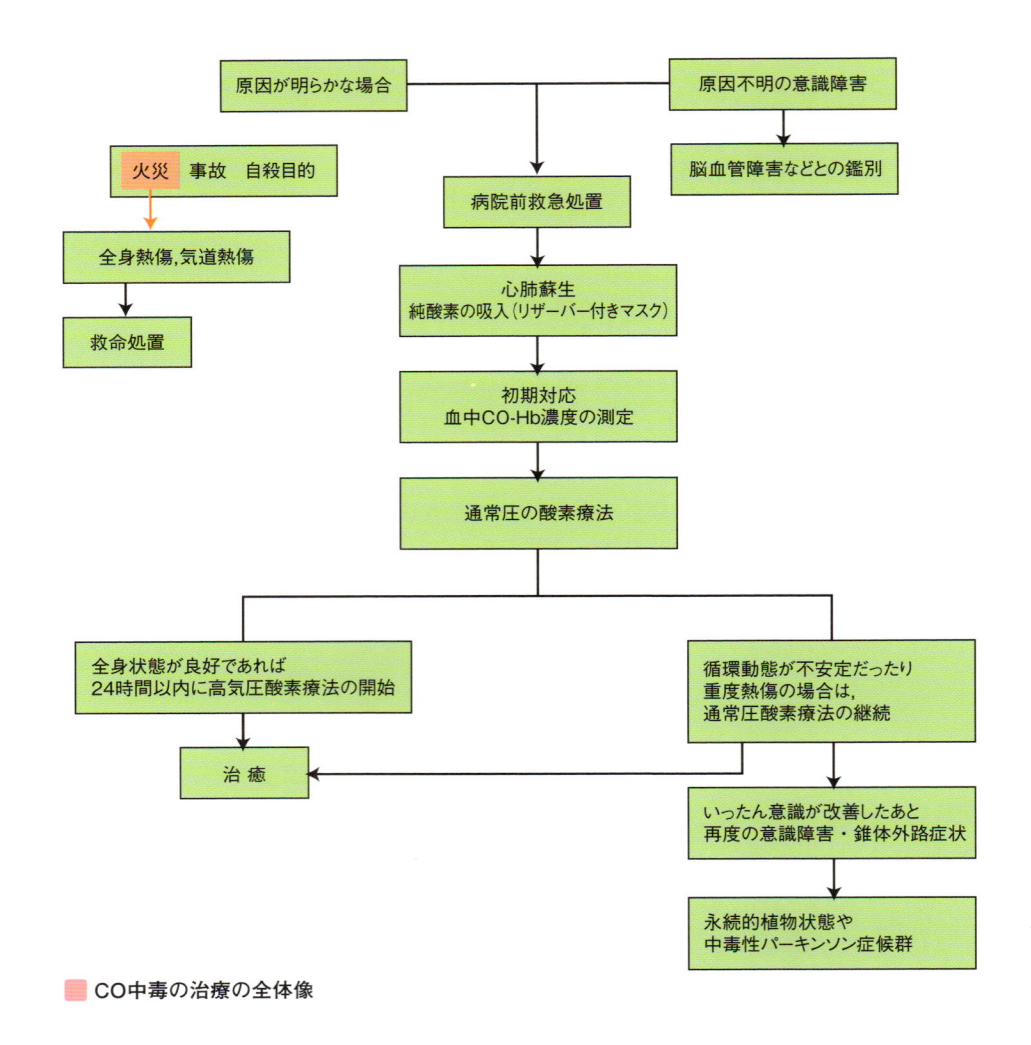

■ CO中毒の治療の全体像

■ 一酸化炭素ヘモグロビン（CO-Hb）：carboxyhemoglobin（カルボキシヘモグロビン）

Unit 4 その他の急性中毒

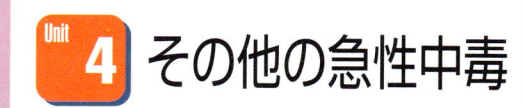

疾患概念
中毒は全身に諸症状を起こしうるが，とくに意識障害，痙攣という神経症状を主体とすることが多く，原因不明の神経症状に遭遇した際の鑑別疾患として重要である．また，原因も身近な医薬品，農薬から，犯罪目的で使用される特殊な物質までさまざまである．

SUMMARY Map

誘因・原因
- 原因は**医薬品**，**麻薬・覚醒剤**，**有毒ガス**，農薬類，自然毒，工業製品，身近な家庭用品などいろいろである．
- 発生状況は，事故，自殺企図，犯罪，テロリズムなど

病態
- 有害物質からの**曝露経路**には経口，経気道，経皮の3経路がある．
- 神経系は代謝が活発なために低血糖，低酸素状態に弱く，有毒物質の**障害を受けやすい**．
- 神経系は解毒の機能が弱くて再生しにくく，有害物質が**蓄積**しやすい．

症状・臨床所見
- 初発症状：**意識障害**，**痙攣**，低体温，呼吸困難，不整脈，多臓器不全など
  ↓
  意識障害のある患者では，**瞳孔所見**が初期の鑑別に役立つことがある．

検査・診断・分類
- 患者の情報聴取が必須
- 複数の薬毒物のスクリーニング検査

治療
●病院前救急医療	●病院到着後初期対応	●選択しうる治療手段
・心肺蘇生や酸素吸入など	・集中治療室での治療	・消化管からの毒薬物除去 ・血液浄化療法 ・強制利尿 ・拮抗薬の投与

Section 1 誘因・原因

- 原因物質による分類と発症状況による分類とその実例を次頁に示す．

■原因物質と発症状況

原因物質による分類	医薬品（最も多い中毒）	睡眠薬，鎮静薬，抗不安薬	バルビツール酸系，ベンゾジアゼピン系抗不安薬
		抗精神病薬	クロルプロマジン塩酸塩，ハロペリドールなど
		抗てんかん薬	フェニトイン，カルバマゼピンなど
		抗がん薬	カルモフール，メトトレキサート，シスプラチン，ビンクリスチン硫酸塩など
	麻薬・覚醒剤		モルヒネ，コカイン，アンフェタミン，マリファナ，LSD-25など
	有毒ガス		塩素，硫化水素，有機溶剤（トルエンなど）など
	農薬類（死亡率の高い中毒）	殺虫剤	有機リン系，カーバメイト系，有機塩素系など
		殺菌剤	有機リン系，有機スズ系，ジチオカーバメイト系など
		除草剤	パラコート，フェノール系，アミノ酸系，酸アミド系など
	自然毒		きのこ，蛇毒，ハチ・クモなど
	工業製品	メチルアルコール	不凍液，塗料などの製造業で
		シアン化合物	シアン（青酸）を含む物質で，メッキ加工によく使われる．
		重金属	鉛（鋳物工場，電池製造など），水銀（有機水銀：化学工場の汚染排液による水俣病など，無機水銀：体温計，歯科用アマルガムなどの製造），ヒ素（シロアリ駆除など），マンガン（製錬所，電池製造など）など
	身近な家庭用品		タバコ，洗剤，化粧品など
発症状況による分類と実例	火災や事故		地下水中に混入した有機ヒ素による集団中毒
	自殺企図		入浴剤とトイレ洗浄剤の混合による硫化水素中毒
	犯罪		食品や飲料水への毒物混入
	テロリズム		カルト集団によるサリン散布
	特殊な病態との関連		腎機能低下者でのスギヒラタケ脳症（原因成分不明，微量シアン説もある．）

Section 2 症状・臨床所見

● 意識障害，痙攣，低体温，呼吸困難，不整脈，多臓器不全などを初発症状とすることが多い．

■主な原因物質からみる中毒症状

原因物質		中毒症状
医薬品		抗がん薬では中毒というより副作用の問題であり，投与せざるを得ない状況から避けられないこともある．薬剤の多くは投与量と副作用は相関関係にあり，投与目的（治癒か延命かQOL改善か）を明確にする必要がある．抗精神病薬，抗不安薬では薬物依存性，抗てんかん薬では依存性と投与過多，急な中止による反跳が問題となる．
	カルモフール	白質脳症（しびれ，めまい，歩行障害，集中力低下）など．
	メトトレキサート	頭痛，眠気のほかに片麻痺，失語，痙攣など
	シスプラチン	聴神経障害，感覚性ニューロパチーなど
	ビンクリスチン	末梢神経障害など
麻薬・覚醒剤	麻薬	中枢神経系の抑制作用がみられる．
	覚醒剤	中枢神経，交感神経の亢進作用がみられる．
有毒ガス	トルエン	慢性吸入（いわゆるシンナー遊び）により，中枢神経障害（認知機能低下，錐体路症状など）と末梢神経障害を起こす．
	硫化水素	呼吸中枢の障害が起こる．
農薬類	除草剤のパラコート	呼吸障害から肺の線維化→呼吸不全となる．
	有機リン系の殺虫剤	神経終末にアセチルコリンが蓄積されるため，縮瞳，筋攣縮が起こり，重症になると呼吸困難，痙攣，昏睡などをきたすようになる．
	有機塩素系の殺虫剤，除草剤	悪心・嘔吐，めまいなどから部分的な筋痙攣，舌，口唇，顔面の知覚異常が現れ，重症になると意識消失，てんかん様の強直性および間代性痙攣，呼吸抑制，肝・腎障害などが現れる．
自然毒	毒キノコ	成分の1つであるアマトキシンによる下痢，痙攣→肝臓，腎臓の機能不全が起こる．
	スズメバチ，クモの刺傷	呼吸筋や骨格筋を麻痺させる神経毒が含まれる．
工業製品	シアン化合物	急性毒性症状は頭痛，悪心・嘔吐，めまいなどで，高濃度の曝露では瞬間的に昏睡→窒息性痙攣を起こして死に至る．
	鉛	血液脳関門の障害，末梢神経の軸索障害を起こすとされている．
	有機水銀	中枢神経や末梢神経に蓄積されて構音障害，運動失調，視野狭窄，難聴などの中毒症状を起こす．
	無機水銀	経口，経気道，経皮的に吸収され，中毒症状になると消化管症状から記銘力障害，振戦，失調性歩行などが生じる．
	ヒ素	嘔吐，下痢などの消化管障害のほかに筋反射不全，筋萎縮などで，重症の場合は神経炎，知覚麻痺などが現れる．
	マンガン	粉塵を長期間吸入することで中毒を起こす．肝臓に蓄積するが，中枢神経系では大脳基底核に蓄積して薬剤性パーキンソニズムを起こす．

- 意識障害のある患者では，瞳孔所見が初期の鑑別に役立つことがある．

  縮瞳→睡眠薬，抗精神病薬，有機リン剤

  散瞳→麻薬，覚醒剤，シアン化合物

> 発症状況や原因不明の意識障害や痙攣では，常に「中毒」を鑑別診断として考え，スクリーニングすることが必要である．

Section 3 検査・診断・分類

- 基礎疾患，服薬歴，内服ずみの薬剤のパッケージについての情報聴取が必須
- 複数の薬毒物のスクリーニング検査としては，トライエージDOAが有用
- 死因不詳の死亡の場合には常に中毒死の可能性も考慮し，検視や解剖を行うべきである．また後日の検査のために血液，血清，尿を保存する．

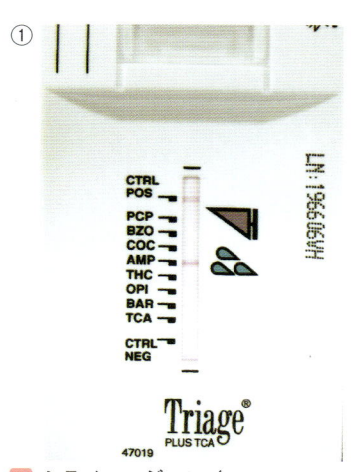

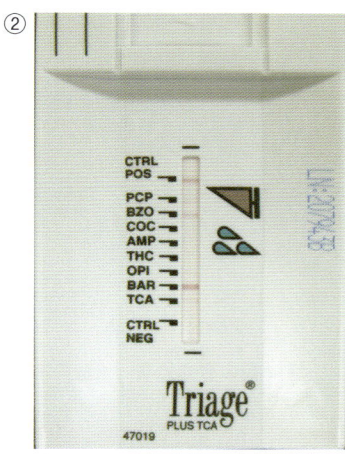

■ トライエージDOA（Triage drugs of abuse）
乱用薬物スクリーニング検査キットで，商品名である．トライエージ®で検出できる薬物は，フェンシクリジン（PCP），ベンゾジアゼピン類（BZO），コカイン類（COC），アンフェタミン類（AMP），大麻類（THC），オピエート類（OPI），バルビツール酸類（BAR），三環系抗うつ薬類（TCA）の8種で，①ではAMPに陽性のラインが入っているのがわかる．②ではPCP，BZO，BAR，TCAと多薬品に陽性の所見がみられる（抗精神病薬のベゲタミンを大量内服した多剤での治療中の患者例）．

Section 4 治療（救急処置）

病院前救急医療

- 心肺蘇生や酸素吸入など

病院到着後初期対応

- 状況が判明し，全身状態が安定するまでは集中治療室での治療が必要
- 救助・救援・治療にあたり「二次被害」の予防に配慮する（患者の除染やガウン，手袋，ゴーグルの装着）

> **二次被害の予防**
> ・サリン中毒，硫化水素では救助担当者の二次被害の報告がある．
> ・パラコート（除草剤の1つ）は皮膚からも吸収され致命的のこともある．

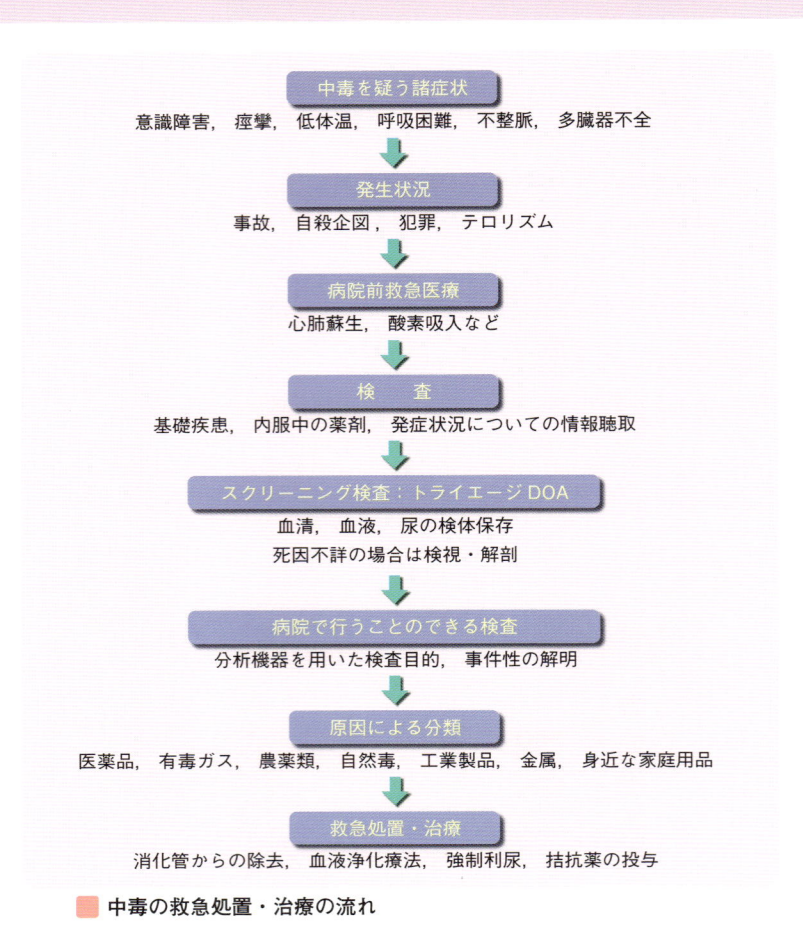

```
           ┌──────────────────┐
           │ 中毒を疑う諸症状 │
           └──────────────────┘
意識障害，痙攣，低体温，呼吸困難，不整脈，多臓器不全
                    ↓
           ┌──────────────────┐
           │    発生状況      │
           └──────────────────┘
        事故，自殺企図，犯罪，テロリズム
                    ↓
           ┌──────────────────┐
           │  病院前救急医療  │
           └──────────────────┘
           心肺蘇生，酸素吸入など
                    ↓
           ┌──────────────────┐
           │      検　査      │
           └──────────────────┘
   基礎疾患，内服中の薬剤，発症状況についての情報聴取
                    ↓
     ┌──────────────────────────────┐
     │ スクリーニング検査：トライエージDOA │
     └──────────────────────────────┘
           血清，血液，尿の検体保存
           死因不詳の場合は検視・解剖
                    ↓
     ┌──────────────────────────────┐
     │  病院で行うことのできる検査  │
     └──────────────────────────────┘
       分析機器を用いた検査目的，事件性の解明
                    ↓
           ┌──────────────────┐
           │   原因による分類 │
           └──────────────────┘
 医薬品，有毒ガス，農薬類，自然毒，工業製品，金属，身近な家庭用品
                    ↓
           ┌──────────────────┐
           │  救急処置・治療  │
           └──────────────────┘
   消化管からの除去，血液浄化療法，強制利尿，拮抗薬の投与
```

■ 中毒の救急処置・治療の流れ

選択しうる治療手段

■治療手段

消化管からの除去	催吐薬，胃洗浄，活性炭吸着，緩下剤，腸洗浄などがあり，原因物質，年齢，意識状態などによって選択する．	
血液浄化療法	血液透析(HD)，持続的血液濾過(CHF)，持続的血液濾過透析(CHDF)，血液吸着(HA)などがあり，中毒起因物質や循環動態などに合わせて選択する．	
強制利尿	バルビツレート中毒，サリチル酸中毒で推奨されている．心不全，腎機能障害の事前チェックが必要である．	
拮抗薬の投与	有機リン系農薬	硫酸アトロピン，PAM（プラリドキシムヨウ化メチル）
	シアン化合物	亜硝酸アミル，亜硝酸ナトリウム，チオ硫酸ナトリウム
	硫化水素	亜硝酸アミル，亜硝酸ナトリウム

■血液透析(HD)：hemodialysis　■持続的血液濾過(CHF)：continuous hemofiltration　■持続的血液濾過透析(CHDF)：continuous hemodiafiltration　■血液吸着(HA)：hemadsorption　■フェンシクリジン(PCP)：phencyclidine　■ベンゾジアゼピン類(BZO)：benzodiazepine　■コカイン類(COC)：cocaine　■アンフェタミン類(AMP)：amphetamine　■大麻類(THC)：tetrahydro-cannabinol　■オピエート類(OPI)：opiate　■バルビツール酸類(BAR)：barbiturate　■三環系抗うつ薬類(TCA)：tricyclic antidepressant　■プラリドキシムヨウ化メチル(PAM)：pralidoxime iodide

Unit 1 ニューロパチー G60

Neuropathy

疾患概念
末梢神経障害による臨床症候をニューロパチーという．原因は糖尿病や血管炎，悪性腫瘍，栄養障害，薬剤の副作用，圧迫性など多彩である．主な症状として四肢の筋力低下，筋萎縮，しびれ感や感覚鈍麻などを呈する．経過は，急性に進行し呼吸筋麻痺に至るものから，数十年に及ぶ慢性に経過するものまでさまざまである．

SUMMARY Map

誘因・原因
- 最も多いのは**糖尿病ニューロパチー**（糖尿病による代謝障害と，動脈硬化による血管の虚血などによって起こる）
- 代表的疾患には感染後の免疫性機序による**ギラン・バレー症候群***
- がん性ニューロパチー，血管炎性ニューロパチーも重要である．

病態
- 障害分布による病態
  - 単ニューロパチー：単一の神経障害．機械的圧迫による橈骨神経麻痺，ベル麻痺（顔面神経麻痺）
  - 多発ニューロパチー：左右対称性に四肢遠位型運動障害，**手袋・靴下型（glove and stocking type）感覚障害**．ギラン・バレー症候群，Charcot-Marie-Tooth病*
  - 多発性単ニューロパチー：複数の神経支配領域が障害され，**左右非対称性**となる．血管炎性ニューロパチー
- 神経病変の部位による分類
  - 神経細胞体障害：**神経細胞体（ニューロン）が障害**され，二次的に軸索変性．がん性ニューロパチー
  - 軸索障害：**軸索が主に障害**．ワーラー変性（軸索が局所的損傷で離断，遠位部が変性・消失）．血管炎性ニューロパチー
  - 髄鞘障害（脱髄）：**髄鞘やシュワン細胞が障害**．ギラン・バレー症候群

症状・臨床所見
- 運動障害：**筋力低下**，**筋萎縮**，弛緩性麻痺*を呈する．
- 感覚障害：**感覚鈍麻**，**異常感覚**，神経痛，感覚性運動失調など
- 深部反射*の低下・消失

検査・診断・分類
- **末梢神経伝導検査**：**伝導速度の低下**（脱髄所見），**活動電位の低下**（軸索障害所見）
- **腓腹神経生検**：血管炎の証明など，診断上必要な場合のみ実施
- 軸索変性と脱髄の鑑別

治療
- 治療は原疾患により異なる．
- 対症療法：自発痛や強いしびれ感に対して**抗てんかん薬**，**抗うつ薬**，**鎮痛薬**
- **向神経ビタミン薬**（ビタミンB_1，B_{12}など）やリハビリテーション

用語解説

ギラン・バレー症候群
p.225参照

弛緩性麻痺
筋肉の緊張が緩んだ麻痺をいい，力を入れることができないために麻痺した手足は「だらり」としている．ちなみに筋緊張が強い麻痺を痙性麻痺という．

Charcot-Marie-Tooth（シャルコー・マリー・トゥース）病
進行性の四肢遠位部の筋萎縮と筋力低下を特徴とする遺伝性の末梢神経疾患．脱髄を中心とするものと，軸索の変性を中心とするものがある．

深部反射
p.34参照

亜急性連合性脊髄変性症
ビタミンB_{12}の欠乏（腸からの吸収障害）によって起こる悪性貧血が原因となる．筋力低下，刺すような痛みを伴う感覚異常から徐々に悪化して歩行困難や精神症状が現れるようになる．早期治療で回復の可能性が高い．

結節性多発動脈炎，Churg-Strauss（チャーグ・ストラウス）症候群
結節性多発動脈炎は，血管径が中程度の動脈壁のいくつもの領域に炎症を生じる疾患．心臓，脳，腸，腎臓などに分布する動脈に炎症が起こることから，多彩な臓器症状を呈する．ウイルス，細菌などがきっかけとなる場合もあるが，ほとんどが原因不明である．Churg-Strauss症候群は，結節性多発動脈炎から分離した疾患で，アレルギー性肉芽腫性血管炎ともいい，全身の動脈に壊死性血管炎や血管内外の肉芽腫を生じる疾患である．気管支喘息をもち，血液に好酸球（白血球の一種）の増加が著明な人がかかる疾患である．

Chapter 9 末梢神経疾患 ニューロパチー

Section 1 誘因・原因

- 末梢神経障害を呈する疾患を示す．
- 神経病変の部位による分類を示す．

■ 末梢神経障害を呈する疾患

- 自己免疫性：ギラン・バレー症候群，フィッシャー症候群
- 代謝性：糖尿病ニューロパチー，尿毒症性ニューロパチー
- 血管炎性：結節性多発動脈炎，Churg-Strauss症候群，全身性エリテマトーデス（SLE）などの膠原病
- 腫瘍性：がん性ニューロパチー
- 栄養障害性：ビタミンB_1欠乏，アルコール
- 中毒性：イソニアジド，ビンクリスチン硫酸塩，シスプラチン
- 感染性：帯状疱疹，ジフテリア，らい
- 絞扼，圧迫，外傷：手根管症候群（正中神経），橈骨神経麻痺，坐骨神経痛
- 遺伝性：Charcot-Marie-Tooth病，家族性アミロイドニューロパチー

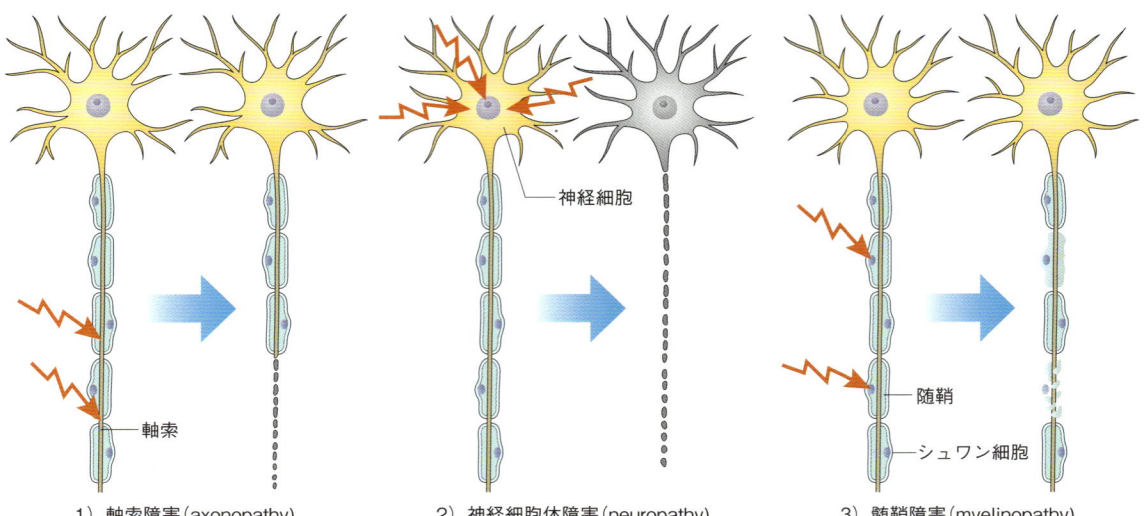

1) 軸索障害（axonopathy）　　2) 神経細胞体障害（neuropathy）　　3) 髄鞘障害（myelinopathy）

神経細胞／軸索／随鞘／シュワン細胞

■ 神経病変の部位による分類
1) 軸索障害：軸索が主に障害．ワーラー変性（軸索が局所の損傷で離断，遠位部が変性・消失）が起こる．
2) 神経細胞体障害：神経細胞体（ニューロン）が障害され，二次的に軸索変性が起こる．
3) 髄鞘病変（脱髄）：髄鞘やシュワン（Schwann）細胞が障害される．

Section 2 症状・臨床所見

単ニューロパチー

- 橈骨神経麻痺：手関節と手指の伸展が不能となり，垂れ手（下垂手）を呈する．
- 尺骨神経麻痺：第4指尺側1/2と第5指のしびれ感・感覚低下，虫様筋麻痺のため鷲手，骨間筋麻痺のためつまみ（pinch）力が低下する．
- 手根管症候群：手根管部の正中神経の絞扼性障害．手掌橈側，第1指〜4指橈側1/2までのしびれ感・感覚低下を呈する．母指球筋の萎縮（猿手）が生じ，母指対立運動が障害される．

多発ニューロパチー

- 左右対称性の手袋・靴下型の感覚障害を呈する．両手足にびりびり，じんじんとしたしびれ感・痛み，感覚が鈍くなったなどを自覚する．

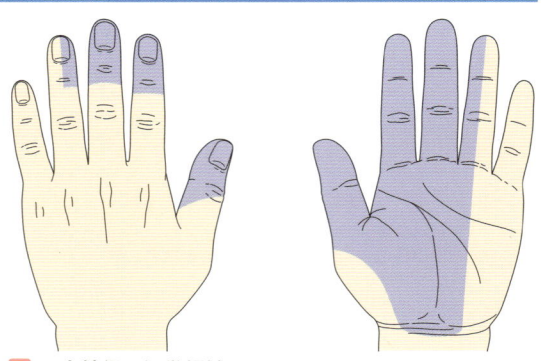

■ 正中神経の知覚領域
手掌橈側，第1指〜4指橈側1/2までのしびれ感・感覚低下を呈する．橈骨と母指の側を橈側，尺骨と小指の側を尺側という．

- 四肢遠位部の筋力低下のために垂れ足となり，歩行時につまずきやすい．両手の脱力のためタオルを絞れない，ペットボトルのふたを開けられないなどを自覚する．

〔神経学的所見〕
・四肢遠位部優位の筋力低下，筋萎縮，筋トーヌス低下，四肢の深部反射の低下・消失を認める．
・手袋・靴下型の感覚障害および表在感覚(温痛覚，触覚)の鈍麻，深部感覚(位置覚，振動覚)の低下を呈する．
・発汗低下などの自律神経症状を認めることもある．

多発性単ニューロパチー
- 血管炎性ニューロパチーでは，左右非対称性の分布となるしびれ感や痛みなどの感覚障害に加えて，垂れ手や垂れ足などの片側の手足に麻痺が起こる．

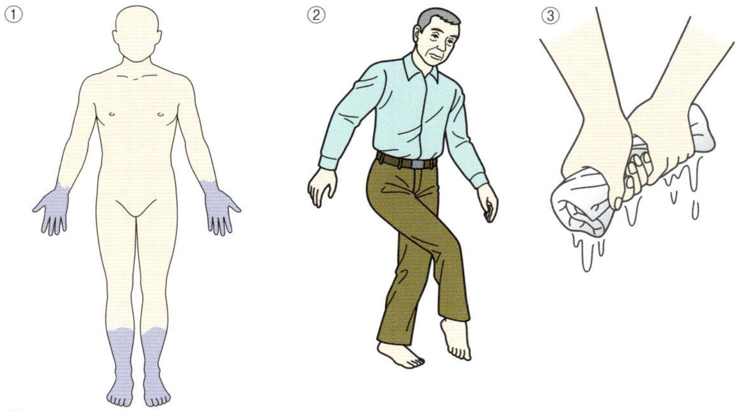

多発ニューロパチー
①左右対称性に四肢遠位部にみられる手袋・靴下型感覚障害
②垂れ足または歩行時つまずきやすい．
③両手の脱力のためにタオルを絞れない．ペットボトルのふたを開けられないなどを自覚する．

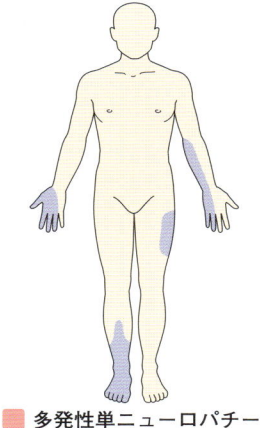

多発性単ニューロパチー
左右非対称性の分布となる．

手袋・靴下型感覚障害
しびれ感や表在感覚鈍麻などの感覚障害が四肢末端に強く，体幹に近いほど軽い傾向があり，手袋と靴下をはいたような分布を示す．

Section 3 検査・診断・分類

血液検査

- 糖尿病：空腹時血糖値，随時血糖値，Hb_{A1c}，75g経口糖負荷試験(75g-OGTT)にて異常値
- 血管炎：CRP上昇，赤沈亢進．p-ANCA(MPO-ANCA)，抗核抗体などが陽性
- 血中ビタミン測定：ビタミンB_1(脚気ニューロパチー，アルコール性ニューロパチー)，ビタミンB_{12}(亜急性連合性脊髄変性症[*])
- 髄液検査：髄液のタンパク細胞解離(タンパク増加，細胞数正常)が，ギラン・バレー症候群，Charcot-Marie-Tooth病，慢性炎症性脱髄性多発根ニューロパチーなどでみられる．

末梢神経伝導検査

- 脱髄所見：運動神経伝導速度(MCV)・感覚神経伝導速度(SCV)の著明な低下，伝導ブロック，時間的分散，終末潜時の延長
- 軸索障害所見：複合筋活動電位・感覚神経活動電位の振幅の低下，MCV・SCVは軽度低下

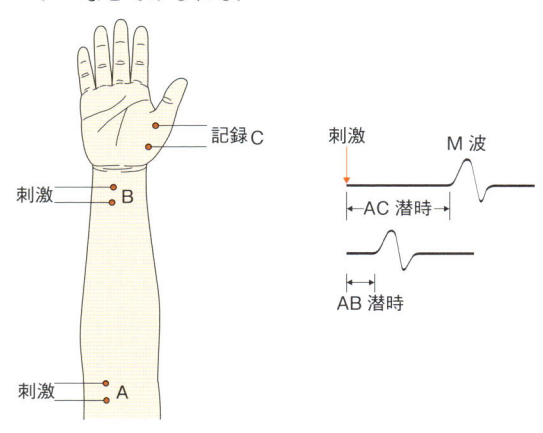

末梢神経伝導検査
正中神経の運動神経伝導速度(MCV：m/sec)＝
(A－B)mm÷(AC潜時－AB潜時)ms

腓腹神経生検

- 診断上必要な場合のみ実施する．
- 血管炎の証明（結節性多発動脈炎，Churg-Strauss症候群*など）
- コンゴーレッド（Congo red）染色によるアミロイド沈着（家族性アミロイドニューロパチー）
- 脱髄と再生を繰り返すニューロパチーではonion bulb（たまねぎ）形成（Charcot-Marie-Tooth病，慢性炎症性脱髄性多発根ニューロパチー）
- 有髄線維や無髄線維の脱落，軸索変性と節性脱髄の所見など

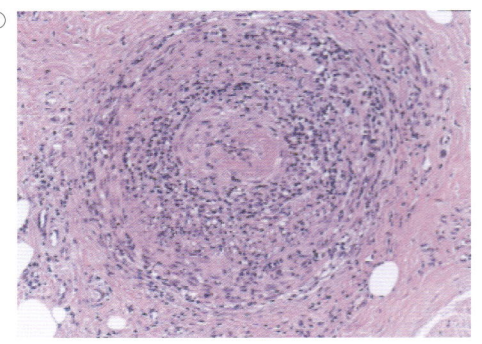

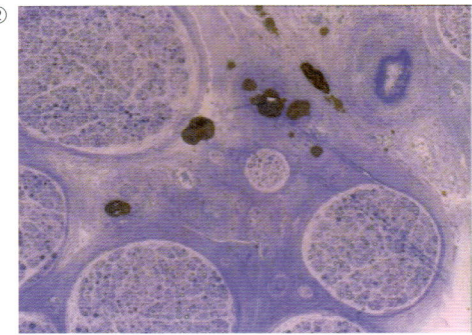

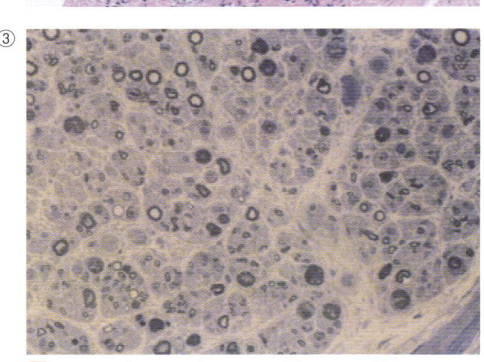

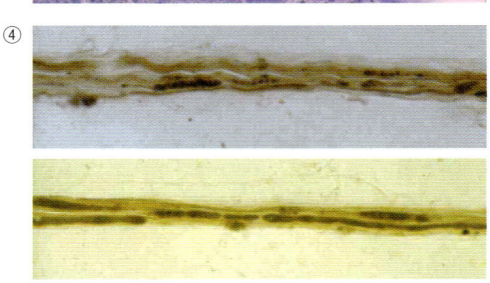

血管炎（結節性多発動脈炎）症例の神経生検所見
①神経外膜の小動脈にみられる壊死性血管炎（HE染色）
②，③有髄神経線維の脱落と活動的な軸索変性像（包埋トルイジンブルー染色）
④ときほぐし法．ミエリン・オボイドを多数認める．

Section 4 治療

- 原因療法
  - 血管炎性ニューロパチー：副腎皮質ステロイド薬，免疫抑制薬
  - ギラン・バレー症候群：免疫グロブリン静注療法，血液浄化療法
  - ビタミンB_1欠乏症（脚気ニューロパチー）：ビタミンB_1

- 対症療法
  - 自発痛や強いしびれ感に対して抗てんかん薬，抗うつ薬，鎮痛薬．
  - 向神経ビタミン薬（ビタミンB_1，B_{12}など）
  - リハビリテーション

■全身性エリテマトーデス（SLE）：systemic lupus erythematosus ■75g経口糖負荷試験（75g-OGTT）：75g-oral glucose tolerance test ■CRP：C-reactive protein ■抗好中球細胞質抗体（ANCA）：anti-neutrophil cytoplasmic antibody ■p-ANCA：perinuclear ANCA ■MPO-ANCA：myeloperoxidase-ANCA ■運動神経伝導速度（MCV）：motor nerve conduction velocity ■知覚神経伝導速度（SCV）：sensory nerve conduction velocity

Unit 2　G61.0　ギラン・バレー症候群

Guillain-Barré syndrome（GBS）

疾患概念
四肢の運動麻痺を主症状とする自己免疫性末梢神経疾患である．上気道感染や下痢などの感冒様症状が先行し，数日〜2, 3週後，両下肢に始まり，急速に上行性に進行する．嚥下障害や呼吸筋麻痺に至ることもある．髄鞘が障害される脱髄型（急性炎症性脱髄性多発根ニューロパチー）が多いが，軸索障害型もある．

Summary Map

誘因・原因
- 上気道感染，下痢などの感冒様症状が先行．多数の細菌やウイルスが原因となるが，カンピロバクター・ジェジュニ（Campylobacter jejuni）が多い．
- サイトメガロウイルス，EBウイルス，マイコプラズマやワクチン接種なども原因

病態
- 感染により引き起こされる自己免疫性機序により発症
- ヒト末梢神経のガングリオシドと病原体（例：C. jejuni）が類似した抗原構造を有し，本人の神経組織に交差反応（抗体が無関係な抗原に反応すること）して発症
- 末梢神経の髄鞘が障害される脱髄型（髄鞘障害型）が主体，軸索障害型もある．

症状・臨床所見
- 前駆症状（上気道感染，下痢など）から数日〜2, 3週後に神経症状
- 両下肢の筋力低下で始まる．対称性，上行性に進行し，上肢・全身に波及
- 歩行不能，嚥下困難，喀痰喀出困難，呼吸筋麻痺まで至り，死亡例あり
- 四肢のしびれ感など手袋・靴下型の感覚障害．運動麻痺に比べて軽度
- 深部反射の減弱・消失
- 6か月以内に回復することが多いが，歩行障害が残る例もある．

検査・診断・分類
- 髄液検査：タンパク細胞解離（タンパクは高値，細胞数は正常）
- 末梢神経伝導検査：伝導ブロック，神経伝導速度の遅延，時間的分散，複合筋活動電位の低下など
- 血中抗糖脂質抗体：GM1, GD1a, GQ1bなどの抗ガングリオシド抗体が上昇

治療
- 免疫グロブリン静注療法（IVIG）
- 血液浄化療法：二重膜濾過血漿交換，免疫吸着などで自己抗体を除去
- 補助療法
- ・モニタを装着しての全身管理
- ・球麻痺，呼吸障害に対して人工呼吸器装着
- ・リハビリテーション

末梢神経の模式図
有髄神経線維／髄鞘（ミエリン）／シュワン細胞／跳躍伝導／ランビエ絞輪（髄鞘の切れ目）／軸索／［断面図］髄鞘／軸索／シュワン細胞（髄鞘のもと）／シナプス／骨格筋

髄鞘が剥がれて失われることを脱髄といい，末梢神経障害をニューロパチーという．

Section 1 誘因・原因

- ウイルスや細菌感染が契機となって引き起こされる自己免疫疾患と考えられている.
- 先行感染の主要な病原体は, *C. jejuni*, サイトメガロウイルス, EBウイルス, マイコプラズマなどがある. ワクチン接種によるギラン・バレー症候群も報告されている.
- ギラン・バレー症候群の60％の症例で, ガングリオシド(糖脂質)という物質に対する自己抗体が認められる.

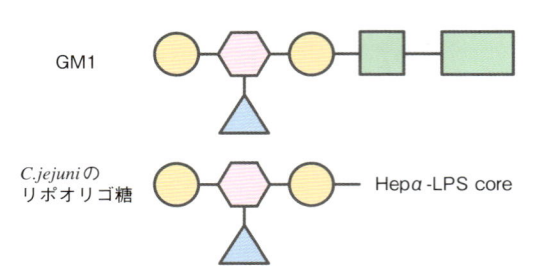

Campylobacter jejuni(カンピロバクター・ジェジュニ)のリポ多糖類が末梢神経のガングリオシド(GM1)と抗原性が類似していることから, 抗GM1抗体が産生され, 末梢神経のGM1エピトープに自己抗体が結合して, 運動神経が障害される.
ガングリオシドは脳, 神経組織に多く含まれている複合脂質であるスフィンゴ糖脂質で, 細胞の増殖・分化・がん化, 神経突起伸展などに重要な役割を担っている物質

■ ガングリオシド(GM1)と*C. jejuni*リポオリゴ糖との分子相同性
(Kieseier BC, et al：Advance in understanding and treatment of immune-mediated disorders of the peripheral nervous system. Muscle Nerve, 30：131〜156, 2004を改変)

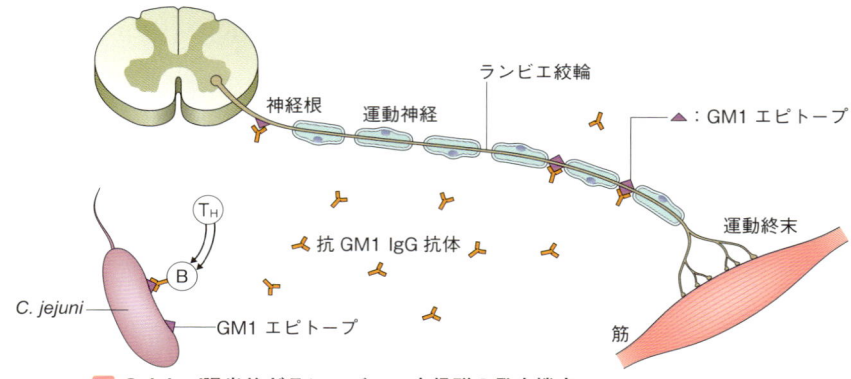

■ *C. jejuni*腸炎後ギラン・バレー症候群の発症機序
GM1様リポオリゴ糖を有する*C. jejuni*に感染し, T細胞のヘルプを受けて抗GM1 IgG抗体が産生され, 血液神経関門の脆弱な脊髄前根やランビエ絞輪などにGM1が結合し, 運動神経が障害される.
(小鷹昌明ほか：Guillain-Barré症候群—神経と病原体の分子相同性仮説の証明. 医学のあゆみ, 206：841〜844, 2003を改変)

Section 2 症状・臨床所見

- 前駆症状として, 約70％で上気道感染(感冒様症状), 下痢などの先行感染症状を呈する.
- 筋力低下：典型例では前駆症状から数日〜数週後に両下肢の筋力低下による歩行障害から始まり, 対称性に上行性に進行し, 上肢や全身に波及する. 両上肢に初発する型や顔面筋麻痺, 複視, 嚥下障害で発症する型もある.
- 歩行不能, 臥床状態になることも多く, 嚥下・咀しゃく困難, 喀痰喀出困難, 呼吸筋麻痺を呈することもある.
- 感覚障害：手袋・靴下型感覚障害(p.72参照)が主体で, 四肢のしびれ感や痛みなどの異常感覚を訴える. 運動麻痺に比べて軽度であり, 感覚症状がないこともある.
- 深部反射は全般性に減弱・消失する.
- 起立性低血圧, 血圧の変動, 頻脈, 不整脈などの自律神経障害を呈することがある. まれに膀胱-直腸障害や乳頭浮腫を認める.

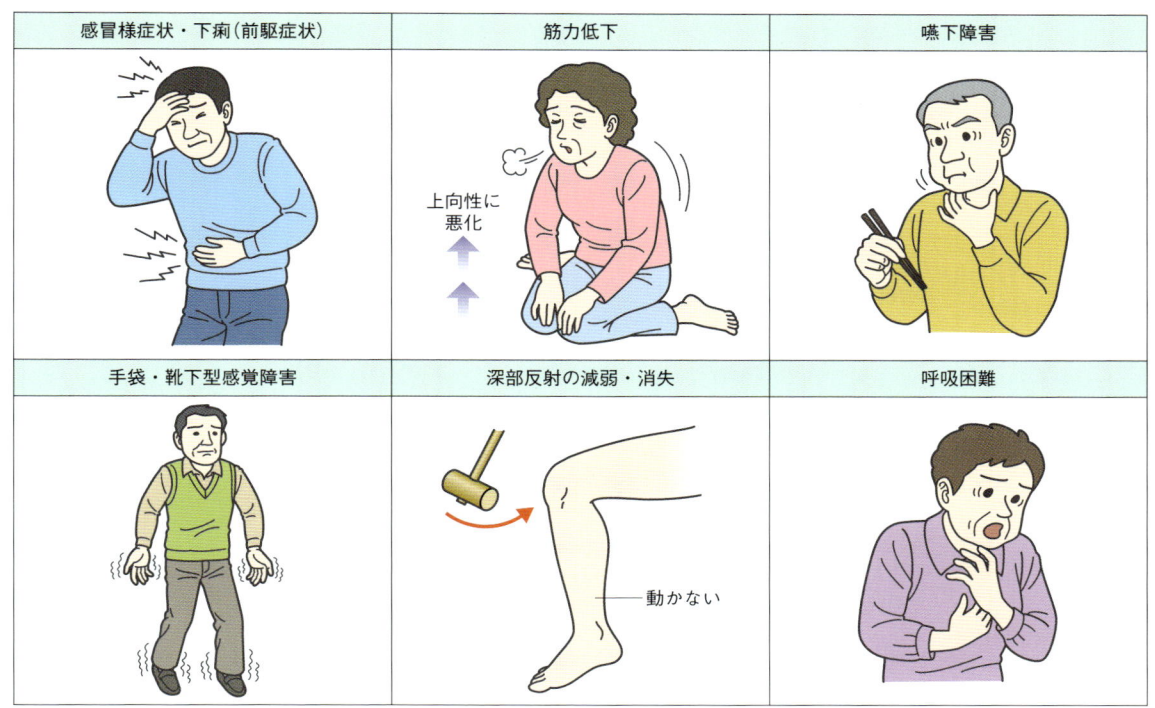

感冒様症状・下痢（前駆症状）	筋力低下	嚥下障害
	上向性に悪化	
手袋・靴下型感覚障害	深部反射の減弱・消失	呼吸困難
	動かない	

■ ギラン・バレー症候群の症状

Section 3 検査・診断・分類

診断基準

■ ギラン・バレー症候群の診断基準

必須所見
A. ニューロパチー（末梢神経障害）による2肢以上の進行性の筋力低下
B. 深部反射消失

診断を支持する所見
A. 臨床的特徴（重要順）
 1. 進行：筋力低下は急速に出現するが、4週までには進行は停止
 2. 比較的左右対称性の筋力低下
 3. 軽度の感覚障害
 4. 脳神経障害：両側性の顔面神経麻痺、球麻痺、外眼筋麻痺
 5. 回復：進行が停止したあと、2〜4週で回復し始める。
 6. 自律神経障害：頻脈、不整脈、起立性低血圧、高血圧、血管運動症候
 7. 神経症状の発症時に発熱を認めない.
B. 診断を強く支持する髄膜所見：タンパク細胞解離
 1. 髄液タンパクの増加
 2. 髄液細胞：単球球優位、10/mm³以下
C. 診断を強く指示する電気生理学的所見
 1. 神経伝導速度の遅延 2. 伝導ブロック 3. 遠位潜時の延長

分類

■ ギラン・バレー症候群の分類

臨床的分類	障害タイプ	臨床的特徴	主な自己抗体
急性炎症性脱髄性多発根ニューロパチー	脱髄型	通常のGBS、回復が早い	抗GM1抗体（＜50％）など
急性運動性軸索性ニューロパチー	軸索障害型	比較的回復早い	抗GD1a抗体など
急性運動感覚性軸索性ニューロパチー	軸索障害型	回復が遅い、後遺症を残す	抗GD1a、抗GM1など
フィッシャー症候群	脱髄型	外眼筋麻痺、運動失調、反射消失、回復早い	抗GQ1b抗体（90％）

※フィッシャー症候群：外眼筋麻痺・失調、深部反射の低下ないし消失を3徴とする疾患。眼が動かなくなるために物が二重に見えたり、身体がふらついてうまく歩けなくなる。ギラン・バレー症候群の亜型と考えられている。

髄液のタンパク細胞解離
タンパク細胞解離とは、タンパクは高値だが細胞数は正常で、ギラン・バレー症候群、Charcot-Marie-Tooth病（p.221参照）などでみられる。ギラン・バレー症候群の髄液所見は、タンパク細胞解離は発症早期には認められず、発症1週後からタンパクの増加が出現し、4〜6週後にピークとなる。タンパク量は60〜1,000 mg/dL以上とさまざまで、細胞数は正常が多いが、軽度の単核球増加がみられることもある。

末梢神経伝導検査

● 末梢神経伝達検査の原理を記す．

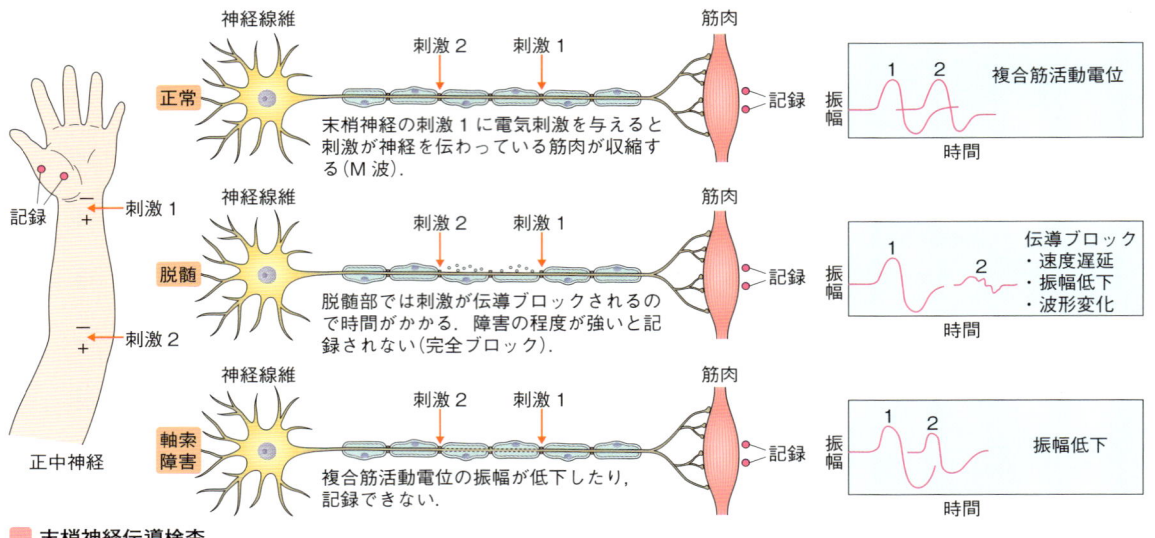

■ 末梢神経伝導検査
伝達速度の遅延，複合筋活動電位の振幅低下などの異常所見を認める．

Section 4 治療

- 免疫グロブリン静注療法（IVIG）：ヒト免疫グロブリン製剤400mg/kg/日を4～6時間かけてゆっくり点滴静注し，5日間，連日投与する．
- 血液浄化療法：単純血漿交換，二重膜濾過血漿交換，免疫吸着などの方法が行われ，わが国では二重膜濾過血漿交換，免疫吸着が多い．
- 副腎皮質ステロイド薬単独では，有効性は否定されている．
- 重症例の管理：呼吸筋麻痺，球麻痺，不整脈や血圧の変動などの自律神経障害が死因に結びつくことがある．
- 全身管理にはモニタを装着し，呼吸障害が出現したらただちに人工呼吸器装着を必要とする．長期臥床状態が続く場合は，深部静脈血栓，呼吸器感染，尿路感染などの合併症に注意する．

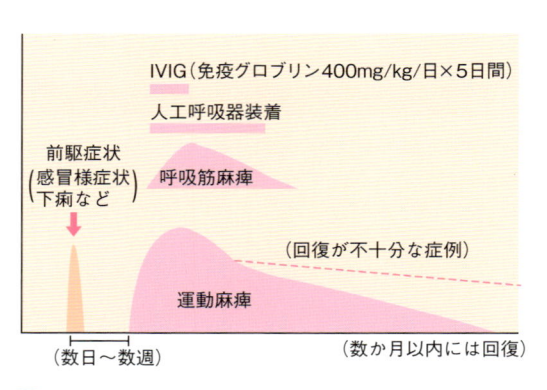

■ ギラン・バレー症候群の臨床経過

人工呼吸器管理

- ギラン・バレー症候群は，急激に嚥下・咀しゃく困難，喀痰喀出困難，呼吸筋麻痺に進展することがある．これらの症候は死に至ることもあり，急性期を脱すれば回復する疾患であることから，躊躇せずにただちに人工呼吸器を装着する．

リハビリテーション

- 廃用性筋萎縮，関節拘縮などの予防や，早期回復には適切なリハビリテーションが必要．しかし，他動的関節可動域訓練では，筋や関節の損傷を防ぐために過度の伸展を行わないようにする．
- 予後は一般に良好で，6か月以内に完全回復することが多いが，歩行障害が残る例もある．また，重症例では急性期に呼吸障害で死亡することもある．

■ EBウイルス：Epstein-Barr virus　■ 免疫グロブリン静注療法（IVIG）：intravenous immuno-globulin

Unit 3 G51.0 ベル麻痺（顔面神経麻痺）

Bell palsy（facial nerve paralysis, facial palsy）

疾患概念
顔面神経麻痺では，表情筋の筋力低下，味覚障害，聴覚過敏，涙腺や唾液腺の分泌障害を生じる．障害の部位により，中枢性と末梢性に分類される．さまざまな原因によって発症するが，ここでは末梢性顔面神経麻痺で最も頻度の高い，ベル麻痺を中心に解説する．

Summary Map

誘因・原因
- 急性の末梢性顔面神経麻痺で，通常は片側で発症する．
- 発症に左右差や性差はなく，すべての年齢で発症する．平均発症年齢は約40歳で，10歳以下では少ない．
- 多くは1型単純ヘルペスウイルスの再活性化が関与

病態
- 原因はこれまで，神経の循環障害，免疫異常，糖尿病，ウイルス感染などが関与するとされてきた．
- 最近の研究で，ベル麻痺の多くが，潜伏感染していた1型単純ヘルペスウイルスが再活性化するために発症すると考えられている．
- 1型単純ヘルペスウイルス増殖による炎症細胞浸潤，顔面神経が腫れる神経浮腫，さらに浮腫により顔面神経管での軸索の虚血によって，麻痺が現れる．

症状・臨床所見
- 顔面筋麻痺側では鼻唇溝が浅くなり，口角が下がり，流涎（よだれ）をたれる．障害側で額のしわが少なくなる．眼裂（上下の眼瞼の裂け目）が大きくなる．
- 眼輪筋麻痺が高度の場合，まったく閉眼できない兎眼となる．
- 完全に閉眼することができず，上転した眼球結膜が見えるベル現象，眼を強く閉眼したときに，障害側の睫毛が埋没しないで残る睫毛徴候
- 味覚障害（舌前2/3）として，鼓索神経の障害により，同側の舌前2/3の味覚が低下
- 聴覚過敏として，アブミ骨筋麻痺のため，耳小骨が過剰に振動し，音がうるさく聞こえる．

検査・診断・分類
- 血液検査（ウイルス抗体価測定）
- ラムゼイ・ハント症候群*，糖尿病末梢神経障害やギラン・バレー症候群，サルコイドーシス*，ライム病*などと鑑別
- 顔面の表情を診断，麻痺の部位を知るための聴力検査，耳小骨筋反射検査，涙分泌検査

治療
- 副腎皮質ステロイド薬，抗ウイルス薬，神経修復の促進にビタミン薬（ビタミンB$_{12}$やビタミンE）投与，リハビリテーション（筋肉のマッサージなど）
- 回復の過程で病的連合運動が出現することがある．口を閉じるのと同時に目が閉じたり，食事時に唾液の分泌とともに流涙が始まる「ワニの涙症候群」
- 神経の異所性興奮で片側顔面痙攣を生じる場合，ボツリヌス療法が有効
- 星状神経節ブロック

用語解説

ラムゼイ・ハント（Ramsay-Hunt）症候群
膝神経節（顔面神経の神経節）に潜伏していた帯状疱疹ウイルスの活性化によるもので，末梢性顔面神経麻痺と外耳道や耳介後部に皮疹（帯状疱疹）が出現するのが特徴である．ベル麻痺に比べて回復が劣ることが多い．

サルコイドーシス（sarcoidosis）
発熱，ブドウ膜炎による目のかすみ，耳下腺腫脹，口のゆがみなどがサルコイドーシスによる顔面神経麻痺の特徴

ライム病（Lyme disease）
ライム病ボレリアという細菌を原因とし，マダニを介して人に感染する感染症．典型的な症状はマダニに刺された箇所にできる赤い斑点だが，菌が全身に広がると頭痛，項部硬直，髄膜炎，顔面の片側麻痺などが出現する．

Chapter 9 末梢神経疾患 ベル麻痺（顔面神経麻痺）

Section 1 誘因・原因

- ベル麻痺は急性の末梢性顔面神経麻痺で，通常は片側で発症する．
- 発症に左右差や性差はなく，すべての年齢で発症するが，平均発症年齢は約40歳で，10歳以下では少ない．
- 原因は不明で特発性顔面神経麻痺ともよばれていたが，その多くは1型単純ヘルペスウイルスの再活性化が関与していると考えられている．

中枢性顔面神経麻痺と末梢性顔面神経麻痺の相違

- 中枢性顔面神経麻痺は橋にある顔面神経核に至るまでの経路の障害，すなわち上位（1次）運動ニューロンの障害によって発症する（例：脳血管障害などによる顔面の一次運動野の障害や内包の障害）．
- 末梢性顔面神経麻痺は顔面神経核以下の障害，すなわち下位（2次）運動ニューロン障害によって発症する（例：ベル麻痺やギラン・バレー症候群）．
- 前頭筋と眼輪筋などの上部顔面筋は両側性支配であり，口輪筋や広頸筋などの下部顔面筋は反対側の大脳皮質からのみ支配されている一側性支配である．
- 中枢性の顔面神経麻痺では反対側の下部顔面筋麻痺のみがみられ，上部顔面筋，たとえば閉眼動作や額のしわ寄せは温存される．このことは，顔面神経麻痺が脳卒中などの脳疾患（上位運動ニューロン）なのか，ベル麻痺（下位運動ニューロン障害）なのか鑑別するのに役立つ．

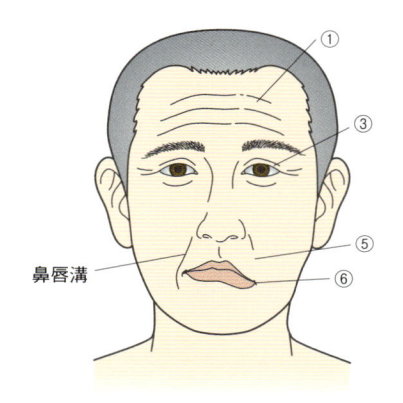

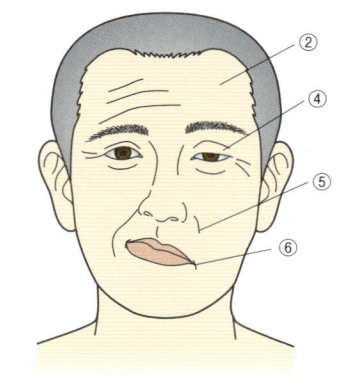

	中枢性	末梢性
額のしわ寄せ	温存（①）	消失（②）
閉眼動作	温存（③）	完全には閉眼できない（④）
鼻唇溝		浅くなる（⑤）
口角		下がる（⑥）

中枢性顔面神経麻痺　　末梢性顔面神経麻痺

■ 左顔面神経麻痺（中枢性と末梢性）

顔面神経の解剖

- 顔面神経は，以下の3つの種類の線維が含まれている神経である．

■ 顔面神経の3つの線維
- 顔面の表情筋を支配する運動線維
- 舌の前2/3から味覚を伝える感覚線維
- 涙腺，舌下腺，顎下腺を支配する副交感線維

- 運動線維は茎乳突孔を通り，耳下腺を貫き，耳下腺神経叢を形成したのち，側頭枝，頬骨枝，頬枝，下顎縁枝，頸枝に分かれ，顔面の表情筋に分布する．また，頭蓋骨を走行中の顔面神経の本幹からは，アブミ骨筋に進む運動線維（アブミ骨筋神経）が分かれ出る．
- 感覚線維は舌の前2/3，軟口蓋，硬口蓋の味覚線維と外耳道と耳介後部の体性感覚を伝える．
- 副交感線維は翼口蓋神経節を経て涙腺へ，顎下神経節を経て舌下腺と顎下腺へ分布する．
- 顔面神経は3種類の神経線維が混合され複雑に走行しているため，障害部位によって出現する症状の組み合わせが異なる．

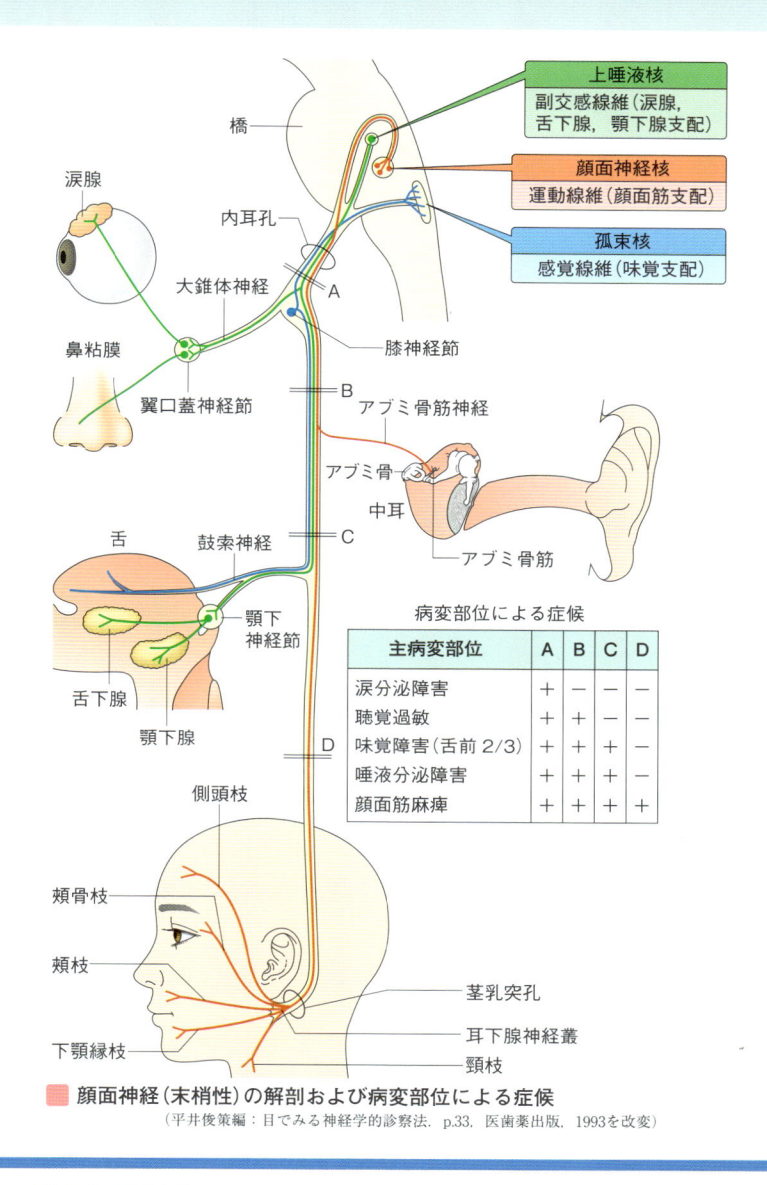

顔面神経（末梢性）の解剖および病変部位による症候

主病変部位	A	B	C	D
涙分泌障害	+	−	−	−
聴覚過敏	+	+	−	−
味覚障害（舌前2/3）	+	+	+	−
唾液分泌障害	+	+	+	−
顔面筋麻痺	+	+	+	+

（平井俊策編：目でみる神経学的診察法．p.33，医歯薬出版，1993を改変）

Section 2 症状・臨床所見

顔面筋麻痺

- 麻痺側では鼻唇溝が浅くなり，口角が下がり，下がった口角から流涎（よだれ）がたれることがある．加えて，障害側で額のしわが少なくなくなり，眼裂が大きくなる．
- 眼輪筋麻痺が高度の場合は，まったく閉眼できず兎眼となる．
- 完全に閉眼することができず，上転した眼球結膜が見えるベル現象や眼を強く閉眼したときに，障害側の睫毛（まつげ）が埋没しないで残る睫毛徴候がみられる．
- 下部顔面筋麻痺の症状として，歯を出して「イー」と言わせると，口角は健側に引かれ，障害側の鼻唇溝は浅くなる．
- 口唇閉鎖力の低下のため，頬を膨らますように指示し膨らんだ頬を指で押すと，障害側の口角から空気が漏れる．

味覚障害，聴覚過敏

- 鼓索神経の障害により，同側の舌の前2/3の味覚が低下する．
- 典型的な主訴としては，金属を口に入れたような味を感じる．
- アブミ骨筋麻痺のため，耳小骨が過剰に振動し，音がうるさく聞こえる．

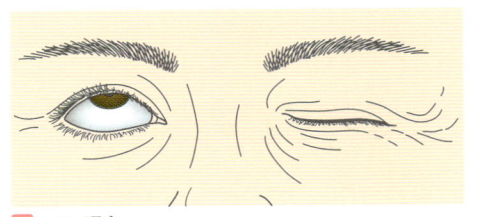

■ ベル現象
右眼輪筋麻痺でベル現象がみられる.

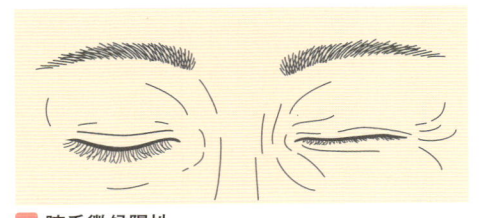

■ 睫毛徴候陽性
右側の睫毛がよく見えている.

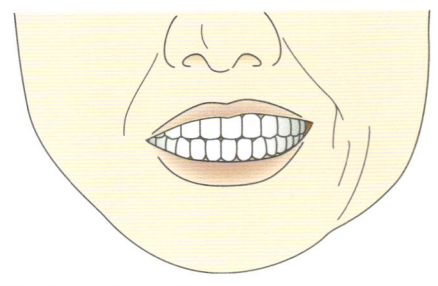

■ 下部顔面筋の試験
歯を出して「イー」と言わせると，口角は健側に引かれ，障害側の右鼻唇溝は浅くなる.

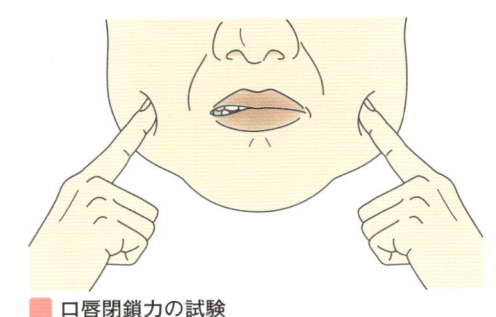

■ 口唇閉鎖力の試験
頬を膨らますように指示し，膨らんだ頬を指で押すと，障害側の口角から空気が漏れる.

Section 3 検査・診断・分類

- 血液検査（ウイルス抗体価測定）
- 末梢性顔面神経麻痺を呈するラムゼイ・ハント症候群，糖尿病末梢神経障害やギラン・バレー症候群，サルコイドーシス，ライム病などとの鑑別を行う.

Section 4 治療

- 閉眼不全に対する眼帯，人工涙液の点眼による角膜保護
- 副腎皮質ステロイド薬，抗ウイルス薬（アシクロビル），ビタミン薬（ビタミンB_{12}やビタミンE），リハビリテーション（筋肉のマッサージ）が行われる.
- 多くは後遺症を残さず改善するが，後遺症が残存する症例もある.
- 回復の過程で病的連合運動が出現することがある．これは神経の再生に伴って顔面筋の誤支配（唾液腺へ行く神経と涙腺に行く神経が方向を誤って混線）が起こるもので，口を閉じるのと同時に目が閉じたり，食事時に唾液の分泌とともに流涙が始まる「ワニの涙症候群」などがある.
- 神経の異所性興奮により片側顔面痙攣を生じることもある．これには緊張や攣縮している筋へのボツリヌス毒素製剤の注射（ボツリヌス治療）が有効である．効果持続は2～5か月である.
- 星状神経節ブロック（局所麻酔薬注入）が行われていることもある.

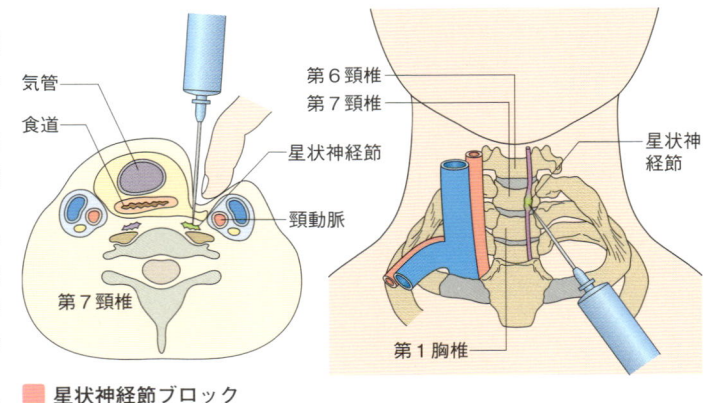

■ 星状神経節ブロック

（白石正治：白石整形外科内科クリニックホームページ，2009を改変）

Unit 4 　G53.0　帯状疱疹後神経痛

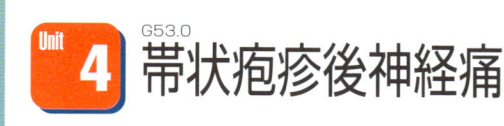

postherpetic neuralgia

疾患概念
帯状疱疹は，神経節に潜伏感染する水痘・帯状疱疹ウイルスの再活性化により回帰発症する．帯状疱疹に関連する神経障害性疼痛は，罹患末梢神経の器質的・機能的障害に起因し，皮疹出現前からの疱疹前痛，皮疹に随伴する急性帯状疱疹痛，および皮疹消退後も持続する帯状疱疹後神経痛に分類される．

SUMMARY Map

誘因・原因

帯状疱疹回帰発症
- 水痘・帯状疱疹ウイルス（VZV）は初感染後も神経節に潜伏感染し，潜伏感染はVZV特異的細胞傷害性T細胞（CTL）により長期維持される．
- 高齢・過労などが誘因となりCTL機能の阻害機転が働くと，神経節内VZVは再活性化・増殖する．増殖したVZVは，神経節末梢の神経や皮膚に感染・播種して炎症を惹起
- 結果，組織障害が生じて帯状疱疹が発症（回帰発症）

疱疹前痛・急性帯状疱疹痛
- VZVに対する炎症により生じた神経・皮膚の傷害に基づく侵害受容性疼痛

帯状疱疹後神経痛
- 皮疹消退後も持続する．末梢神経の器質的・機能的障害に基づく神経因性疼痛，心因性疼痛などが複雑に絡み合った神経痛

病態

- 神経節に潜伏感染する水痘・帯状疱疹ウイルスの再活性化により回帰発症した帯状疱疹に関連する神経障害性疼痛．罹患末梢神経の器質的・機能的障害に起因する．

症状・臨床所見

- 疱疹前痛：皮疹出現数日前より認める片側性の違和感や疼痛
- 帯状疱疹・急性帯状疱疹痛：皮膚分節上の有痛性丘疹・紅斑・水疱
- 帯状疱疹後神経痛：灼熱痛・自発痛，アロディニア，痛覚過敏など

検査・診断・分類

- 帯状疱疹・急性帯状疱疹痛：疱疹前痛は困難．皮疹が出現すれば容易
- 帯状疱疹後神経痛：問診と簡単な知覚検査でほぼ確定

治療

- 急性帯状疱疹痛の治療
  - 再活性化したVZV：抗ウイルス薬
  - 局所炎症反応：非ステロイド抗炎症薬や副腎皮質ステロイド薬
  - 神経組織傷害に起因する疼痛：オピオイド，神経ブロック療法

- 帯状疱疹後神経痛の予防
  - 帯状疱疹後神経痛移行リスクファクター：高齢，急性期劇痛，重症皮疹など
  - 予防効果の期待される治療：抗ウイルス薬，三環系抗うつ薬，神経ブロック療法などの早期治療開始など

帯状疱疹後神経痛の治療
中心は三環系抗うつ薬や抗痙攣薬の内服療法．その他，神経ブロック療法，脊髄電気刺激療法*，イオントフォレーシスなど

用語解説

脊髄電気刺激療法
（electrical spinal cord stimulation）

慢性難治性の神経因性疼痛に対する治療法の1つで，責任神経根に対応する脊髄後索を通電刺激させることで鎮痛をはかる．通電発生装置と電極リード線を体内に植え込むアイトレルシステムだが，電極は硬膜外腔に留置するため，低侵襲かつ可逆的である．内服や神経ブロックなどが無効の場合に保険適応[1]．

Chapter 9　末梢神経疾患　帯状疱疹後神経痛

Section 1 誘因・原因

帯状疱疹回帰発症の機序

- 水痘・帯状疱疹ウイルス（VZV）は，幼少期に水痘または不顕性感染として初感染後も体内から排除されず，不活性な状態で神経節に潜伏感染する．
- この不活性な状態を長期間維持している宿主免疫機構の主役は，VZV特異的細胞傷害性T細胞（CTL）であり，液性免疫ではない．
- 高齢，過労，悪性腫瘍，膠原病，免疫抑制薬内服などが誘因となり，VZV特異的CTL機能の阻害機転が働くと，神経節内のVZVは再活性化して増殖する．
- 増殖したVZVは，神経節末梢の神経や皮膚に感染・播種して炎症反応を惹起させる．その結果，組織障害が生じて帯状疱疹となる（回帰発症）．

疱疹前痛・急性帯状疱疹痛の機序

- 増殖したVZVに対する生体防御反応，すなわち，局所炎症反応により引き起こされた神経や皮膚の組織障害に基づく侵害受容性疼痛が主体
- 組織障害が進行して高度な神経変性が生じれば，神経因性疼痛の要素も加わる．

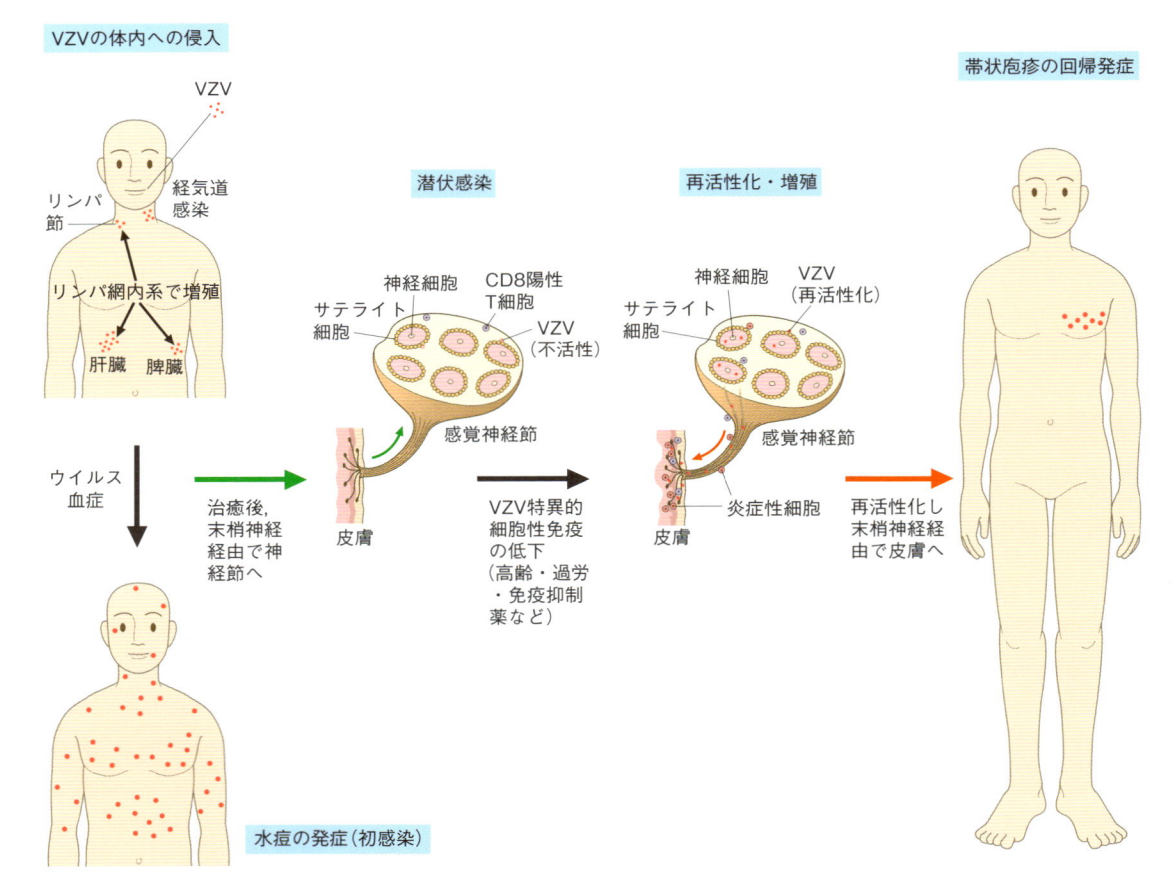

帯状疱疹回帰発症の病態

(Bethany A, et al：Herpes zoster overview：natural history and incidence. JAOA. 109(supple2)：53，2009およびArvin A：Varicella-zoster virus immune evasion. Immunological Reviews. 168：146，1999を改変)

帯状疱疹後神経痛の機序

- 複合的な機序により生じる神経痛で，詳細な機序は不明な点が多い．
- 罹患末梢神経における器質的・機能的障害に基づく神経因性疼痛
- 一次求心性ニューロンの興奮性変化・下降性抑制系の機能不全・神経修復機転における炎症性サイトカインの放出などで生じる自発痛，脊髄後角でのニューロンシナプス再編成・高作動域ニューロン感作などで生じるアロディニア（誘発性疼痛）など
- 激しい疼痛記憶の結果生じる心因性疼痛

```
水痘または帯状疱疹患者より気道・眼球粘膜へ侵入
  ↓ 所属リンパ節・肝・脾臓で増殖
  ↓ ウイルス血症（全身へ播種）
水痘の発症（初感染）
  ↓ 末梢神経を介して
脊髄後根・三叉神経節へ潜伏感染
  ↓ VZV 特異的細胞性免疫による再活性化の抑制維持
  ↓ 高齢・過労などによる VZV 特異的細胞性免疫の低下
  ↓ 潜伏神経節内で VZV の再活性化・増殖
  ↓ 神経節末梢の神経・皮膚へ播種
  ↓ VZV や反応性炎症による神経・皮膚組織障害
帯状疱疹の回帰発症
  急性帯状疱疹痛：侵害受容性疼痛＞神経因性疼痛
  ↓ 皮疹治癒
  ↓ 神経組織の器質的・機能的障害
帯状疱疹後神経痛：神経因性・心因性などの複合性の疼痛
```

■ 帯状疱疹後神経痛の発症機序

Section 2 症状・臨床所見

- 疱疹前痛：皮疹出現数日前より認める片側性の違和感や疼痛
- 帯状疱疹・急性帯状疱疹痛：皮膚分節に沿う有痛性の丘疹，紅斑，および中心臍窩を伴う水疱の集簇
- 帯状疱疹後神経痛：自発痛・灼熱痛，発作性電撃痛，激しい瘙痒感，アロディニア，痛覚過敏などが認められる．

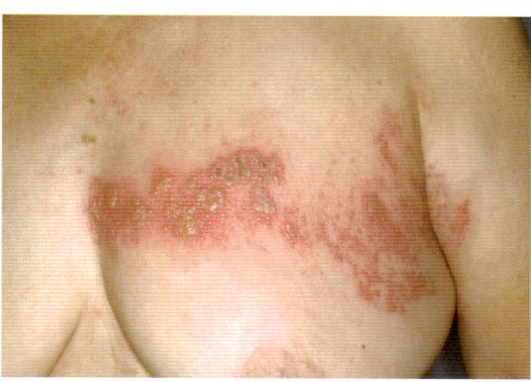

■ 左胸部（Th3領域）に生じた有痛性の小紅斑・水疱の集簇局面

Section 3 検査・診断・分類

- 帯状疱疹・急性帯状疱疹痛
- 診断は，疱疹前痛の段階では困難であるが，皮疹が出現すれば容易である．
- 帯状疱疹後神経痛
- 問診と簡単な知覚検査でほぼ確定できる．なお，帯状疱疹後神経痛とする時期については明確な定義はなく，文献上は皮疹出現後1, 3, 6か月としていることが多い．

Section 4 治療

急性帯状疱疹痛の治療

- 再活性化したVZVに対する抗ウイルス薬，局所炎症反応に対する非ステロイド抗炎症薬（NSAIDs）や副腎皮質ステロイド薬，および，高度な神経変性に起因する神経因性疼痛に対するオピオイド鎮痛薬の投与や神経ブロック療法が適応となる．

■ 急性帯状疱疹痛の治療法

抗ウイルス薬	バラシクロビル塩酸塩，アシクロビル，ビダラビン
鎮痛薬	アセトアミノフェン，非ステロイド抗炎症薬（NSAIDs），麻薬性鎮痛薬（オピオイド：コデインリン酸塩水和物，モルヒネ塩酸塩水和物）
神経ブロック療法	星状神経節・硬膜外・末梢神経ブロック

帯状疱疹後神経痛の予防

- 急性帯状疱疹痛から帯状疱疹後神経痛へ移行するリスクファクターとして，高齢・急性期の強い痛み・重症な皮疹などがあげられる．
- また，予防効果が期待されている治療として，抗ウイルス薬，三環系抗うつ薬，神経ブロック療法の早期治療開始などがあげられる．
- さらに，最近の米国における大規模治験により，高齢者への水痘ワクチン接種は，帯状疱疹だけでなく，帯状疱疹後神経痛の発症に対しても予防効果があることが示された．日本での臨床応用が待たれる．

帯状疱疹後神経痛の治療

- 複雑な病態・機序が混在しているために，決定的な治療法はいまだ確立していない．
- 現在のところ，神経細胞の興奮・膜電位の変化・発痛関連物質の遊離を抑制する意味合いから，三環系抗うつ薬や抗痙攣薬の内服投与が中心的治療であり，明らかな有効性が示されている．神経ブロック療法，脊髄電気刺激療法，イオントフォレーシスなども試みられる．

■急性帯状疱疹痛の治療法

三環系抗うつ薬	アミトリプチリン塩酸塩，イミプラミン塩酸塩，ノルトリプチリン塩酸塩，デシプラミン塩酸塩
抗痙攣薬	カルバマゼピン，ガバペンチン
オピオイド	モルヒネ塩酸塩徐放薬，メサドン塩酸塩水和物，オキシコドン塩酸塩水和物
抗不整脈薬	リドカイン塩酸塩，メキシレチン塩酸塩，フレカイニド酢酸塩
経皮用薬	カプサイシン，インドメタシン，リドカイン塩酸塩
神経ブロック療法，脊髄電気刺激療法，イオントフォレーシス	

※ここであげた薬剤や治療法には，帯状疱疹や帯状疱疹後神経痛で保険適応となっていないものが多数含まれている．また，紙面の都合上，割愛した治療法も存在する．誤解のないよう注意されたい．

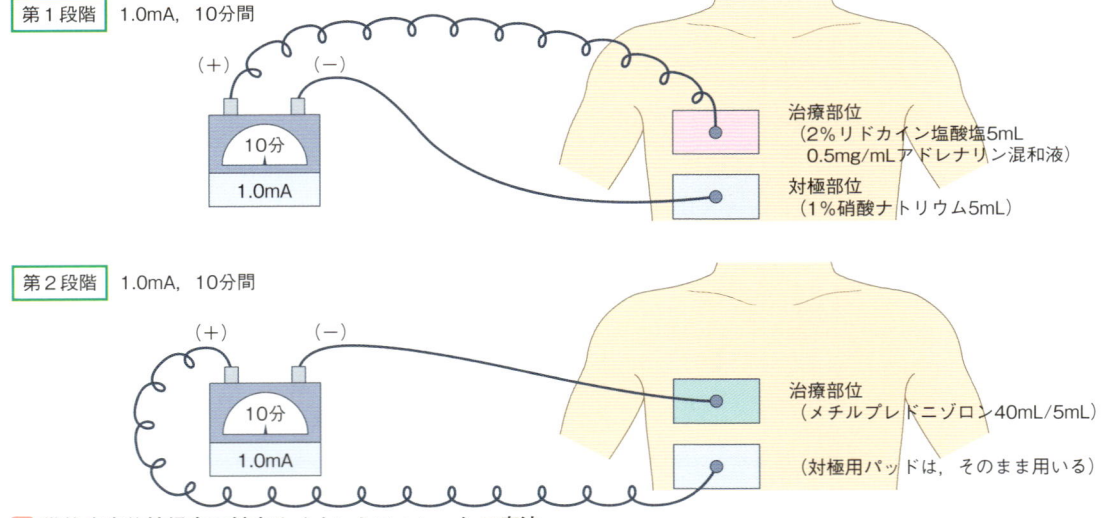

第1段階　1.0mA，10分間

治療部位
（2%リドカイン塩酸塩5mL
0.5mg/mLアドレナリン混和液）

対極部位
（1%硝酸ナトリウム5mL）

第2段階　1.0mA，10分間

治療部位
（メチルプレドニゾロン40mL/5mL）

（対極用パッドは，そのまま用いる）

■ 帯状疱疹後神経痛に対するイオントフォレーシス療法
イオントフォレーシスは，微弱電流によってイオン化した薬剤を病変部位へ経皮的・無痛的に浸透させる局所的薬剤投与方法．帯状疱疹後神経痛では，リドカイン塩酸塩またはメチルプレドニゾロンを染み込ませた電極パットを病変部皮膚に貼付後，通電により薬剤を浸透させて除痛をはかる．本療法は，1回約30分，2〜6週に1回，計5回行う[2]．

（小澤　明：Ⅳ痛みと痒みのある皮膚疾患．1．痛みのある皮膚疾患――帯状疱疹を中心に．診断と治療，95（9）：1543，2007）

■水痘・帯状疱疹ウイルス（VZV）：varicella zoster virus　■非ステロイド抗炎症薬（NSAIDs）：non-steroidal anti-inflammatory drugs　■細胞傷害性T細胞（CTL）：cytotoxic T lymphocyte

Unit 5 三叉神経痛
G50.0

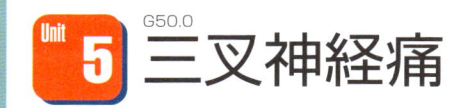

trigeminal neuralgia

疾患概念

三叉神経痛は顔面痛を主訴とする代表的な疾患で，三叉神経の一枝または複数枝の支配領域に，突然生じる短時間の顔面をえぐられるような激しい反復性の痛みで，通常は片側性である．明らかな原因を認めない特発性と腫瘍などの器質的疾患に起因する症候性のものに分類される．画像診断の発達により，特発性三叉神経痛の多くは血管による三叉神経根圧迫によるものと考えられている．

SUMMARY Map

誘因・原因
- 発症年齢は **40歳以降** に多い．
- 男女比は1：1.5〜2.0で **女性に多い**．
- 有病率は10〜20/10万人程度

病態
- 明らかな原因を認めない **特発性** と，腫瘍などの器質的疾患に起因する **症候性** のものに分類される．
- 特発性三叉神経痛の多くは周辺の血管による **三叉神経根の圧迫**
- 症候性三叉神経痛は **脳腫瘍**，脊髄空洞症，キアリ奇形，多発性硬化症など

症状・臨床所見
- **三叉神経の知覚領域** の突然発症する顔面のえぐられるような **強い痛み**
- **疼痛発作誘発領域**（trigger zone）と **発作誘発点**（trigger point）がある．
- 三叉神経領域も疼痛発作のみで **他覚的な感覚障害を認めない**．
- 三叉神経領域の他覚的感覚障害や，他の脳神経障害などを伴うときは，症候性三叉神経痛を疑う．

検査・診断・分類
- 典型的な臨床症状や顔面感覚試験で診断する．
- MRIなどの神経画像は異常がないことを確認するために行う．

治療
- **抗てんかん薬**〔**カルバマゼピン**（テグレトール®）〕などを中心とする薬物療法
- 薬物療法で効果がないときに，**神経ブロック療法** と **外科的療法**〔**神経血管除圧術**（ジャネッタ手術）〕

Section 1 誘因・原因

- 三叉神経は感覚線維と運動線維からなる混合神経である．
- 感覚線維は頭部顔面の大部分の皮膚と粘膜に分布し，運動線維は咬筋と側頭筋を支配する．
- 感覚線維は三叉神経節で第1枝の眼神経，第2枝の上顎神経，第3枝の下顎神経に分かれ，顔面各部の知覚を中枢へ伝達する．

三叉神経
眼神経「三叉神経第1枝」
（結膜，角膜，鼻梁など）

上顎神経「三叉神経第2枝」
（上顎の歯，歯肉，上唇，鼻腔下部・鼻咽頭粘膜など）

下顎神経「三叉神経第3枝」
（下顎の歯，口腔下面，下唇）

■ 三叉神経3枝の顔面支配領域と感覚支配領域

病態生理

- 明らかな原因を認めない特発性と，腫瘍などの器質的疾患に起因する症候性のものに分類される．
- 特発性三叉神経痛の多くは周辺の血管による三叉神経根の圧迫によるものである．
- 圧迫している血管は上小脳動脈のことが多く，他に脳底動脈や前下小脳動脈がある．
- 三叉神経が脳幹から出てすぐの部分（三叉神経根）は神経を保護する神経線維鞘が薄く，脆弱な部分である．この部分で神経が血管により慢性的な圧迫を受けると脱髄などの障害を受ける．
- この障害により，髄鞘欠落部分で神経の電気活動が漏れを生じ，短絡などを生じることにより，異常感覚として中枢に伝えられるため，疼痛発作を生じる．

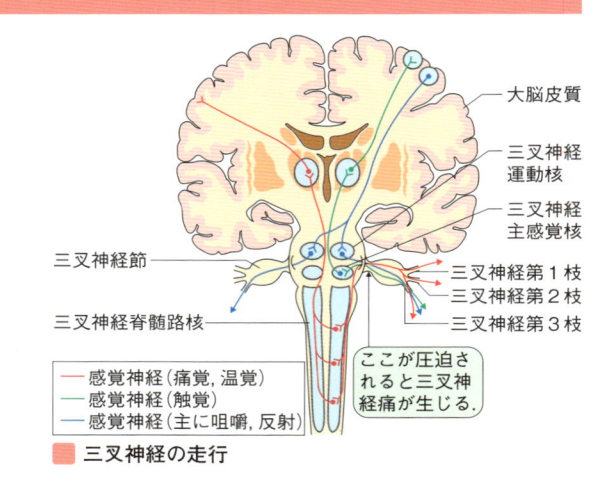

三叉神経の走行

Section 2 症状・臨床所見

- 突然発症する顔面のえぐられるような，あるいは突き刺されるような耐え難い痛みで，多くは片側性である．
- 疼痛部位は三叉神経の知覚領域で，第2枝と第3枝領域が多い．
- 疼痛は発作性で持続期間は短く，発作間欠期がある．重症例では断続的に激しい痛みが続き，激しい痛みのため日常生活が著しく制限される．

Section 3 検査・診断・分類

- 特徴的なため臨床症状から診断されるが，顔面感覚検査を行うこともある．
- 三叉神経痛では，三叉神経の3枝が頭蓋骨から出てくる眼窩上孔，眼窩下孔，オトガイ孔で神経を圧迫することで疼痛発作が誘発されることがある．この疼痛発作誘発点はトリガーポイント（trigger point）とよばれる．
- また，疼痛発作誘発領域（トリガーゾーン，trigger zone）とよばれる領域があり，この領域が刺激されると疼痛発作が誘発される．鼻や口の周囲であることが多く，洗顔，歯みがき，鼻をかむとき，食事などの日常生活動作（ADL）で疼痛発作が誘発される．
- 神経学的検査では三叉神経領域の疼痛発作のみで，他覚的な感覚障害や他の異常を認めない．
- 三叉神経領域の他覚的感覚障害や，他の脳神経障害などを伴う場合は，症候性三叉神経痛の可能性があり，脳腫瘍などを念頭に原因検索を行うことが重要である．
- 疼痛部位の発赤や流涙，鼻汁，唾液分泌なの自律神経症状や舌咽神経痛など，他の神経痛を合併することがある．

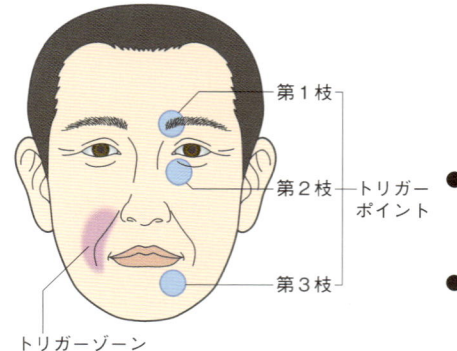

- トリガーポイント（疼痛発作誘発点）
  三叉神経第1枝：眼窩上孔
  三叉神経第2枝：眼窩下孔
  三叉神経第3枝：下顎第2小臼歯の根尖の下方，オトガイ孔
- トリガーゾーン
  日常生活動作（ADL）で疼痛発作が誘発される鼻や口の周囲にあるエリア

疼痛発作誘発点，領域

Section 4 治療

薬物療法

- 最初に抗てんかん薬を中心とした薬物療法が試みられる．
- 内科的療法では抗てんかん薬であるカルバマゼピン（テグレトール®）が第一選択薬である．有効率は60〜90%と高いが，長期に使用していると有効率が低下する．副作用として眠気やふらつき，皮疹，小脳失調，精神機能低下，造血器障害がある．
- このほかにフェニトイン，バクロフェン，クロナゼパム，バルプロ酸などの抗てんかん薬やプロスタグランジンE_1誘導体，ビタミンB_{12}，漢方薬などが組み合わされる．
- 薬物療法で疼痛発作が抑制されない場合，ボツリヌス毒素注射（効果持続は数か月），神経ブロック療法（1〜数年の痛みの寛解）(p.232)や外科的療法が試みられる．

外科的療法

- 外科的療法は，三叉神経痛を圧迫している血管を外科的に三叉神経から遊離して減圧をはかる神経血管減圧術（ジャネッタ手術）が行われる．
- 有効率は70〜100%と高いが，再発率は10〜20%で，合併症として難聴や顔面違和感，小脳失調，ごくまれであるが死亡例も報告されている．

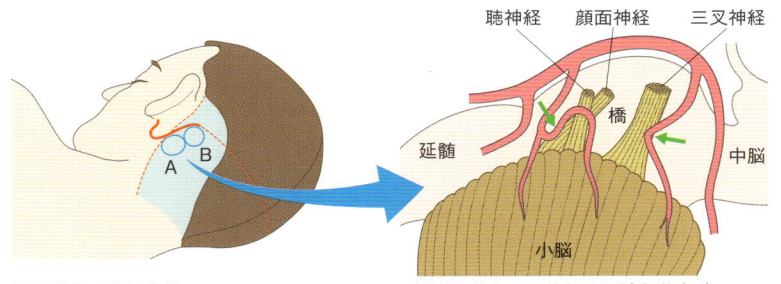

耳介後方の開頭部位
（A：顔面痙攣，B：三叉神経痛）

顔面神経や三叉神経の圧迫部位（→）

■ ジャネッタ手術
耳介後方を切開し，後頭骨に小開頭を行って，三叉神経の圧迫を解除する．
（松谷雅生ほか監：脳・神経・脊髄イラストレイテッド．病態生理とアセスメント．月刊ナーシング，29(5)：133，2009）

減圧前　　減圧後

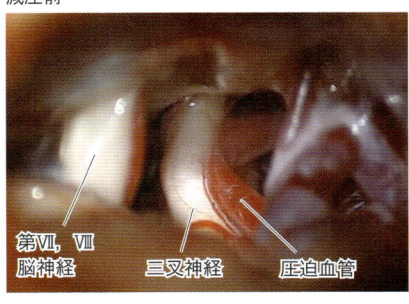

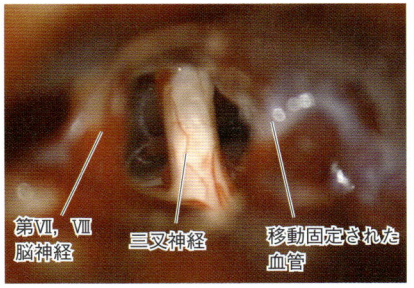

第Ⅶ，Ⅷ脳神経／三叉神経／圧迫血管　　第Ⅶ，Ⅷ脳神経／三叉神経／移動固定された血管

同様な微小血管による脳神経圧迫症候群に顔面痙攣や舌咽神経痛がある．それぞれの神経の脳幹からの出口（入口）を前下小脳動脈や後下小脳動脈，あるいは椎骨動脈本幹が圧迫して症候を呈する．治療は圧迫血管の除圧手術や顔面筋肉を麻痺させるボツリヌス毒素の注射などを行う．

■ 左三叉神経痛の術中所見
できるだけ圧迫血管を移動し，接着剤やテフロンで固定して減圧する．
（松谷雅生ほか監：脳・神経・脊髄イラストレイテッド．病態生理とアセスメント．月刊ナーシング，29(5)：133，2009）

ガンマナイフ治療

- ガンマ線を三叉神経根に照射する治療法で，有効率は70〜90%と高く，合併症は数%といわれ，手術困難，または侵襲が少ない手術を希望する症例で，より安全な治療法として注目されている．
- 2〜3年の症状消失を持続できる例が50%程度である．

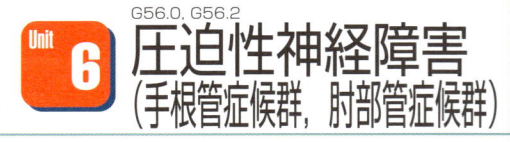

Unit 6 圧迫性神経障害（手根管症候群, 肘部管症候群）

G56.0, G56.2

compression neuropathy (carpal tunnel syndrome, cubital tunnel syndrome)

疾患概念
手根管症候群は，正中神経が手首にある手根管で絞扼されることで，正中神経支配領域の母指から環指橈側面の感覚障害や正中神経支配の母指球筋の筋力低下や萎縮を生じる．肘部管症候群は，肘部内側の肘部管において尺骨神経が絞扼されることで，小指と環指の尺側半分のしびれと骨間筋と小指球筋の萎縮をきたす．

Summary Map

誘因・原因

手根管症候群
- **女性が男性に比べて3～10倍**罹患しやすい．
- 妊娠出産期と更年期に発症のピークがある．
- 手根管症候群の多くが，特発性であり，原因不明．女性に多く発症することなどから，先天的な手根管の狭小を基礎として発症する．

肘部管症候群
- 繰り返し肘をついたり，長時間肘を曲げた状態でいることや，**異常な骨増殖**

病態

手根管症候群
- 正中神経の圧迫は，手根管の内容物の量的変化や手根管自体の狭窄により惹起する．さらに，糖尿病などによる神経自体の脆弱性の存在も関与

肘部管症候群
- 変形性肘関節症によるものが最も多く，他に外反肘，内反肘，肘外傷後の拘縮や癒着，ガングリオン（結節性の良性腫瘍）などが関与

症状・臨床所見

手根管症候群
- 夜間，とくに明け方に増強．両側性の**正中神経領域のしびれや疼痛**で発症する．
- 進行すれば母指球筋が障害され，ボタンがとめにくいといった手の巧緻運動障害や筋萎縮
- 手を使う運動で増強し，手を振ったり，手首の角度を変えることで軽快するのが特徴

肘部管症候群
- 自覚症状は**手指尺側のしびれ感**，**肘関節の違和感**
- スポーツ，とくに野球を代表とする投球動作に起因する例で肘内側の痛み
- 症状が進行するとボタンがかけにくい，箸が使いづらいといった巧緻性の低下や，骨間筋群の萎縮や鉤爪指変形がみられる．

検査・診断・分類

手根管症候群
- **各種誘発テスト**が有効．加えて短母指外転筋の筋力低下や母指球筋の筋萎縮などの特徴的症候がそろえば，診断はほぼ確実
- 神経伝導検査が最も有効．手根管部での正中神経の局所的伝導遅延から確定診断
- ガングリオンや腫瘍などの原因を特定できるMRIや超音波検査

肘部管症候群
- 小指と環指尺側半分のしびれと肘部管での**ティネル様徴候**，**フロマンの新聞紙徴候**が陽性
- 神経伝導検査で肘部管での尺骨神経の局所的伝導遅延や振幅の低下が特徴的な所見
- 単純X線撮影．ガングリオンや腫瘍などはMRI

治療

手根管症候群
- 保存的療法
- ・局所の安静や患肢の挙上
- ・副腎皮質ステロイド薬内服，非ステロイド抗炎症薬（NSAIDs），利尿薬，ビタミンB複合体の投与，手根管内への副腎皮質ステロイド薬の注入
- 手術療法
- ・直視下と内視鏡的横手根靭帯切開法

肘部管症候群
- 保存的療法
- ・局所の安静，非ステロイド抗炎症薬（NSAIDs），ビタミンB複合体，肘部管内への副腎皮質ステロイド薬の注入
- 外科的療法
- ・上腕骨内側上顆切除術や前方移動術などの手術

Section 1 誘因・原因

手根管症候群
- 女性が男性に比べて3～10倍罹患しやすく，妊娠出産期と更年期に発症のピークがある．
- 特発性であり，原因不明だが，先天的な手根管の狭小を基礎として発症すると考えられている．
- 正中神経の圧迫は，手根管の内容物が量的変化や手根管自体の狭窄により惹起される．さらに，糖尿病などによる神経自体の脆弱性の存在も本症の発症に関与する．
- 1つの要因だけではなく，いくつかの要因が重なって発症する．

肘部管症候群
- 繰り返し肘をついたり，長時間肘を曲げた状態でいることや，異常な骨増殖による変形性肘関節症が最も多く，他に外反肘，内反肘，肘外傷後の拘縮や癒着，ガングリオンなど
- 幼少期の上腕骨外顆骨折に続発した外反肘変形によるものは，遅発性尺骨神経麻痺とよばれる．

■手根管症候群の誘因

1. 手根管内の内容物増加
   ①ホルモンの影響（妊娠，出産，更年期）
   ②非特異性腱鞘炎（手の過剰使用による腱鞘炎）
   ③特異的腱鞘炎（関節リウマチや結核による滑膜炎）
   ④浮腫（外傷による二次的浮腫，甲状腺機能低下による粘液水腫）
   ⑤腫瘤性病変（ガングリオン，脂肪腫）
   ⑥アミロイド沈着（アミロイドーシス，人工透析）
2. 手根管の狭搾
   ①退行性変化（変形性手関節症）
   ②骨病変（骨折，脱臼，骨腫瘍）
   ③先天的な手根管狭搾
3. 正中神経の脆弱性
   ①代謝性疾患（糖尿病）
   ②遺伝的素因（遺伝性圧脆弱性ニューロパチー）
   ③重複神経障害（頸椎疾患や胸郭出口症候群との合併）

手根管と肘部管の解剖

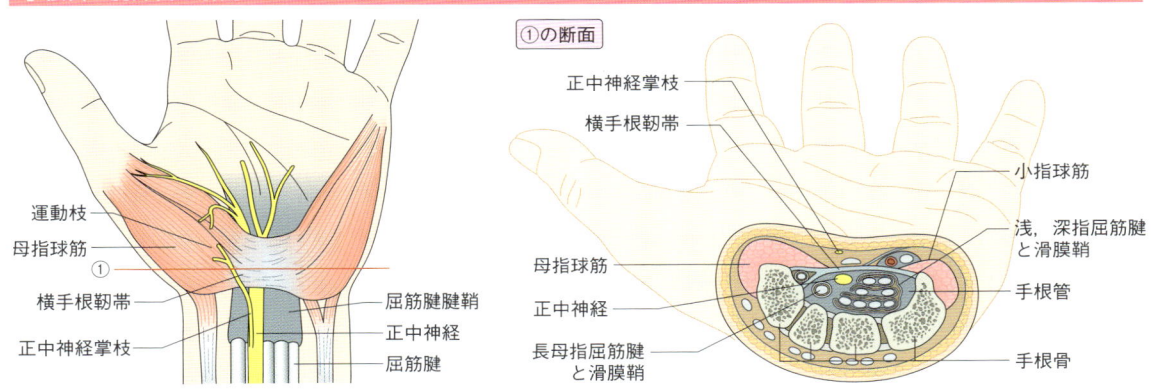

手根部の解剖
正中神経は手関節の筋で母指球部の知覚枝である掌側枝を分枝したあとに，手根骨と横手根靱帯で構成される骨線維性のトンネルの中を，橈側滑膜鞘に囲まれた長母指屈筋腱（1本）と尺側滑膜鞘に囲まれた示，中，環，小指の浅，深指屈筋腱（合計8本）とともに通過する．手根管症候群の発症には手根管のこの解剖学的特徴が関与している．

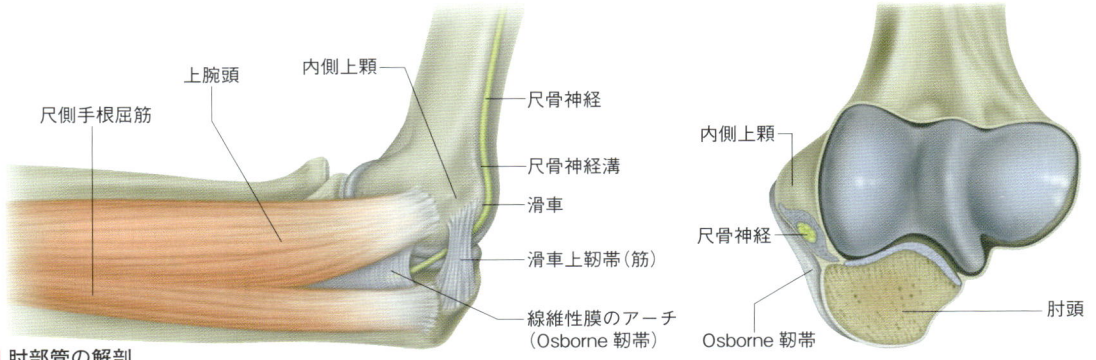

肘部管の解剖
尺骨神経溝を通る尺骨神経は，滑車および滑車上靱帯（筋）のあいだを通り，内側上顆と肘頭にまたがる尺側手根屈筋の上腕頭と尺骨頭の二頭間に張る線維性膜のアーチ〔オスボーン（Osborne）靱帯〕の下を通る．この一連のトンネル状の構造を肘部管とよぶ．肘部管では尺骨神経の動きは制限され圧迫を受けやすく，加えて，肘の屈曲運動により牽引や摩擦などの外力が加わりやすい．

（長野　昭編［生田義和ほか］：末梢神経障害．図説整形外科診断治療講座13，p.107，メジカルビュー社，1991を改変）

Section 2 症状・臨床所見

手根管症候群
- 正中神経領域のしびれや疼痛で発症し，進行すれば母指球筋が障害され，ボタンがとめにくいといった手の巧緻運動障害や筋萎縮がみられる．
- 症状は両側性のことが多く，訴えが片側であっても，診察や検査では両側ともに障害されていることが多い．
- 最も高頻度に認められる症状は，正中神経領域のしびれや疼痛で，夜間，とくに明け方に増強するのが特徴．しばしば痛みのため覚醒する．
- 手を使う運動で増強し，手を振ったり，手首の角度を変えることで症状が軽快するのも特徴的である．

肘部管症候群
- 症状は手指尺側のしびれ感，肘関節の違和感
- スポーツ，とくに野球を代表とする投球動作に起因する例では，投球時の肘内側の痛みがあることが多い．
- 症状が進行するとボタンがかけにくい，箸が使いづらいといった巧緻性の低下を認める．
- さらに進行すると，骨間筋群の萎縮や鉤爪指変形がみられるようになる．

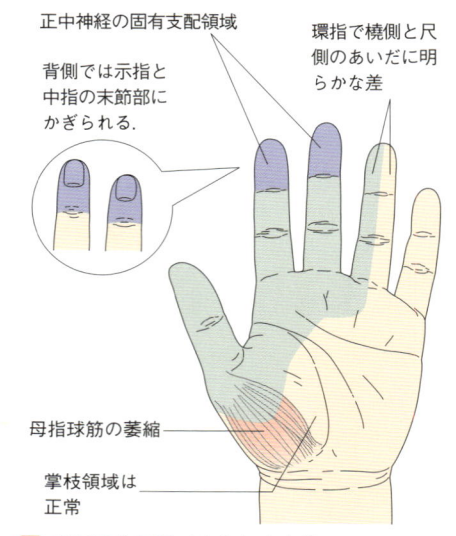

■ 手根管症候群でみられる症状
掌枝領域は正常で，灰色で示した範囲の感覚障害がみられる．手背部は示指と中指の末節部が障害される．環指の橈側と尺側の差が特徴である．

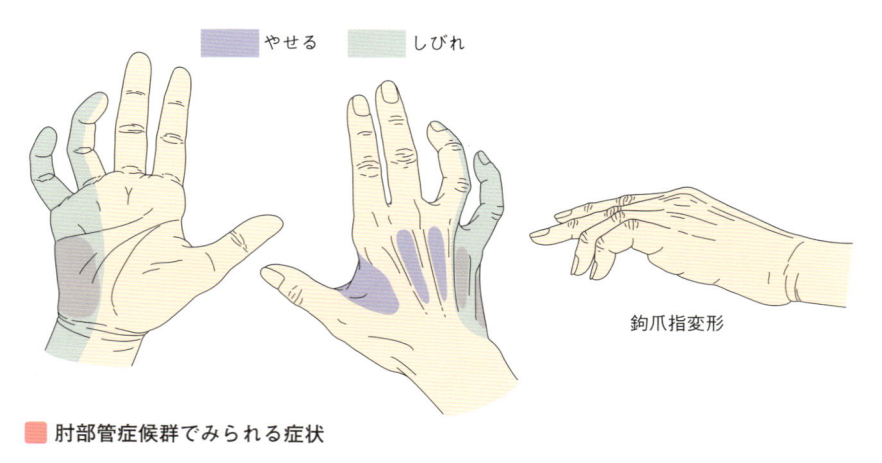

■ 肘部管症候群でみられる症状

Section 3 検査・診断・分類

手根管症候群
- 各種誘発テストが診断に有効．これらに加え，短母指外転筋の筋力低下や母指球筋の筋萎縮などの特徴的症候がそろえば，診断はほぼ確実である．
- 客観的な検査としては神経伝導検査（手や足の末梢神経を皮膚から電気刺激して伝導速度を調べる）（p.228）が最も有効であり，手根管部での正中神経の局所的伝導遅延から確定診断できる．
- 近年，MRIや超音波検査による画像診断も行われている．これらの検査では，ガングリオン（結節性，手足の関節にできる良性腫瘍）や腫瘍などの原因を特定できる利点がある．
- 鑑別疾患として，頸椎疾患，胸郭出口症候群，回内筋症候群などがあげられる．これらとの合併，すなわち重複神経障害にも注意する必要がある．

肘部管症候群
- 尺骨神経領域，すなわち小指と環指尺側半分のしびれと肘部管でのティネル（Tinel）様徴候が認められれば，本症を疑う．

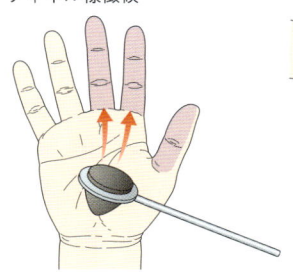

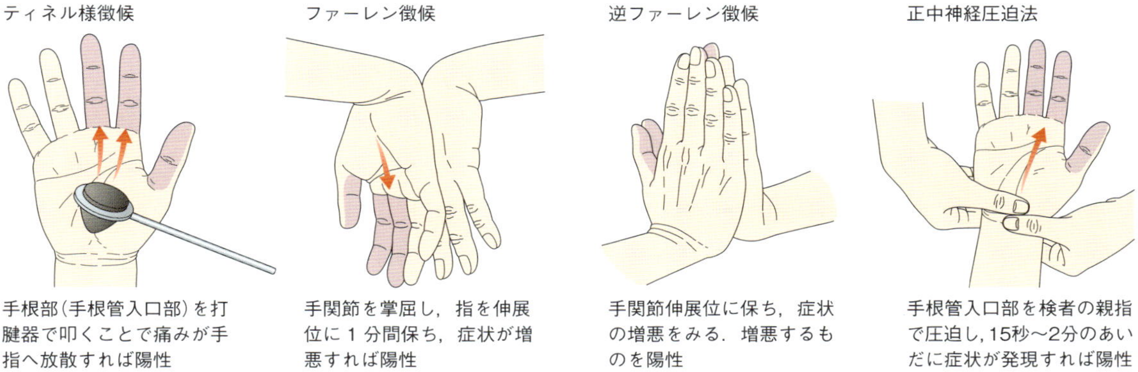

ティネル様徴候	ファーレン徴候	逆ファーレン徴候	正中神経圧迫法
手根部（手根管入口部）を打腱器で叩くことで痛みが手指へ放散すれば陽性	手関節を掌屈し，指を伸展位に1分間保ち，症状が増悪すれば陽性	手関節伸展位に保ち，症状の増悪をみる．増悪するものを陽性	手根管入口部を検者の親指で圧迫し，15秒〜2分のあいだに症状が発現すれば陽性

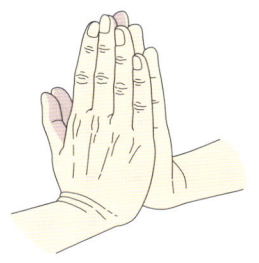

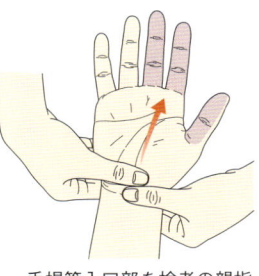

■ 手根管症候群の診断に有用な誘発テスト

（河野 豊ほか：手根管症候群．薬局．60(5)：830, 2009を改変）

- 肘部管症候群に特異的な徴候ではないが，フロマン（Froment）の新聞紙徴候が陽性であれば，尺骨神経障害と診断できる．
- 客観的な検査としては神経伝導検査が最も有効であり，肘部管での尺骨神経の局所的伝導遅延や振幅の低下が特徴的
- 変形性肘関節症によるものや骨折などの外傷性のものでは単純X線撮影が有効．ガングリオンや腫瘍などはMRIによる画像診断が有効
- 鑑別疾患として，頸椎疾患，胸郭出口症候群，他の尺骨神経の圧迫性神経障害（尺骨管症候群やStruthers arcadeにおける圧迫）などがあげられる．これらの神経障害との合併，すなわち重複神経障害にも注意する必要がある．

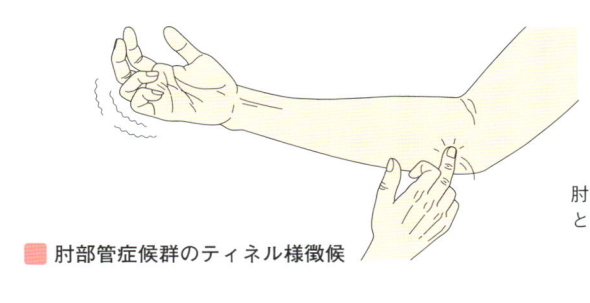

■ 肘部管症候群のティネル様徴候

肘部を叩くと小指環指にしびれが走ると陽性である．

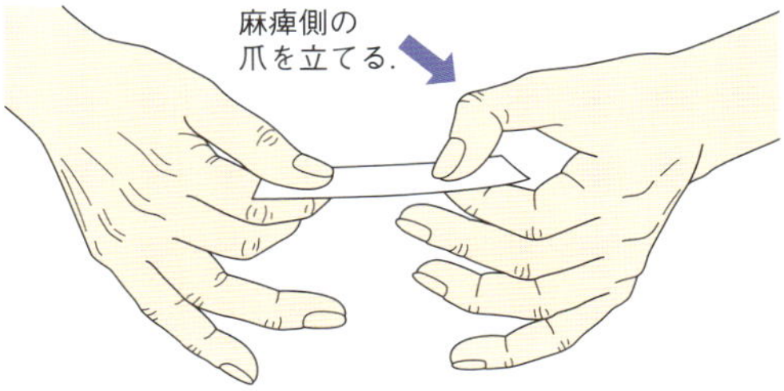

■ フロマンの新聞紙徴候

麻痺側の爪を立てる．

新聞紙などの紙を左右の母指と示指で引っ張るようにと指示する．そうすると尺骨神経の麻痺側では，爪を立てるようにして紙が抜けないようにと押さえようとする徴候．理由として，母指を内転させる筋は尺骨神経によって支配されているため，麻痺側では代償として，正中神経で支配されている爪を立てる筋を利用して，紙を押さえようとするからである．

Section 4 治療

手根管症候群

〔保存的療法〕
- 局所の安静（手の過剰使用を避ける，スプリントの使用）や患肢の挙上，薬物投与〔副腎皮質ステロイド薬内服，非ステロイド抗炎症薬（NSAIDs），利尿薬，ビタミンB複合体〕，手根管内への副腎皮質ステロイド薬注入
- 甲状腺機能低下症や糖尿病などの全身性疾患がある場合には，その治療を合わせて行う．

〔外科的療法〕
- 外科的療法の適応
  ・保存的療法にても改善のない症例
  ・腫瘍など手術処置の必要な要因によるもの
  ・明らかに症状の進行を認める症例
  ・筋萎縮や感覚障害が著しい症例
- 直視下横手根靱帯切開法と内視鏡的横手根靱帯切開法により，横手根靱帯の切離による正中神経の圧迫解除を行う．また，腫瘍や骨病変があればそれらに対する治療が追加

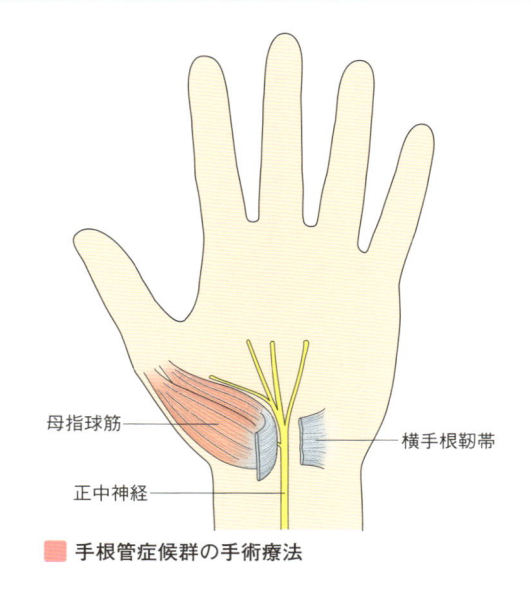

■ 手根管症候群の手術療法

肘部管症候群

〔保存的療法〕
- 局所の安静（肘の過剰使用を避ける，副子や装具の装着），薬物投与〔(非ステロイド抗炎症薬(NSAIDs)，ビタミンB複合体)〕，肘部管内への副腎皮質ステロイド薬の注入

〔外科的療法〕
- 保存的療法にても改善のない症例では，上腕骨内側上顆切除術や前方移動術などの手術療法を行う．

■ 肘部管症候群の手術療法

(長野　昭[編][生田義和ほか]：末梢神経障害．図説整形外科診断治療講座13, p.114, 115, メジカルビュー社, 1991を改変)

その他の圧迫性神経障害

- 末梢神経は解剖学的な特徴により，圧迫を受けやすい部位が存在する．その代表例が手根管症候群や肘部管症候群である．他にもさまざまな部位で神経が絞扼され，圧迫性神経障害をきたす．
- 糖尿病や遺伝性圧脆弱性ニューロパチーのように神経そのものが脆弱である場合は，これらの好発部位で圧迫性神経障害が多発することがあるので注意が必要である．

■ 圧迫性神経障害の種類と好発部位

名称	絞扼神経	圧迫部位	特徴
①胸郭出口症候群	腕神経叢	胸郭出口（鎖骨，第1肋骨，前・中斜角筋，鎖骨下筋，小胸筋などで構成される）	● なで肩の女性に多く発症 ● 上肢の感覚障害のほか，鎖骨下静脈圧迫による浮腫や静脈怒張なども伴うことがある．
②肘部管症候群	尺骨神経	肘部管	● 第4指尺側半分と第5指の感覚障害と骨間筋群の萎縮 ● 肘関節の変形や外傷，野球などの投球動作で発症
③後骨間神経麻痺	橈骨神経	前腕内側部．回円筋の後骨間神経入口部の線維性膜〔フローセ（Frohse）のアーケード〕の肥厚	● 下垂指変形（手指の伸展障害）
④手根管症候群	正中神経	手根管	● 第1指から第4指半分の感覚障害と母指球筋の萎縮 ● 女性（妊娠出産，更年期）や手を過剰に使用する人にも多い．
⑤尺骨管〔ギヨン（Guyon）〕症候群	尺骨神経	手根部（尺骨管：掌側手根靭帯と豆状骨・有鉤骨鉤で形成されるトンネル）	● 第4指の尺側半分と第5指の感覚障害と骨間筋群の萎縮 ● ガングリオンや骨折などの外傷性圧迫によることが多い．
⑥異常感覚性大腿神経痛	大腿外側皮神経	鼠径靭帯部	● 大腿外側面のしびれ
⑦総腓骨神経絞扼性障害	総腓骨神経	腓骨頭外側	● 下垂足と下腿外側から足背の感覚障害 ● 側臥位やギプスなどによる直接の圧迫で誘発
⑧足根管症候群	脛骨神経	足関節部（足根管：脛骨内果・踵骨・距骨と屈筋支帯で囲まれたトンネル）	● 足底と足趾の感覚障害 ● 長時間の歩行や妊娠で誘発
⑨モートン（Morton）神経痛	総足底指神経	深横中足靭帯	● 第3〜4趾間の感覚障害 ● 長時間の中腰の作業やハイヒールの常用で誘発される．

※ガングリオン：手足などの関節にできる腫瘍（ほとんどが良性）

Unit 1 多発性硬化症

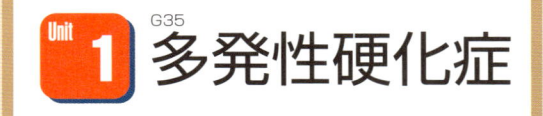

G35

multiple sclerosis (MS)

疾患概念
中枢神経の主に白質が障害され, 髄鞘を標的とした自己免疫性炎症性脱髄疾患である. 大脳脳室周囲の白質, 脳幹, 小脳, 脊髄, 視神経が障害されやすい. 寛解と再発を繰り返す多巣性の病変を生じ, 時間的・空間的に多発性となる. 診断にはMRIが最も有用で, わが国では視神経, 脊髄に病変を有する例が多い.

SUMMARY Map

誘因・原因
- 原因不明であるが, **自己免疫性機序**が考えられる.
- 誘因は過労, ストレス, 感染など
- 15〜50歳に多く, 1:2〜3で女性に多い.

病態
- 中枢神経の白質*を侵す炎症性疾患(脱髄)
- 急性期は炎症細胞浸潤が起こり, 脱髄と浮腫により**伝導ブロック**(神経のシグナルが伝わらなくなること)をきたす.
- 急性期を過ぎると再髄鞘化が起こり, 伝導ブロックが回復する.
- 慢性期ではグリオーシス*による硬化病巣が多発する.
- **古典型MS**と**視神経脊髄型MS**に分けられる.
- 古典型MS:大脳, 脳幹, 小脳などに多巣性病変がみられるもの
- 視神経脊髄型MS:視神経と脊髄に障害が限定されるもの. **視神経脊髄炎**(NMO)との異同が問題となる(視神経脊髄型は視束脊髄型ともいわれる).

症状・臨床所見
- 多発性:大脳白質, 小脳, 脳幹, 脊髄, 視神経などに多巣性分布(**空間的多発性**). 神経症状が寛解・再発を繰り返す(**時間的多発性**).
- 数日〜数週の経過で, **視力低下**, **運動麻痺**, **感覚障害**, 排尿・排便障害, 小脳失調, 脳幹症状など, 病変部位によりさまざまな症状が起こる.
- 再発後に症状は寛解するが, 再発を繰り返すたびに症状が追加され悪化する.

検査・診断・分類
- **MRI**:最も有用. 大脳白質, 側脳室周囲, 脊髄などに脱髄斑
- 髄液検査:髄液IgG増加, オリゴクローナルバンド陽性*
- 電気生理学的検査:視覚誘発電位, 体性感覚誘発電位などで異常所見

治療
- 発作急性期治療:**副腎皮質ステロイド薬のパルス療法**. 炎症に伴う血液脳関門の破綻を是正
- 再発予防:免疫強化薬の**インターフェロン(IFN)β-lb**(ベタフェロン®), IFN β-la(アボネックス®)が有効

用語解説

神経細胞と白質
神経細胞は細胞体とそこから伸びる軸索とよばれる1本の長い突起からなる. 軸索はそのまわりを髄鞘(ミエリン)で覆われ, 神経線維を構成し, 神経細胞に生じたシグナルを目的の神経細胞に伝えている. 白質は神経細胞から伸びる神経線維が多数集まっている部分で, 髄鞘が多い(ちなみに灰白質は神経細胞体の集まっている部分).

グリオーシス
中枢神経系に炎症などが起こると, グリア(神経膠)が異物除去などのために増えることをいう.

オリゴクローナルバンド陽性
ウイルスや細菌などの病原体に対して特異抗体活性をもつとされる免疫グロブリンで, 髄液中のIgGに質的異常が存在することを示す検査結果. 等電点電気泳動法により古典的MSでは高頻度に陽性となるが, 視神経脊髄型MSでは陽性率は低くなる.

Section 1 誘因・原因

- 原因は不明である．
- 免疫異常
  - 病巣にはリンパ球やマクロファージの浸潤があり，炎症機序によって脱髄が起こる．
  - 中枢神経系のミエリン塩基性タンパク（MBP，髄鞘に局在するタンパク）に対する細胞性免疫のTh1型応答への偏位が関与
  - 各種ウイルスにより誘導された自己ミエリン抗原攻撃性T細胞の関与
- 発病や再発の誘因：感染症，過労，ストレス，出産後など
- 有病率は，欧米の白人に高く（50〜100人/10万人），日本（8〜9人/10万人）などの東アジアでは少ない．北半球では高緯度の地域に高い傾向がある．

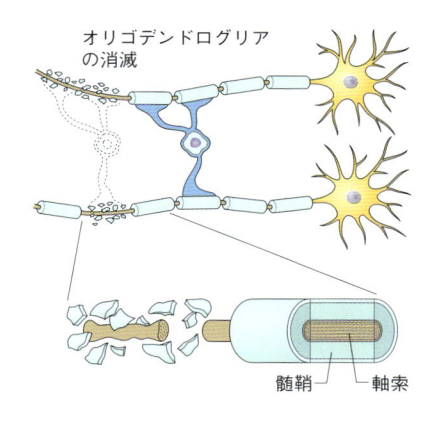

■ 中枢神経細胞と髄鞘

Section 2 症状・臨床所見

臨床症状

- 主症状：視力障害，複視，小脳失調，四肢の麻痺（単麻痺，対麻痺，片麻痺），感覚障害，膀胱-直腸障害，排便障害，歩行障害などであり，病変部位によって異なる．
- 神経症状は寛解・再発を繰り返すことを特徴とする．
- 日本人では初発症状に視力障害（球後視神経炎）や運動・感覚障害，膀胱-直腸障害などの急性の横断性脊髄炎（p.151参照）が起こりやすい．

特徴的症状

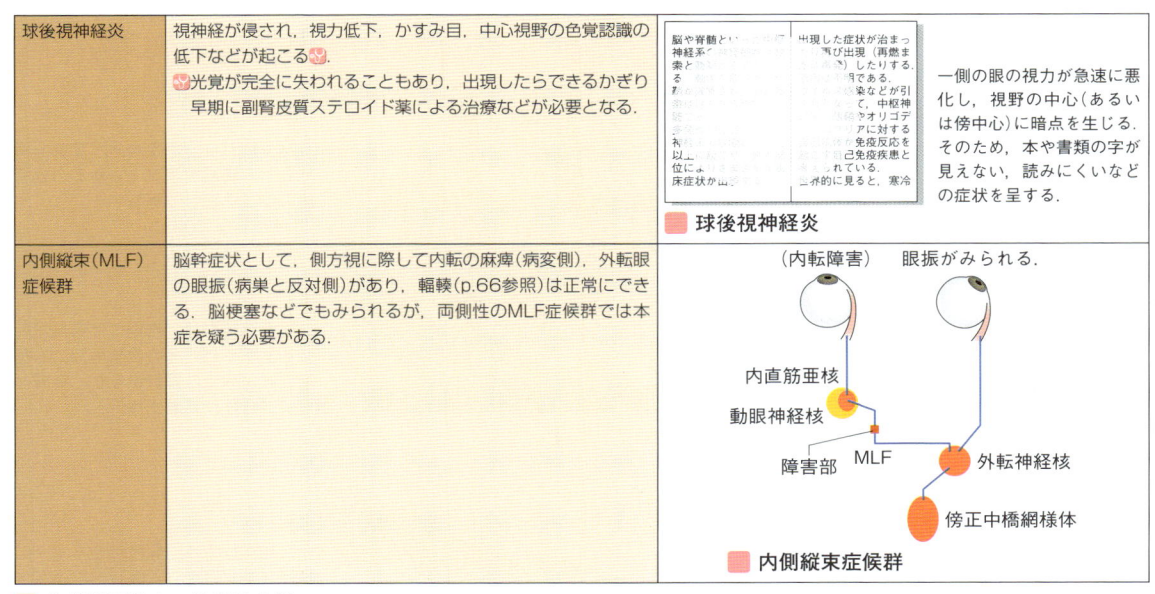

球後視神経炎	視神経が侵され，視力低下，かすみ目，中心視野の色覚認識の低下などが起こる． 光覚が完全に失われることもあり，出現したらできるかぎり早期に副腎皮質ステロイド薬による治療などが必要となる．	一側の眼の視力が急速に悪化し，視野の中心（あるいは傍中心）に暗点を生じる．そのため，本や書類の字が見えない，読みにくいなどの症状を呈する． ■ 球後視神経炎
内側縦束（MLF）症候群	脳幹症状として，側方視に際して内転の麻痺（病変側），外転眼の眼振（病巣と反対側）があり，輻輳（p.66参照）は正常にできる．脳梗塞などでもみられるが，両側性のMLF症候群では本症を疑う必要がある．	■ 内側縦束症候群

■ 多発性硬化症の特徴的症状

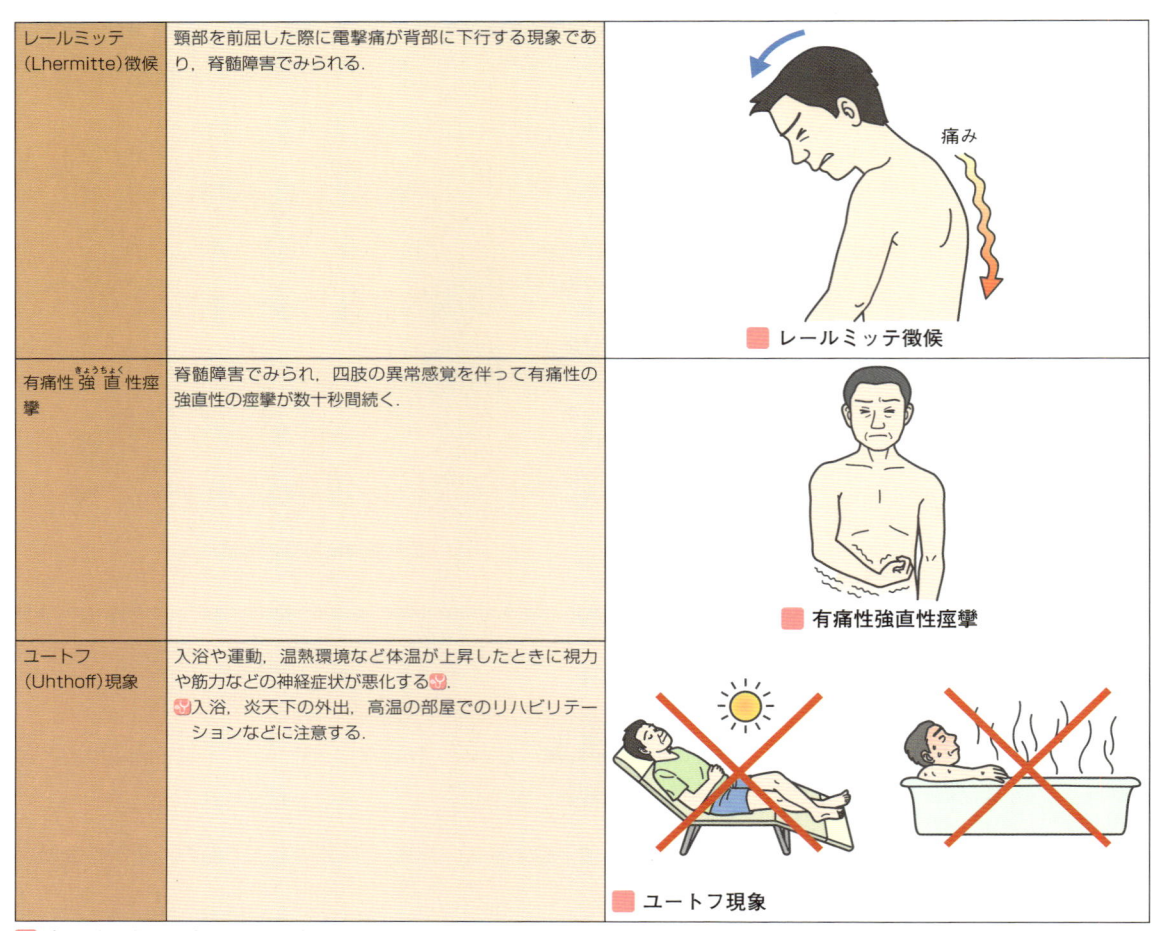

レールミッテ (Lhermitte)徴候	頸部を前屈した際に電撃痛が背部に下行する現象であり，脊髄障害でみられる．	レールミッテ徴候
有痛性強直性痙攣	脊髄障害でみられ，四肢の異常感覚を伴って有痛性の強直性の痙攣が数十秒間続く．	有痛性強直性痙攣
ユートフ (Uhthoff)現象	入浴や運動，温熱環境など体温が上昇したときに視力や筋力などの神経症状が悪化する． 入浴，炎天下の外出，高温の部屋でのリハビリテーションなどに注意する．	ユートフ現象

■ 多発性硬化症の特徴的症状（つづき）

多発性硬化症の臨床経過

● 大きく再発寛解型，二次進行型，一次進行型の3つに分けられる．

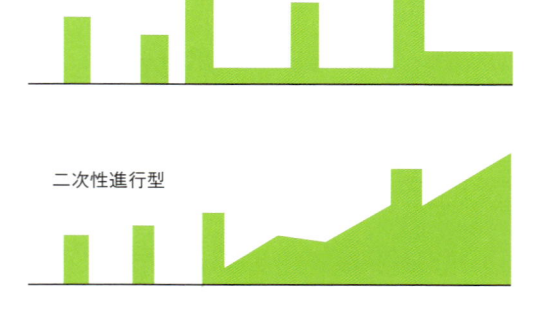

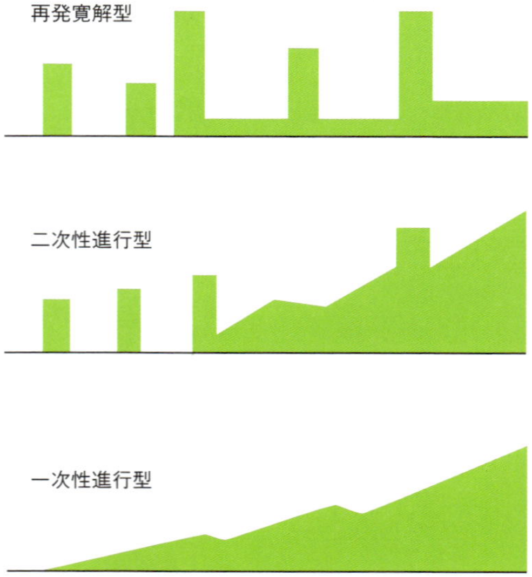

再発寛解型

再発寛解型は，急性増悪と寛解を繰り返し，神経症状が消失あるいは軽度の症候を残して寛解する．

二次性進行型

二次性進行型は，初期には再発寛解型を呈するが，その後寛解期にも神経症候が徐々に進行するが，寛解せずに進行性に増悪する．

一次性進行型

一次性進行型は，発症時から徐々に神経症候が悪化し，進行性に増悪する．

■ 多発性硬化症の臨床経過

Section 3 検査・診断・分類

検査・診断

- 一般の血液検査などでは異常はない．
- MRI：最も有用な検査で，T2強調画像，FLAIR画像で大脳白質の楕円形病変，側脳室に接する病変，脳梁・脳幹に境界明瞭な病変，脊髄病変などを検出できる．
- 髄液検査：髄液IgGの増加，髄液ミエリン塩基性タンパク（MBP）の上昇，オリゴクローナルバンド陽性などがみられることもある．
- 電気生理学的検査：視覚誘発電位，体性感覚誘発電位は潜在性病変検出に有用である．

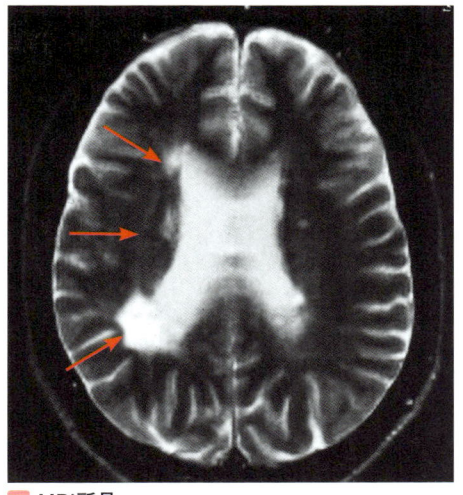

■MRI所見
側脳室周囲の脱髄斑（FLAIR画像）（矢印）

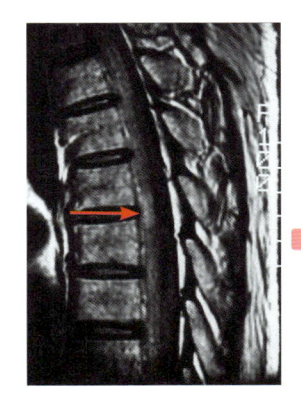

■MRI所見
側脳室周囲に多発する脱髄斑（T2強調画像）（矢印）

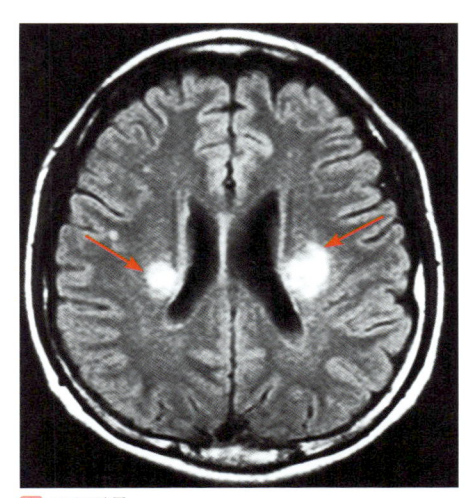

■Gd-DTPA（ガドリニウムDTPA）造影MRI所見
脊髄にGd-DTPAにて増強する病巣（矢印）

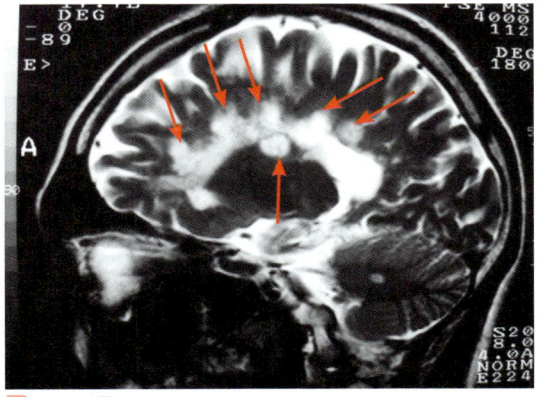

■MRI所見
側脳室周囲の大脳白質に多発する脱髄斑（矢状断，T2強調画像）（矢印）

■多発性硬化症（MS）の診断基準

主要項目
1) 中枢神経系に２つ以上の病巣がある（症状，身体的所見，検査所見を併せて）．
2) 病状の寛解・再発がある（時間的多発性）．
3) 他の疾患〔脳血管障害，血管腫，腫瘍，HAM（HTLV-Ⅰ関連脊髄症），膠原病，ベーチェット病，脊髄空洞症，脊髄小脳変性症，頸椎症性ミエロパチー，スモン，梅毒など〕による神経症状を鑑別しうる．

診断分類
1) 剖検確認例
2) 臨床的に診断確実なMS：主要項目の３つをすべて満足するもの
3) 視神経脊髄炎（デビック病）：両側性視神経炎と急性横断性脊髄炎が数週間以内の間隔であいついで起こるもの
4) MSの疑い：主要項目の３つを完全に満足するわけではないが，MSが強く考えられるもの

参考事項
1) 成人に多く発症し，小児や高齢者には比較的まれである．
2) 髄液の細胞，タンパクとも軽度増加することがあり，IgG増加，オリゴクローナルバンド，塩基性タンパクを認めることが多い．
3) CT，MRI，誘発電位にて潜在性病巣が検出されることがある．

（厚生省特定疾患「免疫性神経疾患」調査研究班，1988）

古典型MSと視神経脊髄型MS

- 古典型MS：大脳，小脳も含めて中枢神経のさまざまな部位が侵される．欧米白人に多い．
- 視神経脊髄型MS：視神経，脊髄が選択的かつ高度に障害される．日本人(30%)，アジア人に比較的多い．視神経脊髄炎(NMO)との異同が問題となる．

視神経脊髄炎

視神経と脊髄に強い病変が起こり，失明に至るような重度の視力障害や長い脊髄病巣をもつ脊髄炎を呈する．血中の抗アクアポリン4抗体陽性が特徴的で，副腎皮質ステロイド薬の中止により再発することが多く，副腎皮質ステロイド薬の少量長期投与が必要となる．古典型MSとは異なる点が多く，視神経脊髄型MSとは類似点が多い．

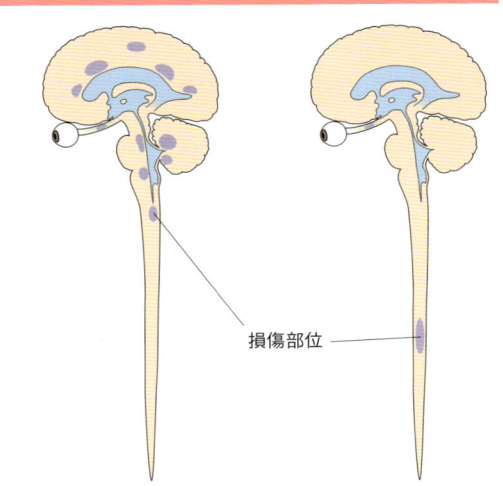

■ 多発性硬化症の好発部位(左)と視神経脊髄型MSおよび視神経脊髄炎の損傷部位(右)

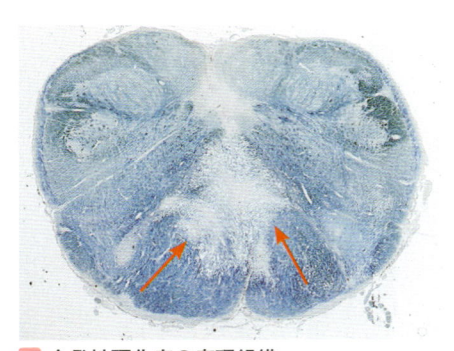

■ 多発性硬化症の病理組織
(左)延髄の中央部に脱髄病変がみられる(髄鞘染色)
(右)脊髄に多発する脱髄病変(髄鞘染色)

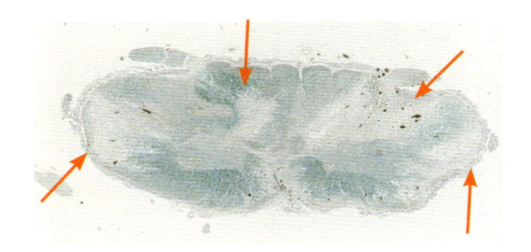

Section 4 治療

- 発作急性期の治療：初発時あるいは再発時の急性期にはできるだけ早く副腎皮質ステロイド薬大量点滴静注療法(パルス療法)を行う．メチルプレドニゾロン1日1,000mgを2～3時間かけて点滴静注し，3日間連続する．
- 再発予防：IFNβ1-b(ベタフェロン®)の隔日自己皮下注射が再発率を有意に減少させる．また，IFNβ1-a(アボネックス®)の週1回の筋注もある．
- 進行性の症例：抗生物質のミトキサントロン塩酸塩や免疫抑制薬，免疫グロブリン大量静注法なども用いられることもある．
- 対症療法：リハビリテーションや痙縮，神経因性膀胱，有痛性強直性痙攣などに対する薬物療法が行われる．

■視神経脊髄炎(NMO)：neuromyelitis optica　■ミエリン塩基性タンパク(MBP)：myelin basic protein　■内側縦束(MLF)症候群：medial longitudinal fasciculus syndrome　■インターフェロン(IFN)：interferon　■HTLV-Ⅰ関連脊髄症(HAM)：human T cell lymphotropic virus type-Ⅰ associated myelopathy　■Gd-DTPA：gadolinium-diethylene-triamine penta-acetic acid

Unit 2 G20 パーキンソン病

Parkinson's disease

疾患概念
パーキンソン病は振戦，筋強剛，無動，姿勢反射障害を中核症状とする，錐体外路系を中心とした神経変性疾患で，歩行障害などの運動障害に加え，精神症状や自律神経症状などの非運動症状を呈する．特定疾患に指定されている神経難病の1つで，わが国の有病率は10万人対100人前後だが，人口の高齢化につれて患者数は増加している．

SUMMARY Map

誘因・原因
- 多くは50〜60歳代に発症して緩徐に進行する．
- **中脳黒質緻密層**，青斑核などのメラニン含有神経細胞の変性と脱落
- **α-シヌクレイン***の蓄積した細胞内封入体（**レヴィ小体**）が神経変性に関連する．
- 原因として明らかになったものはないが，一部に遺伝性のものがある．

病態
- 中脳黒質変性により**ドパミン***生成が減少する．
- 線条体のドパミン欠乏から種々の運動症状が出現する．

症状・臨床所見
- 片側の静止時振戦や筋強剛で初発するものが多く，しだいに他側に及ぶ．
- 運動症状の4大徴候は**静止時振戦**，**筋強剛**，**無動**，**姿勢反射障害**である．
- 精神症状として**抑うつ状態**，特有の性格傾向（几帳面，頑固で自己抑制が強い）がある．
- 自律神経症状として**脂顔**，**血圧低下**，**便秘**，**排尿障害**などがある．

検査・診断・分類
- 診断の基本は病歴と身体診察で，4つの主要症状を把握すること
- 4大症候のうち少なくとも2つが存在
- 神経症候には左右差あり
- 頭部CT，MRIには異常がない．
- 他の疾患，薬物や中毒などによるパーキンソニズムを除外する．

治療
- **薬物療法**が基本
- ドパミンの前駆物質である**レボドパ**を補充して，神経伝達を回復させ，症状を改善する．
- レボドパが基本薬で，**ドパミンアゴニスト**（ドパミン受容体刺激薬）もあわせて使用される．
- モノアミン酸化酵素（MAO）阻害薬と，カテコール-O-メチルトランスフェラーゼ（COMT）阻害薬はレボドパと併用する．
- 抗コリン薬，アマンタジン塩酸塩，ドロキシドパ，ゾニサミドは補助薬として使用する．
- 薬物療法で不十分な場合に**定位的脳手術**も考慮する．

用語解説

α-シヌクレイン
p.260参照

ドパミン
神経細胞の接合部位であるニューロンにおいて情報を伝える神経伝達物質の1つ．黒質-線条体系の神経伝達物質として働く．

MIBG (metaiodobenzylguanidine)
メタヨードベンジルグアニジン（^{123}I-MIBG）は，心筋の交感神経分布と交感神経末端のカテコールアミンの貯蔵の状態をみる心筋シンチグラフィ用の注射剤（放射性医薬品）である．心筋梗塞，心筋症などのほかにパーキンソン病の自律神経障害を診断するのにも使われている．

ジスキネジア
頭部，頸部，四肢など身体各部が意思と関係なく動いてしまう不随意運動．p.59参照

Section 1 誘因・原因

- パーキンソン病の病理は，中脳黒質メラニン含有細胞の変性脱落とレヴィ小体とよばれる細胞質内封入体が特徴である．
- 黒質とその神経終末が投射している線条体のドパミン量が減少して神経症状が出現する．
- 好発年齢は60歳代
- 一側の手または足から始まり，進行すると両側性となるN字型の進行

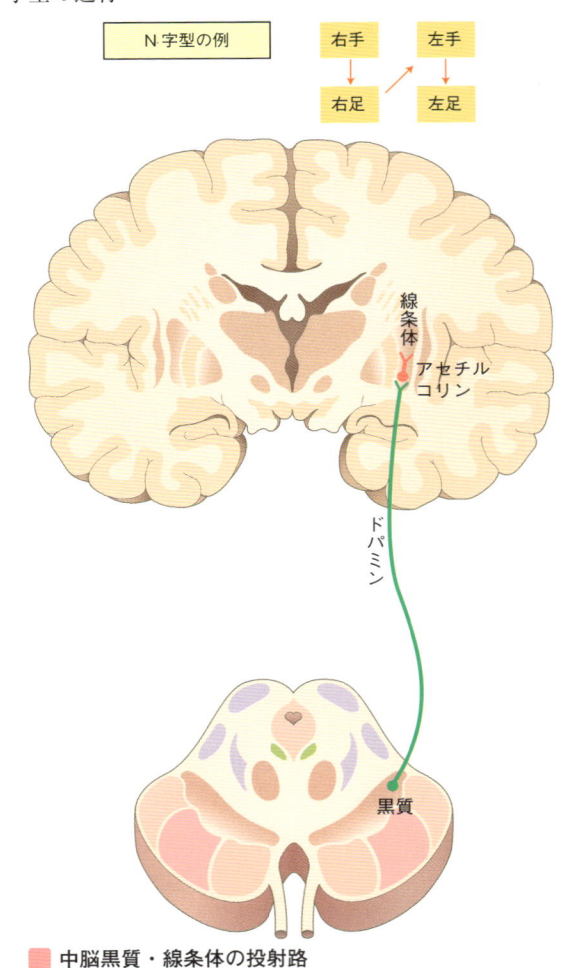

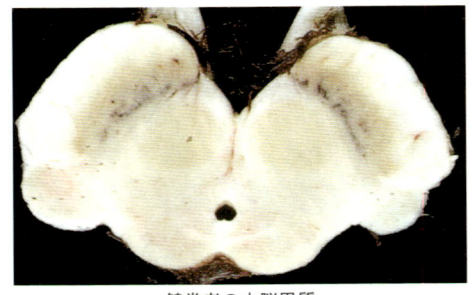

N字型の例：右手 → 右足 → 左手 → 左足

健常者の中脳黒質

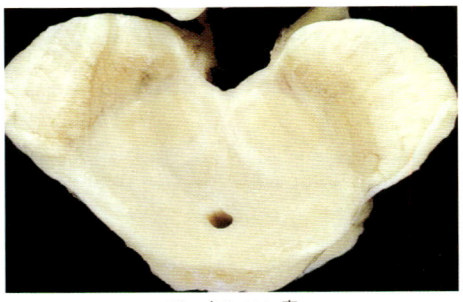

パーキンソン病

■ 中脳黒質
黒質緻密層のメラニン含有神経細胞が変性・脱落するため肉眼でも黒い色調が脱失する．

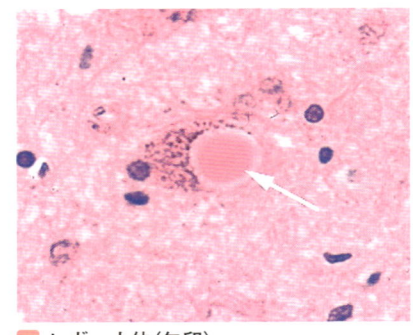

■ レヴィ小体（矢印）
〔東京都神経科学総合研究所ホームページ（http://www.tmin.ac.jp/medical/01/parkinson2.html）〕

■ 中脳黒質・線条体の投射路

Section 2 症状・臨床所見

- 運動症状は，無動，筋強剛，振戦，姿勢反射障害の4徴候
- 発症側の症状が優位で，症状には左右差がある．
- 筋強剛は歯車現象（断続的な抵抗）が特徴的で，振戦は安静時に目立つ．
- 小刻み歩行やすくみ足などの特徴的な歩行障害を呈する．
- 非運動症状では便秘，起立性低血圧，排尿障害などの自律神経症状と，うつ状態や幻覚などの精神症状が問題

振戦　　　　　筋強剛　　　　　無動　　　　姿勢反射障害

■ パーキンソン病の4徴候

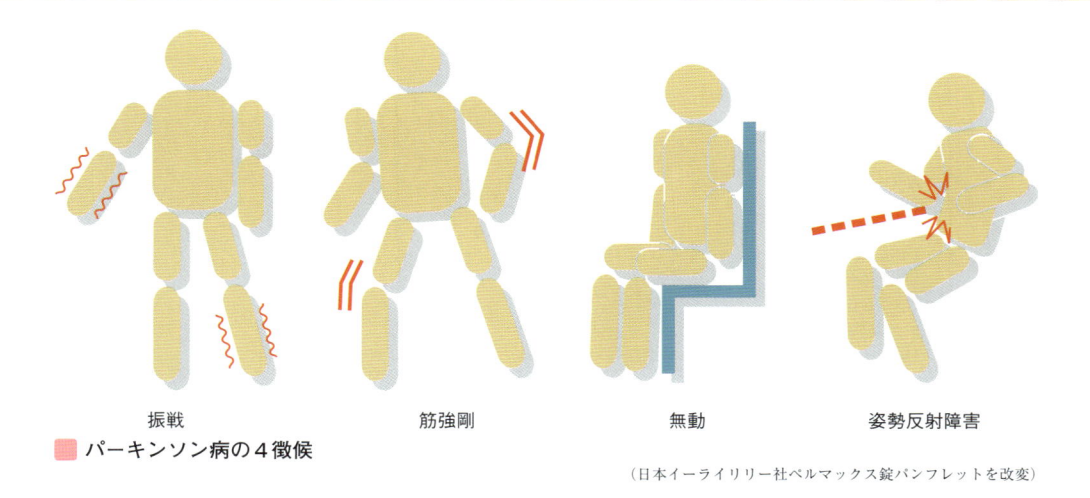

（日本イーライリリー社ペルマックス錠パンフレットを改変）

・認知症はパーキンソン病患者の20〜30%で出現するが，病初期から認知症が主症状になることはない．

Section 3　検査・診断・分類

- 一般の血液検査や髄液検査に異常なく，脳波にも異常はみられない．
- CTやMRIなどの頭部画像検査も正常であるが，これらに異常があれば脳血管性パーキンソニズムや進行性核上性麻痺，多系統萎縮症などの他疾患を疑う．
- MIBG心筋シンチグラフィでは心筋への取り込み減少がみられ，補助診断に用いられる．
- ^{18}F-FDGや^{11}C-CFT，^{11}C-RACを用いたポジトロン断層撮影（PET）では，脳ブドウ糖代謝やドパミントランスポーター，受容体機能の評価が可能だが一般的ではない．

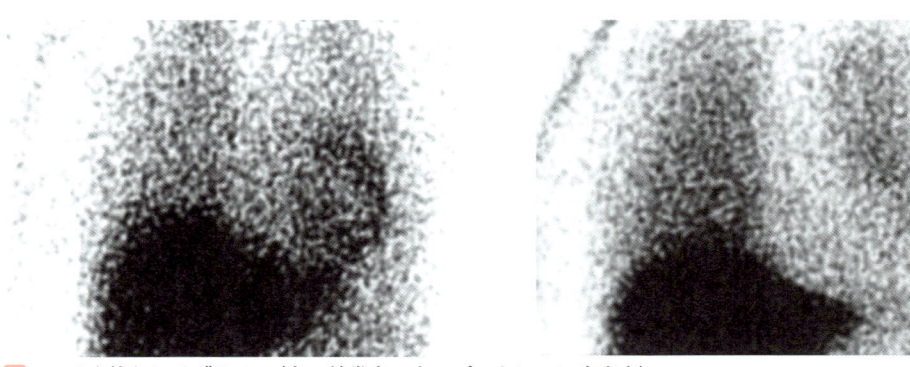

■ MIBG心筋シンチグラフィ（左：健常者，右：パーキンソン病患者）
パーキンソン病では心臓の交感神経密度が減りMIBGの取り込みが低下する．パーキンソン病の診断に感度は高いが，他のレヴィ小体病などでも低下することから特異性は高くない．

パーキンソン病の診断基準

- パーキンソン病の診断には神経変性疾患調査研究班の診断基準がある．
- 臨床症候の重症度分類にはホーン・ヤール（Hoehn & Yahr）の重症度分類がある．
- パーキンソン病統一スケール（UPDRS）がパーキンソン病を総合的に評価する基準として広く利用されている．

■ モノアミン酸化酵素（MAO）：monoamine oxidase　■ カテコール-O-メチルトランスフェラーゼ（COMT）：catechol-O-methyltransferase　■ パーキンソン病統一スケール（UPDRS）：unified Parkinson's disease rating scale　■ 進行性核上性麻痺（PSP）：progressive supranuclear palsy　■ 多系統萎縮症（MSA-p）：multiple system atrophy-parkinsonian type　■ 深部脳刺激療法（DBS）：deep brain stimulation

■ パーキンソン病の診断基準

1）自覚症状
　A：安静時のふるえ（四肢または顎に目立つ）
　B：動作がのろく拙劣
　C：歩行がのろく拙劣
2）神経所見
　A：毎秒4〜6回の安静時振戦
　B：無動・寡動
　　a：仮面様顔貌　　　　　　b：低く単調な話し方
　　c：動作の緩徐・拙劣　　　d：臥位からの立ち上がり動作など姿勢変換の拙劣
　C：歯車現象を伴う筋強剛
　D：姿勢・歩行障害
　　a：前傾姿勢　　　　　　　b：歩行時に手の振りが欠如　　　c：突進現象
　　d：小刻み歩行　　　　　　e：立ち直り反射障害
3）臨床検査所見
　A：一般検査に特異的な異常はない
　B：脳画像（CT，MRI）に明らかな異常はない．
4）鑑別診断
　A：脳血管障害性のもの
　B：薬物性のもの
　C：その他の脳変性疾患

● 診断の判定：次の1〜5のすべてを満たすものを，パーキンソン病と診断する．
1．経過は進行性である．
2．自覚症状で，上記のいずれか1つ以上がみられる．
3．神経所見で，上記のいずれか1つ以上がみられる．
4．抗パーキンソン病薬による治療で，自覚症状，神経所見に明らかな改善がみられる．
5．鑑別診断で上記のいずれでもない．

● 参考事項：診断上次の事項が参考となる．
1．パーキンソン病では神経症状に左右差を認めることが多い．
2．深部反射の著しい亢進，バビンスキー徴候陽性，初期からの高度の認知症，急激な発症はパーキンソン病らしくない所見である．
3．脳画像所見で，著明な脳室拡大，著明な大脳萎縮，著明な脳幹萎縮，広範な白質病変などはパーキンソン病に否定的な所見である．

（厚生労働省特定疾患・神経変性疾患調査研究班，1996）

Ⅰ度	身体の片側だけの振戦，筋強剛を示す．軽症
Ⅱ度	振戦，筋強剛などが両側にあるため，日常生活がやや不便になる．
Ⅲ度	明らかな歩行障害，方向変換の不安定などの立ち直り反射障害がある．生活は自立
Ⅳ度	起立や歩行など日常生活動作の低下が著しく，日常生活で介助が必要．労働能力（−）
Ⅴ度	自立生活が困難．車椅子による移動，または寝たきり，全面的な介助が必要

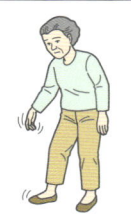

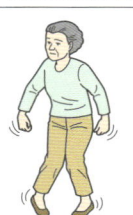

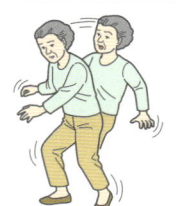

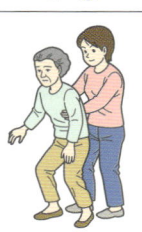

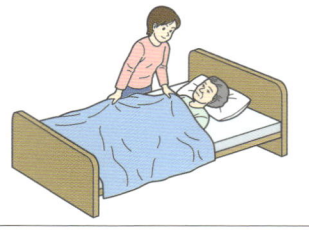

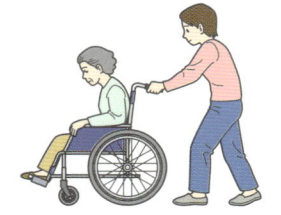

■ ホーン・ヤールの重症度分類

パーキンソン症候群の主な原因

- 薬剤性パーキンソニズムはパーキンソン病に酷似するが，急速な発現と進行が特徴
- 脳血管性パーキンソニズムは上肢よりも下肢に強く，lower body parkinsonismと表現される．頭部CTやMRIでラクナまたは皮質下白質脳症の所見が得られる．
- 脳炎や中毒などは既往歴で明らかとなる．
- 筋強剛が四肢にないのに頸部に強い例や，易転倒性やすくみ足が目立つときには進行性核上性麻痺（PSP）を疑うが，眼球運動障害の軽い例では鑑別困難である．
- 多系統萎縮症-パーキンソン型（MSA-p）は進行が早く，レボドパがほとんど効かず，頭部MRIにて被殻の萎縮，T2強調画像で線条体後部の低信号化と被殻外側に線状の高信号領域が出現する．

薬剤性パーキンソニズム
鑑別で最も注意すべきは薬剤性パーキンソニズムで，よく知られた抗精神病薬以外にも，パーキンソニズムをきたす抗潰瘍薬，降圧薬などが一般の診療科で漫然と使用されていることがある．

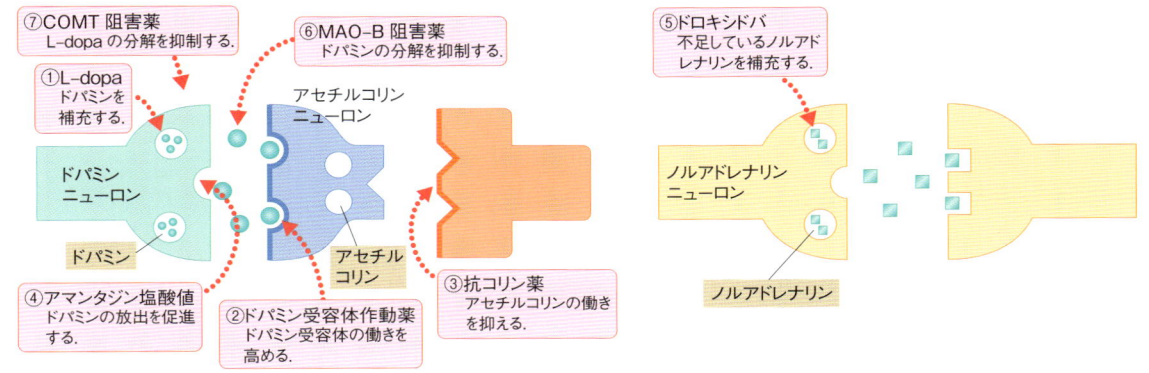

Section 4 治療

抗パーキンソン病薬の作用

① L-dopa ドパミンを補充する．
② ドパミン受容体作動薬 ドパミン受容体の働きを高める．
③ 抗コリン薬 アセチルコリンの働きを抑える．
④ アマンタジン塩酸塩 ドパミンの放出を促進する．
⑤ ドロキシドパ 不足しているノルアドレナリンを補充する．
⑥ MAO-B阻害薬 ドパミンの分解を抑制する．
⑦ COMT阻害薬 L-dopaの分解を抑制する．

（日本イーライリリー社ペルマックス錠パンフレットを改変）

- レボドパ（L-dopa）はもっとも生理的な薬物で，脳内に取り込まれドパミンに代謝される．通常，末梢性ドパ脱炭酸酵素阻害薬（カルビドパ，ベンセラジド）との合剤で使用する．
- ドパミンアゴニスト（ドパミン受容体刺激薬）はドパミン受容体に直接作用し，作用時間が長く，ジスキネジアや症状の日内変動を起こしにくい．
- 抗コリン薬は線条体アセチルコリン受容体をブロックしてドパミンとのバランスを改善する．
- アマンタジン塩酸塩は線条体においてドパミンの放出を促す．
- MAO阻害薬（セレギリン塩酸塩）はドパミンの代謝を抑制する．COMT阻害薬（エンタカポン）はレボドパの代謝を抑制する．
- 薬物療法の効果が不十分な場合には定位的脳手術が考慮される．
- 視床，視床下核，淡蒼球の一部を破壊（電気凝固），あるいは電気的に刺激する深部脳刺激療法（DBS）が行われる．

深部脳刺激療法
電極 視床下核などに挿入する．

薬物の副作用・長期治療の問題点
抗パーキンソン病薬の副作用で頻度の高いものは消化器症状，不随意運動，幻覚などの精神症状である．長期治療では，症状の日内変動であるwearing-off現象（薬効時間の短縮）やすくみ足が問題になる．

悪性症候群
悪性症候群は脳内のドパミンが不足して発症する．高熱，発汗，振戦，頻脈などの症状が特徴で，レボドパなどの抗パーキンソン病薬の突然の休薬・減量で起こる．感染や脱水を契機に起こることもある．抗パーキンソン病薬の再開と水分・栄養補給，末梢性筋弛緩薬のダントロレンナトリウム水和物（ダントリウム®）などの投与が必要となる．

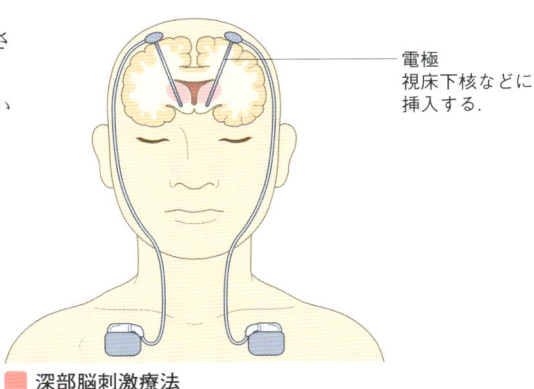

Unit 3 脊髄小脳変性症 G31.9

spinocerebellar degeneration (SCD)

疾患概念
遺伝性（優性遺伝，劣性遺伝）もしくは非遺伝性（孤発性）に起こる小脳および脊髄，脳幹などの神経系統の変性疾患の総称．頻度は10万人に対し20人程度で，厚生労働省認定の特定疾患に指定されている．

SUMMARY Map

誘因・原因
- 遺伝性のものは遺伝子異常（変異）が次々に解明されている．
- 非遺伝性（孤発性という）の原因は不明．誘因は知られていない．

病態
- 小脳およびそれが関連する脊髄や脳幹などの神経系統が「変性」する．その病変分布は病型によって異なる．
- 病変分布にしたがって「純粋小脳型」「多系統障害型」の2つ分類することもでき，病態の理解や症状の把握に役立つ．
- 原因が判明した病型ごとに分子レベルの病態が解明されている．とくに脊髄小脳失調症1型（SCA1）やマシャド・ジョセフ病*（SCA3），歯状核赤核淡蒼球ルイ体萎縮症*（DRPLA）などのポリグルタミン病やフリードライヒ（Friedreich）型失調症などが詳しく解明されている．

症状・臨床所見
- 症状・症候の中核は小脳症状で，体幹失調，四肢協調運動障害，小脳性言語，筋トーヌス低下，注視方向性眼振などがみられる．
- 多系統障害型の病型では，小脳症状以外に腱反射亢進などの錐体路徴候，パーキンソニズム，不随意運動などの錐体外路徴候，末梢神経障害などの徴候が出現し，その組み合わせでさまざまな状態の神経障害がみられる．

検査・診断・分類
- 血液検査では，鑑別すべき小脳性疾患（甲状腺機能低下症など）について検査する．
- 傍腫瘍性神経症候群*との鑑別を要する場合もある．
- 頭部MRIでは，小脳や脳幹などに障害がみられる．ほぼ左右対称性である．脳血管障害や脱髄性疾患，パーキンソン症候群などの鑑別も行う．

治療
- 甲状腺刺激ホルモン放出ホルモン（TRH）製剤の内服薬（タルチレリン水和物）や注射薬（プロチレリン酒石酸塩水和物）が汎用されている．
- ビタミンE欠乏やコエンザイム（Coenzyme）Q10欠乏などが原因の場合は，その是正をする．

用語解説

歯状核赤核淡蒼球ルイ体萎縮症
dentato-rubral pallidoluysian atrophy（DRPLA）．優性遺伝性の脊髄小脳変性症の1つであり，世界で最初に記載した内藤と小柳両博士の名前をとり内藤小柳病ともよばれる．若年発症例ではミオクローヌス（四肢などがピクンとする一瞬の発作）やてんかん，高齢発症者では小脳失調と認知症というように，臨床病型が異なることが知られ，原因となるCAGリピート数の伸長度の違いと相関する（遺伝子の中に同じ3塩基を繰り返す場所があり，その繰り返す数が増えることによって発病するトリプレットリピート病とよばれる疾患がある）．

マシャド・ジョセフ病
SCA3ともよばれる世界で最も頻度の高いポリグルタミン病．ポルトガルアゾレス地方に高集積地がある．小脳失調，錐体路症状を中核とするが，ジストニア，パーキンソニズム，末梢神経障害，筋萎縮，外眼筋麻痺，「びっくり眼」，facial myokimia（ミオキミア，持続性の筋の小さな痙攣）などがみられる．

傍腫瘍性神経症候群
paraneoplastic neurological syndrome．悪性腫瘍に伴う神経障害はさまざまであるが，そのうち腫瘍の直接浸潤や圧迫，治療に伴う副作用，栄養障害などの原因がなく，腫瘍の「遠隔効果」と考えられる一群の疾患を傍腫瘍性神経症候群とよぶ．肺小細胞がん，卵巣がん，ホジキン型リンパ腫，乳がんなどによるものが多いが，この限りではない．神経症候の面からみると，Lambert-Eaton筋無力性症候群，亜急性小脳変性症，亜急性感覚神経ニューロパチー，辺縁系脳炎，オプソクローヌス・ミオクローヌス，皮膚筋炎など多彩な障害がみられる．

Section 1 誘因・原因

- 誘因は知られていない．
- 非遺伝性(ここでは多系統萎縮症は除く)では，病態に深くかかわる因子が判明しつつある．
- 常染色体優性遺伝型のもの〔脊髄小脳失調症(SCA)〕には，遺伝子のシトシン(C)・アデニン(A)・グアニン(G)の3塩基の繰り返し配列(CAGリピート)が異常に伸長することが原因の疾患群(ポリグルタミン病)がある．これらは，SCA1，SCA2，マシャド・ジョセフ病(SCA3)，SCA6，SCA7，SCA17，DRPLAである．
- 常染色体劣性遺伝型のものには，フリードライヒ失調症(FRDA)，眼球運動失行を伴う早発性小脳失調症，ビタミンE単独欠乏に伴う失調症なども詳細に知られている．FRDA患者は欧米では多いが，わが国では報告されていない．

Section 2 症状・臨床所見

- 歩くときにふらつく，足を揃えて立てないなど，体のバランスが取れなくなる(小脳性体幹失調)．
- ろれつが回らなくなる(小脳性言語)．
- 手が震えて字が書けなくなるなど手足の運動障害(四肢協調運動障害)
- 眼球が細かくゆれる眼振
- 仰臥位で片足の膝を曲げ40cmの高さまで上げ，その足の踵でもう片方の足の膝から足首の内側(脛骨前面)を滑らせると，うまくできない(足の運動障害)．
- 運動機能の重症度分類を次頁に示す．

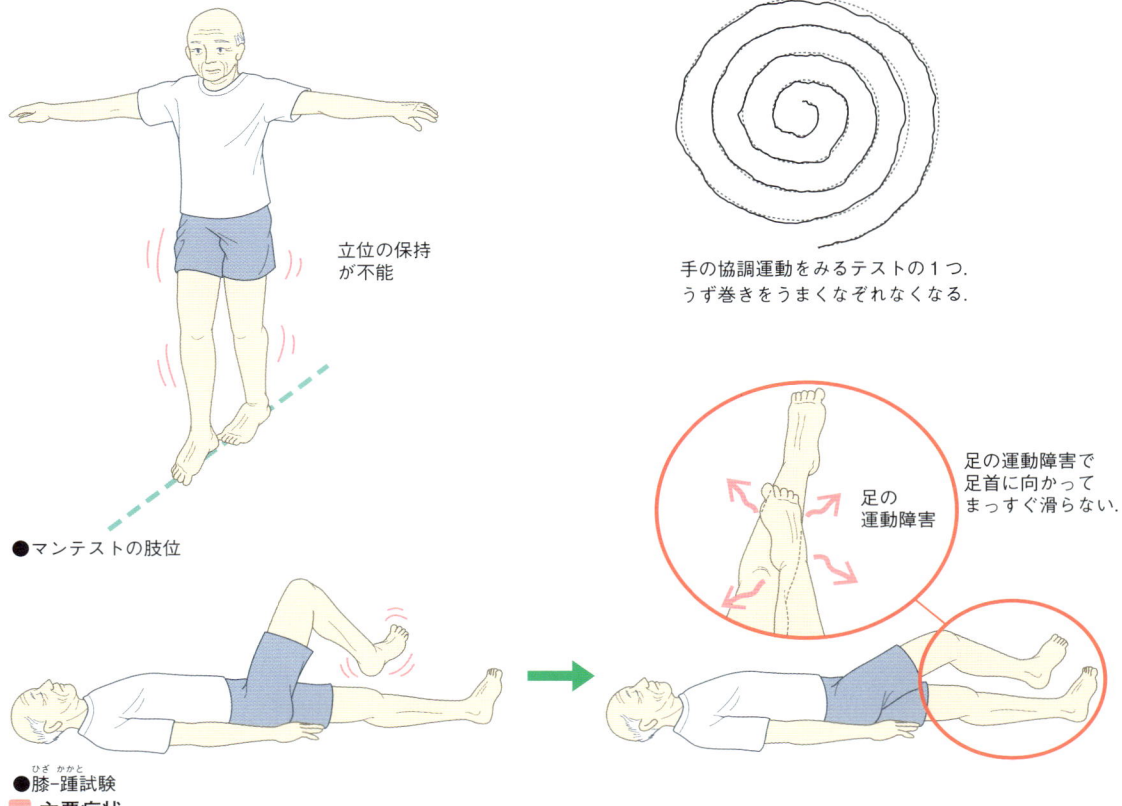

立位の保持が不能

●マンテストの肢位

手の協調運動をみるテストの1つ．うず巻きをうまくなぞれなくなる．

足の運動障害で足首に向かってまっすぐ滑らない．

足の運動障害

●膝-踵試験
■ 主要症状

■ 運動機能の重症度分類

	下肢機能障害	上肢機能障害	会話障害
I度 (微度)	独立歩行 独り歩きは可能．補助具や他人の介助を必要としない．	発病前(健常時)に比べれば異常であるが，ごく軽い障害	発病前(健常時)に比べれば異常であるが，軽い障害
II度 (軽度)	臨時補助・介助歩行 独り歩きはできるが，立ち上がり，方向転換，階段の昇降などの要所要所で，壁や手すりなどの支持補助具または他人の介助を必要とする．	細かい動作は下手であるが，食事にスプーンなどの補助具は必要としない．書字も可能であるが，明らかに下手である．	軽く障害されるが，十分に聞き取れる．
III度 (中等度)	常時補助・介助歩行，伝い歩行 歩行できるが，ほとんど常に杖や歩行器などの補助具，または他人の介助を必要とし，それらのないときは伝い歩きが主体をなす．	手先の動作は全般に拙劣で，スプーンなどの補助具を必要とする．書字はできるが読みにくい．	障害は軽いが，少し聞き取りにくい．
IV度 (重度)	歩行不能・車椅子移動 起立していられるが，他人に介助されてもほとんど歩行できない．移動は車椅子によるか，四つん這い，またはいざりで行う．	手先の動作は拙劣で，他人の介助を必要とする．書字は不能である．	かなり障害され，聞き取りにくい．
V度 (極度)	臥床状態 支えられても起立不能で，臥床したままの状態であり，日常生活はすべて他人に依存する．	手先のみならず上肢全体の動作が拙劣で，他人の介助を必要とする．	高度に障害され，ほとんど聞き取れない．

(厚生省特定疾患運動失調症調査研究班，1992)

Section 3 検査・診断・分類

● 脊髄小脳変性症と診断するには，小脳を障害する他の疾患(アルコールや薬物中毒，ビタミン欠乏，甲状腺機能低下症，悪性腫瘍の合併による傍腫瘍性神経症候群など)を否定することが必要である．

■ 脊髄小脳変性症と鑑別が必要な疾患

中毒性小脳障害	● アルコール多飲 ● 薬剤(フェニトイン，フルオロウラシル(5-FU)などの抗がん薬，トルエン，リチウムなど)
免疫介在性小脳障害	● 傍腫瘍性神経症候群，肺小細胞がん(抗VGCC抗体，抗Hu抗体)，婦人科系がん(抗Yo抗体)，乳がん(抗Yo抗体)，ホジキンリンパ腫(抗mGluR1抗体，抗Tr抗体)など ● セリアック(Celiac)病(抗Gliadin抗体) ● 抗GAD抗体陽性小脳障害 ● その他
ビタミン欠乏性小脳障害	● ビタミンB_1 ● ビタミンB_{12} ● ビタミンE
内分泌障害	● 甲状腺機能低下
その他	● superficial siderosis ● heat shock

MRI所見

● 小脳およびその機能と関係のある脳組織(脳幹，脊髄，大脳など)が障害され，頭部MRIでは左右対称性の小脳萎縮を認める．

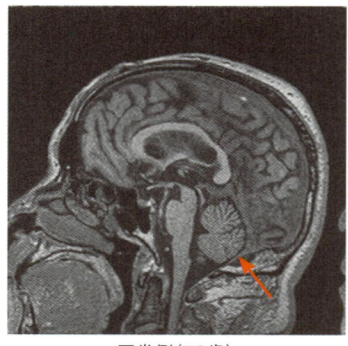

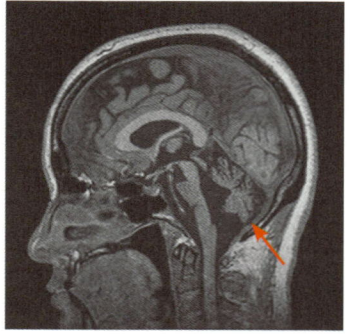

正常例(72歳)　　　SCA2(62歳女性)　　　CCA(67歳女性)

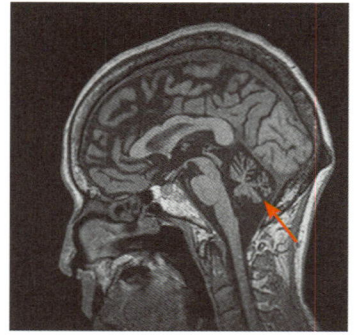

■ MRI所見

分類

- 脊髄小脳変性症は多数の疾患（「病型」）に分かれる．非遺伝性のものが60％程度を占め（「多系統萎縮症」の項参照），残る大部分は常染色体優性遺伝型（親から子どもに性別と関係なく50％の確率で遺伝しうる）といわれている．

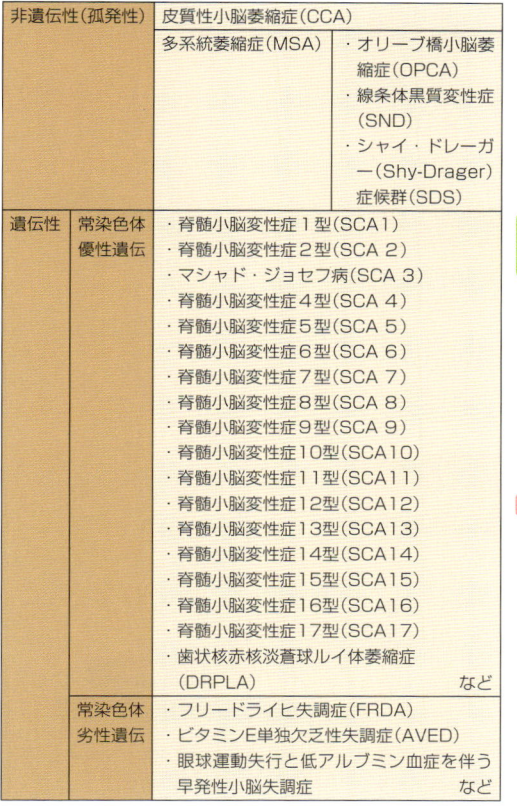

臨床症候に基づく分類

- 臨床症候に基づく分類としては小脳だけが障害される「小脳型」と，脳幹や脊髄など広い範囲が障害される「多系統障害型」の2つに大別する分類がある．遺伝性の有無との組み合わせで最終的にとらえると把握に役立つ．

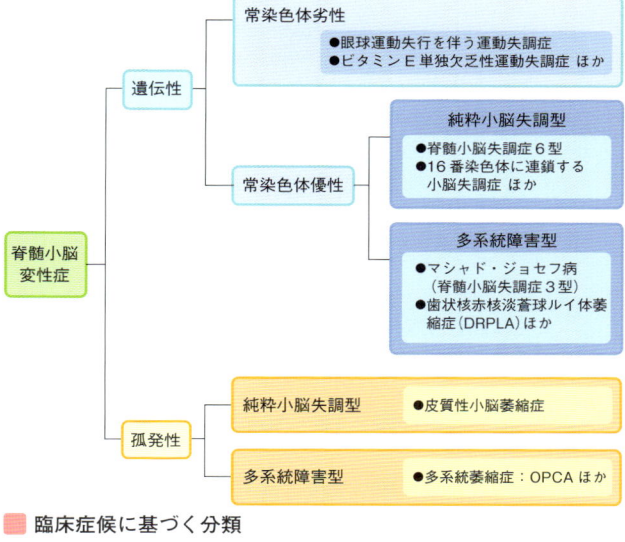

■脊髄小脳変性症の分類

非遺伝性（孤発性）	皮質性小脳萎縮症（CCA）	
	多系統萎縮症（MSA）	・オリーブ橋小脳萎縮症（OPCA） ・線条体黒質変性症（SND） ・シャイ・ドレーガー（Shy-Drager）症候群（SDS）
遺伝性	常染色体優性遺伝	・脊髄小脳変性症1型（SCA1） ・脊髄小脳変性症2型（SCA 2） ・マシャド・ジョセフ病（SCA 3） ・脊髄小脳変性症4型（SCA 4） ・脊髄小脳変性症5型（SCA 5） ・脊髄小脳変性症6型（SCA 6） ・脊髄小脳変性症7型（SCA 7） ・脊髄小脳変性症8型（SCA 8） ・脊髄小脳変性症9型（SCA 9） ・脊髄小脳変性症10型（SCA10） ・脊髄小脳変性症11型（SCA11） ・脊髄小脳変性症12型（SCA12） ・脊髄小脳変性症13型（SCA13） ・脊髄小脳変性症14型（SCA14） ・脊髄小脳変性症15型（SCA15） ・脊髄小脳変性症16型（SCA16） ・脊髄小脳変性症17型（SCA17） ・歯状核赤核淡蒼球ルイ体萎縮症（DRPLA）　など
	常染色体劣性遺伝	・フリードライヒ失調症（FRDA） ・ビタミンE単独欠乏性失調症（AVED） ・眼球運動失行と低アルブミン血症を伴う早発性小脳失調症　など

■臨床症候に基づく分類

脊髄小脳変性症
- 遺伝性
  - 常染色体劣性：●眼球運動失行を伴う運動失調症　●ビタミンE単独欠乏性運動失調症 ほか
  - 常染色体優性
    - 純粋小脳失調型：●脊髄小脳失調症6型　●16番染色体に連鎖する小脳失調症 ほか
    - 多系統障害型：●マシャド・ジョセフ病（脊髄小脳失調症3型）　●歯状核赤核淡蒼球ルイ体萎縮症（DRPLA）ほか
- 孤発性
  - 純粋小脳失調型：●皮質性小脳萎縮症
  - 多系統障害型：●多系統萎縮症：OPCA ほか

Section 4　治療

- 小脳失調症には甲状腺刺激ホルモン放出ホルモン（TRH）製剤の内服薬（タルチレリン水和物）や注射薬（プロチレリン酒石酸塩水和物）があるほか，症状に合わせての薬剤の服用やリハビリテーションが重要である．
- 社会的資源の活用を勧めることも必要で，厚生労働省認定の特定疾患「脊髄小脳変性症」あるいは「多系統萎縮症」を申請する．
- 症状が重く，身体が不自由な患者には身体障害者「肢体不自由」を申請する．「難病情報センター」ホームページ（http://www.nanbyou.or.jp/）は，病気の説明から研究の紹介，患者会や地域でも難病支援などが多く掲載されている．

■マシャド・ジョセフ病（SCA3）：spinocerebellar ataxia type 3（SCA3），Machado‐Joseph disease（MJD）　■歯状核赤核淡蒼球ルイ体萎縮症（DRPLA）：dentato‐rubro‐pallido‐luysian atrophy　■甲状腺刺激ホルモン放出ホルモン（TRH）：thyrotropin releasing hormone　■グルタミン酸デカルボキシラーゼ（GAD）：Glutamic acid decarboxylase　■フリードライヒ失調症（FRDA）：Friedreich ataxia　■ビタミンE単独欠乏性失調症（AVED）：ataxia with vitamin E deficiency　■オリーブ橋小脳萎縮症（OPCA）：olivo‐ponto‐cerebellar atrophy（OPCA）　■線条体黒質変性症（SND）：striatonigral degeneration　■シャイ・ドレーガー症候群（SDS）：Shy‐Drager syndrome

Unit 4　多系統萎縮症
G90.3

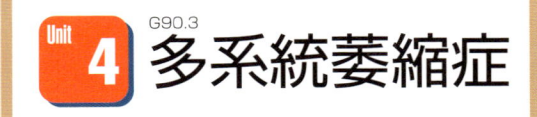

multiple system atrophy（MSA）

疾患概念
非遺伝性の脊髄小脳変性症の代表的疾患で，オリゴデンドログリアの細胞質内に形成されるα-シヌクレイン陽性封入体が，病態に深く関係していると考えられている．症状・症候の中核は小脳症状で，他のパーキンソン症候群をきたす疾患や，脊髄小脳変性症との鑑別が重要である．

SUMMARY Map

誘因・原因
- 非遺伝性（孤発性という）脊髄小脳変性症の代表的疾患
- 根本的な原因は不明だが，オリゴデンドログリアの細胞質内に形成される**α-シヌクレイン（synuclein）陽性封入体（GCI）**が，本疾患の病態に深く関係している．

病態
- 小脳，脳幹（橋核や延髄オリーブ核など），大脳基底核（とくに被殻），大脳（とくに運動野と運動前野および白質），脊髄中間質外側核などの**自律神経関連諸核などが障害**される．
- 変性の原因には，α-シヌクレイン*が凝集する封入体（GCI）が深くかかわっている．

症状・臨床所見
- **症状・症候の中核は小脳症状**で，体幹失調，四肢協調運動障害，小脳性言語，筋トーヌス低下，注視方向性眼振など
- 小脳症状以外に，腱反射亢進，病的反射などの錐体路徴候，パーキンソニズム，不随意運動などの錐体外路徴候，起立性低血圧，排尿排便障害，呼吸障害，などさまざまな自律神経障害が出現し，その組み合わせで多様な状態の神経障害がみられる．
- パーキンソニズムが強い病型をMSA-P，小脳障害が強いものをMSA-Cとよぶ〔ギルマン（Gilman）分類〕．

検査・診断・分類
- **頭部MRI**では，小脳萎縮，橋底部の「十字サイン」，中小脳脚のT2高信号，被殻後外側の低信号などが特徴的所見である．
- 他のパーキンソン症候群をきたす疾患や，脊髄小脳変性症との鑑別が重要である．

治療
- 小脳症状には甲状腺刺激ホルモン放出ホルモン（TRH）の内服薬や注射薬（プロチレリン酒石酸塩水和物）などが汎用されている．
- パーキンソン症候群や自律神経障害などに対し薬物療法を行うが，根本的治療法ではないため，症状が進行することが多い．

用語解説

α-シヌクレイン（α-synuclein）
発端は1993年に，アルツハイマー病患者老人斑にアミロイドβ以外に存在するペプチドとして発見された．遺伝子構造は6個のエクソン，cDNAで1.3kb，140個程度のアミノ酸の大きさ．脳，とくに神経細胞のシナプス前終末に発現し，さまざまなタンパクと結合する性質をもち，シグナリングや分子輸送に関与する．この遺伝子のミスセンス変異やコピー数増加がパーキンソン病の原因になる．

オリゴデンドログリア（oligodendroglia）
グリア細胞（神経膠細胞）のうち，中枢神経系でミエリンを発現して髄鞘を形成し，神経細胞の軸索を保護する働きを有する細胞．乏突起神経膠細胞といわれるように突起が少なく，光学顕微鏡観察では細胞質成分が少ないとされている．その細胞質にはリボゾーム，ミトコンドリア，微小管（microtubules）が豊富に存在する．

Section 1 誘因・原因

- 根本的な原因は不明だが，髄鞘（ミエリン）を形成する神経膠細胞オリゴデンドログリア*の細胞質内に，過剰にリン酸化されたα-シヌクレイン（synuclein）が線維性になって凝集し，封入体（GCI）を形成することが病態に深く関係している．このためパーキンソン病と並んでsynucleinopathyとよばれる．
- 病態の基本は，小脳，中小脳脚，脳幹（橋核や延髄オリーブ核，黒質，青斑核など），大脳基底核（とくに被殻），大脳（とくに運動野と運動前野および白質），脊髄中間質外側核などの自律神経関連諸核などが変性することである．
- 病態の根底に，GCI以外に数は少ないが神経細胞内封入体（NCI），核内封入体（NNI）などが形成されることも関係している．
- 組織学的には，GCIなどの出現の他に神経細胞脱落，白質ではミエリンと軸索の脱落，グリオーシス，などの変化がみられる．
- GCIにはα-シヌクレイン以外に，ユビキチン（ubiquitin），チューブリン（tubulin），αB-クリスタリン（crystalline）など多種類のタンパク質がともに凝集している．
- α-シヌクレインが沈着する正確なメカニズムに関する知見も蓄積してきた．

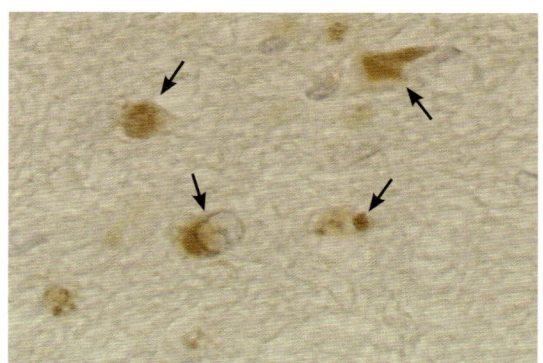

矢印がα-シヌクレイン陽性のGCI

■ 組織所見

Section 2 症状・臨床所見

- ギルマン（Gilman）の診断基準2008年版では，臨床的に"probable" MSAとするには，30歳以上での発症で，孤発性，進行性の経過をとり，下記の表の自律神経障害の①または②が存在し，パーキンソニズムか小脳症状がみられることとされている[1]．

■主要症状

小脳症状	●「脊髄小脳変性症」の項を参照（p.256） ●眼球運動が障害されることも提唱されている．
パーキンソニズム	●寡動（運動が遅く，少ないなど），筋固縮，振戦，姿勢調節障害・易転倒傾向がみられ，とくにレボドパで改善が乏しい． ●ジストニアやミオクローヌス，脊柱の著しい前屈状態（camptocormia）がみられることもある．
自律神経障害	●①排尿障害（頻尿，尿失禁，排尿困難，残尿），男性での陰萎，②起立性低血圧 ●その他，便秘・排便障害（便失禁を含む），夜間頻尿，睡眠時呼吸障害〔閉塞性睡眠時無呼吸症候群，声帯外転麻痺（気道狭窄，いびき，吸気時喘鳴など．突然死の原因になる），sleep-induced laryngomalaciaなど〕，レム睡眠関連異常行動など

Section 3 検査・診断・分類

- 血液，尿，髄液一般検査には異常はみられない．

頭部MRI所見

- ①矢状断での橋尾側優位の萎縮，②小脳萎縮，③水平断での橋底部「十字サイン」，④中小脳脚のT2強調画像高信号や歯状核のT2信号異常，⑤被殻後外側T2低信号，などがあげられる．
- 病初期や病変分布によっては異常が明らかでないこともあるので，時期をかえて検索する．

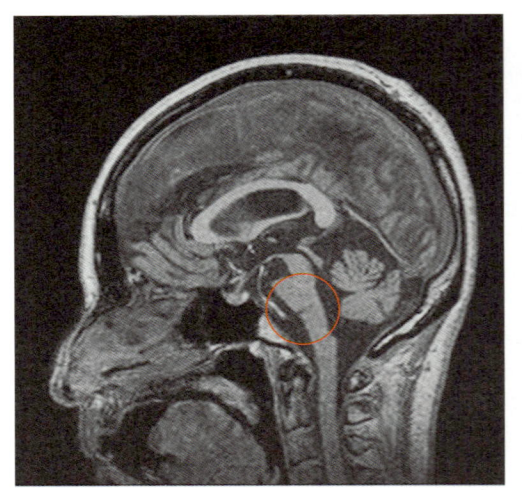

尾側優位の萎縮を示す（丸囲み）．

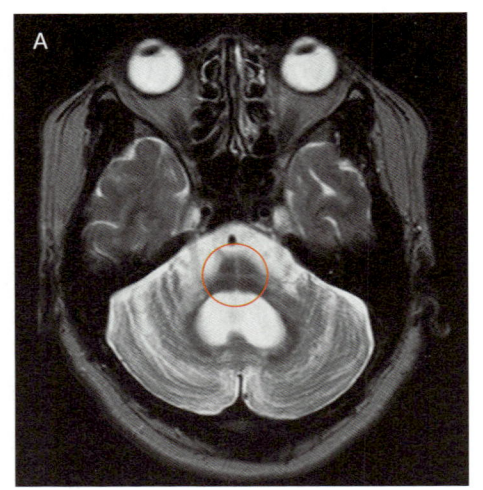

橋の十字サインを示す（丸囲み）．

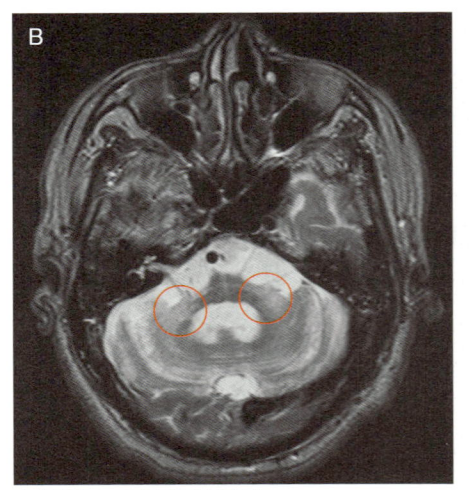

中小脳脚のT2高信号（丸囲み）

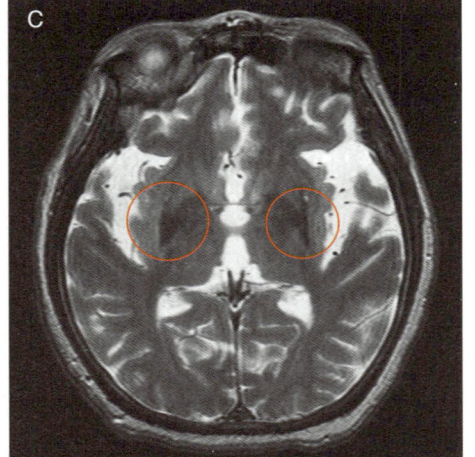

被殻T2低信号を示す（丸囲み）．

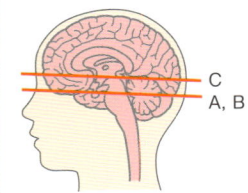

頭部MRI所見

各種検査

- 自律神経系の中枢性あるいは節前性の障害が見られる（純粋自律神経不全症の節後性障害と区別される）．このため，MSAでは血漿ノルアドレナリン値は100pg/mLより高い．ただし，いわゆるシャイドレーガー型では100pg/mL以下のこともあるので注意を要する．
- head-up tilt試験（傾斜台の上で起立位をさせて，前失神症状を誘発する試験）で収縮期血圧30mmHg以上または拡張期血圧15mmHg以上の低下を認めた場合，起立性低血圧と診断する．

- MSAでは起立負荷による血漿ノルエピネフリンの上昇反応が乏しい．代償性脈拍数増加(10拍/分以下)の欠如がみられることもある．
- 心電図R-R間隔変動(CVR-R)は低下する．

残尿検査
- 残尿の検査には排尿後に行う簡易残尿測定が有用で，MSAでは100mL以上の残尿を認めることがある．詳細な神経因性膀胱の検索にはウロダイナミックスタディーを行う．

心筋シンチグラフィー
- メタヨードベンジルグアニジン(MIBG)はグアニジンの類似物質で，交感神経節終末の機能を反映するため，^{123}I-MIBG心筋シンチグラフィーは交感神経節終末の障害が起きるパーキンソン病とMSAの鑑別に有用である．
- パーキンソン病とレビー小体型認知症では心筋での取り込み低下がみられるのに対して，MSAや他のパーキンソン症候群では通常低下しない．

分類
- 歴史的には1969年にグラハム(Graham)とオッペンハイマー(Oppenheimer)によって提唱された，オリーブ橋小脳萎縮症(OPCA)，線条体黒質変性症(SND)，シャイ・ドレーガー(Shy-Drager)症候群(SDS)として分類されていた．
- 今日ではギルマン(Gilman)の診断基準に則り，自律神経障害に加えて小脳症状がみられるMSA-c，パーキンソニズムを呈するMSA-pに分類することが多い．
- 臨床診断には，2008年に改訂されたギルマン(Gilman)らによる診断基準に照らすとよい．
- 鑑別診断には，他の脊髄小脳変性症やパーキンソニズムとの鑑別が重要である(対応する各項p.251，256を参照)．自律神経障害の存在がMSAの診断にはポイントとなることが多い．

Section 4 治療

- 小脳失調症の治療とリハビリテーションに関しては，「脊髄小脳変性症」の項(p.256)を参照
- パーキンソニズムにはレボドパやドパミン受容体刺激薬(アゴニスト)を中心に処方し，効果がある程度みられることもある．
- 社会的資源の活用に関しては，「脊髄小脳変性症」の項(p.256)を参照

■各障害に対する治療法

自律神経障害	● 患者の症状に合わせた治療が必要である． ● 起立性低血圧には弾性ストッキング着用，薬剤ではミドドリン塩酸塩，ドロキシドパ，フルドロコルチゾン酢酸エステルなどを使用
膀胱障害	● 無抑制性膀胱や排尿括約筋協調不全による蓄尿障害と，無緊張性膀胱による排尿障害に分けられる． ● 無抑制性膀胱には抗コリン作用のあるオキシブチニン塩酸塩やプロピベリン塩酸塩など，排尿括約筋協調不全には，タムスロシン塩酸塩などを使用
無緊張性膀胱	● コリン作用があるベサコリン，ジスチグミン臭化物，シナプス後α_1受容体遮断作用のあるウラピジルやプラゾシン塩酸塩を試みる． ● 残尿が増加し，尿閉となった症例ではしばしば間欠的自己導尿や膀胱カテーテル留置が必要
夜間多尿	● 抗利尿ホルモン(ADH)を測定し，低下例ではADHホルモンの点鼻が有効
睡眠時呼吸障害	● 気道の検索による病態把握を行い，持続陽圧呼吸(CPAP)や非侵襲的陽圧換気療法(NPPV)の導入や気管切開で，突然死などの予防を行うことが重要

■パーキンソン症状が目立つ多系統萎縮症(MSA-p)：multiple system atrophy-Parkinsonian　■小脳症状が目立つ多系統萎縮症(MSA-c)：multiple system atrophy-cerebellar　■甲状腺刺激ホルモン放出ホルモン(TRH)：thyrotropin releasing hormone　■陽性封入体(GCI)：glial cytoplasmic inclusion　■神経細胞内封入体(NCI)：neuronal cytoplasmic inclusion　■核内封入体(NNI)：neuronal nuclear inclusion　■メタヨードベンジルグアニジン(MIBG)：metaiodobenzyl guanidine　■持続呼気陽圧呼吸(CPAP)：continuous positive airway pressure　■非侵襲的人工呼吸管理(NPPV)：noninvasive positive pressure ventilation

Unit 1 てんかん
G40

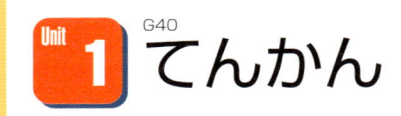

epilepsy

疾患概念
中枢神経系慢性疾患の一種で，脳の反復性異常興奮により意識消失，身体の異常運動などの発作症状や認知障害，精神症状が出現するもの．「痙攣発作」と「てんかん発作」の用語は厳密には前者が電解質異常や脳外傷などの原因により起こる1回ごとの発作を示す用語で，後者はてんかんという疾患における反復性発作に使われる用語である（例：低ナトリウム血症による発作は痙攣発作であって，てんかん発作ではない）．

Summary Map

誘因・原因
- 頻度は全人口の約0.3％で，小児期から思春期における発症が多い．
- 非遺伝性のものが多い．近年，発症にかかわる遺伝子異常も発見されている．

病態
- 神経細胞膜電位の緩徐な脱分極*(depolarizing shift)が，周辺神経組織に発作時直流電位変動を起こす．
- てんかん患者に留置した硬膜下電極によりこの電位変動を記録することができるようになり，てんかん発作時の焦点（脳の限られた部分が異常な活動を起こす発作の出発点）同定に役立っている．

症状・臨床所見
- 発作間欠期に，認知症，人格異常などの慢性的精神症状
- 発作時には，強直性発作，間代性発作などのてんかん発作

検査・診断・分類
- 脳の形態異常，発作時脳機能変化，脳波の突発活動を検出するため，頭部画像検査（CTあるいはMRI，SPECTあるいはPET），脳波検査が行われる．
- 診断は，臨床発作型を中心として発症年齢，神経学的異常，脳画像所見，病因，発作時脳波，発作間欠期脳波を考慮して決められる．
- 国際分類：全般てんかんと部分てんかん*

治療
内科的療法
- 抗痙攣薬の内服

外科的療法
- 脳の発作を生じる部分（てんかん発作時焦点）の外科的切除

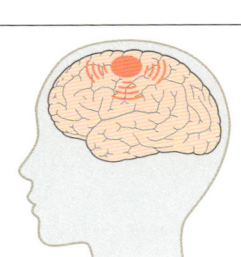

■ 部分発作：脳の一部分から徐々に興奮

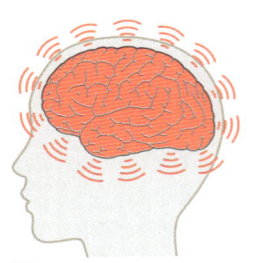

■ 全般発作：脳全体が一気に興奮

用語解説

脱分極
静止時の細胞は，細胞膜をはさんで細胞内と細胞外とでNa・Kイオンの能動輸送により細胞膜内を負とする電位差を有し，これを静止膜電位という．この細胞膜が機械的・化学的・電気的刺激を受けると，静止膜電位が上昇する．これを脱分極という．神経細胞は細胞膜電位の脱分極を引き起こして情報を伝達している．

全般てんかんと部分てんかん
神経細胞の異常な活動が脳の限られた部分（局所）から起こり，手足の痙攣やしびれ感などの発作（部分発作）を起こすものを部分てんかんといい，脳全体（両側大脳半球）の同期的な異常な活動によって全身痙攣や意識喪失などの全般発作を起こすものを全般てんかんという．

Section 1 誘因・原因

遺伝性
- 全般てんかん熱性痙攣プラス（GEFS＋）：Naチャンネル遺伝子SCN1Aの異常
- 新生児痙攣：カリウム（K）チャンネル遺伝子KCNQ2の異常
- 若年ミオクロニーてんかん：カルシウム（Ca）チャンネル遺伝子CACNA1Gの異常

非遺伝性
- 小児：分娩時あるいは新生児期の仮死や外傷，脳炎，髄膜炎，脳血管障害，原因不明など
- 成人：脳血管障害，頭部外傷，脳炎，髄膜炎，脳腫瘍，薬物・アルコール中毒，原因不明など

Section 2 症状・臨床所見

- 発作間欠期には，認知症，人格異常などの慢性症状がみられる．
- てんかん性人格変化（反抗的・攻撃的な言動，器物破損や暴力行為など）
- てんかん精神病
- 発作時には，てんかん発作がみられる．
- 意識消失
- 強直性発作：p.56参照
- 間代性発作：p.56参照
- Todd麻痺（発作後に一過性に起きる麻痺現象）

強直性発作
体幹・四肢がギュッと硬くなる．背を弓なりにそらせる．緊張もみられる．チアノーゼ，失禁，叫び声をあげる．

間代性発作
ガクガクと四肢がリズミカルにふるえる．チアノーゼ，失禁，唾液の泡を吹く．

Section 3 検査・診断・分類

検査

①CTあるいはMRIによる形態的診断：発作の原因となりうる先天性脳形成異常や側頭葉硬化症所見，脳軟化巣，腫瘍を描出する．

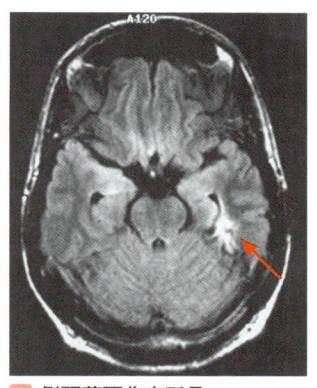

■ 側頭葉硬化症所見
側頭葉の海馬に沿ってT2延長部位を認める（矢印）．

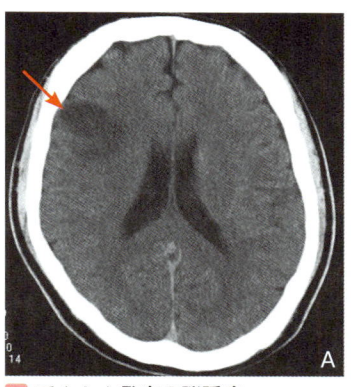

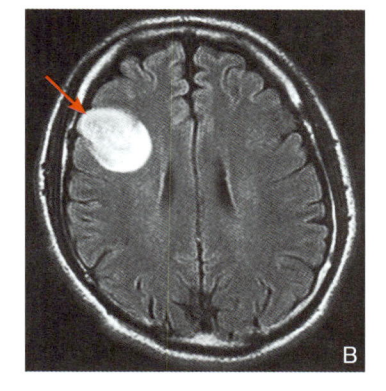

■ てんかん発症の脳腫瘍
38歳男性．てんかん・強直性全身痙攣で発症した右前頭葉神経膠腫．A：プレーンCT，B：FLAIR画像，前運動野にT2高描出の組織を認める（矢印）．

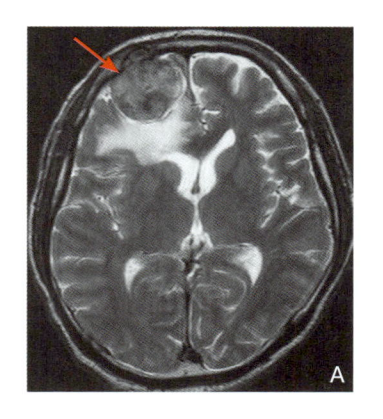

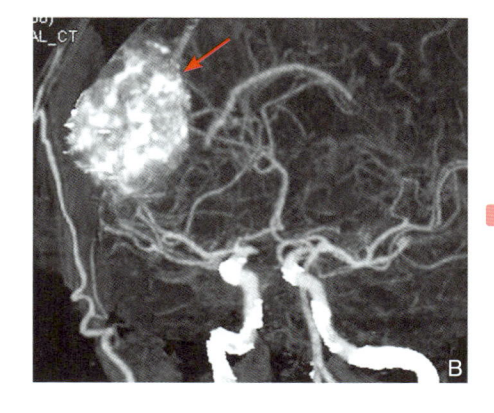

■ てんかん発症の右前頭葉髄膜腫
上記と同一症例．A：FLAIR画像．右前頭葉に周囲脳浮腫著明（矢印），B：血管造影像．石灰化に富み，血流もかなり豊富であった（矢印）．

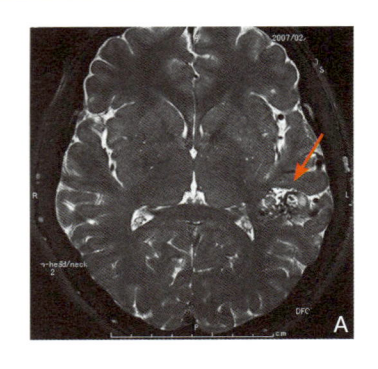

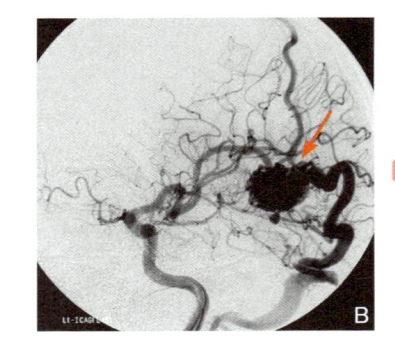

てんかん発作の脳腫瘍
36歳男性．失語発作で発症した左側頭葉動静脈奇形．A：FLAIR画像．動静脈奇形が左側頭葉後上方のウェルニッケに近い部分に認められる（矢印）．B：動静脈奇形の血管造影像（矢印）

②SPECTあるいはPETによる機能的診断：発作中に放射性同位元素を静注し，発作中または発作後に発作時焦点における脳のグルコース代謝や脳血流の増加部位を描出する．てんかん焦点は，発作のみられないときにはグルコース代謝や脳血流が低下する．

③頭皮上脳波記録：頭皮上脳波の異常所見には，上向き陰性鋭波，棘波，徐波，または棘徐波結合からなる発作間欠期の突発活動が，限局または全般性に出現するものと，周期的に出現するものの2種類が存在する．

④深部電極による脳波記録：頭蓋内に埋め込んだ電極により，発作時焦点近傍より発作活動を記録する．

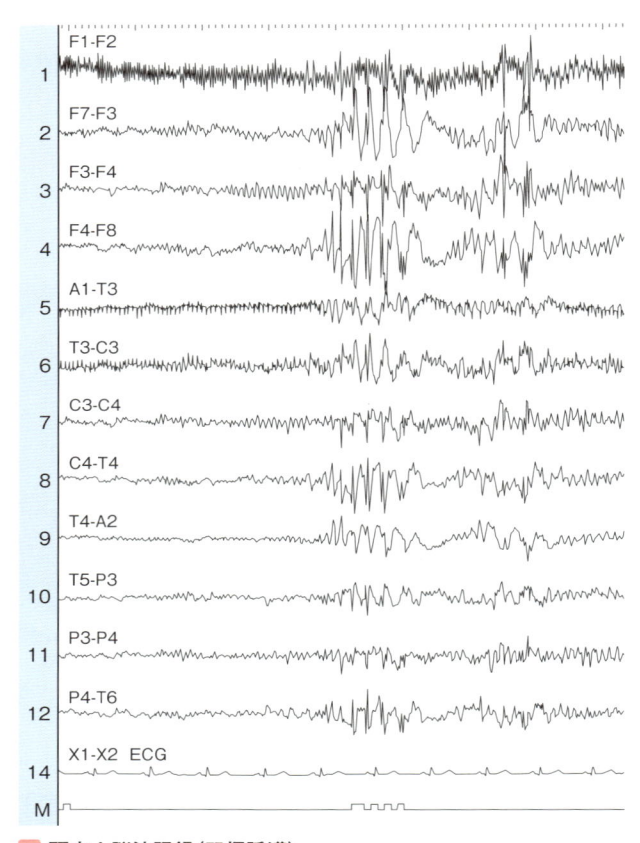

鑑別診断

- 意識消失を伴う発作の原因は，不整脈などの循環器疾患，糖尿病などの代謝性疾患，精神科疾患など多岐にわたる．臨床の場でこれらを鑑別するには，病歴が最も重要である．
- 次いで，上記「検査」の①～③の診断法によって脳内突発活動を起こしうる部位，機能変化，発作活動をとらえることができれば診断は確実となる．
- ④の診断法は侵襲の大きな検査で，てんかんの専門医療機関でのみ可能

器質性疾患であるてんかんと，精神疾患である仮性痙攣との鑑別
発作だけでは区別がつかないことがあるが，仮性痙攣は脳波異常を伴わず暗示によって誘発される点で区別される．
そのほかの発作との鑑別
振戦などの不随意運動，脳虚血発作，循環器系の失神発作，片頭痛発作，低血糖発作，ヒステリー発作，チック，舞踏病など

頭皮上脳波記録（双極誘導）
F4，C4（右側前頭頸頂部）を焦点とする3Hzの棘徐波結合を認める．

国際分類

- 全般てんかん：脳全体の神経細胞が同時に発作を起こすもの
- 部分てんかん：脳一側半球の一部の神経細胞が発作を起こすもの．その後，脳全体に及ぶ発作を起こす場合には二次性全般化という．

■ てんかん発作の国際分類

1. 部分（焦点，局所）発作
　1）単純部分発作：意識障害はない
　　● 運動徴候を有するもの
　　● 体性感覚あるいは特殊感覚徴候をもつもの：単純幻覚，たとえば，ピリピリ感，ピカピカ感，ブンブン感
　　● 自律神経症状あるいは徴候をもつもの：心窩部不快感，顔面蒼白，発汗，紅潮，立毛，瞳孔散大を含む．
　　● 精神症状をもつもの：高位大脳機能の障害
　2）複雑部分発作：意識障害を伴う．ときに単純部分発作症状で始まることもある．
　　● 単純部分発作で始まり，意識障害がこれに続くもの
　　　・単純部分発作で始まり，意識障害がこれに続くもの
　　　・自動症（自覚なしに引き起こされる不随意行為）を伴うもの
　　● 意識障害で始まるもの
　　　・意識障害のみを伴うもの
　　　・自動症を伴うもの
　3）部分発作から二次性全般発作に進展するもの：全般強直・間代性，強直性，間代性発作がありうる．
　　● 単純部分発作から全般発作に進展するもの
　　● 複雑部分発作から全般発作に進展するもの
　　● 単純部分発作から複雑部分発作へ，さらに全般発作へと進展するもの
2. 全般発作（痙攣性あるいは非痙攣性）
　1-1）欠神発作
　1-2）非定型欠神発作
　2）ミオクロニー発作
　3）間代性発作
　4）強直性発作
　5）強直間代発作
　6）脱力発作（失立発作）
3. 未分類てんかん発作

※欠神発作：突然に意識を消失し，ぼんやりしたように動作を止める発作で，また，突然に意識がもどる．
※ミオクロニー発作：四肢または体幹筋がピクンとする一瞬の発作（意識は保たれている）
※間代性発作：ガクガクと四肢がリズミカルにふるえる発作
※強直性発作：体幹・四肢がギュッと硬くなる発作
※強直間代発作（大発作）：突然に強直性発作が始まり，続いて間代性発作が起こる．
※脱力発作（失立発作）：姿勢保持の筋群の緊張が急激に緩むために，突然，崩れ落ちるように転倒する発作

（国際てんかん連盟，ILAE，1981）

Section 4 治療

● 初回発作時後，無治療であっても発作を起こさない確率が50％程度あるため，2回以上の発作を認めた場合に治療を開始することが原則である．

内科的療法

● てんかん発作型に基づき，使用する薬剤を選択する．
● 単剤で治療を開始し，少量から投与して漸増していくことで副作用を抑え，不必要な高用量と多剤併用を回避することができる．
● 治療の予後を考える場合，てんかん症候群の分類が参考になる．適切と考えられる2種類以上の抗てんかん薬を単剤で使用し，次いで併用しても年1回以上発作が起きる場合には難治例と考える．部分てんかんの難治例は，外科的療法の対象となりうる．
● 抗てんかん薬の内服には先天性奇形のリスクが伴うため，妊娠可能な若年女性のてんかん治療には特別な注意が必要である．原則は，以下のとおりである．
　①単剤治療
　②トリメタジオンを使用しない．
　③カルバマゼピンは400mg/日以下，バルプロ酸ナトリウムは1,000mg/日以下の投与量
なお，米国ではラモトリギン単独投与が推奨されている．

■てんかん発作型に基づく治療薬

発作型		第一選択薬
部分発作	単純部分発作	カルバマゼピン
	複雑部分発作	ジフェニルヒダントイン
	二次性全般化発作	
全般発作	欠神発作	バルプロ酸ナトリウム
	ミオクロニー発作	ラモトリギン
	脱力発作	
	強直間代発作	

■特発性と症候性にみる治療方針

部分てんかん	特発性	治療不要の場合もあり
	症候性（腫瘍，脳血管障害，海馬硬化症など）	原疾患によりさまざまで，外科治療の対象となりうる．
全般てんかん	特発性	薬物療法の有効性が高い．
	症候性（レノックス症候群など）	知能障害の合併が多く，発作の抑制も困難

※特発性は原因不明のもので，症候性は原因がはっきりしているもの
※レノックス症候群：ウエスト症候群（乳幼児にみられる難治性てんかんで，強直性発作と重篤な精神・運動機能障害を併せもつ）などから移行してくる難治性てんかんで，2～8歳ころに発症する．強直性発作のほかにミオクロニー発作，脱力発作などがみられ，重篤な知能障害を残すことが多い．

外科的療法

- てんかんの手術は，てんかん焦点を切除する方法と，てんかんが伝播する神経連絡路を遮断する方法とがある．切除術には皮質焦点切除術，側頭葉切除術などがあり，遮断術には軟膜下皮質多切術，大脳半球離断術，脳梁離断術などがある．
- 部分てんかん，とくに側頭葉硬化症による内側側頭葉てんかんは，てんかん手術のよい適応となる．選択的に海馬，扁桃体を切除することにより，60～80％の症例で発作が消失する．
- 術後障害は，視野障害の頻度が最も高く（ほぼ半数），次いで記憶障害の頻度（優位半球手術で30～50％，非優位半球手術で20～30％）が高い．

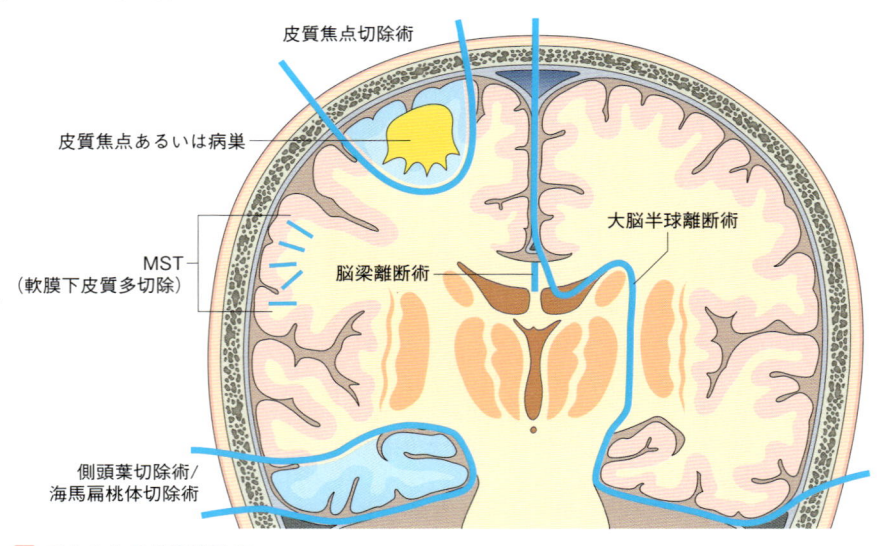

てんかんの外科的治療

■全般てんかん熱性痙攣プラス（GEFS＋）：generalized epilepsy with febrile seizures plus　■軟膜下皮質多切除（MST）：multiple subpial transection

Unit 1 片頭痛 (G43)

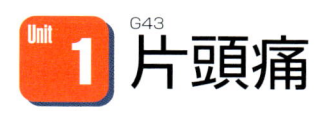

migraine

疾患概念
片頭痛は，有病率は高いが医療機関への受診率は低く，かつ必ずしもすべてが適切な治療を受けているとはいえない疾患である．いったん発作が起こると日常生活が著しく支障されるが，発症にセロトニンやその受容体の関与が明らかとなり，トリプタン系薬の使用で発作を抑えることが可能になった．また発作が高頻度の場合には，ロメリジン塩酸塩をはじめとした発作予防薬の有効性も証明されている．

Summary Map

誘因・原因
- 年間有病率は8.4%で，**20〜40歳代の女性**においてとくに有病率が高い．
- 家族性に発症する傾向がある．
- **精神的ストレス**や，睡眠不足，過度の疲労，**月経**，天候の変化，**アルコール摂取**，チョコレート・赤ワイン・チーズの摂取などが片頭痛発作の誘因になることがある．

病態
- 病態生理は確定していないが，脳幹起源で，三叉神経を介した血管系の異常反応が関与している可能性が考えられている．
- この過程で，神経ペプチドであるカルシトニン遺伝子関連ペプチド(CGRP)*や**セロトニン**＊および**その受容体(5-HT$_{1B/1D}$受容体)**が重要な役割をはたすとされている．
- 皮質拡延性抑制(CSD)といった神経細胞とグリア細胞の脱分極の波が大脳皮質を広がっていく現象が観察され，片頭痛の**前兆(aura)**の原因と考えられている．

症状・臨床所見
- 発作の数時間前から光・音過敏，悪心，後頸部の筋緊張亢進などが先行することがある．
- 頭痛の直前の前兆として，**閃輝暗点**が起こったり，感覚障害や失語性の言語障害をきたすことがある．
- 頭痛は片側性のことが多いが両側性のこともある．
- 頭痛は**日常的な動作により増悪**する．
- 発作中に**悪心・嘔吐，光・音過敏**を伴うことがある．

検査・診断・分類
- 片頭痛の診断と治療には，**頭痛ダイアリー**が有用である．
- 国際頭痛学会より**「前兆のない片頭痛」**と**「前兆のある片頭痛」**について臨床的な診断基準が示されている．

治療
- 薬物療法
  ・**急性期治療と予防療法**がある．
- 急性期治療薬
  ・アセトアミノフェン，非ステロイド抗炎症薬(NSAIDs)，エルゴタミン製剤，選択的なセロトニン作働薬である**トリプタン系薬**，制吐薬があり，重症度に応じた層別治療が提唱されている．
- 予防療法
  ・片頭痛予防薬としての保険適用があるのは**ロメリジン塩酸塩**のみである．

用語解説

カルシトニン遺伝子関連ペプチド(CGRP)
神経伝達物質として働き，細胞のカルシウム流出抑制や血管拡張作用がある．

セロトニン
生体アミン(ホルモン作用や神経伝達作用を示す物質)の1つ．血管，腸管，気管支の平滑筋収縮作用に関与する．

Chapter 12 機能性・自律神経性疾患 片頭痛

Section 1 誘因・原因

- 正確な発症機構はまだ不明であるが，脳幹からの何らかの刺激により大脳皮質を波のように広がる脱分極（皮質拡延性抑制）が生じ，これが血管に分布する三叉神経を刺激してCGRPなどの神経ペプチドの放出を促し，血管拡張とともに神経原性の炎症をきたすとする説が有力である．
- この過程で脳幹から大脳皮質に投射するセロトニン作働性神経が，5-$HT_{1B/1D}$受容体を介して発症に重要な役割をはたしていると考えられている．
- 片頭痛発作の誘因として，ストレスなどの精神的因子や月経周期，天候変化などの環境因子，アルコール摂取や特定の食品などの食事性因子が知られている．20～40歳代の女性においてとくに有病率が高い．

> 片頭痛の有病率はアジア地域で5～10％，欧米でも5～10％と高い．そのなかでも30～40代の女性では約18％にも及ぶが，現状では必ずしも適切に診断・治療されているとはかぎらず，今後の一層の対策が必要である．

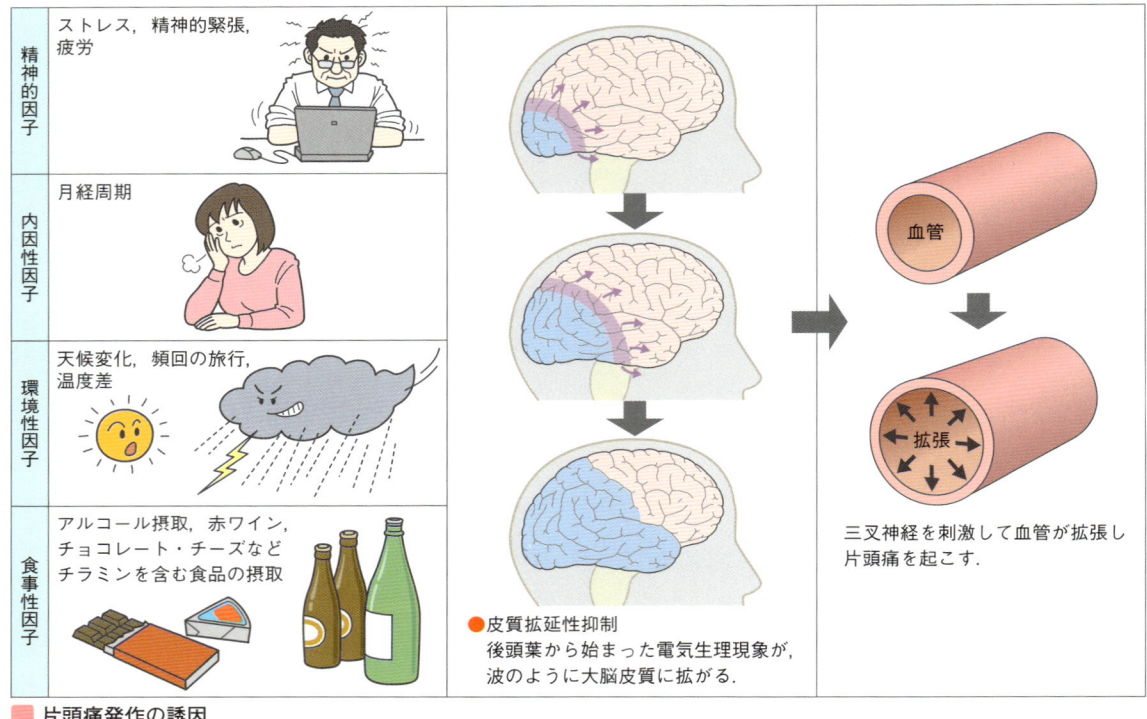

精神的因子	ストレス，精神的緊張，疲労	
内因性因子	月経周期	
環境性因子	天候変化，頻回の旅行，温度差	
食事性因子	アルコール摂取，赤ワイン，チョコレート・チーズなどチラミンを含む食品の摂取	

●皮質拡延性抑制
後頭葉から始まった電気生理現象が，波のように大脳皮質に拡がる．

三叉神経を刺激して血管が拡張し片頭痛を起こす．

■ 片頭痛発作の誘因

Section 2 症状・臨床所見

- 頭痛発作の数時間前から光・音過敏，あくびや悪心，後頸部の筋緊張亢進などの症状が先行して現れることがある．
- 頭痛が生ずる直前に前兆として，閃輝暗点（せんきあんてん）が起こったり，感覚障害や失語性の言語障害をきたすことがあるが，症状は可逆性で通常1時間以内に回復する．
- 頭痛は片側性のことが多いが両側性のこともあり，中等度の発作では頭痛は鈍痛で持続性だが，重症の発作では拍動性で針で刺

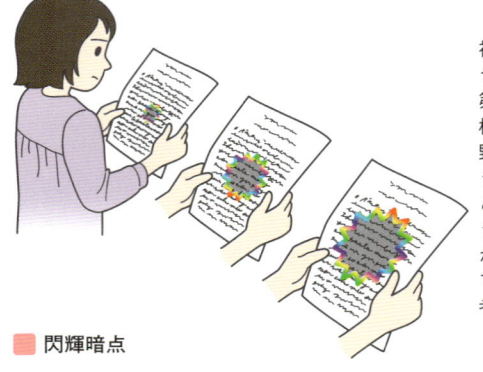

■ 閃輝暗点

視野の一部にキラキラした点が現れ，次第にそれがジグザグ様に大きくなって視野の半分を占めるようになり，20分ほどで消える暗点をいう．波紋のように広がるメカニズムとして皮質拡延性抑制が考えられている．

- されるような頭痛となる．
- 頭痛は日常的な動作によって増悪する．
- 発作中に悪心・嘔吐，光・音過敏を伴うことがあるが，その際には，暗い静かな部屋で臥位をとらざるを得ないことが多い．

Section 3 検査・診断・分類

片頭痛の分類

- 国際頭痛分類では，片頭痛は大きく6つの階層に分けられている．
- 「前兆のある片頭痛」のなかには，家族性または孤発性片麻痺性片頭痛や脳底型片頭痛が含まれる．
- 片頭痛の合併症には，頭痛が1か月に15日以上の頻度で3か月以上続く「慢性片頭痛」や「片頭痛発作重積」などが含まれる．
- 最も重要な「前兆のない片頭痛」と「前兆のある片頭痛」の国際頭痛分類第2版における診断基準を示した．
- 「前兆のない片頭痛」では，持続は4〜72時間で，特徴的な頭痛の性状に悪心・嘔吐や光・音過敏を伴う発作が5回以上あることとされている．
- 「前兆のある片頭痛」では，前兆の基準を満たす症状の出現中，もしくはその後60分以内に「前兆のない片頭痛」と同様の頭痛発作をきたすことが2回以上あることとされている．
- いずれの片頭痛もクモ膜下出血や脳腫瘍などの二次性頭痛を否定できることが前提であるため，CT，MRI，腰椎穿刺などの検査を考慮する．

■片頭痛の階層分類

1-1.	前兆のない片頭痛
1-2.	前兆のある片頭痛
1-3.	小児周期性症候群
1-4.	網膜性片頭痛
1-5.	片頭痛の合併症
1-6.	片頭痛の疑い

（国際頭痛分類，第2版，2004）

> わが国の片頭痛有病率8.4%のうち，「前兆のない片頭痛」は5.8%で，前兆のある片頭痛」は2.6%とされている．「前兆のない片頭痛」に注意が必要である．

■片頭痛の診断基準

前兆のない片頭痛	A. B〜Dを満たす発作が5回以上ある． B. 頭痛の持続は4〜72時間 C. 頭痛の特徴として，「片側性」「拍動性」「中等度〜重度の頭痛」「日常的な動作により頭痛が増強する/あるいは頭痛のために日常的動作を避ける」の中から少なくとも2項目を満たす． D. 頭痛発作中に「悪心・嘔吐」「光・音過敏」の少なくとも1項目を満たす． E. その他の疾患によらない．
前兆のある片頭痛	A. B〜Dを満たす発作が2回以上ある． B. 「キラキラした光などの陽性徴候や視覚消失といった陰性徴候を含む完全可逆性の視覚症状」「チクチク感といった陽性徴候や感覚鈍麻などの陰性徴候を含む完全可逆性の感覚症状」「完全可逆性の失語性言語障害」という前兆のうち，少なく1項目を満たすが運動麻痺はなし． C. 「同名性（両眼とも左半分あるいは右半分）の視覚障害や片側性の感覚症状」「前兆が5分以上かけて徐々に伸展したり，異なる複数の前兆が引き続き5分以上かけて伸展」「前兆の持続は5分以上60分以内」のうち少なくとも2項目を満たす． D. 前兆のない片頭痛のB〜Dを満たす頭痛が，前兆の出現中もしくは前兆後60分以内に出現 E. その他の疾患によらない．

頭痛の鑑別

- 頭痛の中で最も頻度が高いのは「緊張型頭痛」である．その性状は，両側性かつ非拍動性の締めつけ感で，強さは軽度〜中等度であり，日常的な動作により増悪せず，悪心・嘔吐を伴わず，光・音過敏はあっても一方のみとされている．しかし緊張型頭痛と片頭痛のあいだには移行型も存在し，必ずしも鑑別が容易でない場合がある．

頭痛ダイアリー

年　月　日〜　月　日／担当医：

名前：　　　　　　歳　男・女／患者ID：

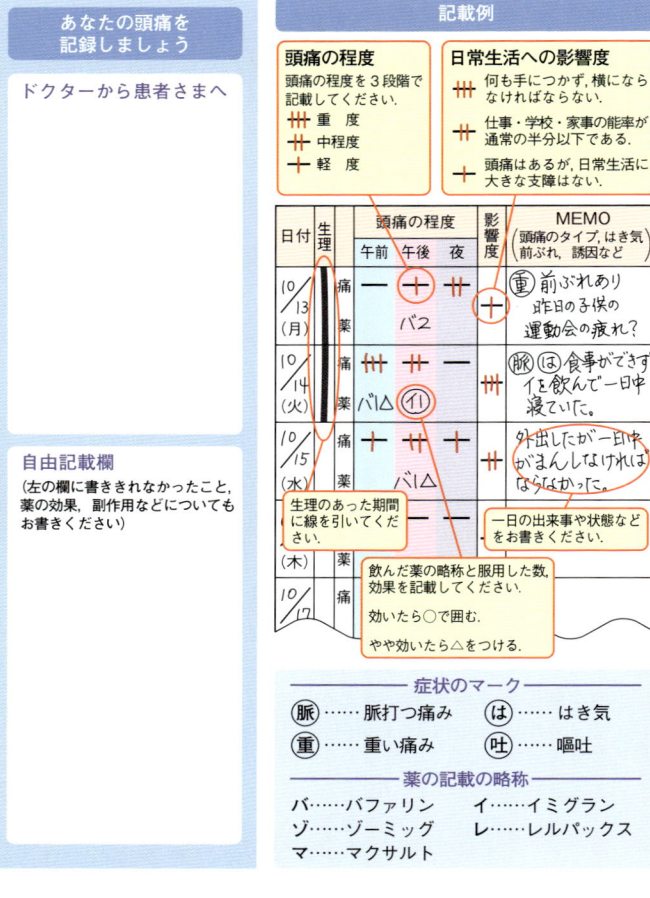

[頭痛ダイアリーの記入表・記載例]

■ 頭痛ダイアリー

〔頭痛ダイアリーは日本頭痛学会と厚生労働科学研究費補助金頭痛研究班の開発（坂井文彦監）〕

- 「群発頭痛」は，短期持続性の一側性頭痛に流涙・鼻漏などの自律神経症状を伴う発作が1日に何度も群発して発現し，数週から数か月持続するのが特徴である．治療としてトリプタン系薬は有効であるが，症状や発症機構は片頭痛とは異なる．
- 頭痛の鑑別や治療方針の決定のためにも頭痛ダイアリーをつけてもらうことが有用である．

Section 4　治療

- 片頭痛の薬物治療には，急性期治療と予防療法がある．

急性期治療

- 急性期治療の方針としては，発作時の重症度に応じて薬剤を選択する層別治療の考え方と，いったん頭痛を生じた際の日常生活での支障度を勘案して薬剤を選択する考え方があるが，日本神経学会では前者の重症度による層別治療を推奨している．

■ 片頭痛の急性期治療薬
- アセトアミノフェン
- 非ステロイド抗炎症薬（NSAIDs）：アスピリン，メフェナム酸，ジクロフェナクナトリウム，イブプロフェン，ナプロキセンなど
- エルゴタミン製剤（無水カフェイン配合剤）
- トリプタン系薬（特異的治療薬，選択的セロトニン作働薬）
- 制吐薬：メトクロプラミド，ドンペリドン

■片頭痛の重症度に応じた急性期治療

軽度〜中等度 (右のいずれかを選択)	●アセトアミノフェンまたはNSAIDs単独 ●アセトアミノフェンまたはNSAIDs＋制吐薬 ●過去に上記を使用し効果が乏しかった場合にはトリプタン系薬
中等度〜重度 (右のいずれかを選択)	●トリプタン系薬 ●トリプタン系薬剤＋制吐薬 ●トリプタン系薬で頻回に発作がある場合はエルゴタミン製剤も試してみる．
片頭痛発作重積	●二次性頭痛の除外（画像診断や髄液検査） ●補液（嘔吐による脱水改善） ●制吐薬（メトクロプラミドなど）の静注または筋注 ●スマトリプタン（3mg）の皮下注 ●ドロペリドール（2.5〜2.75mg）の筋注または静注 ●デキサメタゾン（4〜10mg）の静注

- 治療薬にはアセトアミノフェン，非ステロイド抗炎症薬（NSAIDs），エルゴタミン製剤，選択的なセロトニン作働薬であるトリプタン系薬，制吐薬がある．
- 片頭痛の特異的治療薬（選択的セロトニン作働薬）であるトリプタン系薬には，スマトリプタン，ゾルミトリプタン，エレトリプタン臭化水素酸塩，リザトリプタン安息香酸塩，ナラトリプタン塩酸塩がある．基本的には経口薬であるが，スマトリプタンのみ皮下注製剤と点鼻液も用意されている．悪心のために経口不能なときやすみやかに頭痛発作を抑える必要があるとき，あるいは重積状態などではスマトリプタンの皮下注製剤や点鼻液が有用である．
- トリプタン系薬は，頭痛発作後できるだけ早い時期に服用するほうが効果的である．通常内服後30〜60分で効果は発現するが，半減期については薬剤で差がみられる．
- 軽症例ではアセトアミノフェンやNSAIDsに制吐薬を併用することが有用である．
- 中等度から重症例では積極的なトリプタン系薬の使用，さらにはトリプタンとNSAIDs・制吐薬の併用が有用である．
- 近年ではエルゴタミン製剤の使用は，トリプタン系薬で再燃が頻回な場合などにかぎられている．

> 片頭痛の特殊型である脳底型片頭痛や片麻痺性片頭痛では，脳血管の収縮が随伴症状の原因と考えられているため，血管収縮性に作用するトリプタン系薬は使用禁忌とされている．また，妊婦がトリプタン系薬を使用した場合には，母乳移行の点で12時間授乳を避ける必要がある．

予防療法

- 片頭痛発作が月に2回以上みられる場合には，予防療法を考慮する．とくに急性期治療のみでは日常生活に支障がある，副作用で急性期治療薬が使用できない，永続的な神経障害をきたすおそれのある特殊な片頭痛には予防療法が望ましい．
- 片頭痛予防薬としての保険適用があるのはロメリジン塩酸塩のみであるが，プロプラノロール塩酸塩，アミトリプチリン塩酸塩，バルプロ酸ナトリウムにも予防効果はあるとされている．

> 妊娠中は発作の頻度が減少する場合が多いが，もし予防薬が必要な場合は，ロメリジン塩酸塩は禁忌なのでβブロッカーを選択する．

■片頭痛の予防療法のための薬剤

カルシウム拮抗薬	ロメリジン塩酸塩，ベラパミル塩酸塩など
βブロッカー	プロプラノロール塩酸塩など
抗てんかん薬	バルプロ酸ナトリウム
抗うつ薬	アミトリプチリン塩酸塩

（ロメリジン塩酸塩のみ保険適用）

■非ステロイド抗炎症薬（NSAIDs）：nonsteroidal anti-inflammatory drugs　■カルシトニン遺伝子関連ペプチド（CGRP）：calcitonin gene-related peptide　■皮質拡延性抑制（CSD）：cortical spreading depression

Unit 1 筋ジストロフィー G71.0

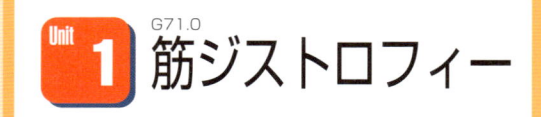

muscular dystrophy（MD）

疾患概念
筋ジストロフィーとは，骨格筋の変性・壊死を主病変とし，進行性の筋力低下，筋萎縮を特徴とする遺伝子疾患群の総称である．病型は多数存在し，人名，障害部位，遺伝子異常により分類・命名されている．保存的療法が主体で，根本的治療法はいまだ確立されていない．

Summary Map

誘因・原因
- 多くの疾患があり，遺伝形式により分類されている．一般的タイプを示す．
- デュシェンヌ（Dhuchenne）型（DMD：発症率3,500男子出生当たり1人）／ベッカー（Becker）型（BMD：発症率20,000男子出生当たり1人）筋ジストロフィーは，X染色体連鎖性劣性遺伝*，ジストロフィン*遺伝子異常による．
- 筋緊張型（人口10万人当たり4.9〜5.5人）は，第19番染色体長腕にあるDMPK遺伝子の3´非翻訳領域のCTG（シトシン-チミン-グアニン）繰り返しの増加が原因
- 福山型（人口10万人当たり6.2〜11.9人）は，わが国特有の筋ジストロフィー．常染色体劣性遺伝形式をとる．

病態
- ジストロフィンをはじめとする筋タンパクの欠失や異常により，進行性の骨格筋の変性・壊死・再生が生じる．

症状・臨床所見
- 進行性の筋力低下と筋萎縮．近位筋優位となる．型によって症状，経過が異なる．
- 最重症のデュシェンヌ（DMD）型では，2〜5歳ころに歩行障害で発症，10歳前後で歩行不能になり，20歳代に心・呼吸不全を呈する．
- DMD，BMDでは登はん性起立〔ガワーズ（Gowers徴候）〕，仮性肥大，動揺歩行（waddling gait），内反尖足，脊柱変形，関節拘縮
- 筋緊張型ではミオトニア（筋硬直），前頭部脱毛，斧状顔貌，白内障，心伝導障害，知能低下，内分泌異常（糖尿病，性腺機能低下）
- 福山型では脳に無脳回や小多脳回などの異常が認められる．

検査・診断・分類
- 血清クレアチンキナーゼ（CK）*，アルドラーゼなどの筋原性酵素上昇
- 筋電図：筋原性変化
- 骨格筋 CT・MRI：筋の変性
- 筋生検：筋の変性・壊死・萎縮，免疫染色による欠損タンパクの同定
- 遺伝子診断：multiplex PCR
- 遺伝形式による分類，障害の進行によるStage分類

治療
- 確立された治療法はない．
- 対症療法：Stageに応じた装具，人工呼吸器，βブロッカーなどの薬剤
- 副腎皮質ステロイド薬の投与
- 栄養管理とリハビリテーション
- 遺伝子治療などの試み

用語解説

X染色体連鎖性劣性遺伝
（男）□ ○（女：保因者）

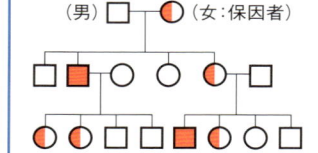

ジストロフィン
筋肉の細胞膜直下に存在するタンパク

血清CK値
1959年，杉田らが筋疾患における血清CK値上昇を世界で始めて報告した．デュシェンヌ（DMD）型では，出生時から正常の10倍以上のCK値上昇がある．20歳以上では筋の変性が進行し，骨格筋量の減少に伴い低下する．

ポンペ病
ライソゾーム病の1つ．ライソゾームのα-グルコシダーゼ（glucosidase）の酵素欠損により発症する．発症時期により乳児型，遅発型（幼児・成人型）などがある．乳児型ではフロッピーインファント状（筋緊張が著明に低下し，運動発達が遅れている）で，発達遅延，心不全がみられる．遅発型は5〜70歳の広い年齢層で発症し，筋力低下，筋萎縮，歩行障害，呼吸障害が出現する．最近，酵素補充療法による治療が可能となった．

縁取り空胞を伴う遠位型ミオパチー（埜中病）
常染色体劣性遺伝で，シアル酸代謝酵素であるGNE遺伝子が原因である．20〜30代で発症し，前脛骨筋の筋萎縮が特徴的で，筋生検では縁取り空胞が認められる．シアル酸の補充による治療の可能性が考えられている．

Section 1 誘因・原因

- 遺伝形式により分類されている．
- DMD/BMD型：X染色体短腕にあるジストロフィン遺伝子異常による．DMD型ではジストロフィンが欠損するのに対し，BMD型ではインフレームの異常により異形ジストロフィンができるため，臨床症状が軽度である．1/3は遺伝子突然変異により発症する．
- 筋緊張型：第19番染色体長腕にあるDMPK遺伝子の3′非翻訳領域のCTG（シトシン-チミン-グアニン）の繰り返しの増加が原因である．
- 福山型：常染色体劣性遺伝で第9番染色体長腕のフクチンの挿入変異による．
- 肢帯型：常染色体劣性（AR）または優性遺伝（AD）で多くの原因遺伝子が報告されている．
- エメリ・ドレフェス(Emery–Dreifuss)型：核内膜タンパク（AR）のエメリンやラミンA/C（AD）の遺伝子異常による．
- 顔面肩甲上腕型：常染色体優性遺伝で第4染色体長腕に遺伝子座がある．
- 眼咽頭型：常染色体優性遺伝で第14染色体長腕にあるpolyA binding proteinのGCG（グアニン-シトシン-グアニン）繰り返しの延長による．
- 遠位型：三好型はジスフェルリンの，埜中(のなか)型はGNE遺伝子異常により発症する．

■進行性筋ジストロフィーの分類

分類	遺伝子座	遺伝子産物
X染色体性劣性型		
重症型（デュシェンヌ(Dhuchenne)型）	Xp21	Dystrophin
軽症型（ベッカー(Becker型)）	Xp21	Dystrophin
エメリ・ドレフェス(Emery–Dreifuss)型	Xq28	Emerin
常染色体優性型		
エメリ・ドレフェス(Emery–Dreifuss)型	1q21.2	LaminA/C
肢帯型		
1A	5q22	Myotilin
1B	1q11-q21	LaminA/C
1C	3p25	Caveolin-3
1D	7q	不明
1E	6q23	不明
1F	7q32	不明
1G	4q21	不明
眼咽頭型	14q11.2-q13	Poly-A-binding protein, nuclear 1
顔面肩甲上腕型	4q35	Kpnal反復配列欠失
筋緊張性ジストロフィー	19q13	Myotonin protein kinase
常染色体劣性型		
肢帯型		
2A	15q15.1	Calpain-3
2B	2p13	Dysferlin
2C	13q12	g-Sarcoglycan
2D	17q12-q21.33	a-Sarcoglycan
2E	4q12	b-Sarcoglycan
2F	5q33	d-Sarcoglycan
2G	17q12	Telethonin
2H	9q31-q34	Tripartite motif-containing 32
2I	19q13.3	Fukutin-related protein
2J	2q31	Titin
2K	9q34	protein O-mannosyltransferase1
2L	9q31-q33	Fukutin
三好型遠位ジストロフィー	2q13	Dysferlin
先天性		
脳症を伴う型（福山型）	9q31-q33	Fukutin
脳症を伴わない型	6q2など	Merosin
ウォーカー・ワールブルグ(Walker-Warburg)症候群	9q34.1	POMT 1
筋眼脳病	1p34.1	POMGnT1

Section 2 症状・臨床所見

- 遠位型を除き，近位筋優位の筋力低下，筋萎縮，歩行障害で発症し，腹部を前に突き出し，腰を振って歩く動揺歩行となる．また，腰帯筋の筋力低下により，床から起き上がるときにまず床に手を着き，下肢，膝などにつかまりながら起き上がる，登はん性起立（ガワーズ徴候）が認められる．

- DMD/BMD型では，下腿の脂肪化による仮性肥大が認められる．進行すると下肢の内反尖足，脊柱の変形などを合併する．
- 顔面肩甲上腕型では，顔面筋罹患によるミオパチックフェイス（myopathic face），翼状肩甲などがみられる．
- 眼咽頭型では，中年以降に眼瞼下垂から始まり咽頭筋筋力低下により嚥下障害，構音障害が生じる．
- 筋緊張型では叩打性ミオトニア（筋硬直），把握性ミオトニアに加え，前頭部禿頭，斧状顔貌，白内障，性腺萎縮などが認められる．
- 末期には呼吸筋，心筋障害が生じる．

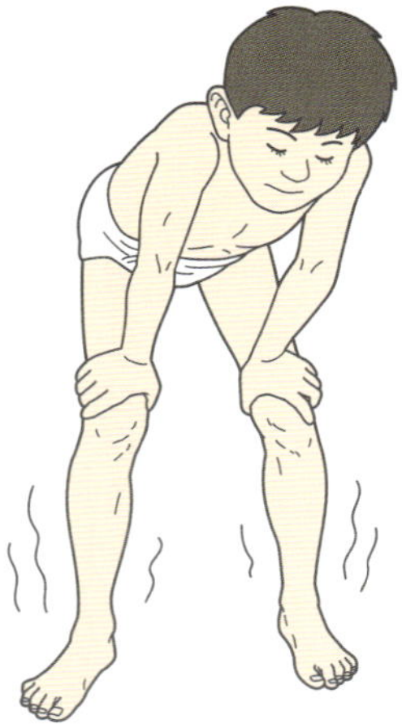

■ 登はん性起立
床から起き上がるときは，まず床に手をつき，下肢，膝などにつかまりながら起き上がる．

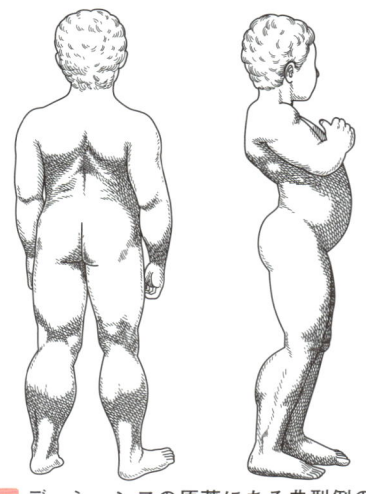

■ デュシェンヌの原著にある典型例のスケッチ
下腿の脂肪化による仮性肥大，腰部前彎が認められる．

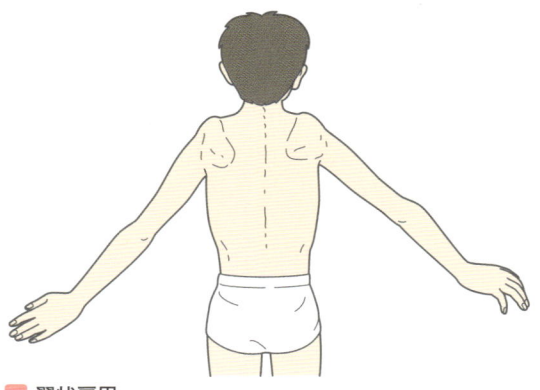

■ 翼状肩甲

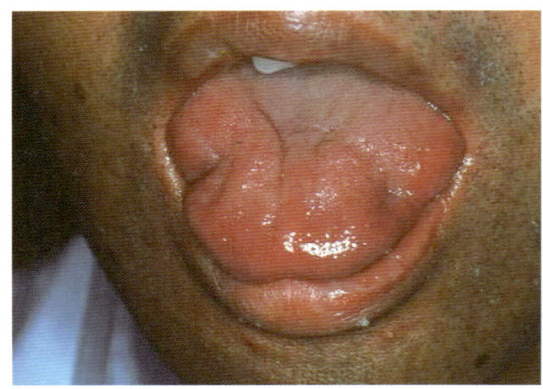

■ 筋緊張型の叩打性ミオトニア（舌）

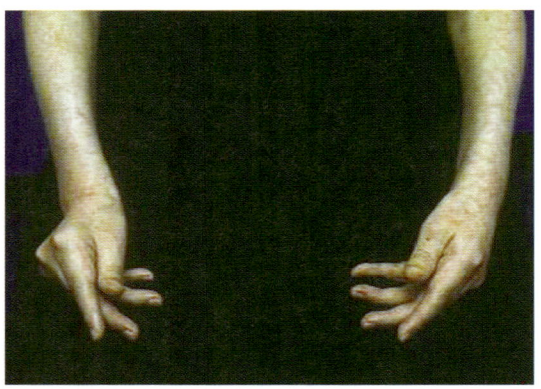

■ 筋緊張型の把握性ミオトニア

Section 3 検査・診断・分類

- 血清・生化学検査：血清CK，アルドラーゼ，ミオグロビンなどの筋原性酵素の上昇

骨格筋 CT/MRI

- 体幹，四肢近位筋に筋萎縮と脂肪変性が認められる．

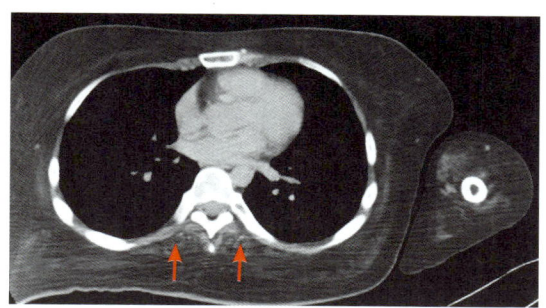

■ 腹部および上肢CT所見
傍背柱筋の脂肪化，上腕筋群の筋萎縮，脂肪化を認める（矢印）．

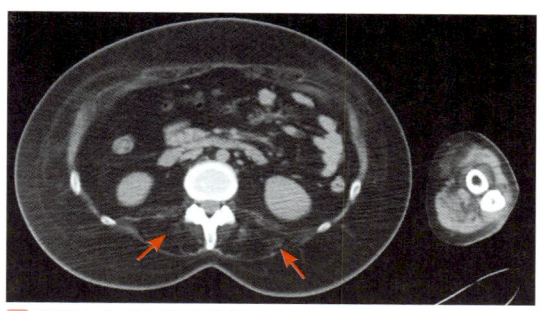

■ 腹部および上肢CT所見
傍背柱筋の脂肪化，上腕筋群の筋萎縮，脂肪化を認める（矢印）．

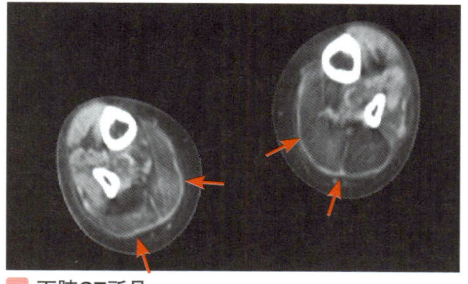

■ 下肢CT所見
大腿・下腿筋の脂肪化（矢印）筋萎縮を認める．

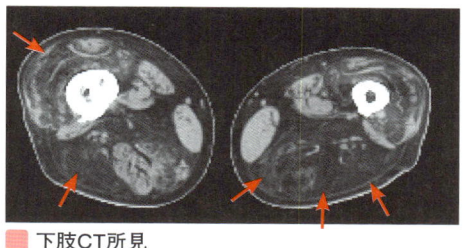

■ 下肢CT所見
大腿・下腿筋の脂肪化（矢印）筋萎縮を認める．

筋電図

- 筋原性変化．筋緊張型では針刺入時の急降下爆撃音が特徴的である．

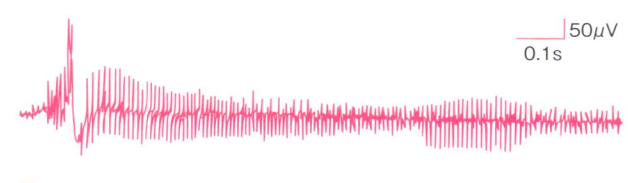

■ 筋緊張型の刺入時電位（急降下爆撃音）

筋生検

- 筋線維の大小不同，円形化，壊死・再生像，肥大線維，中心核の増加，間質の線維化などが認められる．

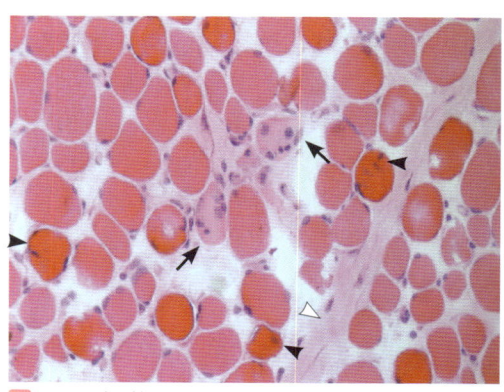

■ DMD型の筋組織像（HE染色）
筋線維の大小不同，壊死線維（→），オペーク細胞（◂），間質の線維化（△）を認める．

筋生検

- DMD型では免疫染色でジストロフィンが染色されない．
- 肢帯型では分葉線維（lobulated fiber），筋緊張型では輪状線維，sarcoplasmic mass，遠位型の埜中型では縁取り空胞などが特徴的である．

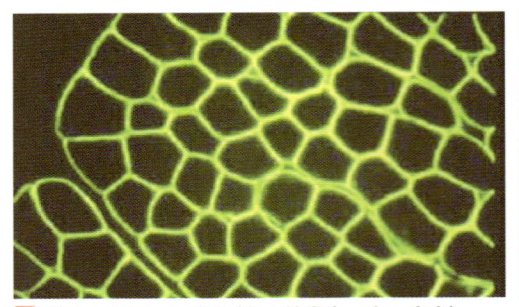

ジストロフィン染色（左：健常者，右：患者）
DMD型では免疫染色で染色されない．

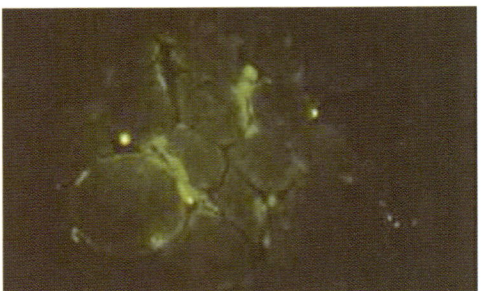

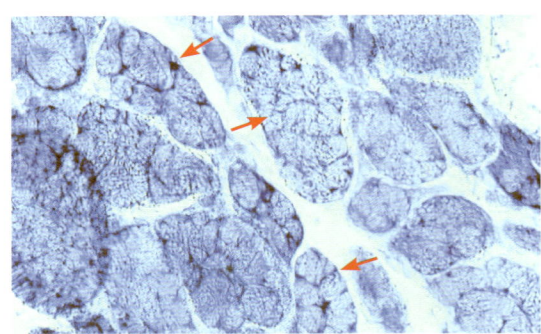

肢帯型の筋組織の分葉線維（矢印）
多くの線維に虫食い後分葉像が認められる（NADH-TR染色）

縁取り空胞（矢印）を伴う遠位型ミオパチー（埜中型）*
（上：HE染色，下：ゴモリトリクローム変法染色）
多くの筋線維に空胞が認められる．

遺伝子診断

- multiplex PCR法を行う．

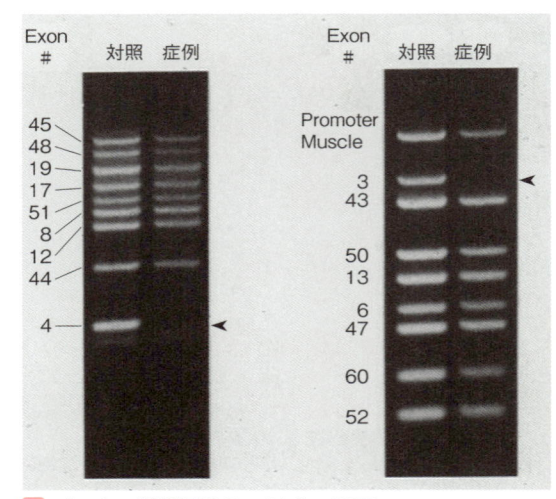

ベッカー型遺伝子のmultiplex PCR
エクソン3，4の欠損を示す．

Stage分類

- 遺伝形式による分類，障害の進行によるStage分類を行う．

■ DMD型の障害度のStage分類

①歩行期（Ⅰ～Ⅳ）	筋力維持，拘縮・変形の予防・矯正，持久力訓練
②装具歩行～手動車椅子（Ⅴ～Ⅵ）	装具（バネつき長下肢装具など）の処方，起立・歩行訓練，車椅子の処方，呼吸訓練
③電動車椅子期（Ⅶ～Ⅷ）	障害の進行に対し調節可能な電動車椅子，呼吸訓練，QOLへの配慮
④末期（Ⅷ）	間欠的陽圧呼吸，人工呼吸，QOL，コミュニケーションへの配慮

Section 4 治療

- 対症療法が主体である．進行を遅らせるために副腎皮質ステロイド薬の投与が行われている．
- リハビリテーション：関節拘縮予防のため重要である．また，障害のステージに合わせた装具の使用が必要となる．
- 心不全の治療：アンジオテンシンⅡ受容体拮抗薬（ARB），βブロッカーなどを比較的早期より用いる．心伝導障害や心筋症を生じるエメリ・ドレフェス型では，ペースメーカの植え込みが必要となることもある．
- 呼吸不全の治療：鼻マスクによる間欠的陽圧呼吸（nasal NIPP）や気管切開による人工呼吸器の装着
- 栄養管理：移動能力の低下をきたす肥満，あるいは運動能力を低下させる栄養不足に注意する．嚥下困難な場合には，胃瘻造設を考慮する．
- ポンペ病*：筋ジストロフィーと誤られやすい．
- 遺伝子治療：エクソンスキッピングを応用し，人工核酸（モルフォリノ）を用いた試みがなされつつある．

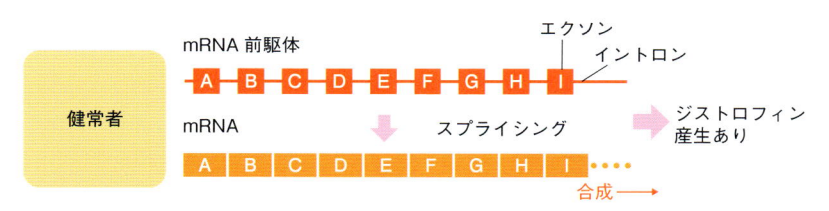

健常者
mRNA前駆体 → スプライシング → mRNA
ジストロフィン産生あり
mRNAの3個の塩基が1つのアミノ酸に対応している．そのアミノ酸が結合し，タンパク質の合成が進む．

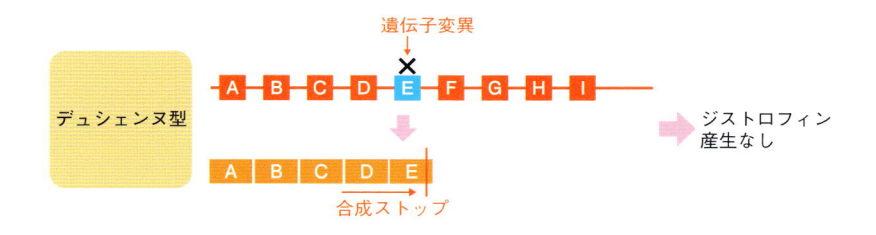

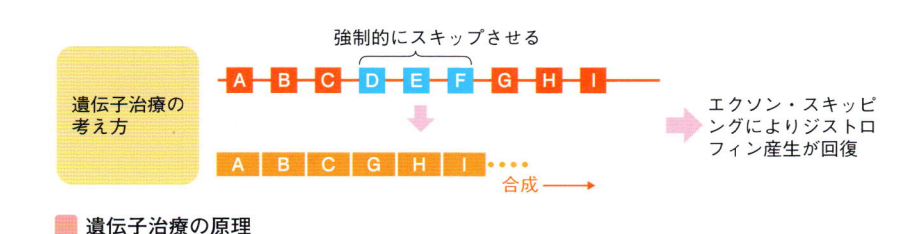

デュシェンヌ型
遺伝子変異（E）
合成ストップ
ジストロフィン産生なし

遺伝子治療の考え方
強制的にスキップさせる（D E F）
エクソン・スキッピングによりジストロフィン産生が回復

■ 遺伝子治療の原理

■DMPK遺伝子：dystrophia myotonica protein kinase ■常染色体劣性遺伝（AR）：autosomal recessive ■常染色体優性遺伝（AD）：autosomal dominant ■ポリメラーゼ連鎖反応（PCR）：polymerase chain reaction ■アンジオテンシンⅡ受容体拮抗薬（ARB）：angiotensin Ⅱ recepter blocker ■間欠的陽圧呼吸（nasal NIPP）：nasal non-invasive intermittent positive pressure ■肢帯型筋ジストロフィー（LGMD）：limb-girdle muscular dystrophy

Unit 2 G70.0 重症筋無力症

myasthenia gravis (MG)

疾患概念
神経筋接合部の後シナプス膜に存在するアセチルコリン受容体（AchR）に対する自己抗体により、神経筋伝達障害が生じ、その結果として、日内変動を伴う筋低下や易疲労性を呈する自己免疫疾患である。

SUMMARY Map

誘因・原因
- 小児から高齢者まで発症．発生率は1/20,000人
- **20〜40歳代の女性に好発**．男性は40歳代が発症のピークである．高齢発症は増加傾向にある．1/3が眼症状を伴う眼筋型，2/3が全身型である．
- 甲状腺疾患や膠原病などの自己免疫疾患の合併が多い．

病態
- アセチルコリンレセプターに対する自己抗体（**抗AchR抗体**）の産生
- **胸腺の異常**が自己抗体の出現に関与

症状・臨床所見
- **日内変動**，**易疲労性**，**眼瞼下垂**（まぶたが下がる），**複視**（物が二重に見える），**外眼筋麻痺**，**球麻痺**
- 最重症は**クリーゼ**（呼吸筋にも症状が及び，呼吸不全になる）

検査・診断・分類
- エドロホニウム塩化物（アンチレクス®）テスト陽性，反復刺激試験でウエイニング（漸減）現象，**抗AchR抗体**，胸部単純X線撮影（正面・側面像）
- 病型：**MGFA分類**，オッサーマン（Ossermann）の分類
- **胸腺腫**合併の有無，浸潤の検索には造影CT，MRI
- **甲状腺疾患**合併の検索には甲状腺刺激ホルモン（TSH），フリーサイロキシン（FT₄），フリートリヨードサイロニン（FT₃），甲状腺エコー
- **膠原病**合併の検索には抗核抗体，抗DNA抗体や各種自己抗体

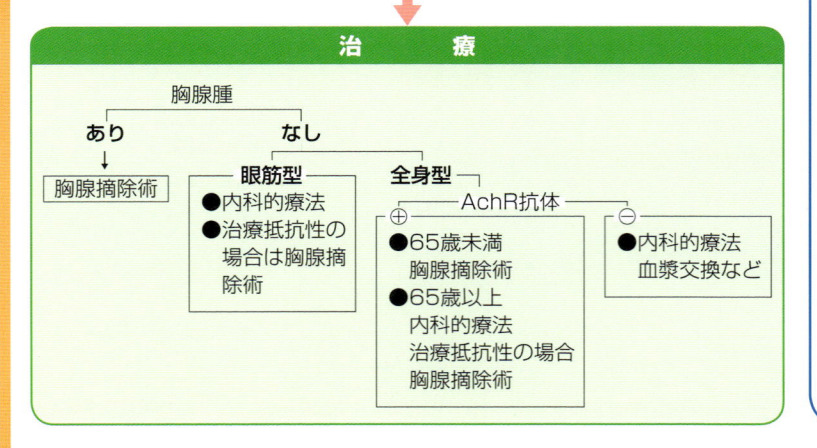

治療

```
                胸腺腫
         あり ─────── なし
          │           │
       胸腺摘除術  ┌──┴──┐
                眼筋型    全身型
                ●内科的療法  ┌─AchR抗体─┐
                ●治療抵抗性の  ⊕          ⊖
                 場合は胸腺摘  ●65歳未満   ●内科的療法
                 除術         胸腺摘除術   血漿交換など
                             ●65歳以上
                              内科的療法
                              治療抵抗性の場合
                              胸腺摘除術
```

用語解説

コリン作動性クリーゼ
抗コリンエステラーゼ薬の過剰投与により生じるクリーゼで、初期症状は徐脈、腹痛、下痢、発汗、筋痙攣、唾液分泌過多などである。筋無力症によるクリーゼとの鑑別にはテンシロンテストを行うが、呼吸困難症状がある場合は気管挿管を準備したうえで行うこと

初期増悪
副腎皮質ステロイド薬の開始早期（1週間以内）に筋無力症症状が悪化する場合があり、注意が必要である。通常ステロイド増量とともに消失する。神経筋接合部での直接作用によると考えられている。

免疫細胞のpositive, negative selectionの場
免疫機構に重要なT細胞は胸腺で分化しているが、分化がうまくいかないと自己免疫疾患につながる。そのためヒトは「適当な強さで免疫反応する細胞」は正の選択によって増殖し、「一定以上の強さで免疫反応する細胞」は負の選択によって死滅させている。

Section 1 誘因・原因

- アセチルコリンを伝達物質とする神経筋接合部の筋側のアセチルコリン受容体に，特異的に感作されたヘルパーT細胞依存性の自己抗体（抗アセチルコリン受容体抗体）が産生されて，受容体に結合し，受容体の数を減らすことで発症する．
- 胸腺は，抗体産生B細胞やヘルパーT細胞，抗原提示細胞の源であり，MHCクラスIIタンパクや抗原タンパクの発現，サイトカイン発現亢進，免疫細胞のpositive, negative selection*の場として病態に密接に関係している．
- 23.9％の症例には，抗アセチルコリン受容体抗体（抗AchR抗体）が証明されない〔その一部は抗MuSK抗体が原因と考えられている〕．

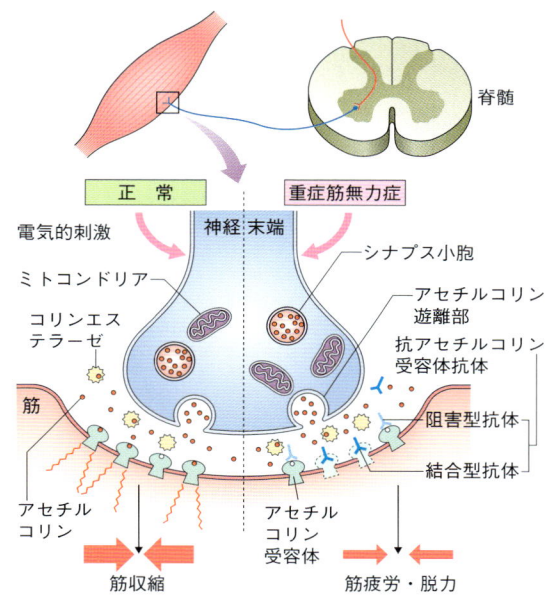

神経筋接合部の伝達における正常と重症筋無力症の相違

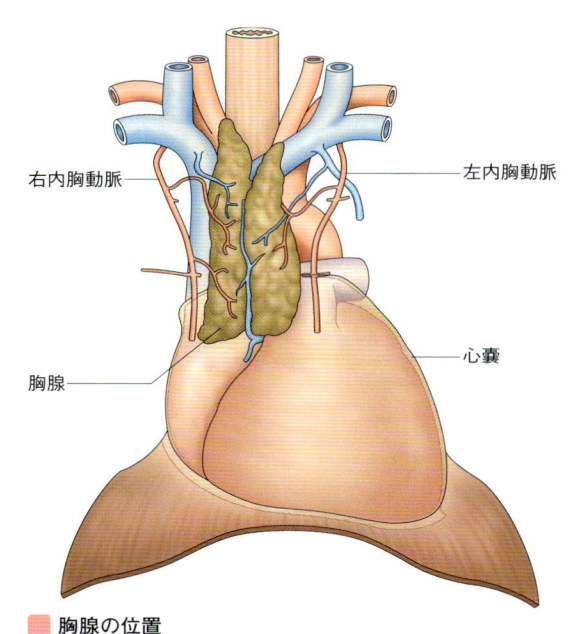

胸腺の位置
H型の胸腺は心臓に乗るように胸骨の後ろに位置している．

Section 2 症状・臨床所見

- 繰り返し運動すると健常者より筋力が疲れやすく，休息により改善する易疲労性が特徴
- 午前中は比較的よいが，夕刻になると易疲労性が増し，筋脱力が強くなる日内変動，ならびに日によって症状が変動する日差変動
- 初発症状は，複視や眼瞼下垂などの眼症状が多い．1/3が眼症状のみに限局する眼筋型で，片側性であることも多い．
- 2/3は全身型で眼症状に加え，四肢近位筋筋力低下や嚥下障害，構音障害，首下がり，咀しゃく筋疲労，痰喀出困難などの症状を呈する．
- 眼筋型の約80％が2年以内に全身型に移行するといわれている．

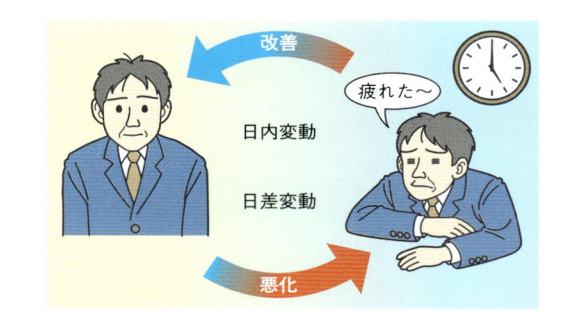

Section 3 検査・診断・分類

反復刺激試験

- 末梢神経の低頻度連続刺激で，健常者より10～15％以上の筋電図の振幅の減弱が認められる〔ウエイニング（waning）現象〕．

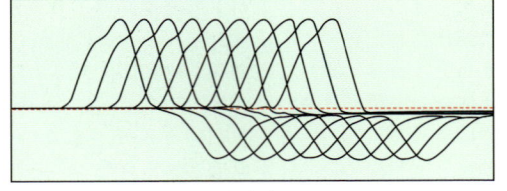

反復刺激試験の誘発筋電図の比較
M波の減衰（矢印）が認められる（ウエイニング現象）．

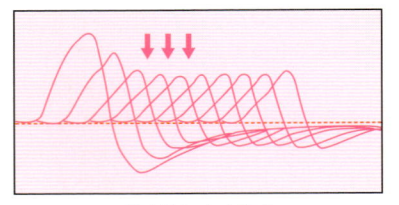

健常者　　　重症筋無力症患者

血液・生化学検査

- 約80％で抗AchR抗体が陽性．抗体価は必ずしも重症度や病勢と一致しない．眼筋型の25～50％，全身型の15～20％は抗AchR抗体が陰性で，seronegative MGといわれる．

- 他の自己免疫疾患の合併を甲状腺ホルモンや抗核抗体などで確認する．甲状腺機能亢進症を合併する場合は，最初に甲状腺を治療する．

MuSK抗体陽性MG
抗アセチルコリン受容体抗体陰性の重症筋無力症（seronegative MG）の20～70％で，抗MuSK抗体が陽性である．特徴は20～60歳までに発症し，圧倒的に女性に多い．MG症状は眼や球症状（球は口や舌の神経が集まっている延髄球をいい，構音障害や嚥下障害が出現する）が目立ち，クリーゼになりやすい．抗コリンエステラーゼ薬の効果が不定で，胸腺腫や過形成の合併がなく，胸腺摘除の効果もない．血漿交換と副腎皮質ステロイド薬による治療が有効だが，筋萎縮をきたす治療抵抗例もある．

エドロホニウム塩化物（アンチレクス®）テスト

- テンシロンテストともよばれる．
- エドロホニウム塩化物（アンチレクス®）10mgを用い，はじめ2mgを15～30秒位かけて緩徐に静注し，その時点で明らかな変化がなければ，45秒後に反応をみたうえで残りを追加する．
- 眼瞼下垂などの症状が改善することを確認する．プラセボ効果（偽薬を使った治療効果）を除外するためには，先に生理食塩液を静注する．下痢，腹痛，流涙などの副作用に注意する．

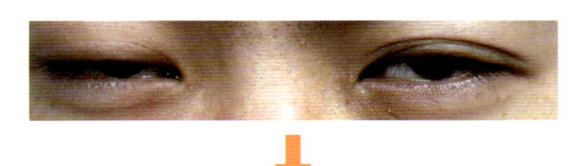

胸部単純X線，CT，MRI

- 胸腺異常を確認する．

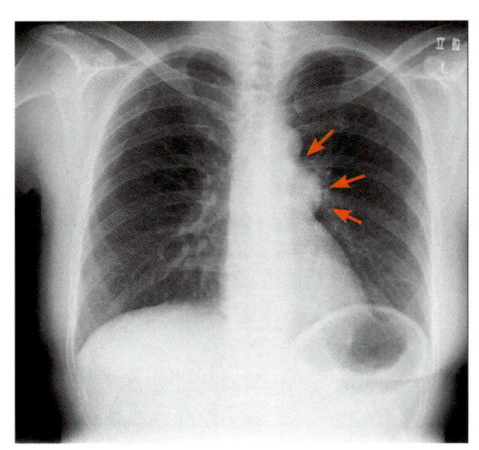

胸部X線所見
胸腺腫を認める（矢印）．

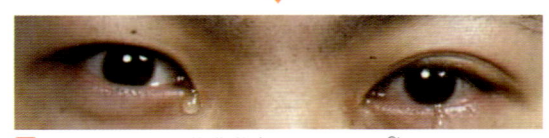

エドロホニウム塩化物（アンチレクス®）テスト
静注後，眼瞼下垂の改善が認められる．誘発筋電図検査では第1発目の振幅の大きさ（initial voltage）とウエイニング現象の改善が認められる．

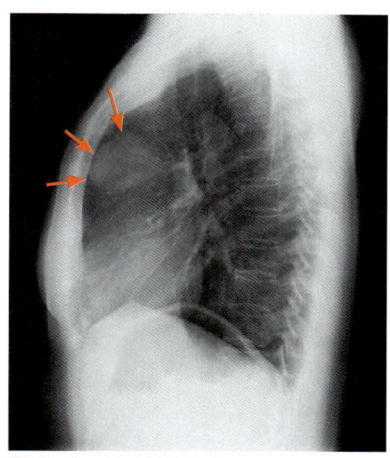

■ 胸部X線所見（側面）
前縦隔に異常陰影（胸腺腫）を認める（矢印）．

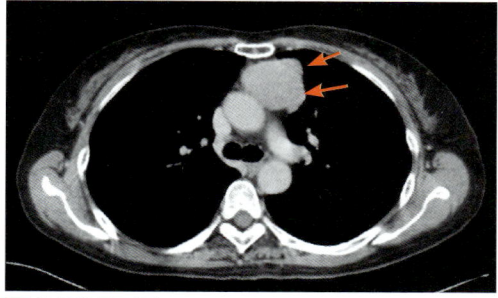

■ 胸部造影所見

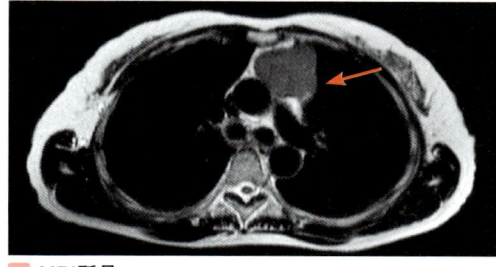

■ MRI所見

（右上）上行大動脈に接して胸腺腫を認める（矢印）．
（右）上行大動脈に接して腫瘍を認める（矢印）．上行大動脈との境界は不明瞭で浸潤が疑われる．

病理組織所見

● 拡大胸腺摘除術の病理では20％が胸腺腫，75％が胸腺過形成，5％が退縮胸腺である．併せて胸腺腫の病期分類（正岡分類）を示す．

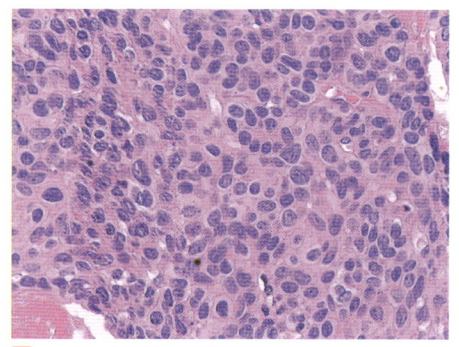

■ 胸腺腫（HE染色）

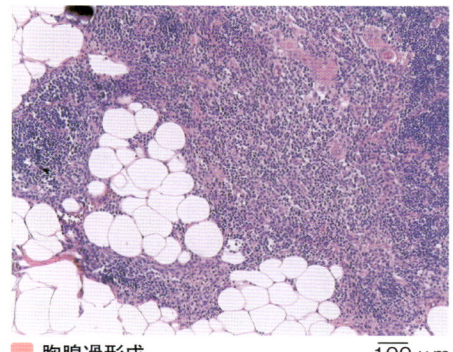

■ 胸腺過形成　　　　　　　　　100μm
脂肪組織内にHassall小体を伴う胸腺髄質が結節状に認められる．

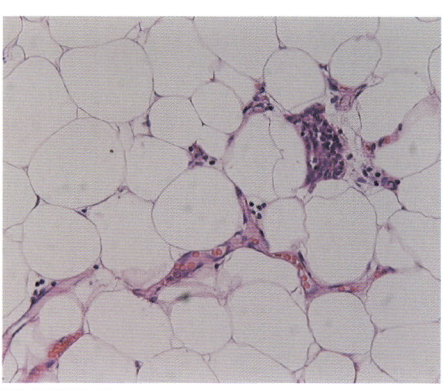

■ 胸腺腫の病期分類（正岡分類）

I期	完全に被膜で覆われているもの
II期	腫瘍が被膜を破って周囲の脂肪組織へ浸潤するもの，あるいは被膜へ浸潤するもの
III期	隣り合っている臓器へ浸潤するもの
IV期	IVa：胸膜（肋膜）や心膜へ播種しているもの IVb：リンパ節転移や，多臓器への血行性転移がみられるもの

■ 退縮胸腺
わずかに胸腺組織が残存しているが大部分は脂肪に置換されている．

病型分類

■MGFA分類

Class 0	●無症状
ClassⅠ	●眼筋筋力低下．閉眼の筋力低下があってもよい．他のすべての筋力は正常
ClassⅡ	●眼筋以外の軽度の筋力低下．眼筋筋力低下があってもよく，その程度は問わない．
Ⅱa	●主に四肢筋，体幹筋，もしくはその両者をおかす．それよりも軽い口咽頭筋の障害はあってもよい．
Ⅱb	●主に口咽頭筋，呼吸筋，もしくはその両者をおかす．それよりも軽いか同程度の四肢筋，体幹筋の筋力低下はあってもよい．
ClassⅢ	●眼筋以外の中等度の筋力低下．眼筋筋力低下があってもよく，その程度は問わない．
Ⅲa	●主に四肢筋，体幹筋，もしくはその両者をおかす．それよりも軽い口咽頭筋の障害はあってもよい．
Ⅲb	●主に口咽頭筋，呼吸筋，もしくはその両者をおかす．それよりも軽いか同程度の四肢筋，体幹筋の筋力低下はあってもよい．
ClassⅣ	●眼以外の筋の高度の筋力低下．眼症状の程度は問わない．
Ⅳa	●主に四肢筋，体幹筋，もしくはその両者をおかす．それよりも軽い口咽頭筋の障害はあってもよい．
Ⅳb	●主に口咽頭筋，呼吸筋，もしくはその両者をおかす．それよりも軽いか同程度の四肢筋，体幹筋の筋力低下はあってもよい．
ClassⅤ	●気管挿管された状態．人工呼吸器の有無は問わない．通常の術後管理における挿管は除く．挿管がなく経管栄養のみの場合はⅣbとする．

■重症筋無力症の病型(Ossermannの分類)

新生児型 (neonatal form)	重症筋無力症の母親から生まれた新生児で，一過性の筋無力症状を示す．
若年型 (juvenile form)	思春期までの発病
成人型 (adult form)	Ⅰ型：眼筋型(予後良好) Ⅱ型：全身型(予後良好) 　A：軽度全身，眼筋型 　B：中等度全身，眼筋球状型 Ⅲ型：急性激症型(予後不良) Ⅳ型：慢性重症型(予後不良) Ⅴ型：筋萎縮型(予後やや良好)

●MGFA分類およびオッサーマン(Ossermann)分類を示す．
●最近はMGFA分類がよく用いられる．

Section 4 治療

外科的療法とその他の治療法

拡大胸腺摘除術
●胸腺腫が合併している場合は全例，胸腺腫がなくても全身型(65歳未満，抗AchR抗体陽性)の場合，眼筋型でも副腎皮質ステロイド薬や抗コリンエステラーゼ阻害薬抵抗性の場合は胸腺摘除術を考慮する．
●術前に副腎皮質ステロイド薬を導入して患者の状態をよくすることで，術後増悪や術後クリーゼ(症状が急速に悪化して呼吸困難を起こす状態)を予防できる可能性がある．
●球症状や呼吸障害がある重症例では血液浄化療法を行い，状態が改善してから胸腺摘除術を行う．
●胸腺摘除術後，症状の改善までには数か月～数年を要する．浸潤型胸腺腫には放射線療法を追加する．

血液浄化療法
●クリーゼや難治例では，単純血漿交換やトリプトファンカラムを用いた免疫吸着療法が行われる．

大量γグロブリン療法
●クリーゼや重症例に対し，0.4mg/kgを5日間投与
●大量γグロブリン療法は，重症例の胸腺摘除術前に使用すると周術期の合併症を減らすという報告があるが，保険適応はない．

■薬物療法の種類

抗コリンエステラーゼ阻害薬	●対症療法である．臭化ピリドスチグミン(メスチノン®)や塩化アンベノニウム(マイテラーゼ®)を用いる． ●ムスカリン作用による副作用が強い場合は，硫酸アトロピンなどを併用する．
副腎皮質ステロイド薬	●眼筋型で抗コリンエステラーゼ阻害薬の反応がよくない例や全身型に用いられる． ●初期増悪*を防ぐため5～10mgから漸増する．最大60mg連日まで増量し，4～12週継続．その後ゆっくりと減量(5mg/4週)し，5mg連日(または10mg隔日)投与を維持量とする．
免疫抑制薬	●胸腺摘出後の全身型MGに対し，副腎皮質ステロイド薬抵抗性の場合，タクロリムス(プログラフ®)，シクロスポリン(ネオーラル®)が使用可能である．

日常生活上の注意

●過労，感染，睡眠不足などで悪化する．また，麻酔薬，精神安定薬，アミノグリコシド系抗菌薬，筋弛緩薬などでクリーゼが誘発されるので注意する．
●患者本人だけでなく，家族にも悪化時やクリーゼ時の対処法の教育が重要である．

■アセチルコリン受容体(AchR)：acetylcholine receptor　■コンピュータ断層撮影(CT)：computed tomography　■磁気共鳴画像(MRI)：magnetic resonance imaging　■筋特異的チロシンキナーゼ(MuSK)：Muscle-specific tyrosine kinase　■MGFA分類：Myasthenia Gravis Foundation of America　■フリーサイロキシン(FT₄)：free thyroxine　■フリートリヨードサイロニン：free triiodothyronine

Unit 3　多発筋炎

M36.0

polymyositis（PM）

疾患概念
骨格筋の壊死・再生と炎症細胞浸潤を主体とする自己免疫性の炎症性筋疾患．四肢近位筋の筋力低下に加え，発熱，全身倦怠感，易疲労性などの全身症状を合併する．悪性腫瘍や間質性肺炎の合併が予後を左右する．

SUMMARY Map

誘因・原因
- 有病率は人口10万人当たり5～8人，年間発生率は人口10万人当たり2～5人
- 5～14歳と45～64歳の二峰性に発症のピークがあり，男女比は1：1.5～2.0と**女性**に多い．
- **悪性腫瘍**は発症の原因の1つである．

病態
- 筋組織への炎症細胞浸潤，筋炎特異的自己抗体の存在，他の自己免疫疾患の合併，副腎皮質ステロイド薬などの免疫抑制薬が効果あることから，自己免疫疾患と考えられている．

症状・臨床所見
- 近位筋（身体の中心に近い筋肉）優位の**筋力低下**，**筋痛**（自発痛，把握痛）
- 初期には筋萎縮は目立たず，腱反射は正常
- 筋外症状：**皮疹**（30～40％：**皮膚筋炎**とよぶ），関節症状（30％），レイノー現象（30％），**間質性肺炎**（50～60％），**悪性腫瘍**（10～30％，とくに皮膚筋炎で多い），心病変

検査・診断・分類
- 徒手筋力テストでは筋力低下．皮膚症状は**ヘリオトロープ疹**，**ゴットロン（Gottron）丘疹**，**ゴットロン（Gottron）徴候**
- **血清クレアチンキナーゼ（CK）上昇**．筋炎特異的自己抗体：**Jo-1**（20～30％で陽性）
- **筋電図：筋原性変化**
- 筋MRIまたはCT
- **筋生検：筋線維の壊死・再生，炎症細胞浸潤**
- ボーハンとペーター（Bohan&Peter）の病型分類，診断基準．厚生省自己免疫疾患調査班（1992年）によるPM/DMの診断基準を用いる．
- 間質性肺炎の検査：胸部単純X線，胸部CT，呼吸機能検査，動脈血ガス分析，気管支肺胞洗浄，胸腔鏡下肺生検
- 悪性腫瘍の検索：内視鏡，ガリウムシンチなど

治療

● 薬物療法 ・副腎皮質ステロイド薬 ・免疫抑制薬 ・γグロブリン大量療法	● リハビリテーション	● 予後 ・5年生存率は60～80％である．

Chapter 13　神経・筋疾患　多発筋炎

Section 1 誘因・原因

- 多発筋炎(PM)/皮膚筋炎(DM)の遺伝的素因として、筋特異的自己抗体とヒト主要組織適合遺伝子複合体(HLA)抗原との関連が報告されている。また、筋炎とHLA抗原の関連には人種差があり、日本人ではPMでHLA-B52、DMではHLA-B59の頻度が高い。
- 傍腫瘍性(悪性腫瘍に対する自己免疫機序により生じる神経障害を傍腫瘍性神経症候群という)の一面があり、悪性腫瘍の合併の相対危険度(悪性腫瘍と発症との関連の強さ)は、PMが2.1、DMが4.4である。
- PM/DM診断時から2～3年までは、とくに注意が必要である。

多発筋炎と皮膚筋炎
多発筋炎では、病変部に浸潤するT細胞は、CD8陽性T細胞が優位で筋内膜付近に多く認められる。一方、皮膚筋炎では主にB細胞とCD4陽性T細胞が、血管周囲および筋周膜周囲に認められる。多発筋炎が筋細胞に対する自己免疫疾患であるのに対し、皮膚筋炎は血管炎の一種と考えられている。

Section 2 症状・臨床所見

- 急性または亜急性の近位筋優位の筋力低下、筋痛:起居、階段昇降、整容、嚥下、呼吸などの日常生活動作(ADL)が困難になる。

筋外症状

- 皮膚筋炎:両上眼瞼(がんけん)のヘリオトロープ疹(紫紅色の腫脹した皮疹)や関節伸側の落屑(らくせつ)(皮がむける)を伴う紅斑(ゴットロン徴候)と、その紅斑上の対称性の丘疹(きゅうしん)(ゴットロン丘疹)の出現が特徴的である。また関節炎や関節痛が認められ、レイノー現象(血流障害により蒼白からチアノーゼ、発赤と色が変化)を呈することもある。
- 光線過敏症による襟元のV字型紅斑(V徴候)、後頸部から両肩に広がる紅斑(ショール徴候)、手指先端の乾燥とひび割れ(mechanic's hand)も認められる。
- 呼吸困難、乾性咳嗽(がいそう)、捻髪音(ねんぱつ)(fine crackle):30～60%に間質性肺炎
- 心不全、不整脈:心筋炎
- 消化器症状:嚥下痛、嚥下困難、逆流性食道炎、下痢、便秘

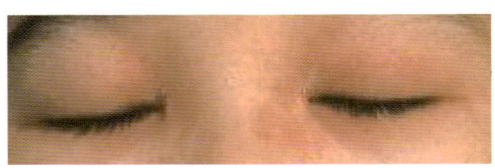

■ ヘリオトロープ疹

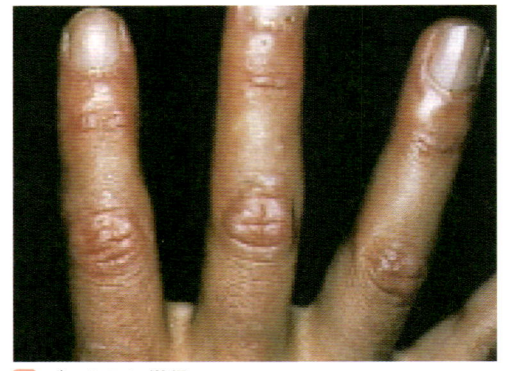

■ ゴットロン徴候

amyopathic DM
典型的な皮膚症状のみで筋炎症状がほとんどない場合、amyopathic DMと診断される。その一部に治療抵抗性で、急速に間質性肺炎が進行し死亡する症例があり、注意が必要である。

捻髪音
聴診時に間質性肺疾患、肺線維症、石綿肺、膠原病肺などの拘束性肺疾患患者などに聞かれる、金属音のような「パリパリパリ」「プツプツプツ」という比較的小さな細かい破裂音。呼気時に閉塞した細い気道が吸気時にもう一度開通するときの音で、吸気相の後半で聴かれる。

Section 3 検査・診断・分類

徒手筋力テスト

- 左右対称，近位筋優位の筋力低下，筋痛

■徒手筋力テスト(MMT)

5(normal)	最大の抵抗と重力に抗し，運動域全体にわたって動かせる．
4(good)	ある程度の抵抗と重量に抗し，運動域全体にわたって動かせる．
3(fair)	抵抗を加えなければ重力に抗して，運動域全体にわたって動かせる．
2(poor)	重力に抗さなければ運動域全体にわたって動かせる．
1(trace)	筋の収縮がかすかに認められるだけで，関節運動は起こらない．
0(zero)	筋の収縮も認められない．

生化学検査

- 筋組織障害により血清CK，乳酸脱水素酵素(LDH)，AST，ALT，アルドラーゼ，ミオグロビンなどの筋由来逸脱酵素や筋タンパクが上昇する．
- 尿中クレアチン係数が，ステロイド治療中の回復モニタに適している．

[24時間尿クレアチン÷24時間尿(クレアチン＋クレアチニン)]×100
正常10%以下，40%以上診断的意義あり

血清学的検査

- 抗Jo-1抗体(20～30%)をはじめとする多彩な自己抗体が存在

■筋炎特異的自己抗体

自己抗体	頻度(%)	特徴
筋炎特異的自己抗体		
抗aminoacyl-tRNA synthetase抗体		
抗Jo-1	20～30	PM/DM
抗PL-7	<5	慢性間質性肺炎，レイノー現象
抗PL-12	<5	多発関節炎，間質性肺炎優位
抗EJ	<5	ステロイド反応性中等度，PM<DM
抗OJ	<5	間質性肺炎優位
抗KS	<5	間質性肺炎優位
抗SRP	<5	ステロイド抵抗性・再燃性．DMはまれ
抗Mi-2	10	V徴候，シュール徴候をもつDM．ステロイド反応性良好
抗KJ	<1	成人発症PM，間質性肺炎，レイノー現象
抗Fer	<1	
筋炎重複症候群関連自己抗体		
抗Ku	25～30	軽症筋炎，限局性皮膚硬化
抗U1-RNP	10	MCTD，SLE，強皮症との重複
抗U2-RNP	<5	PM-SSc(強皮症)重複症候群
抗PM-Scl	10	PM-SSc重複症候群
抗DNS-PKcs	<5	

(Plots et al：Inflammatory and metabolic myopaties. Primer on the Rheumatic Disease. 10th ed, p.127, 1993を改変)

重症度と血清CK値

- 血清CK値は筋炎の活動性指標として重要であるが，血清CK値が高値の症例が必ずしも重症ではない．
- 筋炎が重症化し臥床状態になると正常化することもあるので注意する．

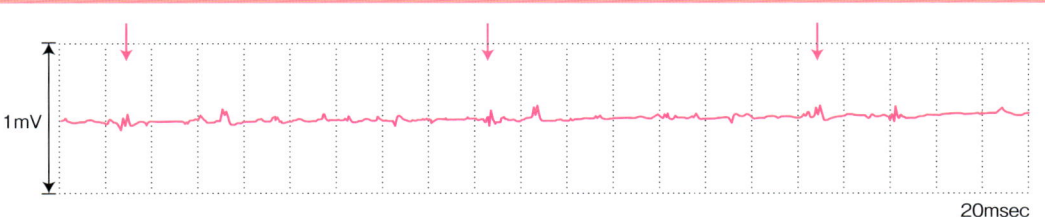

筋電図検査

■筋電図所見
低振幅・多相性の筋活動電位が記録される．

胸部X線，CT

● 間質性肺炎の胸部X線およびCTを示す．

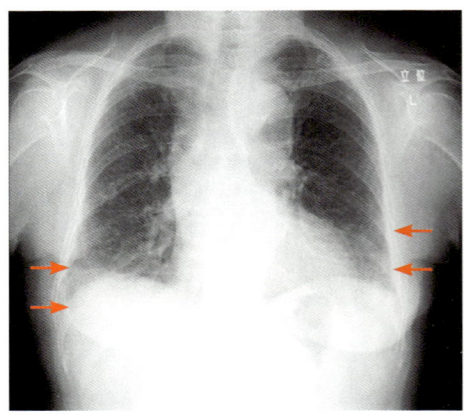

間質性肺炎（胸部X線正面像）
両下肺に網状影をみとめる（矢印）．

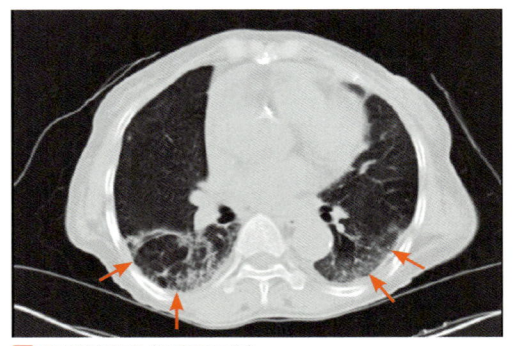

間質性肺炎（胸部CT像）
網状影とスリガラス影（矢印）

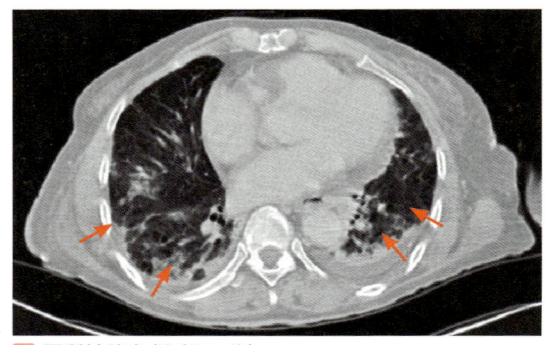

間質性肺炎（胸部CT像）
両肺下葉を中心に網状影とスリガラス影の混在した病変（矢印）を認め，左後位に胸水がある．

筋CT，MRI

● 炎症範囲の検索と筋生検部位の特定に重要である．

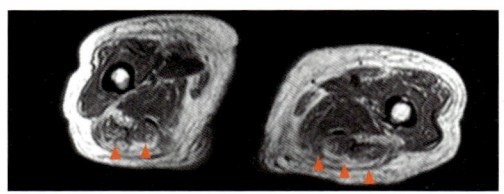

MRI所見
脂肪変性を認める（矢頭）．

病型分類・診断

■ボーハンとペーター（Bohan & Peter）の病型分類

Group I	原発性特発性PM
Group II	原発性特発DM
Group III	悪性腫瘍に伴うDM
Group IV	小児PM/DM
Group V	他の膠原病に伴うPM/DM（重複症候群）

(Bohan A, et al. Computer-assisted analysis of 153 patients with polymyositis and dermatomyositis.Medicine, 56：255，1977)

■ボーハンとペーター（Bohan & Peter）の診断基準

1. 進行性の四肢近位筋，頸筋の対称性筋力低下
2. 筋生検による定型的筋炎の証明：筋線維の変性・壊死，貪食像，大小不同を伴う筋線維の変性，再生像，炎症細胞浸潤
3. 血清中筋原性酵素の上昇（CK，LDH，アルドラーゼ，AST，ALT）
4. 筋原性の筋電図変化
5. 典型的な皮膚筋炎の皮疹：ヘリオトロープ疹，ゴットロン丘疹，ゴットロン徴候

［判定］
　definite：PMは1-4のうち4項目以上，DMは5を含む4項目以上
　probable：PMは1-4のうち3項目以上，DMは5を含む3項目以上
　possible：PMは1-4のうち2項目以上，DMは5を含む2項目以上

■厚生省自己免疫疾患調査研究班によるPM/DMの診断基準

診断基準項目
1. 皮膚症状
　(a) ヘリオトロープ，(b)ゴットロン徴候，(c)四肢伸側の紅斑（肘，膝関節などの背面の軽度隆起性の紫紅色紅斑）
2. 上肢または下肢の近位筋の筋力低下
3. 筋肉の自発痛または把握痛
4. 血清中筋原性酵素（CKまたはアルドラーゼ）の上昇
5. 筋電図の筋原性変化
6. 骨破壊を伴わない関節炎または関節痛
7. 全身性炎症所見（発熱，CRP上昇，または赤沈亢進）
8. 抗Jo-1抗体陽性
9. 筋生検で筋炎の病理所見：筋線維の変性および細胞浸潤

診断基準
皮膚筋炎：1の皮膚症状の(a)～(c)の1項目以上を満たし，かつ経過中に2～9の項目中4項目以上を満たすもの
多発筋炎：2～9の項目中4項目以上を満たすもの

(厚生省自己免疫疾患調査研究班，1992)

筋生検

- 確定診断に必須．萎縮が高度な部位や筋電図刺入部位は避け，徒手筋力テスト（MMT）3〜4程度の部位からの生検が望ましい．
- 筋線維の壊死・再生，大小不同と炎症細胞浸潤を認める．
- 皮膚筋炎では筋束周辺萎縮（perifascicular atrophy）を認める．

> **封入体筋炎**
> 中年期以降の男性に多い．慢性進行性の筋炎で，やや遠位筋優位である．血清CK値の上昇は軽度で，筋生検では縁取り空胞を認める．ステロイド抵抗性で免疫グロブリン大量静注法（IVIg）に反応する例が多い．

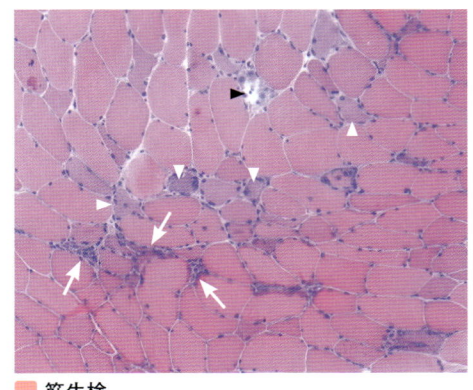

■ 筋生検
多発筋炎：筋線維の大小不同，壊死（▲）・再生（△），炎症（→），細胞浸潤を認める（HE染色）

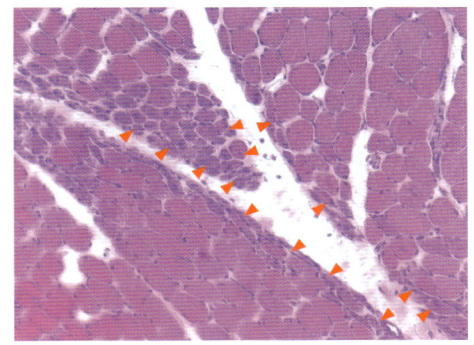

■ 筋生検（HE染色）
皮膚筋炎で認められた筋束周辺萎縮（矢頭）

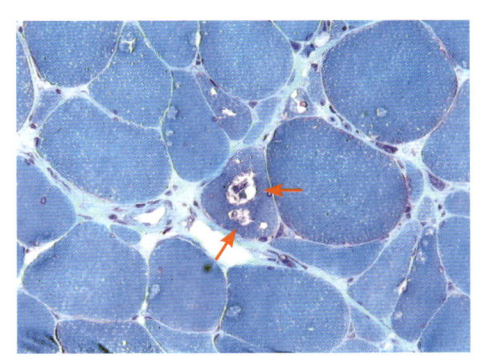

■ 筋生検（ゴモリトリクローム変法染色）
封入体筋炎で認められた縁取り空胞（矢印）

Section 4 治療

薬物療法

副腎皮質ステロイド薬
- 第一選択薬．初期投与量1 mg/kg/日が基本．2〜4週間継続し，CK値が投与前の1/2以下となったら週10％ずつ減量する．改善がない場合は50％増量，または免疫抑制薬を追加する．血清CK値500以下など活動性が低い場合は0.6〜0.8 mg/kg/日で開始．
- 間質性肺炎合併例にはステロイドパルス療法（メチルプレドニゾロン1 g×3日間点滴静注）を追加

免疫抑制薬
- 副腎皮質ステロイド薬抵抗性，易再燃性の場合に使用する．
- アザチオプリン（1 mg/kg/日から開始し，2〜4週後に1.5〜2 mg/kg/日に増量），シクロスポリン（2.5 mg/kg/日で開始，トラフ値80〜150ng/mLに調整），タクロリムス水和物（3mg/kg/日で開始，トラフ値8〜15ng/mLに調整）などを用いる．〔トラフ値（trough value）は，薬剤投与後の血中濃度の最低値のこと〕
- メトトレキサート（5〜15mg/週）は間質性肺炎合併例には使用を避ける．

免疫グロブリン大量療法
- 0.4mg/kg/日×5日間静脈内投与

合併症の治療

- 副腎皮質ステロイド薬による胃炎や骨粗鬆症の予防．カリニ肺炎予防のためスルファメトキサゾール/トリメトプリム（ST合剤）を投与する．

■ 多発筋炎（PM）：polymyositis　■ 皮膚筋炎（DM）：dermatomyositis　■ ヒト主要組織適合遺伝子複合体（HLA）：human histocompatibility leukocyte antigen　■ 徒手筋力テスト（MMT）：manual muscle test　■ 混合性結合組織病（MCTD）：mixed connective tissue disease　■ 全身性エリテマトーデス（SLE）：systemic lupus erythematosus

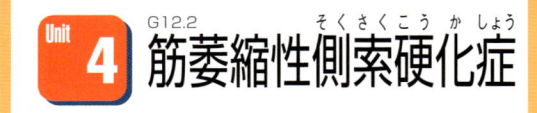

Unit 4 筋萎縮性側索硬化症
G12.2
そくさくこうかしょう

amyotrophic lateral sclerosis（ALS）

疾患概念
筋萎縮性側索硬化症（ALS）は，上位（1次）ならびに下位（2次）運動ニューロンの進行性変性により，筋力低下，筋萎縮とそれに伴う運動障害や呼吸・嚥下障害をきたし，発症後平均3〜5年で死に至る神経の系統的変性疾患である．

SUMMARY Map

誘因・原因
- 発症は通常**中年以後**で，70歳代にピーク
- **約90％**は**孤発性**（遺伝子のつながりとは無関係で発生すること）で，5〜10％に家族性発症
- 年間の新たな発症率は**人口10万人当たり約1人**で，男女比は約2：1で男性に多い．
- 原因は不明だが，家族性の一部はスーパーオキシド・ジスムターゼ1（SOD1）遺伝子に変異がある．

病態
- 大脳皮質運動野の**上位（1次）運動ニューロン**および**脊髄前角**の**下位（2次）運動ニューロン**の変性・消失とそれに伴う**錐体路変性**

症状・臨床所見
- 上位運動ニューロン障害による症状（**筋力低下，深部反射亢進，痙性**）と下位運動ニューロン障害による症状（**筋力低下，筋萎縮，筋線維束攣縮**）の組み合わせ
- **構音障害**によるコミュニケーション障害，**嚥下障害**による食事摂取不良，横隔膜ならびに肋間筋筋力低下による**呼吸障害**が診療のうえで重要

検査・診断・分類
- 診断は，**四肢・体幹・脳神経・呼吸筋**の各領域における上位ならびに下位運動ニューロン障害を評価し，複数の領域でこの両者が存在して進行性に広がっていくことをもとに臨床的に行う．
- 筋萎縮性側索硬化症であることを100％確定診断できる特異的な検査はない
- **針筋電図検査**で急性ないし慢性の**脱神経所見**がみられることは，下位運動ニューロン障害の証明として重要
- 病型として，上位ならびに下位運動ニューロン障害をきたす古典的な筋萎縮性側索硬化症のほかに，下位運動ニューロンのみに障害がとどまる**脊髄性進行性筋萎縮症**，上位運動ニューロンのみに障害がとどまる**原発性側索硬化症**，脳神経領域に障害が限局する**進行性球麻痺**が知られている．

治療
- **リルゾール**（リルテック®）が生存率の向上を証明できた唯一の薬剤であるが，その効果は十分なものとはいえない．
- 呼吸障害に対しては，**非侵襲的陽圧呼吸**や**気管切開**による**人工呼吸器装着**を考慮する．
- 嚥下障害およびそれに伴う栄養障害には，**胃瘻造設**による**経管栄養**を考慮する．
- 基本的には予後不良の疾患であるので，呼吸・嚥下障害に対する治療の選択にあたっては，十分時間をかけて本人や家族の意向を考慮することが必要

用語解説

優性遺伝，劣性遺伝

ヒトの細胞には23対46本の染色体があり，そのうちの22対は常染色体，1対は性染色体である．優性遺伝，劣性遺伝は常染色体による遺伝形式で男女ともに現れる形態である．優性遺伝は，2つの対立する遺伝子のうち父親由来あるいは母親由来の片方の遺伝子の形質が優性に現れるもので，その遺伝子を優性遺伝子といい，その遺伝形態を優性遺伝という．劣性遺伝は父親と母親が同じ特性の遺伝子をもつときにはじめて子どもに現れ，その特性をもつ遺伝子を劣性遺伝子といい，その遺伝形態を劣性遺伝という．

CO_2ナルコーシス

肺胞低換気により二酸化炭素が蓄積し，意識障害などの脳症状をきたすものをいう．

Section 1 誘因・原因

- 原因は不明だが，5～10％に家族性発症の症例があり，優性遺伝性と劣性遺伝性*が知られている．
- 家族性のうち最も頻度の高い（約20％）のは，スーパーオキシド・ジスムターゼ1（SOD1）遺伝子変異によるもので，優性遺伝形式をとる．
- TAR DNA binding protein 43（TDP-43）遺伝子の変異が家族性や孤発性の症例でみつかり注目されている．
- 大脳皮質運動野の上位（1次）運動ニューロンおよび脊髄前角の下位（2次）運動ニューロンの変性・消失が生ずるのが特徴
- 臨床病型として，上位・下位の両方の運動ニューロン障害をきたす古典的な筋萎縮性側索硬化症のほかに，下位運動ニューロンのみに障害がとどまる脊髄性進行性筋萎縮症，上位運動ニューロンのみに障害がとどまる原発性側索硬化症，脳神経領域に障害が限局する進行性球麻痺が分類される．

> 前頭葉・側頭葉の大脳皮質ニューロンも障害される症例があり，前頭側頭葉型認知症との関連が話題になっている．

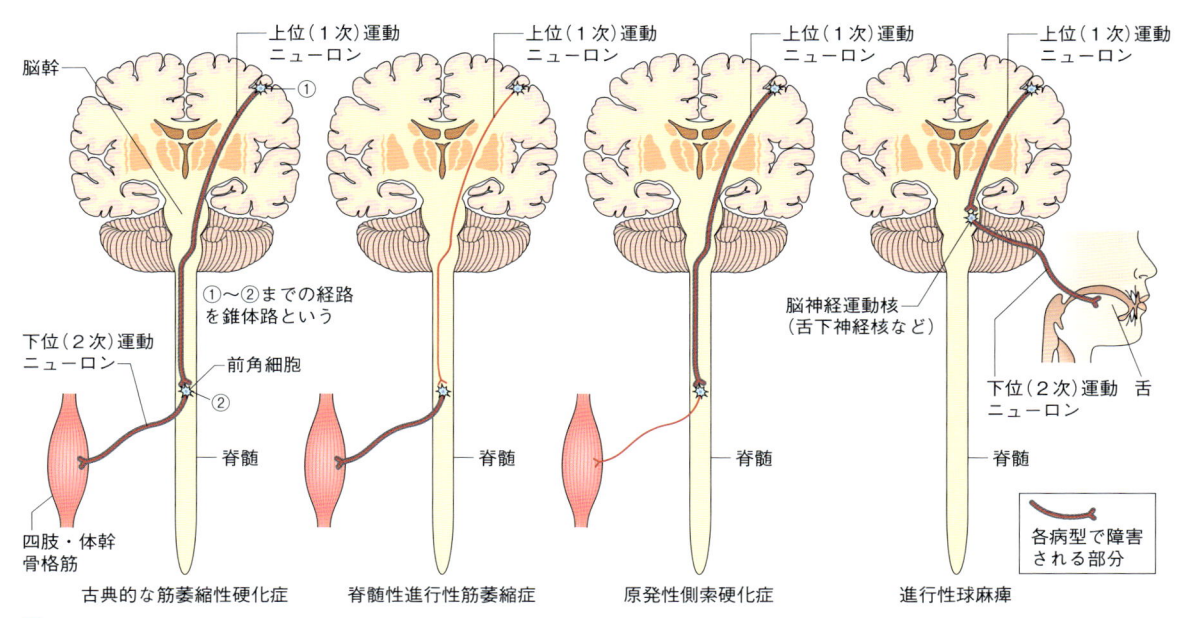

臨床病型の相違

古典的な筋萎縮性側索硬化症 ／ 脊髄性進行性筋萎縮症 ／ 原発性側索硬化症 ／ 進行性球麻痺

Section 2 症状・臨床所見

- 症状は手内筋や前腕の筋萎縮から始まることが多いが，構音・嚥下障害で初発するものもある．
- 感覚障害，眼球運動障害や膀胱-直腸障害などの自律神経障害は通常みられない．
- 褥瘡（じょくそう）がみられることは少ない．
- 認知機能の低下には通常は気づかれないことが多いが，心理検査では前頭葉機能の障害がみられることもあり，前頭側頭葉型認知症との関連が明らかになりつつある．
- 構音障害によるコミュニケーション障害，嚥下障害による食事の摂取不良，呼吸障害によるCO_2ナルコーシス*が最も重大な臨床徴候である．

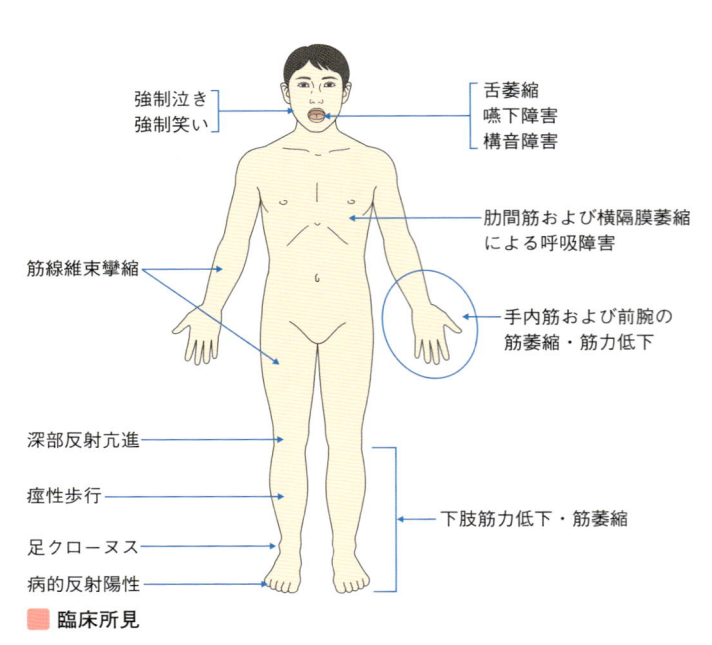

臨床所見

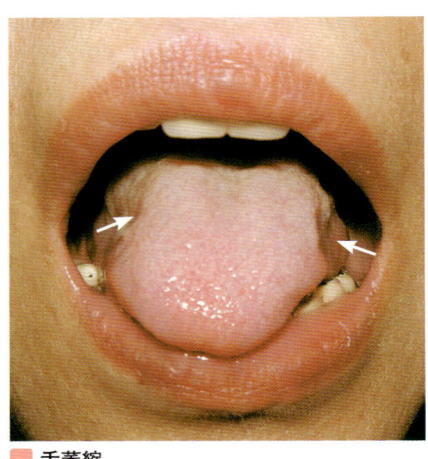

- 強制泣き・強制笑い
- 舌萎縮
- 嚥下障害
- 構音障害
- 肋間筋および横隔膜萎縮による呼吸障害
- 筋線維束攣縮
- 手内筋および前腕の筋萎縮・筋力低下
- 深部反射亢進
- 痙性歩行
- 足クローヌス
- 病的反射陽性
- 下肢筋力低下・筋萎縮

舌萎縮
萎縮を認める（→）．

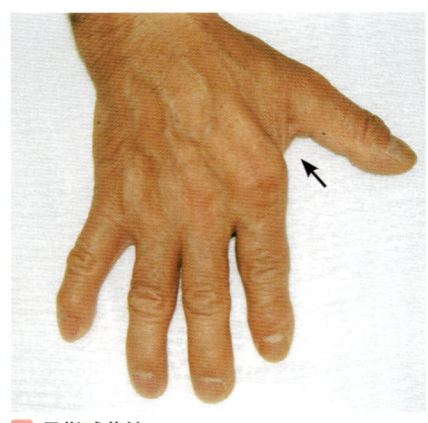

母指球萎縮
萎縮を認める（→）．
（写真提供：聖マリアンナ医科大学横浜市西部病院 神経内科・鈴木孝昭氏）

■運動ニューロン変性による症状

上位運動ニューロン変性による症状	● 深部反射の亢進 ● 病的反射陽性 ● 足クローヌス ● 痙性歩行 ● 強制泣き・強制笑いなどの偽球麻痺徴候（ぎきゅうまひ）
下位運動ニューロン変性による症状	● 筋萎縮と筋力低下 ● 筋線維束攣縮 ● 舌萎縮 ● 構音障害 ● 嚥下障害 ● 呼吸筋麻痺による低換気

Section 3 検査・診断・分類

血液生化学検査

- 通常の血液生化学検査は一般に正常
- 脱神経による筋萎縮のためクレアチンキナーゼ（CK）が軽度高値を示す場合がある．
- 髄液検査にも異常は認めない．

神経放射線学的検査

- 脳脊髄MRIは他疾患除外のために行う．ALS自体では明らかな異常を認めないことが多いが，T2強調画像で錐体路の走行に沿って高信号が検出されることがある．

筋電図検査

- 針筋電図検査によって，急性および慢性の脱神経の所見（神経原性変化）が多くの被検筋から得られることが特徴である．
- 運動ならびに感覚神経伝導速度は一般に正常で，運動神経の伝導ブロックは認めない．

■脱神経所見

急性の脱神経所見	線維攣縮電位(fibrillation potential) 陽性鋭波(positive sharp wave)
慢性の脱神経所見	振幅が大きく持続の長い運動単位電位と干渉波形の減少

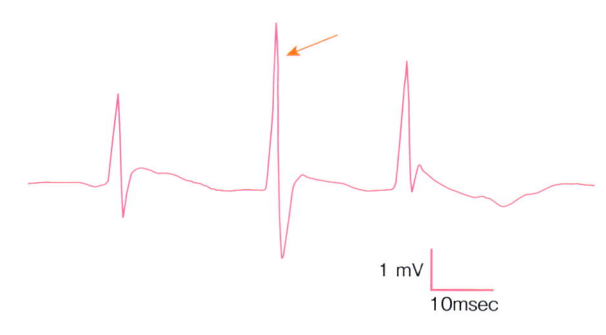

筋萎縮性側索硬化症の筋電図所見（上腕二頭筋）
振幅5mV，持続10msecを超える神経原性ユニット(→)の混入あり

診断（他疾患との鑑別を含む）

- ALSを確定診断する特異的な生物学的マーカーはない．
- 診断は臨床的に，上位ならびに下位運動ニューロン徴候の存在と進行の様式，および他疾患の除外によって行う．
- とくに経過が進行性で，発症から少なくとも6～12か月を越えて悪化していることが重要である．
- 世界神経学会ではEL Escorial改訂ALS診断基準を定めており，その日本語訳を日本神経学会がALS治療ガイドラインのなかで作成している（次頁）．
- この中では身体部位を，脳神経，頸髄，胸髄，腰仙髄支配領域の4部位に分け，各部位における上位ならびに下位運動ニューロン徴候を評価して，総合的にALSの診断確実性にグレードをつけている．
- このような診断基準からも明らかなように，発症早期において確実にALSを診断することは現在においても決して容易ではない．

> 診断を本人に伝える際には十分時間をかけ，段階的に行うのが望ましい．

鑑別

- 鑑別が必要な病態を記す．
- 健常者であっても良性の筋線維束攣縮を生ずることはあるので，注意が必要である．

■鑑別が必要な病態

- 頸椎症・腰椎症などの圧迫性神経根症
- 神経叢障害
- 伝導ブロックを伴う多巣性運動ニューロパチー
- 慢性炎症性脱髄性多発ニューロパチーなどの多発ニューロパチー(p.221参照)
- ポリオ後症候群
- 重症筋無力症などの神経筋接合部疾患
- 封入体筋炎や多発筋炎などの炎症性ミオパチー(p.285参照)
- 球脊髄性筋萎縮症(Kennedy-Alter-Sung病)〔遺伝性疾患でアンドロゲン受容体遺伝子内のCAG（シトシン-アデニン-グアニン）リピートの伸長により発症〕
- 若年男性に多くみられる若年性一側性上肢筋萎縮症

など

Section 4 治療

- 現在ALSの病態に対する治療薬は，グルタミン酸拮抗薬のリルゾール（リルテック®）が唯一のものであり，生存期間をわずかであるが有意に延長させることが明らかとなっている．しかしその効果は十分ではなく，現在も新たな薬剤が治験中である．
- 不安や抑うつが目立つ場合には気分安定薬や抗うつ薬を用い，痙縮が著しい場合は，抗痙縮薬を用いる．
- 関節拘縮の予防には適度なリハビリテーションが有用である．
- 構音障害や発語不能によるコミュニケーション障害には，文字板の使用の他にもタッチセンサーや視線をスイッチとして，コンピュータを制御し文章を作成するシステムが利用可能である．
- 生命の危機にかかわる症状に，嚥下障害による食事の摂食不良と呼吸筋の障害による呼吸障害がある．
- 食事摂取困難については，経鼻経管栄養，経静脈栄養の他に，近年胃内視鏡による経皮的胃瘻造設術が盛んに行われるようになった．しかし，%FVC（努力性肺活量）が50%以下では，呼吸障害が顕在化する危険性あり，呼吸の管理を十分考慮したうえで行う必要がある．
- 呼吸障害は呼吸筋麻痺によるもので，肺胞低換気による二酸化炭素貯留と低酸素血症が進行し，放置すれば死に至る．そのため，鼻マスクによる非侵襲的な呼吸補助と，気管切開による侵襲的な人工呼吸器管理が考慮される．
- 患者・家族と十分時間をかけて話合い，補助呼吸をして生きる道を選択するかどうかの患者の意思決定を尊重する必要がある．
- 終末期においては緩和ケア的なアプローチが必要

> リルゾールの効果はわずかであり，肝機能障害や消化器症状などの副作用もあるので注意して投与する．

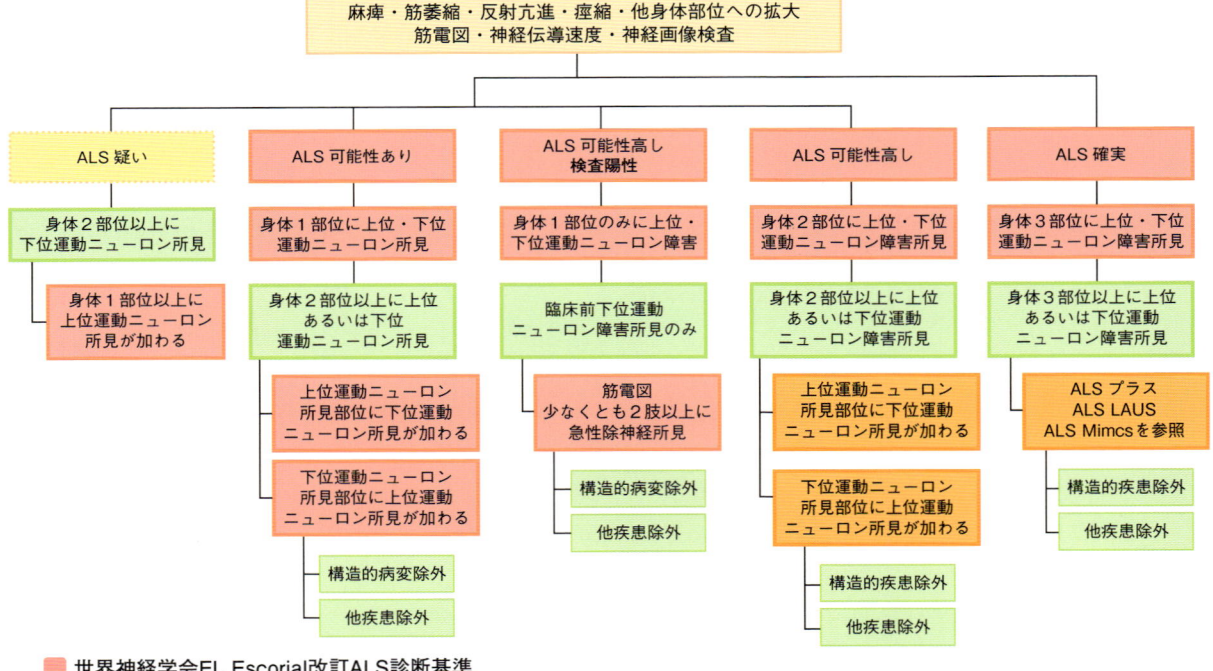

世界神経学会EL Escorial改訂ALS診断基準

（日本神経学会：日本神経学会治療ガイドライン．ALS治療ガイドライン．2002）

予後

- 症状の進行は比較的急速であり，発症から死亡までの平均期間は約3.5年とされている．
- しかし，進行が遅い症例がみられるのも事実で，個人差が大きいと考えられる．注意深く経過を観察することが必要である．

- スーパーオキシド・ジスムターゼ1（SOD1）：superoxide dismutase
- クレアチンキナーゼ（CK）：creatine kinase
- %努力性肺活量（%FVC）：% flow-volume curve

reference 引用文献・参考文献一覧

Part 1 脳神経の理解

Chapter 1 Unit 1 脳の構造と機能
1）Barbara FW, et al（大西晃生ほか訳）：臨床神経学の基礎；メイヨー医科大学教材．第3版，メディカル・サイエンス・インターナショナル，1996.
2）FitzGerald MJT, et al：Clinical neuroanatomy and related neuroscience. 4th ed, WB Saunders, 2001.
3）Briar C：Crash course nervous system. 2nd ed, Mosby, 2003.
4）Wells-Roth D, et al：Vascular anatomy of the spine. Operative Techniques in Neurosurgery, 6(3)：116～121, 2003.
5）Blumenfield H：Neuroanatomy through clinical cases. Sinauer Associates Inc, 2002.

Chapter 1 Unit 2 中枢神経の機能
1）大畑建治ほか編：手術のための脳局所解剖学．中外医学社，2008.

Chapter 2 Unit 1 脳神経検査
1）伴信太郎監：フィジカルアセスメント完全ガイド．学習研究社，2001.

Chapter 3 Unit 3 認知症と知的障害（精神遅滞）
1）日本認知症学会：認知症テキストブック．中外医学社，2008.
2）岩田　誠：神経症候学を学ぶ人のために．医学書院，1994.
3）武田克彦：ベッドサイドの神経心理学．第2版，中外医学社，2009.

Chapter 3 Unit 4 言語障害（失語，構音障害），失行，失認
1）神経内科編集委員会編：脳血管障害のすべて．神経内科，58（Suppl.3），2003.
2）後藤文男ほか：臨床のための神経機能解剖学．中外医学社，1992.
3）石合純夫：高次脳機能障害．新興医学出版社，1997.
4）Fix JD（寺本　明ほか監訳）：神経解剖集中講義．医学書院，2007.
5）Benson DF, et al：Aphasia a clinical perspective. Oxford University Press, 1996.

Chapter 3 Unit 5 歩行・起立障害
1）岩田　誠：神経症候学を学ぶ人のために．p.304～325，医学書院，1994.
2）田崎義昭，斎藤佳雄：ベッドサイドの神経の診かた．p.56～62，南山堂，1994.

Chapter 3 Unit 6 痙攣
1）日本神経学会：てんかん治療ガイドライン．2002.
2）廣瀬源二郎：各種病態時の神経診断プロセス；痙攣．CLINICAL NEUROSCIENCE, 21(4)：426～429, 2003.
3）水野美邦：神経内科ハンドブック．p.163～185, 医学書院，2002.
4）岩田　誠：神経症候学を学ぶ人のために．p.358～364, 医学書院，1994.
5）田崎義昭，斎藤佳雄：ベッドサイドの神経の診かた．p.409～415，南山堂，1994.

Chapter 3 Unit 7 不随意運動
1）岩田　誠：神経症候学を学ぶ人のために．p.126～153, 医学書院，1994.
2）大澤美貴雄：振戦；内科的治療．BRAIN MEDICAL, 20(3)：213～220, 2008.
3）長谷川一子：舞踏運動，バリスム，アテトーシス．BRAIN MEDICAL, 20(3)：227～231, 2008.
4）目崎高広：ジストニア；内科的治療．BRAIN MEDICAL, 20(3)：265～270, 2008.

Chapter 3 Unit 8 腱反射・筋萎縮
1）田崎義昭，斎藤佳雄：ベッドサイドの神経の診かた．p.32～35，南山堂，1994.
2）水澤英洋：神経診察法の基本とピットフォール；筋萎縮（1）．CLINICAL NEUROSCIENCE, 25：854～857, 2007.
3）水澤英洋：神経診察法の基本とピットフォール；筋萎縮（2）．CLINICAL NEUROSCIENCE, 25：974～977, 2007.

Chapter 3 Unit 9 嚥下障害　10 眼球運動障害　11 排尿・排便障害　13 視野障害
1）半田　肇監訳，花北順哉訳：神経局在診断；その解剖，生理，臨床．第3版，文光堂，1988.
2）野村恭也編著：新耳鼻咽喉科学．第10版，南山堂，2004.

3）寺本民生ほか編：ハイパー臨床内科．中山書店，1997．
4）田崎義昭，斎藤佳雄：ベッドサイドの神経の診かた．改訂16版，南山堂，2004．
5）奥村菊夫：EBMに基づく尿失禁診療ガイドライン（2001）．診断と治療，96：1921～1930，2008．
6）菅谷公男：腎・尿路疾患の診療指針'06；神経因性膀胱．腎と透析，61（増刊）：488～491，2006．
7）水野美邦編：神経内科ハンドブック；鑑別診断と治療．第3版，医学書院，2002．
8）馬場元毅：絵でみる脳と神経；しくみと障害のメカニズム．第3版，医学書院，2009．

Chapter 3 Unit 12 しびれ（運動麻痺，感覚鈍麻，異常感覚）
1）田崎義昭，斎藤佳雄：ベッドサイドの神経の診かた．p.187～194，南山堂，1994．
2）水野美邦：神経内科ハンドブック．p.318～334，医学書院，2002．
3）松川則之，小鹿幸生：ベッドサイドにおける情報収集法；感覚系の情報収集．CLINICAL NEUROSCIENCE，21（3）：290～293，2003．
4）国分則人，平田幸一：各種病態時の診断プロセス；感覚障害．CLINICAL NEUROSCIENCE，21（4）：440～443，2003．

Part2 脳神経疾患の理解

Chapter 1 Unit 4 脳梗塞・総論，Unit 5 アテローム血栓性脳梗塞，Unit 7 心原性脳塞栓症
1）神経内科編集委員会編：脳血管障害のすべて．神経内科，58（Suppl.3），2003．
2）後藤文男ほか：臨床のための神経機能解剖学．中外医学社，1992．
3）石合純夫：高次脳機能障害．新興医学出版社，1997．
4）Fix JD（寺本 明ほか監訳）：神経解剖集中講義．医学書院，2007．
5）Benson DF, et al：Aphasia a clinical perspective. Oxford University Press, 1996.

Chapter 2 Unit 1 脳腫瘍
1）山浦 晶ほか編：標準脳神経外科学．第10版，医学書院，2005．
2）杉本恒明ほか総編：内科学．第9版，医学書院，2007．
3）窪田 惺：脳神経外科バイブルIV「脳腫瘍を極める」．永井書店，2004．
4）太田富雄：脳神経外科学改訂版．金芳堂，2008．

Chapter 3 Unit 1 脊髄梗塞
1）Ross JS, et al：Diagnostic Imaging Spine. p.26～29, Amirsys, 2005.
2）安藤哲朗ほか：脊髄梗塞の新しい展開．脊椎脊髄ジャーナル，21（10）：971～1043, 2008．
3）Eisen A：Disorders affecting the spinal cord. Up To Date, 2009.
4）Eisen A：Anatomy and localization of spinal cord disorders. Up To Date, 2009.
5）Hogan E：Spinal Cord Infarction. eMedicine, 2006.
6）Kahle W：分冊解剖学アトラスIII 神経系と感覚器．p.69, 文光堂, 2003．

Chapter 4 Unit 1 頭部外傷
1）小野純一：わが国における頭部外傷の疫学．救急医学，25：1527～1531，2001．
2）太田富雄ほか編：脳神経外科学．p.1120, 金芳堂, 2004．
3）Gennarelli TA, et al：Influence of the type of intracranial lesion on outcome from severe head injury. J Neurosurg, 56：26～32, 1982.
4）杉山 健：外傷性てんかん．CLINICAL NEUROSCIENCE，22：582～583，2004．
5）益澤秀明：脳外傷による高次脳機能障害の特徴と見逃されやすいポイント．脳神経，55：933～945，2003．

Chapter 7 Unit 1 アルツハイマー病
1）日本認知症学会編：認知症テキストブック．中外医学社，2008．
2）村山繁雄ほか：アルツハイマー病診断．http://www.mci.gr.jp/BrainBank/index.cgi
3）Peterson R, et al：Mayo Clinic on Alzheimer's Disease. Mayo Clinic.
4）Peterson R, et al：Continuum Volume 10 Issue 1, Dementia, American Academy of Neurology, 2004.

Chapter 7 Unit 2 前頭側頭葉変性症
1）日本認知症学会編：認知症テキストブック．中外医学社，2008．
2）村山繁雄ほか：アルツハイマー病診断．http://www.mci.gr.jp/BrainBank/index.cgi
3）田中稔久ほか：タウオパチー；非アルツハイマー型認知症を探る．CLINICAL NEUROSCIENCE，27（3）：258～340，2009．

4）Peterson R, et al：Continuum Volume 10 Issue 1, Dementia, American Academy of Neurology, 2004.

Chapter 8 Unit 1 アルコール性神経障害
1）Lewis P Rowland：Merritt's textbook of Neurology. 9th ed, p.967〜977, Williams & Wilkins, 1997.
2）山本悌司, 本間真理：アルコールによる神経疾患とその発症機序．別冊医学のあゆみ，Ver. 1, 481〜485, 1999.
3）荒川千晶：アルコール離脱の薬物治療．Medicina, 42(9)：1623〜1626, 2005.
4）菱田　繁：血中アルコール濃度と酔いの科学．治療, 87(8)：2319〜2325, 2005.

Chapter 8 Unit 2 ウェルニッケ脳症
1）Rowland, LP：Merritt's textbook of Neurology 9th edition. p.967〜977, Williams & Wilkins, 1997.
2）鈴木　裕, 水谷智彦：Wernicke脳症とペラグラ．Brain Medical, 16(3)：223〜229, 2004.
3）大橋高志, 岩田誠：アルコール関連中枢神経障害．治療, 87(8)：2351〜2355, 2005.

Chapter 8 Unit 3 一酸化炭素中毒
1）黒川　顕編：中毒症のすべて．永井書店, 2008.
2）吉田謙一：事例に学ぶ法医学・医事法．有斐閣ブックス，p.226〜229, 有斐閣, 2007.
3）上田康晴：一酸化炭素中毒；日本における一酸化炭素中毒の疫学的変遷．中毒研究, 19(1)：13〜21, 2006.
4）嶋津岳士：一酸化炭素中毒；一酸化炭素中毒の病態．中毒研究, 19(1)：23〜33, 2006.

Chapter 8 Unit 4 その他の急性中毒
1）内藤裕史：中毒百科；事例・病態・治療．改訂第2版, 南江堂, 2001.
2）黒川　顕編：中毒症のすべて．永井書店, 2006.

Chapter 9 Unit 4 帯状疱疹後神経痛
1）村川和重ほか：帯状疱疹に関連する痛みの病態と治療；帯状疱疹後神経痛を中心に．医学のあゆみ，223：747〜752, 2007.
2）森脇克行（日本麻酔科学会教育委員会・安全委員会編）：ニューロパチックペイン（神経因性疼痛）はここまでわかった．ペインクリニック・神経系，JSAリフレッシャーコース 2006, p.57〜66, メディカル・サイエンス・インターナショナル, 2007.
3）高橋理明：水痘ワクチンの開発と将来の展望：帯状疱疹の予防を含めて．日本ペインクリニック学会誌, 14：393〜400, 2007.

Chapter 10 Unit 2 パーキンソン病
1）豊倉康夫編：神経内科学書．第2版, 朝倉書店, 2004.
2）水野美邦編：パーキンソン病．最新医学別冊，新しい診断と治療のABC, 最新医学社, 2006.
3）厚生省特定疾患・神経変性疾患調査研究班（班長：柳澤信夫）：厚生省特定疾患神経変性疾患調査研究班パーキンソン病診断基準．1995年度研究報告書，p.22, 1996.

Chapter 10 Unit 4 多系統萎縮症
1）Gilman S, et al：Second consensus statement on the diagnosis of multiple system atrophy. Neurology, 71：670〜676, 2008.

Supplement 高次脳機能障害のリハビリ
1）東京都福祉保健局：高次脳機能障害について．http://www.fukushihoken.metro.tokyo.jp/iryo/sonota/riha_iryo/koujinou/index.html

脳神経疾患ビジュアルブック Index インデックス

欧文

- 3D-CTA　98
- 5-HT$_{1B/1D}$ 受容体　270
- α-シヌクレイン　261
- ──陽性封入体　260
- α波　26
- β波　26
- γ/βセクレターゼ阻害薬　199
- δ波　26
- θ波　26
- ABR　29
- AD　196
- ADAS-Jcog　46
- ADC 値　182
- AIDP　189
- AIDS 痴呆症候群　188
- ALS　89
- ──診断基準　294
- amyopathic DM　286
- Anton 症候群　104
- Argyll-Robertson 症候群　105
- AVM　147
- Aβタンパク　196
- BAD　110
- BBB　9
- Becker　274
- Benedikt 症候群　104
- BNP　115
- Bohan & Peter　288
- BPSD　197
- branch atheromatous disease　110
- Brown-Sequard 症候群　72, 145
- BSE　192
- *Campylobacter jejuni*　226
- CD4 陽性リンパ球　188
- CDR　46
- cell cycle non-specific drug　137
- cell cycle specific drug　137
- CGRP　35, 269
- CHADS$_2$ スコア　116
- Charcot-Marie-Tooth 病　221
- Churg-Strauss 症候群　224
- CJD　192
- ──と vCJD との差異　195
- ──と鑑別すべき疾患　195
- Claude 症候群　104
- clonic　56
- CO$_2$ ナルコーシス　291
- CO$_2$ 分圧の低下　77
- COMT 阻害薬　255
- Cowdry A 型封入体　177
- CO 中毒の治療の全体像　216
- Crow-Fukase 症候群　170
- CSF　21, 166
- CT　22
- ──の主な観察点　22
- CVD　90
- D ダイマー　115
- Decursus Morbi　84
- Dejerine-Roussy 症候群　104
- Dejerine 症候群　104
- dermatomes　73
- Dhuchenne　274
- DIC　117
- DM　286
- DMD 型の障害度の Stage 分類　278
- DMD/BMD 型　275
- DRPLA　256
- DSPN　189
- DWI　181
- Early CT sign　22
- EGFR　138
- ETV　169
- Evans' index　169
- FAB　202
- FDG-PET　191, 196
- FFI　193
- FLEDs　178
- flow void　147
- folia　8
- Foville 症候群　104
- FRDA　257
- FTD　201
- FTLD　200
- GCS　42
- Gerstmann 症候群　15, 104
- GFAP　138
- Gilman の診断基準　261
- Gowers 徴候　53
- GSS　193
- gyrus　7
- HAART　189
- HAD　188
- HAND　188
- hand, foot and mouth disease　174
- HDS-R　47, 205
- head-up tilt 試験　262
- HIV-1 感染　188
- HIV-1 関連神経認知障害　189
- HIV-1 関連認知症　188
- HIV-1 関連軽度神経認識障害　189
- HIV 感染による免疫異常の自然経過　189
- HIV 感染症の病期と随伴する神経系疾患　189
- HIV 関連無症候性神経認識障害　189
- HIV 脳症　188
- HLA　286
- Hoehn & Yahr の重症度分類　253
- Holms 振戦　58
- HSV-1　177
- ──の感染経路　178
- HSV-2　177
- HSV-DNA の検出　178
- Hunt & Hess の分類　96
- Hunt & Kosnik 分類　96
- IgG index　170
- IL-6　189
- iNPH　167
- IQ と知的障害の程度　45
- ischemic score　206
- IVIG　228
- JCS　42
- jolt accentuation　171
- K-ABC　45
- Kernig 徴候　171
- knife-blade　202
- Knosp の分類　140
- L-dopa　255
- L-P シャント　169
- locked-in 症候群　105
- lower body parkinsonism　255
- Mann 試験　52
- MAO 阻害薬　255
- Marchiafava-Bignami 病　210
- Marie-Foix 症候群　104
- MBP　247
- MCI　45, 197
- mechanic's hand　286
- MEP　29
- MG　280
- MGFA 分類　284
- MIB-1 染色　138
- MIBG 心筋シンチグラフィ　253
- Millard-Gubler 症候群　104
- MIP 画像　24
- MIT　55
- MLF 症候群　66, 105, 247
- MMSE　46, 205
- MMT　287
- MND　200
- Monakow 症候群　104
- mPSV　109
- MRA　24
- MRI　23
- MS　246

MSA ……………………………260	TDP-43 タンパク……………200	アニーリング…………………173
MSA-c …………………………263	TDP-43 プロテイノパチー……200	アポリポタンパクE……………197
MSA-p ……………………255, 263	TIA ……………………103, 117	アマトキシン…………………218
multiplex PCR 法……………278	──と脳卒中……………90	アマンタジン塩酸塩…………255
MuSK 抗体陽性 MG……………282	──の主な原因……………118	アミロイドアンギオパチー……99
negative selection の場……281	──の診断基準……………120	アミロイド仮説………………197
NF2 ……………………………141	time of flight 法………………24	アミロイドPET…………………198
NFT ……………………………197	TMT ……………………………202	アミロイドβタンパク…………197
NNDS-AIREN の診断基準……205	TNF ……………………………183	荒木の分類……………………159
NVAF …………………………113	TNF-α…………………………189	アルコール……………………207
one-and-a-half 症候群………105	Todd 麻痺 ……………………265	──の神経系に及ぼす影響…210
Ossermann 分類 ………………284	TOF 法 …………………………24	──の脳への作用……………208
PA ……………………………201	tonic ……………………………56	アルコール血中濃度…………208
Parinaud 症候群………………104	traumatic tap…………………21	アルコール性小脳変性症……210
PCR 法…………………………173	trigger point…………………238	アルコール性神経障害………207
PC 法……………………………24	trigger zone …………………238	アルコール性てんかん………209
PET ……………………………25	trough value…………………289	アルコール性ニューロパチー
PGL……………………………189	V-A シャント…………………169	………………210, 211, 223
phase contrast 法……………24	V-P シャント…………………169	アルコール性ミオパチー……210
PIB-PET………………………198	vCJD……………………………193	アルツハイマー病
Pick 病…………………………201	VEGF ……………………138, 141	………45, 86, 196, 202, 204
PM ……………………………285	──標的モノクローナル抗体	──アセスメントスケールの日
PM/DM の診断基準…………288	………………………………138	本語版 ………………………46
POEMS 症候群…………………170	VEP ……………………………29	──と脳血管性認知症の鑑別点
positive selection の場 ……281	VSRAD…………………………198	………………………………206
positron emission tomography	VZV……………………………233	α-シヌクレイン………………261
………………………………25	WAIS-Ⅲ ………………………46	──陽性封入体………………260
PSD……………………………195	Wallenberg 症候群 ……72, 104	アルファ波……………………26
PSP ……………………………255	Waterhouse-Friderichsen 症候群	アルボウイルス………………175
PT-INR …………………113, 116	………………………………184	アレルギー性肉芽腫性血管炎…221
Queckenstedt's test ………21	WCST …………………………202	アロディニア…………………235
Romberg 試験…………………54	wearing-off 現象……………255	安静時振戦……………………58
RPLS …………………………121	Weber 症候群…………………104	アントン症候群………………50
rt-PA ………………108, 114, 115	Wernicke-Korsakoff 脳症……210	イオントフォレーシス療法……236
RT-PCR 法……………………176	WFMS の分類…………………96	異型髄膜腫……………………139
SCA……………………………257	WMS-R…………………………46	医原性CJD……………………193
SCD……………………………256	あ行	意識混濁………………………42
SD ……………………………201	亜急性脊髄障害………………152	意識障害……………………41, 76
SEP ……………………………29	亜急性連合性脊髄変性症……223	──時の異常呼吸……………44
seronegative MG ……………282	アキレス腱反射…………………34	意識レベルの評価法…………42
single photon emission computed	悪性高血圧……………………121	意識を保つための伝導路……41
tomography ………………25	悪性症候群……………………255	異常感覚………………………70
SLE……………………………152	悪性脳腫瘍……………………84	──性大腿神経痛……………245
SNOOP…………………………37	アシドーシス…………………207	異常筋電図……………………28
sNPH …………………………167	アスペルギルス………………187	胃洗浄…………………………220
SP ………………………………35	アセチルコリン………………196	1 型単純ヘルペスウイルス……230
SPECT…………………………25	アセチルコリンエステラーゼ阻害	1 次運動ニューロン
STA-MCA 吻合術………………108	薬 …………………………196	…………………60, 70, 291
subtraction 法…………………24	アダムキービクツ動脈…………14	一次性頭痛……………………36
sulcus……………………………7	アダムス・ストークス症候群……41	一次性脳損傷…………………159
sunburst appearance ………139	アーチファクト…………………23	一過性脳虚血発作………103, 117
Sylvius 溝………………………7	圧迫性神経障害…………240, 245	──と脳卒中……………90
synuclein ……………………261	アテトーゼ………………………59	1 次ニューロン………………16
synucleinopathy ……………261	アテローム血栓性脳梗塞	一過性黒内障…………………118
T1WI …………………………23	…………………103, 106	一酸化炭素中毒………………214
T1 強調画像 …………………23	アテローム硬化………………106	溢流性尿失禁…………………67
T2WI …………………………23	アテロームとプラーク………106	遺伝子改変ヘルペスウイルス…138
T2 強調画像 ………………23, 147		遺伝子治療の原理……………279

299

遺伝性圧脆弱ニューロパチー……245
遺伝性脳血管性認知症…………204
異同弁別……………………… 50
易疲労性……………………… 281
意味性認知症………………… 201
医薬品………………………… 218
飲酒…………………………… 91
インターロイキン…………… 183
インターロイキン6………… 189
咽頭期………………………… 62
咽頭部嚥下障害……………… 62
院内感染……………………… 187
ウィスコンシンカード分類テスト
　　　　　　　　……………… 202
ウイリス動脈輪……………… 9
　──閉塞症………………… 124
ウイルス性髄膜炎
　　　　　　171，174，176
ウイルス分離法……………… 172
ウエイニング現象…………… 282
ウェクスラー記憶検査-改訂版… 46
ウェクスラー児童用知能検査… 45
ウェクスラー成人知能検査-Ⅲ
　　　　　　　　……………… 46
ウエスタンブロット法……… 192
ウエスト症候群……………… 268
ウエストナイルウイルス…… 175
ウェーバーテスト…………… 32
ウェルドニッヒ・ホフマン病… 61
ウェルニッケ・コルサコフ脳症
　　　　　　　　……………… 210
ウェルニッケ失語…………… 49
ウェルニッケ脳症…………… 211
ウェルニッケ野…………15，48
ウォーカー・ワールブルグ症候群
　　　　　　　　……………… 275
迂言…………………………… 49
ウシ海綿状脳症……………… 192
右室間孔……………………… 12
後ろ向きの健忘……………… 213
右側脳室……………………… 12
うっ血乳頭…………………39，76
うつ状態……………………… 47
運動過多性構音障害………… 49
運動機能の重症度分類……… 258
運動機能の評価……………… 33
運動時振戦…………………… 58
運動失調…………………30，54
運動失調不全片麻痺………… 111
運動障害性構音障害………… 49
運動性言語中枢……………… 48
運動性チック………………… 58
運動低下性構音障害………… 49
運動ニューロン疾患………… 200
運動ニューロンに支配される筋線
　維群………………………… 27
運動ニューロン変性による症状
　　　　　　　　……………… 292

運動麻痺……………………… 70
運動野………………………… 15
　──と感覚野の神経機能局在
　　　　　　　　……………… 15
運動誘発電位………………… 29
HIV-1関連認知症…………… 188
鋭波…………………………… 26
エコー時間…………………… 23
S状静脈洞………………6，11
X染色体連鎖性劣性遺伝…… 274
エドロホニウム塩化物テスト… 282
エメリ・ドレフェス型……… 275
遠位型………………………… 275
遠位筋と近位筋……………… 61
遠位対称性多発神経炎……… 189
鉛管様の固縮………………… 33
嚥下運動……………………… 62
嚥下障害……………………… 62
炎症性筋疾患………………… 285
炎症性サイトカイン………… 183
　──放出抑制作用………… 185
延髄………………………2，8
エンテロウイルス属………… 174
横断性脊髄炎……………151，247
嘔吐…………………………… 76
黄斑回避のある同側半盲…… 74
大型髄膜腫…………………… 139
押し試験……………………… 52
オッサーマン分類…………… 284
オッペンハイム反射………… 34
オリゴクローナルバンド陽性… 246
オリゴデンドログリア……… 261
オリーブ橋小脳萎縮症……… 259
オールムス振戦……………… 58
音韻性錯語…………………… 49
音声チック…………………… 58
オンディーヌの呪い………… 44
温度覚………………………… 33

か行

下位運動ニューロン
　　　　　　60，71，291
　──変性による症状……… 292
外眼筋………………………… 64
　──運動…………………… 31
　──と眼筋運動神経の走行… 64
　──の神経支配…………… 64
回帰発症……………………… 234
外頸動脈……………………… 9
外減圧術……………………… 77
開散…………………………… 66
外傷性クモ膜下出血………… 162
外傷性てんかん……………… 162
外側溝………………………… 7
外側膝状体…………………… 75
改訂長谷川式簡易知能評価スケー
　ル……………………47，205
外転神経………18，31，64，80

　──麻痺………………66，76
回転性めまい………………… 40
開頭クリッピング術………… 97
開頭血腫除去術……………… 102
開頭術………………………… 165
海馬…………………………… 2
海馬および海馬傍回の萎縮… 198
海馬回ヘルニア……………… 79
開閉眼賦活法………………… 26
開放性脳損傷………………… 159
海綿静脈洞………………6，20
潰瘍性プラーク……………… 109
化学療法の代表的薬剤……… 137
過活動膀胱…………………… 69
かかと歩き…………………… 52
過換気………………………… 44
鉤爪指変形…………………… 242
核黄疸………………………… 56
顎下神経節…………………… 19
核下性病変…………………… 32
核間性眼筋麻痺……………… 66
核酸型逆転写酵素阻害薬…… 191
拡散強調画像………………… 182
核上性障害…………………… 32
覚醒剤………………………… 218
拡大胸腺摘除術……………… 284
核の左方移動………………… 183
角膜反射……………………… 31
過呼吸………………………… 77
過呼吸賦活法………………… 26
下肢のバレー徴候…………… 33
下垂手………………………… 222
下垂体………………………… 20
下垂体腺腫………129，134，140
仮性球麻痺…………………… 63
仮性痙攣……………………… 266
仮性肥大……………………… 276
仮性めまい…………………… 40
家族性CJD………………… 193
家族性片麻痺性片頭痛……… 271
家族性前頭側頭葉認知症…… 201
家族性プリオン病…………… 192
加速歩行……………………… 53
片足立ち……………………… 52
課題特異性振戦……………… 58
片麻痺………………………… 71
　──性片頭痛……………… 273
下腸間膜神経節……………… 19
脚気ニューロパチー………… 223
滑車神経………18，31，64，80
　──麻痺…………………… 66
活性炭吸着…………………… 220
カーテン徴候……………32，63
可動性プラーク……………… 109
ガドリニウムDTPA………… 23
ガドリニウム造影…………… 152
化膿性髄膜炎………………… 183
化膿性脳炎…………………… 181

下半半盲	74	
下部顔面筋の試験	232	
下部尿路の機能分類	68	
仮面様顔貌	254	
カルシトニン遺伝子関連ペプチド	35, 269	
カルシニューリン阻害薬	123	
カルノフスキー・パフォーマンス・スケール	137	
ガレアの帽状腱膜	4	
ガレンの大静脈	6	
ガワーズ徴候	53, 275	
眼咽頭型	275	
感音性難聴	32	
感覚障害	70, 156	
──のパターン	72	
感覚性言語中枢	48	
感覚鈍麻	70	
感覚野	15	
眼球運動障害	64	
眼球運動に関係する脳神経核	65	
眼球共同偏視	100	
眼筋型	280	
眼筋麻痺	65	
ガングリオシド	226	
ガングリオシドーシス	56	
ガングリオン	242, 245	
緩下剤	220	
間欠型一酸化炭素中毒	215	
間欠性跛行	53	
眼瞼下垂	100	
喚語困難	49	
カンジダ	187	
冠状断	3	
冠状縫合	5	
眼振	66	
──の検査	66	
がん性髄膜炎	142	
がん性ニューロパチー	221	
間接対光反射	31	
感染型プリオンタンパク質	193	
感染性心内膜炎	91	
杆体	74	
間代性発作	265, 267	
眼底検査	76	
観念運動失行	50	
観念失行	50, 55	
間脳	2	
間脳障害	43	
カンピロバクター・ジェジュニ	226	
陥没骨折	162	
ガンマナイフ治療	136, 239	
γ/βセクレターゼ阻害薬	199	
顔面筋麻痺	231	
顔面肩甲上腕型	275	
顔面神経	18, 32	
──の3つの線維	230	
──麻痺	229	
顔面神経核	230	
顔面を含む半身の感覚障害	72	
奇異性脳塞栓症	114, 118	
起炎ウイルスの分離・同定	176	
記憶障害	45, 55	
奇形腫	129	
奇形性水頭症	167	
騎跨型感覚消失	72	
きざみ歩行	53	
キサントクロミー	21	
器質性構音障害	49	
拮抗薬の投与	220	
喫煙	91	
吃音症	48	
気伝導	32	
企図振戦	58	
稀突起膠腫	132	
機能性構音障害	49	
機能性尿失禁	67	
逆転写酵素阻害薬	191	
逆転写酵素-ポリメラーゼ連鎖反応	176	
逆ファーレン徴候	243	
逆向性健忘	47	
吸引反射	51	
急降下爆撃音	28, 277	
球後視神経炎	247	
弓状束	48	
嗅神経	18, 31	
急性運動感覚性軸索性ニューロパチー	227	
急性運動性軸索性ニューロパチー	227	
急性炎症性脱髄性多発根ニューロパチー	227	
急性炎症性脱髄性多発神経炎	189	
急性硬膜外血腫	84, 162	
急性硬膜下血腫	84, 162, 165	
急性水頭症	85	
急性中毒	217	
急性頭蓋内圧亢進症状	130	
球麻痺	63	
橋	2, 8	
胸郭出口症候群	243, 245	
橋下部外側症候群	104	
橋下部腹側症候群	104	
狂牛病	192	
胸鎖乳突筋の運動	32	
橋出血	100	
橋障害	43	
橋上部外側症候群	104	
橋上部被蓋症候群	104	
橋上部腹側症候群	104	
胸髄部の脊髄炎	153	
強制手探り反射	51	
強制把握	51	
強制模索	51	
強制利尿	220	
胸腺	281	
──過形成	283	
胸腺腫	283	
──の病期分類	283	
橋中心髄鞘崩壊	210	
橋中部腹側症候群	104	
強直間代性	56	
強直間代発作	267	
強直性と間代性	56	
強直性発作	265, 267	
胸椎	13	
橋底部十字サイン	262	
共同注視運動	65	
共同偏視	100	
強度変調放射線治療	138	
橋排尿中枢	69	
棘孔	5	
局所神経症状発作	117	
局所性脳損傷	158	
棘徐波結合	266	
棘波	26, 266	
巨細胞	191	
巨大腺腫	140	
ギヨン症候群	245	
ギラン・バレー症候群	87, 189, 221, 225	
──の発症機序	226	
起立障害	52	
起立性低血圧	261	
ギルマンの診断基準	261	
キレート剤	152	
筋萎縮	60, 274	
筋萎縮性側索硬化症	89, 290	
筋炎特異的自己抗体	287	
筋眼脳病	275	
筋強剛	253	
筋緊張	58	
筋緊張型	275	
筋原性	28, 60	
──筋萎縮	61	
筋ジストロフィー	89, 274	
筋束周辺萎縮	289	
禁断症状	209	
緊張型頭痛	36, 271	
緊張性気脳症	165	
緊張性足底反射	51	
筋電図	27	
筋トーヌス	33	
筋力低下	275	
クヴォステック徴候	57	
クエッケンステットテスト	21, 175	
クーゲルベルク・ヴェランデル病	61	
クスマウル呼吸	44	
口尖らし反射	51	
クッシング現象	76	

クモ膜··················4，171
　──下腔··················4
クモ膜下出血
　··········37，84，90，92，148
　──の主な原因··················93
　──の重症度分類··················96
クモ膜顆粒··········4，21，170
グラスゴー・コーマ・スケール
　··················42
グラム陰性菌··················172
グラム染色··················172
グラム陽性菌··················172
グリア細胞··················138
グリオーシス··················246
繰り返し時間··················23
クリーゼ··················284
クリプトコッカス··················187
クールー··················193
クロイツフェルト・ヤコブ病···192
群発呼吸··················44
群発頭痛··········36，272
経胸壁心エコー··················115
警告頭痛··················93
痙縮··················33
頸静脈孔··················5
経食道心エコー··················115
頸神経··················37
頸髄膨大部··················13
痙性片麻痺歩行··················53
痙性構音障害··················49
痙性対麻痺歩行··················53
痙性麻痺··················221
頸椎··················13
頸動脈ステント留置術··················108
頸動脈内膜剥離術········108，120
頸動脈病変と治療法··················109
軽度認知機能障害··········45，197
経鼻経蝶形骨洞摘出術···135，140
鶏歩··················53
傾眠··················42
痙攣··················56
　──とてんかんの鑑別··················56
　──発作··················264
劇症型髄膜炎··················184
激烈な頭痛··················92
血液浄化療法······220，228，284
血液脳関門··················9
結核性髄膜炎··········171，176
血管炎性ニューロパチー··················221
血管芽腫··················129
血管作動物質··················35
血管性跛行··················53
血管内治療··················150
血管内皮細胞増殖因子···138，141
血行力学性··················103
　──梗塞··················107
血行力学的脳虚血··················10
血漿交換··················154

欠神発作··················267
血清CK値··················274
結節性多発動脈炎··················224
血栓性··········103，107
血中CO-Hb濃度··················215
血性髄液··················21
血流分布域··················10
ゲルストマン・シュトロイスラー・
　シャインカー病··················193
ゲルストマン症候群··················15
ケルニッヒ徴候··········39，171
嫌気性菌··················181
言語出力のメカニズム··················48
言語障害··················48
言語中枢··················48
言語聴覚士··················55
言語野··················48
原発性起立性振戦··················58
原発性側索硬化症··················291
腱反射··················60
健忘失語··················49
健忘症··················47
抗AchR抗体··················280
抗Jo-1抗体··················287
抗アセチルコリン受容体抗体···281
構音障害··················49
　──・手不器用症候群··················111
口蓋振戦··················58
口角の挙上··················32
膠芽腫··········129，131
後下小脳動脈··················11
交感神経··················19
高気圧酸素療法··················216
口腔期··················62
口腔部嚥下障害··················62
高血圧··················91
高血圧性脳出血··················99
高血圧性脳症··················121
高血圧性脳内出血··················92
後交通動脈··················9
後骨間神経麻痺··················245
抗コリン薬··················255
高次脳機能障害········45，49，162
　──のリハビリテーション···55
口唇閉鎖力の試験··················232
口唇ヘルペス··················177
後脊髄静脈··················14
後脊髄症候群··················145
膠線維性酸性タンパク··················138
後側頭泉門··················5
交代性片麻痺··················71
交代性半身感覚障害型··················72
後大脳動脈··················10
叩打性ミオトニア··················276
巧緻運動障害··················242
交通性水頭症··················167
抗てんかん薬··················239
後頭蓋窩の動脈··················11

後頭前切痕··················7
後頭葉··················7
高度狭窄··················109
抗パーキンソン病薬の作用······255
後皮質脊髄路··················70
口部・顔面失行··················50
項部硬直··········38，171
鉤ヘルニア··················79
硬膜··········4，6，171
硬膜炎··················170
硬膜外腫瘍··················156
硬膜静脈洞··········6，7
硬膜動静脈瘻··················148
硬膜内髄外腫瘍··················156
硬膜内髄内腫瘍··················156
抗リン脂質抗体症候群··················152
小刻み歩行··················252
呼吸性アシドーシス··················44
国際頭痛分類··················271
　──第2版··················36
国際電極配置法··················26
黒質··················252
ゴーシェ病··················56
語性錯語··················49
骨伝導··················32
ゴットロン丘疹··················286
ゴットロン徴候··················286
古典的MS··················250
コードリーA型··················177
ゴードン反射··················34
弧発性CJD診断基準··················195
弧発性片麻痺性片頭痛··················271
弧発性脊髄小脳変性症··················260
コミュニケーション障害··················291
コミュニケーション促進法···55
コリンエステラーゼ阻害薬··················199
コリン作動性クリーゼ··················280
コルサコフ症候群········210，213
混合型超皮質性失語··················49
混合性尿失禁··················67
昏睡··········42，100
昏睡期··················208
昏迷··················42

さ 行

細菌性髄膜炎······171，176，183
細菌の同定法··················172
最大値投影法画像··················24
サイトカイン··················189
催吐薬··················220
サイバーナイフ··················136
細胞周期特異的薬剤··················137
錯感覚··················70
錯語··················49
嗄声··················48
左側脳室··················12
殺菌剤··················218
殺虫剤··················218

サドル型感覚消失	72	
左半側空間失認	50	
サブスタンスP	35	
サブロー寒天培地	173	
サリン散布	218	
サルコイドーシス	152, 229	
猿手	222	
散在性の星細胞腫	138	
三叉神経	18, 31, 35	
——血管系	35	
——3枝の顔面支配領域と感覚支配領域	237	
——の走行	238	
三叉神経痛	237	
3-3-9度方式	42	
三次元脳血管造影	102	
散瞳	31, 219	
産道感染	177	
残尿検査	263	
シアン化合物	218	
CTによる腫瘍の性状	130	
シェーグレン症候群	152	
シェーファー反射	34	
視覚失認	55	
視覚野	15	
視覚誘発電位	29	
子癇	121	
弛緩性構音障害	49	
弛緩性麻痺	221	
軸索	16, 225	
軸索障害	222, 228	
時刻表的生活	202	
自己ミエリン抗原攻撃性T細胞	247	
四肢遠位型運動障害	221	
四肢協調運動障害	257	
脂質異常症	91	
脂質コアをもつプラーク	109	
四肢麻痺	71	
歯状核赤核淡蒼球ルイ体萎縮症	256	
視床下部	20	
視床下部下垂体系	20	
——で分泌されるホルモン	20	
視床膝状体動脈	111	
視床出血	100	
視床症候群	104	
視床穿通動脈	111	
矢状断	2	
視床枕	11	
視神経	18, 31	
——孔	5	
——交叉	75	
視神経脊髄炎	250	
視神経脊髄型	152	
——MS	250	
耳神経節	19	
ジスキネジア	59	
ジストニア	59	
——性振戦	58	
字性錯書	49	
姿勢時振戦	58	
姿勢反射障害	52, 253	
肢節運動失行	50	
自然毒	218	
持続性吸息呼吸	44	
視束脊髄型	152, 246	
持続的意識障害	43	
肢帯型	275	
シータ波	26	
失行	45, 50, 55	
失構音	49	
失語症	45, 48, 55	
——分類	49	
失語症状	200	
失算	15	
失書	15	
失声	48	
失調性構音障害	49	
失調性呼吸	44	
失調性歩行	53	
失認	45, 50, 55	
膝反射	34	
失便	69	
失名詞	49	
失立発作	267	
シナプス	16	
死の3徴候	81	
篩板孔	5	
しびれ	70	
脂肪硝子変性	111	
視放線	75	
シャイ・ドレーガー症候群	40, 259	
しゃがみ立ち	52	
若年ミオクロニーてんかん	264	
尺骨管症候群	245	
尺骨神経	241	
——麻痺	222	
ジャネッタ手術	239	
ジャパン・コーマ・スケール	42	
視野障害	74	
周期性一側てんかん型放電	178	
周期性同期性放電	195	
重金属	218	
終糸	69	
重症筋無力症	89, 280	
——の病型	284	
重症頭部外傷	162	
縮瞳	31, 100, 219	
手根管症候群	222, 240, 245	
手根部の解剖	241	
手指失認	15	
手掌頤反射	51	
樹状突起	16	
出血性梗塞	114	
出血部位	100	
腫瘍壊死因子	183	
——α	189	
シュワン細胞	222, 225	
純粋運動性片麻痺	111	
純粋感覚性脳卒中	111	
純粋失読	55	
純粋小脳型	256	
上位運動ニューロン	60, 71, 291	
——変性による症状	292	
上衣腫	129, 132	
上踝切除術	244	
上眼窩裂	5	
症候性三叉神経痛	238	
症候性てんかん	56	
上行性ヘルニア	79	
上矢状静脈洞	4, 6, 11	
上肢のバレー徴候	33	
上小脳動脈	11	
上小脳動脈症候群	104	
小泉門	5	
上腸間膜神経節	19	
常同行動	202	
常同的周遊	202	
常同的食行動異常	202	
小児期における脳血管像の変遷過程の6期相分類	126	
小脳	2	
小脳機能の評価	34	
小脳失調	210	
小脳出血	100	
小脳症状	261	
——が目立つ多系統萎縮症	263	
小脳性運動失調	54	
小脳性言語	257	
小脳性構音障害	30	
小脳性振戦	58	
小脳性体幹失調	257	
小脳テント	6, 78	
小脳扁桃ヘルニア	79	
上皮成長因子受容体	138	
静脈洞	4, 11	
静脈洞交会	6	
睫毛徴候	32, 232	
上腕三頭筋反射	34	
上腕二頭筋反射	34	
食道期	62	
食道部嚥下障害	62	
植物状態	81, 216	
除草剤	218	
触覚	31, 33	
——失認	50	
除脳硬直	43	
除波	26, 266	
除皮質硬直	43	
ショール徴候	286	
初老期認知症	200	

自律神経系	19	
自律神経障害	261	
自律神経ニューロパチー	40	
視力障害	76	
ジル・ド・ラ・トゥレット症候群	58	
シルビウス溝	7	
シルビウス静脈	11	
シルビウス水道	12	
心因性振戦	58	
心因性めまい	40	
真菌性髄膜炎	176, 186	
真菌の同定法	172	
神経因性膀胱	68	
神経筋単位	28	
神経筋単位電位	28	
神経系におけるHIV感染症	189	
神経系の身体学的検査のポイント	30	
神経血管減圧術	239	
神経原性	28, 60	
——筋萎縮	61	
神経原線維変化	197	
神経孔	5	
神経膠芽腫	131	
神経膠腫	129, 138	
——のWHOグレード分類	138	
神経細胞体障害	222	
神経細胞と白質	246	
神経鞘腫	129, 134, 141	
神経信号の伝達	16	
神経心理検査	46	
神経線維腫症	156	
——2型	141	
神経伝達物質	16	
神経突起	16	
神経内視鏡下第三脳室底開窓術	169	
心原性脳塞栓症	91, 103, 113	
進行性核上性麻痺	201, 255	
進行性球麻痺	291	
進行性皮質下性脳症	203	
進行性非流暢性失語	201	
信号対雑音比	23	
心疾患	91	
新生児痙攣	264	
新生児の泉門	5	
新生児ヘルペス脳炎	177	
新生被膜	163	
真性めまい	40	
振戦	58, 59, 253	
——せん妄	209	
新造語	49	
身体失認	50	
人畜共通感染症	192	
シンナー遊び	218	
深部穿痛枝	111	
深部知覚	30	
深部脳刺激療法	58, 255	
深部反射	17, 34	
心房細動	91, 113	
——における抗血栓療法	116	
髄液	170	
——IgG増加をきたす主な疾患	170	
——圧の測定	77	
——検査	21, 43	
——所見	172	
——タップテスト	169	
——中の糖の減少	184	
——ドレナージ	77	
——バイオマーカー	198	
——排除試験	169	
髄外腫瘍	156	
髄芽腫	129, 133	
水銀	218	
遂行機能障害	45	
髄鞘	225	
——障害	222	
——障害型	225	
錐体	74	
——交叉	16	
錐体外路	16, 58	
錐体路	16	
——障害	60	
——の走行	70	
——変性	290	
水頭症	166	
——に対するシャント手術	169	
水痘の発症	234	
水痘ワクチン接種	236	
髄内腫瘍	156	
水平断	3	
髄膜	6	
——と静脈の関係	6	
髄膜炎	86, 170	
——診断のプロセス	175	
——の鑑別要点	172	
髄膜刺激症状	37, 38, 171	
髄膜腫	129, 133, 139	
髄膜脳炎	170	
髄膜播種	142	
睡眠時呼吸障害	261	
睡眠賦活法	26	
スギヒラタケ脳症	218	
すくみ足	53, 252	
スクレイピー	192	
スズメバチ，クモの刺傷	218	
頭痛	35, 76	
——激烈な	92	
——ダイアリー	272	
——に関与する皮膚神経支配領域	37	
——の大分類	36	
ステロイドパルス療法	154, 289	
ステロイドミオパチー	61	
スパイク	26	
スーパーオキシド・ジスムターゼ1	291	
スフィンゴ糖脂質	226	
正円孔	5	
性器ヘルペス	177	
星細胞腫	129, 131	
静止振戦	58	
正常圧水頭症	85	
正常筋電図	28	
星状神経節ブロック	232	
精神遅滞	45	
正中神経	241	
——圧迫法	243	
生理的振戦	58	
生理反射	30	
世界神経学会EL Escorial改訂ALS診断基準	294	
赤核脊髄路	17	
脊髄	13	
——悪性腫瘍	85	
——高位による症状の違い	145	
——疾患	85	
——における炎症性病変のレベルと表在感覚障害の関係	152	
——の圧迫	155	
——の静脈系	14	
——の動脈系	14	
——良性腫瘍	85	
脊椎と——の構造	13	
脊髄円錐障害	69	
脊髄円錐部	69	
脊髄空洞症	157	
脊髄後索	54	
——障害	72	
——性運動失調	54	
脊髄梗塞	144	
脊髄硬膜動静脈瘻	85	
脊髄周囲動静脈瘻	148	
脊髄腫瘍	155	
——の分類	156	
脊髄小脳失調症	257	
脊髄小脳変性症	88, 256	
脊髄神経	13	
脊髄髄内動静脈奇形	148	
脊髄性筋萎縮症	61	
脊髄性進行性筋萎縮症	61, 291	
脊髄性跛行	53	
脊髄前角細胞	60	
脊髄電気刺激療法	236	
脊髄動静脈奇形	147	
舌萎縮	292	
舌咽神経	18, 32	
舌下神経	18, 32	
舌下神経管	5	
舌下神経麻痺	63	
摂食不良	291	
切迫性尿失禁	67	

舌の挺出	32
節分節	145
セロトニン	269
──作動性神経	270
選択的──作動薬	273
前角細胞	291
前下小脳動脈	11
閃輝暗点	270
前脛骨筋麻痺	52
前向性健忘	47
前根動脈	14
全失語	49
線条体	252
──黒質変性症	259
全身型	280
全身性エリテマトーデス	152
前脊髄症候群	145
前脊髄静脈	14
前脊髄動脈	14
尖足	53
前側頭泉門	5
浅側頭動静脈	4
浅側頭動脈-中大脳動脈吻合術	108, 127
浅大脳静脈	11
前大脳動脈	9, 10
剪断力	161
浅中大脳静脈	11
前兆のある片頭痛	271
前兆のない片頭痛	271
穿通枝動脈	110
仙椎	13
前庭神経炎	40
先天性中枢性肺胞低換気症候群	44
先天性中脳水道狭窄症	167
穿頭血腫ドレナージ術	165
前頭側頭葉型認知症	201, 291
前頭側頭葉変性症	45, 200
前頭葉	7
──機能検査	202
全脳虚血によるめまい	40
全脳死	81
全般てんかん	266
──熱性痙攣プラス	264
全般発作	264
線分抹消テスト	50
前方移動術	244
前脈絡動脈	111
早期アルツハイマー病診断支援システム	198
臓器移植に関する法律	81
総頸動脈	9
早発性小脳失調症	257
総腓骨神経絞扼性障害	245
僧帽筋の運動	32
相貌失認	50, 55
足根管症候群	245

束状暗点	74
塞栓子	113
塞栓術	150
塞栓性	103
側頭葉	7
──切除術	268
側脳室脈絡叢	11
速波	26

た行

大うつ病	47
退形成性髄膜腫	139
退形成性星細胞腫	138
退形成性乏突起膠腫	138
大後頭孔	5
対光反射	31
大孔部髄膜腫	139
大孔ヘルニア	79
対座視野	31
第三脳室	12
──底開窓術	169
代謝性アシドーシス	214
退縮胸腺	283
帯状回ヘルニア	79
帯状疱疹回帰発症の病態	234
帯状疱疹後神経痛	233
体性感覚誘発電位	29
大泉門	5
対側損傷	158
大大脳静脈	6
大動脈解離	144
大脳	2
大脳核	2
大脳鎌	6, 78
──と硬膜静脈洞の関係	6
──ヘルニア	79
大脳基底核	2, 58
大脳死	81
大脳縦裂	7
大脳新皮質	41
大脳性感覚障害型	72
大脳動脈の領域と分水嶺	10
大脳白質びまん性高シグナル域	188
大脳半球離断術	268
大脳皮質	41
──排尿中枢	68
大脳辺縁系	41
第四脳室	12
──外側孔	12
──正中孔	12
大量γグロブリン療法	284
タウ陰性ユビキチン陽性封入体	200
タウオパチー	201
タウタンパク	198, 201
多系統萎縮症	259, 260
──-パーキンソン型	255

多系統障害型	256
多血症	117
多剤併用療法	189
タップテスト	169
脱神経所見	293
脱髄	222, 225, 228
脱分極	264
脱抑制	202
脱力発作	267
縦緩和時間	23
田中ビネー知能検査	45
多発外傷	162
多発筋炎	89, 285
多発梗塞性認知症	204
多発性硬化症	87, 152, 246
──の診断基準	249
──の臨床経過	248
多発性単ニューロパチー	223
多発性脳梗塞	111
多発ニューロパチー	222
多発ラクナ梗塞性認知症	204
単一末梢神経障害	72
単純部分発作	267
単純ヘルペス脳炎	177
淡蒼球	17
──と錐体外路	215
単ニューロパチー	222
タンパク細胞解離	227
単麻痺	71
チェーン・ストークス呼吸	44
知覚機能の評価	33
蓄尿障害	69
致死性家族性不眠症	193
地誌的記憶障害	50
地誌的失認	50, 55
チック	59
知的障害	45
知能指数と──の程度	45
遅発性尺骨神経麻痺	241
着衣失行	50, 55
チャーグ・ストラウス症候群	221
チャドック反射	34
注意障害	45
注視眼振	31
中心暗点	74
中心溝	7
中心性ヘルニア	79
中枢神経細胞と髄鞘	247
中枢神経の機能	15
中枢性過高熱	30
中枢性顔面神経麻痺	32, 230
中枢性筋萎縮	61
中枢性肺胞性低換気	44
中枢性反射性過呼吸	44
中枢性めまい	40
中大脳動脈	10
中毒症状	218
中毒性小脳障害	258

中毒性パーキンソン症候群……216	若年ミオクロニー――……264	トキソプラズマ原虫…………182
中毒の救急処置・治療の流れ…220	周期性一側――型放電………178	毒キノコ………………………218
中脳……………………………2, 8	全般――…………………266	特発性CJD……………………193
――障害……………………43	――重積状態………………57	特発性横断性脊髄炎…………151
中脳黒質………………………252	――症候群…………………56	特発性顔面神経麻痺…………230
中脳視蓋障害……………………43	――性人格変化……………265	特発性三叉神経痛……………238
中脳水道…………………………12	――波………………………26	特発性正常圧水頭症…………167
――狭窄症…………………167	――発作の国際分類………267	特発性てんかん…………………56
中脳赤核病変……………………58	特発性――…………………56	徒手筋力テスト………………287
虫部………………………………8	晩期――……………………162	突進現象………………………254
肘部管症候群…………240, 245	部分――……………………266	突発性難聴を伴うめまい………40
肘部管の解剖…………………241	テンシロンテスト……………282	ドナーカード……………………81
聴覚過敏………………………231	伝導失語…………………………49	ドネペジル塩酸塩……………196
聴覚失認……………………50, 55	伝導ブロック…………228, 246	ドパミンアゴニスト…………255
聴覚性構音障害…………………49	テント下レベル…………………8	ドパミン受容体刺激薬………255
聴覚低下………………………141	テント切痕………………………78	塗抹鏡検法……………………172
長期の低栄養状態……………211	――ヘルニア………………79	トライエージDOA……………219
鳥距溝……………………2, 75	トゥレット症候群………………58	トラッピング術…………………97
蝶形骨……………………………5	頭蓋咽頭腫……………129, 140	トラフ値………………………289
蝶形骨縁ヘルニア………………78	頭蓋腔……………………………4	トリガーゾーン………………238
蝶形骨電極………………………26	頭蓋骨……………………………5	トリガーポイント……………238
聴神経…………………… 18, 32	頭蓋底と脳神経の関係…………5	トリプタン系薬………………273
――腫瘍……………………141	頭蓋内圧亢進……………………76	努力性発話………………………49
聴性脳幹反応……………………29	急性――症状……………130	トルエン………………………218
腸洗浄…………………………220	――時の代償機構…………76	トレイルメイキングテスト…202
超皮質性運動失語………………49	――症状……………………163	**な 行**
超皮質性感覚失語………………49	――の3主徴………………39	
跳躍伝導………………………225	慢性――症状……………130	内頸動脈…………………………9
聴力テスト………………………32	頭蓋内圧モニタリング法………76	内減圧術…………………………77
直撃損傷………………………158	頭蓋内血腫の発生機序………160	内視鏡的横手根靭帯切開法…244
直視下横手根靭帯切開法……244	頭蓋内出血………………………90	内耳孔……………………………5
直接対光反射……………………31	頭蓋内諸組織の無痛覚および有痛	内耳神経…………………………18
直腸・肛門の神経支配…………69	覚領域………………………36	内側縦束症候群………… 66, 247
椎骨動脈…………………………9	頭蓋内電極………………………26	内側線条体動脈………………111
椎骨脳底動脈血行不全症………40	統覚型視覚失認…………………50	ナイダス………………………148
対麻痺……………………………71	動眼神経………18, 31, 64, 80	内包………………… 17, 71, 100
痛覚………………………………33	――麻痺……………………66	鉛………………………………218
通常圧酸素療法………………216	瞳孔所見………………………219	軟膜………………………4, 171
継ぎ足歩行………………………52	橈骨神経麻痺…………………222	軟膜下皮質多切術……………268
つま先歩き………………………52	動作性振戦………………………58	2次運動ニューロン
手足口病………………………174	糖脂質…………………………226	……………60, 70, 291
ティネル様徴候………………243	動静脈奇形………………99, 148	二次性頭痛………………36, 271
定位放射線照射………………136	同側性1/4半盲…………………74	二次性正常圧水頭症…………167
低換気……………………………44	頭頂後頭裂………………………7	二次性全般発作………………267
低輝度プラーク………………109	頭頂葉……………………………7	二次性脳損傷…………………159
泥酔期…………………………208	疼痛発作誘発点………………238	2次ニューロン…………………16
テタニー…………………………56	疼痛発作誘発領域……………238	二次被害の予防………………219
手の協調運動…………………257	糖尿病……………………………91	日差変動………………………281
手袋・靴下型感覚障害…72, 223	――ニューロパチー………221	日内変動………………………281
デュシェンヌ型………………274	登はん性起立…………………276	二分脊椎………………………167
デルタ波…………………………26	頭皮上脳波……………………266	ニーマン・ピック病……………56
デルマトーム……………………73	頭皮と頭蓋骨……………………4	乳頭体……………………………8
転移性脳腫瘍…………………142	頭部外傷………………… 84, 158	ニューロパチー………………221
伝音性難聴………………………32	動脈原性塞栓症………………107	アルコール性――
てんかん………56, 88, 130, 264	動脈硬化性認知症……………111	………………210, 211, 223
アルコール性――…………209	動脈硬化性パーキンソニズム…111	遺伝性圧脆弱――…………245
外傷性――…………………162	動揺歩行…………………53, 275	脚気――……………………223
痙攣と――の鑑別…………56	兎眼……………………………231	がん性――…………………221

急性運動感覚性軸索性――― 227
急性運動性軸索性――― 227
急性炎症性脱髄性多発根―
　――――――――――――― 227
　血管炎性――― 221
　自律神経――― 40
　多発性単――― 223
　多発――― 222
　単――― 222
　糖尿病――― 221
　――に伴う振戦――― 58
　ポリ――― 210
慢性炎症性脱髄性多発根―
　――――――――――――― 223
慢性炎症性脱髄性ポリ――― 86
ニューロン――― 16
尿失禁――― 67
尿中クレアチン係数――― 287
妊娠高血圧症候群――― 121
認知症――― 45, 51, 203
　遺伝性脳血管性――― 204
　意味性――― 201
　HIV-1関連――― 188
　家族性前頭側頭葉――― 201
　初老期――― 200
　前頭側頭葉型――― 201, 291
　多発梗塞性――― 204
　多発ラクナ梗塞性――― 204
　動脈硬化性――― 112
　――重症度評価スケール――― 46
　――とうつ状態との鑑別――― 47
　――と健忘症との鑑別――― 47
　――の原因疾患――― 45
　――のスクリーニング――― 46
　脳血管性――― 203
　皮質性脳血管性――― 204
　ビンズワンガー病型脳血管性―
　――――――――――――― 204
捻髪音――― 286
脳萎縮――― 164
脳炎――― 85, 170, 171
脳回――― 7
脳幹――― 2, 8
脳幹運動神経核――― 60
脳幹死――― 81
脳幹網様体――― 41
脳虚血症状――― 125
　――と脳内出血――― 125
脳虚血スコア――― 206
脳血管障害――― 84, 90
　――死亡率の年次推移――― 90
　――による病巣――― 203
　――の危険因子――― 91
脳血管性認知症――― 203
　――の診断基準――― 205
脳血管性パーキンソニズム――― 255
脳血管閉塞部位と主な神経症状
　――――――――――――― 104

脳血流の自動調節能――― 121
脳溝――― 7
　――消失徴候――― 164
脳梗塞――― 90, 103
　――の臨床病型分類――― 103
　――発症の危険因子――― 104
脳挫傷――― 84, 162
脳死――― 81
　――の判定基準――― 82
脳実質内出血部位――― 100
脳室――― 12
　――上衣腫――― 132
　――・心房シャント――― 169
　――ドレナージ――― 102
　――・腹腔シャント――― 169
脳出血――― 98
　――と脳梗塞の鑑別――― 91
脳腫瘍――― 84, 128
　――によるヘルニア――― 130
　――によるめまい――― 40
　――の好発部位――― 129
　――の組織学的分類――― 135
　――の分類と発生頻度――― 129
脳神経――― 18, 31
　――圧迫症候群――― 239
　――外科学会世界連合の分類
　――――――――――――― 96
　――疾患の発症の仕方と時間経
　　過――― 84
　――麻痺――― 66
脳神経系――― 19
脳神経検査――― 21
脳振盪――― 158
脳脊髄液――― 12, 166
　――検査――― 21
　――の循環――― 12
　――バイオマーカー――― 198
脳穿通動脈――― 99
脳槽ドレナージ――― 97
脳塞栓――― 84
脳底型片頭痛――― 271, 273
脳底動脈――― 9
脳動静脈奇形――― 92
脳動脈コイル塞栓術――― 97
脳動脈・静脈の成り立ち――― 8
脳動脈閉塞疾患――― 124
脳動脈瘤――― 92
　――の好発部位――― 94
脳内出血――― 84, 90
脳膿瘍――― 181
脳波――― 26
脳表静脈流出路――― 11
脳浮腫――― 101
脳ヘルニア――― 78, 130
脳保護療法――― 112
農薬類――― 218
脳梁離断術――― 268
脳を栄養する動脈――― 9

嚢中型――― 275

は行

把握性ミオトニア――― 276
把握反射――― 51
胚細胞腫瘍――― 129
梅毒――― 152
排尿筋括約筋協調不全――― 69
排尿障害――― 67, 261
背部痛――― 144
排便障害――― 67
排便反射のしくみ――― 69
パーキンソニズム――― 251, 261
パーキンソン症状が目立つ多系統
　萎縮症――― 263
パーキンソン病――― 45, 87, 251
　――の振戦――― 58
　――の診断基準――― 254
パーキンソン歩行――― 53
白質――― 246
　――の変性・ミエリン淡明化
　――――――――――――― 191
歯車現象――― 252
歯車様の固縮――― 33
曝露経路――― 217
播種性血管内凝固――― 117
ハチンスキーのischemic score
　――――――――――――― 206
馬尾――― 69
　――障害――― 69
　――性跛行――― 53
馬尾神経――― 13
バビンスキー反射――― 17, 34
パラコート――― 218
針筋電図検査――― 28
バリズム――― 59
パルス療法――― 250
バルビツレート療法――― 77
バレー徴候――― 33
破裂孔――― 5
晩期てんかん――― 162
半昏睡――― 42
反射刺激試験――― 282
反射性尿失禁――― 69
反射の評価――― 34
ハンスフィールド値――― 22
半側空間失認――― 50, 55
半側身体失認――― 55
半側脊髄症候群――― 145
ハント症候群――― 40
非遺伝性脊髄小脳変性症――― 260
ビオー呼吸――― 44
非回転性めまい――― 40
非開放性脳損傷――― 159
被殻――― 17, 99
　――出血――― 100
非核酸型逆転写酵素阻害薬――― 191
光賦活法――― 26

307

非交通性水頭症……………167	フォン・ヒッペル・リンドウ病	——の重症度に応じた急性期治療……273
膝-踵試験……………257	……………156	——の診断基準……271
皮質延髄路…………17, 63	不規則呼吸……………44	——発作重積……271
皮質拡延性抑制……………270	腹圧性尿失禁……………67	——発作の誘因……270
皮質下出血……………100	腹腔神経節……………19	——予防薬……273
皮質下性認知症……………190	副交感神経……………19	扁桃体……………2
皮質基底核変性症……………201	複雑部分発作……………267	膀胱-直腸障害……………156
皮質焦点切除術……………268	副神経…………18, 32	膀胱・尿道の神経支配……………67
皮質性小脳萎縮症……………259	副腎皮質刺激ホルモン産生腫瘍	放射性医薬品……………25
皮質性脳血管性認知症……………204	……………140	放射性同位元素……………25
皮質脊髄路……………16	副腎皮質ステロイド薬……………289	傍腫瘍性神経症候群……………256
皮質盲……………50	——大量点滴静注療法……250	帽状腱膜……………4
皮質聾……………50	輻輳……………66	傍正中橋動脈……………110
微小腺腫……………140	腹壁反射……………34	傍正中橋網様体……………66
微小塞栓物……………117	福山型……………275	傍正中動脈……………111
ヒ素……………218	不顕性感染……………174	放線冠…………16, 70, 71
額のしわ寄せ……………32	不随意運動……………58	乏突起膠腫…………129, 132
ビタミン欠乏性小脳障害……258	縁取り空胞…………278, 289	墨汁染色……………187
ビタミンB$_1$欠乏……………212	舞踏運動……………59	墨汁法……………173
ビタミンB$_1$を欠いた持続点滴 211	部分てんかん……………266	歩行・起立障害……………52
非定型欠神発作……………267	部分発作……………264	歩行失行……………50
ヒト主要組織適合遺伝子複合体抗原……………286	プライマー……………173	歩行障害……………275
ヒトプリオン病の分類……………193	ブラウン運動……………181	母指球萎縮……………292
ヒト免疫不全ウイルスタイプ1感染……………188	ブラウン・セカール症候群 …………72, 145, 156	ポジトロン……………25
皮膚筋炎……………286	プラーク……………108	発作時の焦点……………264
腓腹神経生検……………224	プリオンタンパクの感染型への変化……………193	ボツリヌス治療……………232
腓腹筋麻痺……………52	プリオン病……………192	ボーハンとペーターの診断基準 ……………288
皮膚知覚帯……………73	振り角……………23	ボーハンとペーターの病型分類 ……………288
皮膚分節……………145	フリードライヒ失調症……………257	ホフマン反射……………34
非弁膜性心房細動……………113	ブルジンスキー徴候……39, 171	ホムンクルス……………15
——のワルファリンカリウム導入に関するガイドライン…116	ブローカ失語……………49	ポリグルタミン病……………257
非ホルモン産生腫瘍……………140	ブローカ野…………15, 48	ポリニューロパチー……………210
飛沫感染……………183	プロテアーゼ阻害薬……………191	ボリュームレンダリング……………24
びまん性軸索損傷………158, 162	プロトロンビン時間国際標準化比……………116	ホルネル症候群……………100
びまん性脳損傷……………158	フロマンの新聞紙徴候……………243	ポルフィリア……………56
——の発生機序……………161	プロラクチン産生腫瘍……………140	ホルモン産生腫瘍……………140
表在知覚…………30, 33	分葉線維……………278	ボレリア……………154
表在反射……………34	閉鎖性脳損傷……………159	ほろ酔い期……………208
病識欠如……………202	ベータ波……………26	ボロン中性子補足療法……………138
標準的放射線治療……………136	ベッカー型……………274	本態性振戦……………58
病巣側への共同偏視……………100	ペナンブラ……………112	ポンペ病……………274
病巣反対側への共同偏視……………100	ペラグラ脳症……………210	ホーン・ヤールの重症度分類…254
病態失認……………50	ヘリオトロープ疹……………286	
病的振戦……………58	ヘルニアの起こる部位……………78	**ま行**
病的反射…………30, 34, 51	ヘルパンギーナ……………174	マイヤーループ……………75
日和見感染症……………187	ヘルペス脳炎の診断・治療の手順……………180	前向きの健忘……………213
非流暢性失語症……………55	ベル現象……………232	正岡分類……………283
非類義的錯語……………49	ベル麻痺……………229	マシャド・ジョセフ病……………257
ビンズワンガー病型脳血管性認知症……………204	変異型CJD……………193	マジャンディー孔……………12
ファーレン徴候……………243	変異型プリオンタンパク……………192	街並失認……………50
フイッシャー症候群……………227	変形性頚椎症……………103	末梢神経障害……………221
V字型紅斑……………286	変形性肘関節症……………240	——を呈する疾患……………222
V徴候……………286	便失禁……………69	末梢神経伝導検査………223, 228
封入体筋炎……………289	片頭痛…………35, 88, 269	末梢神経の模式図……………225
		末梢性顔面神経麻痺……32, 230

末梢性めまい……………… 40	免疫抑制薬……………… 289	離脱症状………………… 209
麻痺………………………… 208	毛様細胞性星細胞腫……… 138	リニアック……………… 136
──の型……………… 71	毛様体神経節……………… 19	リポヒアリノーシス……… 111
麻薬・覚醒剤……………… 218	網様体脊髄路……………… 17	硫化水素中毒…………… 218
マリオット盲点…………… 76	モーターバイク音………… 28	流暢性失語症……………… 55
マルキアファーヴァ・ビニャミ病	モートン神経痛………… 245	良性脳腫瘍………………… 84
……………………… 210	もやもや病……………… 124	良性発作性頭位めまい…… 40
マンガン…………………… 218	門脈大循環短絡………… 207	両側耳側半盲……………… 74
マン試験…………………… 52	モンロー孔………………… 12	両側腸骨稜………………… 21
慢性アルコール中毒……… 211	**や行**	両側半盲…………………… 74
慢性炎症性脱髄性多発根ニューロパチー…………………… 223	夜間頻尿………………… 261	両側鼻側半盲……………… 74
慢性炎症性脱髄性ポリニューロパチー……………………… 86	薬剤性振戦………………… 58	リルゾール……………… 294
慢性硬膜下血腫………… 163	薬剤性パーキンソニズム…… 218, 255	リングエンハンスメント… 182
慢性硬膜下水腫………… 163	薬剤性めまい……………… 40	リング状増強効果……… 182
慢性頭痛の簡易診断アルゴリズム………………………… 38	薬物依存性……………… 218	リン酸化タウタンパク…… 197
慢性頭蓋内圧亢進症状…… 130	薬物乱用頭痛……………… 36	輪状暗点…………………… 74
慢性片頭痛……………… 271	ヤコビー線………………… 21	輪状線維………………… 278
マンテストの肢位……… 257	優位半球…………………… 48	鱗状縫合……………………… 5
ミエリン………………… 225	有機水銀………………… 218	リンネテスト……………… 32
──塩基性タンパク… 247	有機ヒ素………………… 218	類義的錯語………………… 49
ミオクロニー発作…… 56, 267	優性遺伝………………… 290	類皮腫…………………… 129
ミオクローヌス…………… 59	有線野……………………… 75	類表皮種………………… 129
ミオトニア……………… 276	有痛性強直性痙攣……… 248	ルシュカ孔………………… 12
ミオトニー放電…………… 28	有毒ガス………………… 218	レヴィ小体……………… 252
ミオパチー………………… 61	誘発電位…………………… 29	レイノー現象…………… 286
ミオパチックフェイス… 276	ユートフ現象…………… 248	レックリングハウゼン病… 124
味覚障害………………… 231	指鼻指試験………………… 34	劣性遺伝………………… 290
見かけ上の拡散係数…… 182	葉………………………………… 8	レノックス症候群……… 268
三日月型の血腫………… 163	幼若な好中球…………… 183	レボドパ………………… 255
水俣病…………………… 218	腰仙髄膨大部……………… 13	レム睡眠関連異常行動… 261
ミニメンタルステートエクザム……………………… 46, 205	腰椎………………………… 13	レールミッテ徴候……… 248
脈絡叢乳頭腫…………… 166	腰椎穿刺…………………… 21	連合型視覚失認…………… 50
三好型…………………… 275	腰椎・腹腔シャント…… 169	レンズ核…………………… 17
ミンガッツィーニ徴候…… 33	翼口蓋神経節……………… 19	レンズ核線条体動脈 …………………… 99, 110, 111
無機水銀………………… 218	翼状肩甲………………… 276	練炭自殺………………… 215
無菌性髄膜炎…………… 176	横緩和時間………………… 23	老人斑…………………… 197
ムコール………………… 187	**ら行**	老年期の認知症性疾患… 196
無言症……………………… 48	ライソゾーム病……… 56, 274	ローランド溝………………… 7
無症候性脳梗塞……… 99, 111	ライム病………………… 229	ロンベルグ試験…………… 54
無動……………………… 253	落屑を伴う紅斑………… 286	**わ行**
──・無言状態……… 192	ラクナTIA……………… 118	鷲手……………………… 222
無名動脈……………………… 9	ラクナ梗塞 ………… 84, 99, 103, 110, 117	ワニの涙症候群………… 232
迷走神経……………… 18, 32	ラクナ症候群…………… 111	ワーラー変性…………… 222
酩酊期…………………… 208	落陽現象………………… 168	ワレンベルグ症候群……… 72
メチオニン………………… 25	らせん状視野……………… 74	腕頭動脈……………………… 9
メチルアルコール……… 218	ラッピング術……………… 97	
メニエール病……………… 40	ラムゼイ・ハント症候群… 229	
めまい……………………… 40	ラムダ縫合………………… 5	
メロディック・イントネーション・セラピー………… 55	卵円孔……………………… 5	
免疫介在性小脳障害…… 258	ランビエ絞輪…………… 225	
免疫吸着療法…………… 284	乱用薬物スクリーニング検査キット……………………… 219	
免疫グロブリン静注療法… 228	リアルタイムPCR法…… 178	
免疫グロブリン大量療法… 289	リステリア菌性髄膜炎… 185	

脳神経疾患ビジュアルブック

2009年11月5日　初版　第1刷発行
2013年3月15日　初版　第8刷発行

監　修	落合　慈之（おちあい　ちかゆき）	
発行人	影山　博之	
編集人	向井　直人	
発行所	株式会社 学研メディカル秀潤社	
	〒141-8414 東京都品川区西五反田2-11-8	
発売元	株式会社 学研マーケティング	
	〒141-8415 東京都品川区西五反田2-11-8	
ＤＴＰ	株式会社センターメディア	
印刷所	株式会社シナノパブリッシングプレス	
製本所	大口製本株式会社	

この本に関する各種お問い合わせ先
【電話の場合】
● 編集内容については Tel 03-6431-1237（編集部直通）
● 在庫，不良品（落丁，乱丁）については Tel 03-6431-1234（営業部直通）
【文書の場合】
● 〒141-8418 東京都品川区西五反田2-11-8
　　　　　　学研お客様センター
　　　　　　『脳神経疾患ビジュアルブック』係

©C. Ochiai 2009.　Printed in Japan
● ショメイ：ノウシンケイシッカンビジュアルブック

本書の無断転載，複製，頒布，公衆送信，翻訳，翻案等を禁じます．
本書を代行業者等の第三者に依頼してスキャンやデジタル化することは，たとえ個人や家庭内の利用であっても，著作権法上，認められておりません．
本書に掲載する著作物の複製権・翻訳権・譲渡権・公衆送信権（送信可能化権を含む）は株式会社学研メディカル秀潤社が管理します．

JCOPY〈(社) 出版者著作権管理機構委託出版物〉
本書の無断複写は著作権法上での例外を除き禁じられています．複写される場合は，そのつど事前に，(社) 出版者著作権管理機構（電話 03-3513-6969，FAX 03-3513-6979，e-mail：info@jcopy.or.jp）の許可を得てください．

　　本書に記載されている内容は，出版時の最新情報に基づくとともに，臨床例をもとに正確かつ普遍化すべく，著者，編者，監修者，編集委員ならびに出版社それぞれが最善の努力をしております．しかし，本書の記載内容によりトラブルや損害，不測の事故等が生じた場合，著者，編者，監修者，編集委員ならびに出版社は，その責を負いかねます．
　　また，本書に記載されている医薬品や機器等の使用にあたっては，常に最新の各々の添付文書や取り扱い説明書を参照のうえ，適応や使用方法等をご確認ください．

株式会社 学研メディカル秀潤社